新文京開發出版股份有限公司

NEW WCDP

新世紀‧新視野‧新文京 — 精選教科書‧考試用書‧專業參考書

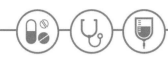

內外科護理學

總複習

心智圖解析

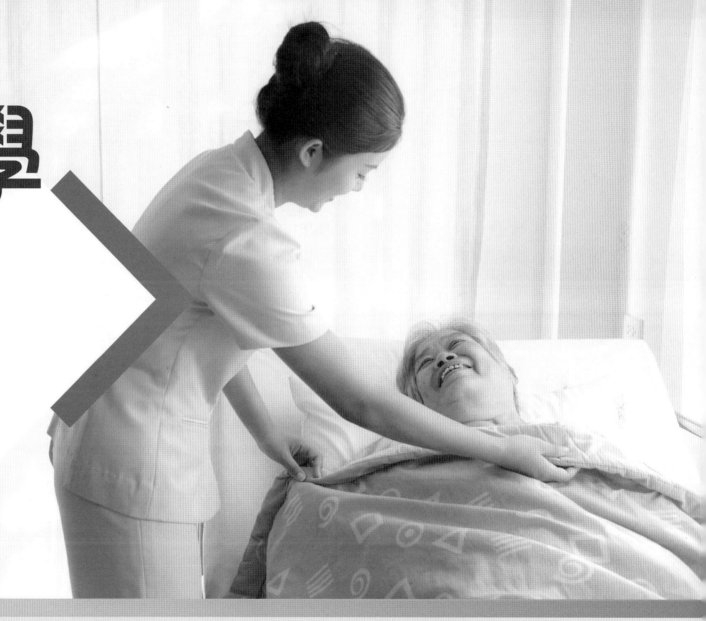

MIND MAPS IN
MEDICAL-SURGICAL NURSING

耕莘健康管理專科學校　林玫君　編著

本書有別於一般護理書不使用冗長的文字敘述而是利用心智圖,列出重要的關鍵字來串聯相關之重要資訊,讓閱讀及記憶變的簡單容易。心智圖筆記實屬個人對單元之見解及認知,其組織及學習方法僅提供建議,而非單一標準。鼓勵讀者能有自我整合的參與,以利學習深度的提升。

本書閱讀指引:

1. **閱讀依循方向**

   心智圖之閱讀以順時針方向進行子標題之閱讀,當單元的架構了解後,再進行每一支線的詳細閱讀。

2. **採重點關鍵字,提高學習成效**

   心智圖藉由重點關鍵字來串聯相關重點,方便辦別內文核心概念,提高學習成效。

3. **藉由主圖圖像強化記憶**

   經由視覺圖像呈現大腦思考內容,進而提高讀者的記憶與理解力。

4. **利用記號輔助說明**

   心智圖筆記中若有虛線連結,表示有其關聯性;若出現問號,表示是或否之情況題。

5. **醫學縮寫彙整,掌握護理重點**

   書中提供了醫學用詞的縮寫彙整,可有效掌握護理重點,建立完備的臨床概念。常見醫學縮寫如下頁所示:

醫學縮寫彙整

縮寫	中文	縮寫	中文	縮寫	中文	縮寫	中文	縮寫	中文
ABG	動脈血液氣體分析	CV	心血管系統 / 心臟內科	HDL	高密度脂蛋白	P	脈搏	SGOT	肝指數
AC	飯前	CVP	中心靜脈導管 / 中心靜脈壓	HR	心跳	PC	飯後	SLE	紅斑性狼瘡
ACTH	促腎上腺皮質醇	CXR	胸腔 X 光	H/T	高血壓	PCWP	肺微血管楔壓	SMA	多項血液生化檢查
ADH	抗利尿激素	DA	多巴胺	I/O	輸入 / 輸出	PE	身體評估	s/p	術後、治療後
APTT	部分凝血活酶時間	DBP	舒張壓	IICP	顱內壓升高	PNS	周邊神經系統	S/R	糞便常規檢查
AV node	房室結	DC	中止醫囑	KUB	腹部 X 光	PO	口服	S/S	徵象 / 症狀
BBB	血腦障壁	Dx	診斷	LA	左心房	PQRST	疼痛評估	T	體溫
BMR	基礎代謝率	e⁻	電解質	LDH	乳酸脫氫酶	PT	凝血酶原時間	T_3	三碘甲狀腺素
B/R	血液常規	EKG	心電圖	LDL	低密度脂蛋白	PTH	副甲狀腺素	T_4	甲狀腺素
BS	血糖	ESR	紅血球沉降率	LGI	下腸胃道	PU	消化性潰瘍	TG	三酸甘油酯
BUN	血中尿素氮	FEV_1	第一秒用力呼氣容積	LH	黃體生成素	R	呼吸	THR	人工髖關節置換術
BW	體重	fr.	骨折	LR	乳酸林格氏溶液	RA	右心房	TKR	人工膝關節置換術
Ca^{2+}	鈣	FSH	促濾泡成熟激素	LV	左心室	RAA	腎素 - 血管收縮素 - 醛固	TPN	全靜脈營養
CA-19-9	癌抗原 19-9	FVC	用力肺容量	M	肌肉		酮系統	TSH	甲狀腺促進素
CBC/DC	全血球分類計數	G (+)	革蘭氏陽性菌	MAP	平均動脈壓	RBC	紅血球	U/A	尿液常規
CEA	癌胚抗原	G (-)	革蘭氏陰性菌	MI	心肌梗塞	R/O	疑似	U/C	尿液培養檢查
CNS	中樞神經系統	GCS	昏迷指數	MP	肌肉力量	ROM	關節運動	UGI	上腸胃道
CO	心輸出量	GFR	腎絲球過濾率	MRI	核磁共振攝影	RR	呼吸頻率	Vf	心室纖維顫動
CPT	胸腔物理治療	GH	生長激素	N	神經	R/T	放射治療	V/S	生命徵象
Cr.	肌酸酐	GI	腸胃系統 / 科	NPO	禁食	RV	右心室	V/Q	換氣灌流比
CRP	發炎指數	GU	泌尿系統 / 科	NR	正常範圍	Rx	處方、處置	WBC	白血球
CSF	腦脊髓液	GYN	婦產科	N/S	生理食鹽水	SA node	竇房結		
CT	電腦斷層攝影	Hb	血紅素	op	手術	SBP	收縮壓		
C/T	化學治療	Hct	血比容	Orth	骨骼肌肉系統	S.E.	副作用		

目錄
Contents

神經系統基礎醫學

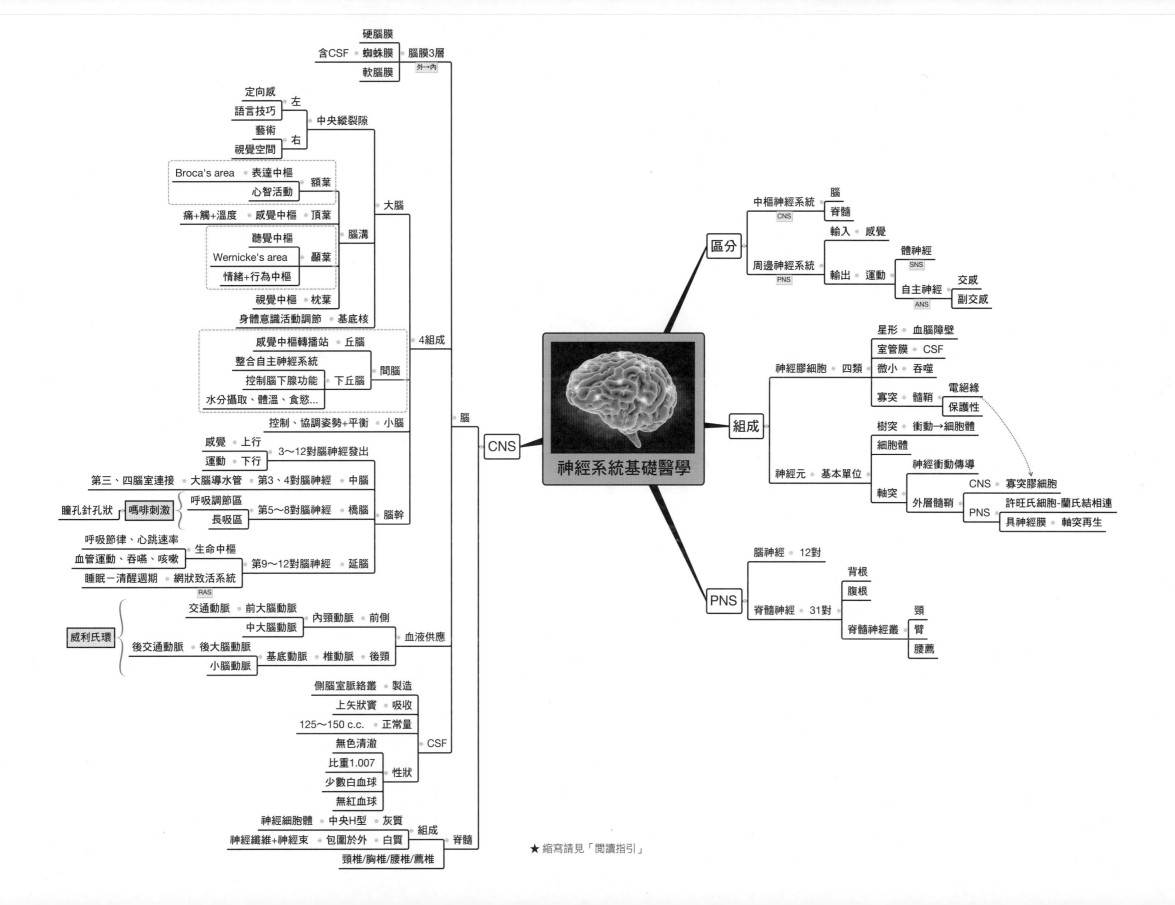

區分

- 中樞神經系統（CNS）
  - 腦
  - 脊髓
- 周邊神經系統（PNS）
  - 輸入 — 感覺
  - 輸出 — 運動
    - 體神經（SNS）
    - 自主神經（ANS）
      - 交感
      - 副交感

組成

- 神經膠細胞 — 四類
  - 星形 · 血腦障壁
  - 室管膜 · CSF
  - 微小 · 吞噬
  - 寡突 · 髓鞘 — 電絕緣、保護性
- 神經元 — 基本單位
  - 樹突 · 衝動→細胞體
  - 細胞體
  - 軸突 · 神經衝動傳導
    - 外層髓鞘
      - CNS · 寡突膠細胞
      - PNS · 許旺氏細胞-蘭氏結相連、具神經膜 · 軸突再生

PNS

- 腦神經 · 12對
- 脊髓神經 · 31對
  - 背根
  - 腹根
  - 脊髓神經叢 — 頸、臂、腰薦

CNS

- 腦膜3層（外→內）
  - 硬腦膜
  - 蜘蛛膜（含CSF）
  - 軟腦膜
- 腦
  - 大腦
    - 中央縱裂隙
      - 左 — 定向感、語言技巧
      - 右 — 藝術、視覺空間
    - 腦溝
      - 額葉 — Broca's area · 表達中樞、心智活動
      - 頂葉 — 感覺中樞 · 痛+觸+溫度
      - 顳葉 — 聽覺中樞、Wernicke's area、情緒+行為中樞
      - 枕葉 — 視覺中樞
    - 基底核 · 身體意識活動調節
    - 間腦（4組成）
      - 丘腦 · 感覺中樞轉播站
      - 下丘腦 · 整合自主神經系統、控制腦下腺功能、水分攝取、體溫、食慾…
    - 小腦 · 控制、協調姿勢+平衡
    - 腦幹
      - 中腦 — 第3、4對腦神經 · 大腦導水管（第三、四腦室連接）；3～12對腦神經發出（感覺·上行、運動·下行）
      - 橋腦 — 第5～8對腦神經 · 呼吸調節區、長吸區；嗎啡刺激 · 瞳孔針孔狀
      - 延腦 — 第9～12對腦神經 · 生命中樞（呼吸節律、心跳速率、血管運動、吞嚥、咳嗽）、網狀致活系統（RAS）· 睡眠－清醒週期
  - 血液供應（威利氏環）
    - 內頸動脈 · 前側
      - 前大腦動脈 · 交通動脈
      - 中大腦動脈
    - 基底動脈 · 椎動脈 · 後頸
      - 後大腦動脈 · 後交通動脈
      - 小腦動脈
  - CSF
    - 製造 · 側腦室脈絡叢
    - 吸收 · 上矢狀竇
    - 正常量 · 125～150 c.c.
    - 性狀 — 無色清澈、比重1.007、少數白血球、無紅血球
- 脊髓
  - 組成
    - 灰質 · 中央H型 · 神經細胞體
    - 白質 · 包圍於外 · 神經纖維+神經束
  - 頸椎/胸椎/腰椎/薦椎

★ 縮寫請見「閱讀指引」

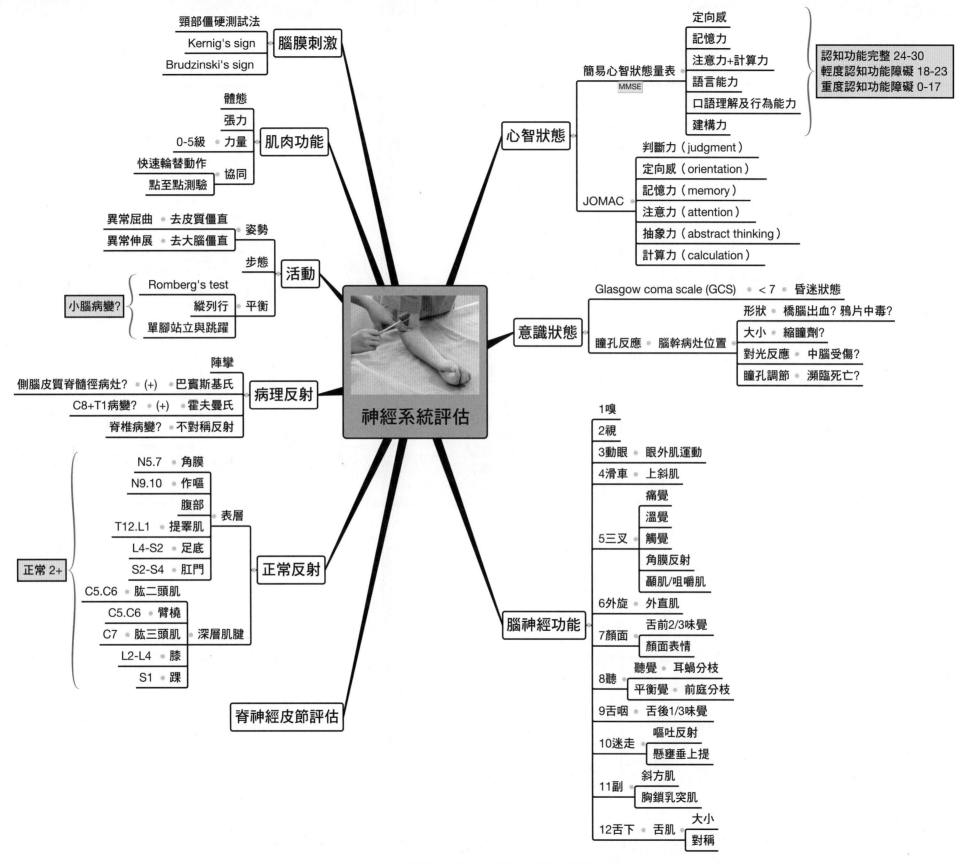

頸部僵硬測試法
Kernig's sign ● 腦膜刺激
Brudzinski's sign

體態
張力
0-5級 ● 力量 ● 肌肉功能
快速輪替動作
點至點測驗 ● 協同

異常屈曲 ● 去皮質僵直
異常伸展 ● 去大腦僵直 ● 姿勢
步態 ● 活動
小腦病變? ● Romberg's test
縱列行 ● 平衡
單腳站立與跳躍

陣攣
側腦皮質脊髓徑病灶? ● (+) ● 巴賓斯基氏
C8+T1病變? ● (+) ● 霍夫曼氏 ● 病理反射
脊椎病變? ● 不對稱反射

N5.7 ● 角膜
N9.10 ● 作嘔
腹部
T12.L1 ● 提睪肌 ● 表層
L4-S2 ● 足底
正常 2+ S2-S4 ● 肛門 ● 正常反射
C5.C6 ● 肱二頭肌
C5.C6 ● 臂橈
C7 ● 肱三頭肌 ● 深層肌腱
L2-L4 ● 膝
S1 ● 踝

脊神經皮節評估

神經系統評估

心智狀態
簡易心智狀態量表 MMSE
定向感
記憶力
注意力+計算力
語言能力
口語理解及行為能力
建構力

認知功能完整 24-30
輕度認知功能障礙 18-23
重度認知功能障礙 0-17

JOMAC
判斷力（judgment）
定向感（orientation）
記憶力（memory）
注意力（attention）
抽象力（abstract thinking）
計算力（calculation）

意識狀態
Glasgow coma scale (GCS) ● < 7 ● 昏迷狀態
形狀 ● 橋腦出血? 鴉片中毒?
大小 ● 縮瞳劑?
瞳孔反應 ● 腦幹病灶位置
對光反應 ● 中腦受傷?
瞳孔調節 ● 瀕臨死亡?

腦神經功能
1嗅
2視
3動眼 ● 眼外肌運動
4滑車 ● 上斜肌
痛覺
溫覺
5三叉 ● 觸覺
角膜反射
顳肌/咀嚼肌
6外旋 ● 外直肌
舌前2/3味覺
7顏面 ● 顏面表情
聽覺 ● 耳蝸分枝
8聽 ● 平衡覺 ● 前庭分枝
9舌咽 ● 舌後1/3味覺
嘔吐反射
10迷走 ● 懸壅垂上提
斜方肌
11副 ● 胸鎖乳突肌
大小
12舌下 ● 舌肌 ● 對稱

★CN 腦神經；C 頸椎；T 胸椎；L 腰椎；S 薦椎

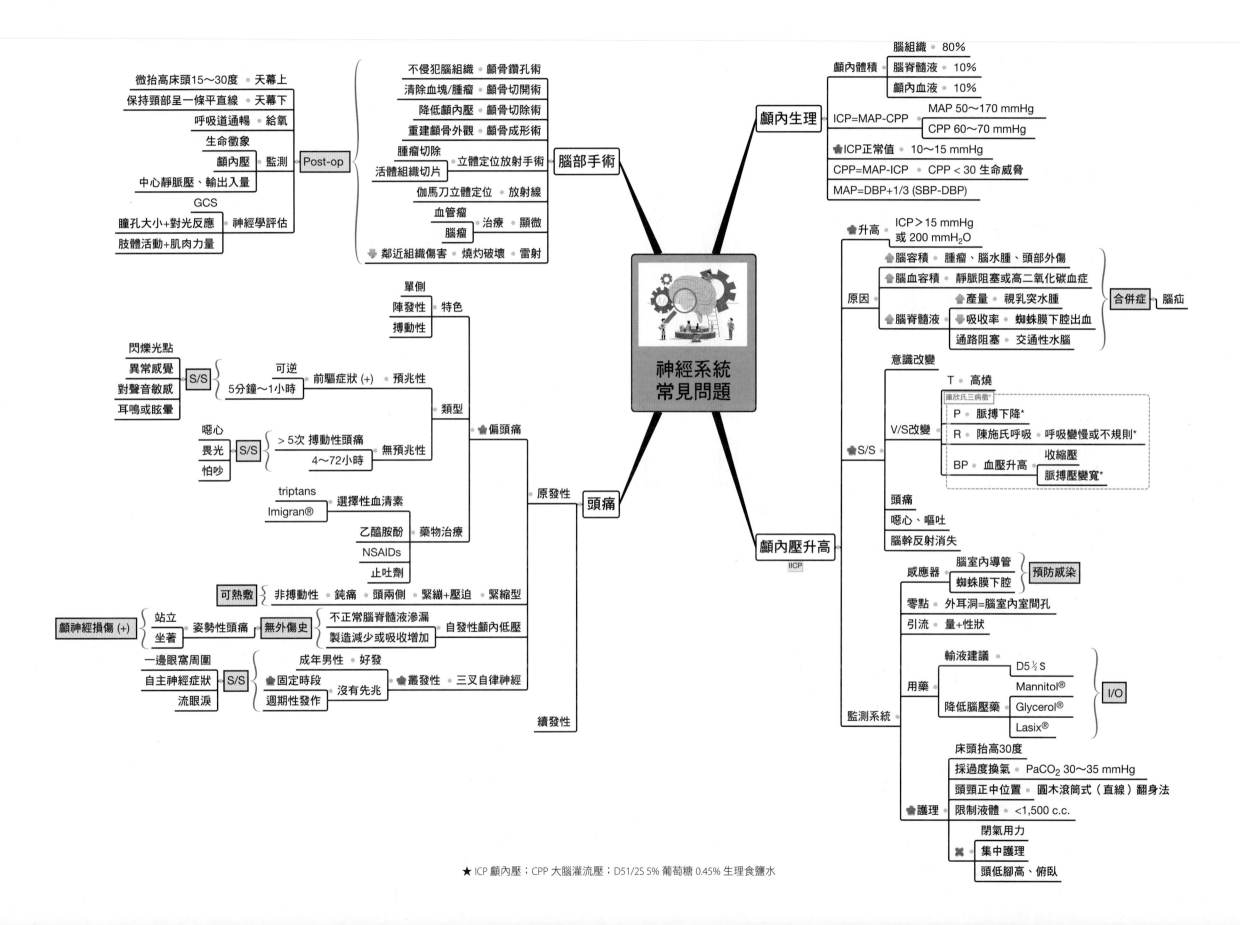

顱內生理

- 顱內體積
  - 腦組織・80%
  - 腦脊髓液・10%
  - 顱內血液・10%
- ICP=MAP-CPP
  - MAP 50～170 mmHg
  - CPP 60～70 mmHg
- ★ICP正常值・10～15 mmHg
- CPP=MAP-ICP・CPP < 30 生命威脅
- MAP=DBP+1/3 (SBP-DBP)

腦部手術

- 不侵犯腦組織・顱骨鑽孔術
- 清除血塊/腫瘤・顱骨切開術
- 降低顱內壓・顱骨切除術
- 重建顱骨外觀・顱骨成形術
- 腫瘤切除
- 活體組織切片・立體定位放射手術
- 伽瑪刀立體定位・放射線
- 血管瘤
  - 治療・顯微
  - 腦瘤
- ⊖鄰近組織傷害・燒灼破壞・雷射

Post-op

- 微抬高床頭15～30度・天幕上
- 保持頸部呈一條平直線・天幕下
- 呼吸道通暢・給氧
- 監測
  - 生命徵象
  - 顱內壓
  - 中心靜脈壓、輸出入量
- 神經學評估
  - GCS
  - 瞳孔大小+對光反應
  - 肢體活動+肌肉力量

頭痛

原發性

- ★偏頭痛
  - 特色
    - 單側
    - 陣發性
    - 搏動性
  - 類型
    - 預兆性・前驅症狀 (+)・可逆・5分鐘～1小時
    - 無預兆性・> 5次 搏動性頭痛・4～72小時
  - S/S（預兆）
    - 閃爍光點
    - 異常感覺
    - 對聲音敏感
    - 耳鳴或眩暈
  - S/S
    - 噁心
    - 畏光
    - 怕吵
  - 藥物治療
    - 選擇性血清素・triptans・Imigran®
    - 乙醯胺酚
    - NSAIDs
    - 止吐劑
- 緊縮型
  - 可熱敷・非搏動性・鈍痛・頭兩側・緊繃+壓迫
- 自發性顱內低壓
  - 顱神經損傷 (+)
  - 姿勢性頭痛・站立/坐著
  - 無外傷史
    - 不正常腦脊髓液滲漏
    - 製造減少或吸收增加
- 叢發性・三叉自律神經
  - S/S
    - 一邊眼窩周圍
    - 自主神經症狀
    - 流眼淚
  - ★固定時段・成年男性・好發
  - 週期性發作・沒有先兆

續發性

顱內壓升高 (IICP)

- ★升高・ICP > 15 mmHg 或 200 mmH₂O
- 原因
  - ⬆腦容積・腫瘤、腦水腫、頭部外傷
  - ⬆腦血容積・靜脈阻塞或高二氧化碳血症
  - ⬆腦脊髓液
    - 產量・視乳突水腫
    - 吸收率・蜘蛛膜下腔出血
    - 通路阻塞・交通性水腦
  - 合併症・腦疝
- ★S/S
  - 意識改變
  - V/S改變
    - T・高燒
    - 庫欣氏三病徵
      - P・脈搏下降*
      - R・陳施氏呼吸・呼吸變慢或不規則*
      - BP・血壓升高・收縮壓 / 脈搏壓變寬*
  - 頭痛
  - 噁心、嘔吐
  - 腦幹反射消失
- 監測系統
  - 感應器
    - 腦室內導管
    - 蜘蛛膜下腔・預防感染
  - 零點・外耳洞=腦室內室間孔
  - 引流・量+性狀
  - 用藥
    - 輸液建議・D5½S
    - 降低腦壓藥・Mannitol®・Glycerol®・Lasix®・I/O
  - ★護理
    - 床頭抬高30度
    - 採過度換氣・PaCO₂ 30～35 mmHg
    - 頭頸正中位置・圓木滾筒式（直線）翻身法
    - 限制液體・<1,500 c.c.
    - 閉氣用力
    - ✗集中護理
    - 頭低腳高、俯臥

★ ICP 顱內壓；CPP 大腦灌流壓；D5½S 5% 葡萄糖 0.45% 生理食鹽水

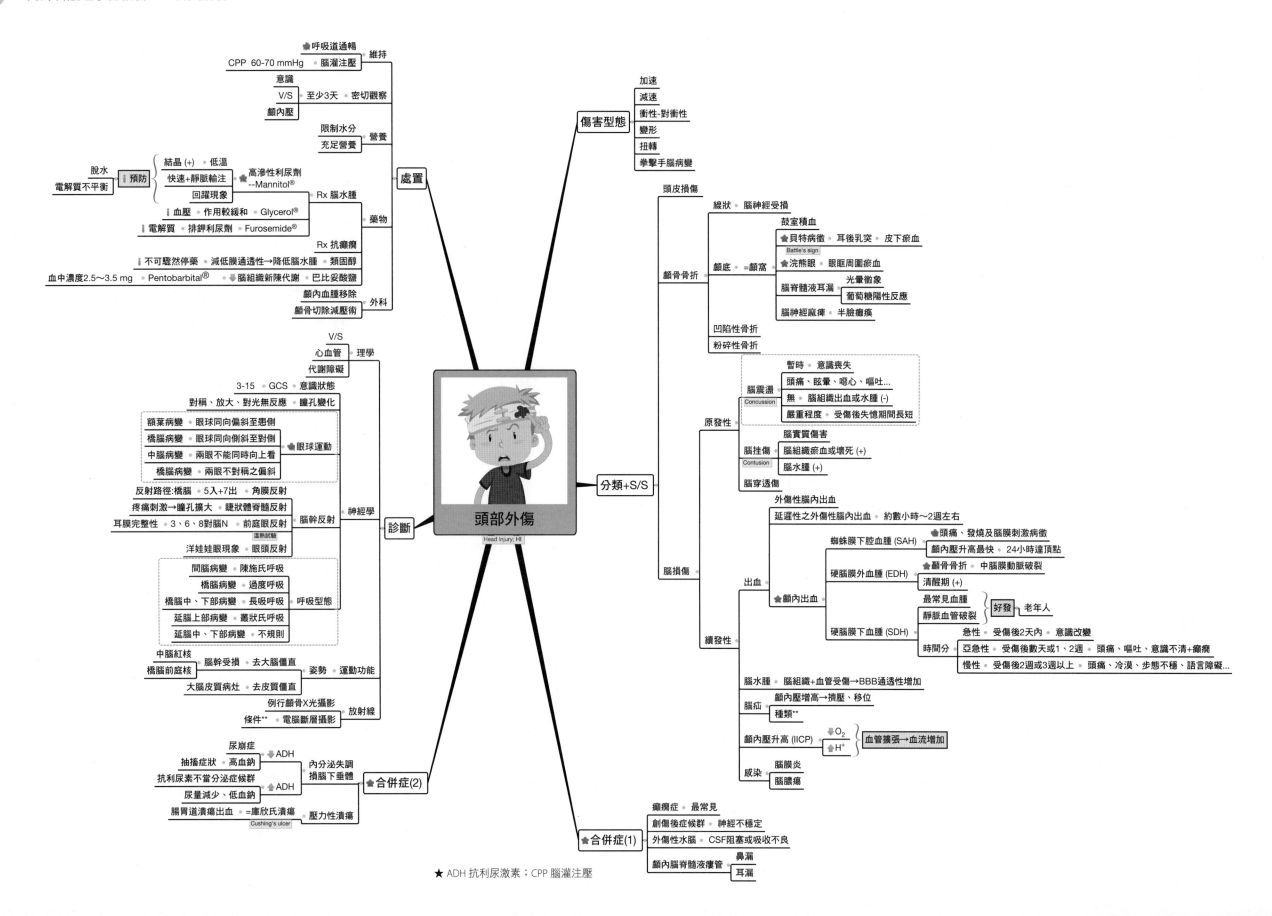

☀呼吸道通暢 ● 維持
CPP 60-70 mmHg ● 腦灌注壓
意識
V/S ─ 至少3天 ● 密切觀察
顱內壓
限制水分
充足營養 ● 營養

脫水
電解質不平衡 ── 預防 ─ 結晶 (+) ● 低溫
快速+靜脈輸注 ─ 高滲性利尿劑 --Mannitol®
回躍現象
↓血壓 ● 作用較緩和 ● Glycerol® ─ Rx 腦水腫
↓電解質 ● 排鉀利尿劑 ● Furosemide®
Rx 抗癲癇
↓不可驟然停藥 ● 減低膜通透性→降低腦水腫 ● 類固醇
血中濃度2.5～3.5 mg ● Pentobarbital® ● ☀腦組織新陳代謝 ● 巴比妥酸鹽
顱內血腫移除
顱骨切除減壓術 ● 外科

處置

傷害型態 ─ 加速 / 減速 / 衝性-對衝性 / 變形 / 扭轉 / 拳擊手腦病變

頭皮損傷
顱骨骨折 ─ 線狀 ● 腦神經受損
鼓室積血
☀貝特病徵 Battle's sign ● 耳後乳突 ● 皮下瘀血
顱底 =顱窩 ─ ☀浣熊眼 ● 眼眶周圍瘀血
腦脊髓液耳漏 ─ 光暈徵象 / 葡萄糖陽性反應
腦神經麻痺 ● 半臉癱瘓
凹陷性骨折
粉碎性骨折

V/S
心血管 ● 理學
代謝障礙
3-15 ● GCS ● 意識狀態
對稱、放大、對光無反應 ● 瞳孔變化
額葉病變 ● 眼球同向偏斜至患側
橋腦病變 ● 眼球同向側斜至對側 ─ ☀眼球運動
中腦病變 ● 兩眼不能同時向上看
橋腦病變 ● 兩眼不對稱之偏斜
反射路徑:橋腦 ● 5入+7出 ● 角膜反射
疼痛刺激→瞳孔擴大 ● 睫狀體脊髓反射
耳膜完整性 ● 3、6、8對腦N ● 前庭眼反射 溫熱試驗 ─ 腦幹反射 ─ 神經學
洋娃娃眼現象 ● 眼頭反射
間腦病變 ● 陳施氏呼吸
橋腦病變 ● 過度呼吸
橋腦中、下部病變 ● 長吸呼吸 ─ 呼吸型態
延腦上部病變 ● 叢狀氏呼吸
延腦中、下部病變 ● 不規則
中腦紅核
橋腦前庭核 ─ 腦幹受損 ● 去大腦僵直 ─ 姿勢 ● 運動功能
大腦皮質病灶 ● 去皮質僵直
例行顱骨X光攝影
條件** ● 電腦斷層攝影 ─ 放射線

診斷

尿崩症 ↓ADH
抽搐症狀 ● 高血鈉 ─ 內分泌失調 損腦下垂體
抗利尿素不當分泌症候群 ↑ADH ─ ☀合併症(2)
尿量減少、低血鈉
腸胃道潰瘍出血 =庫欣氏潰瘍 Cushing's ulcer ● 壓力性潰瘍

原發性 ─ 腦震盪 Concussion ─ 暫時 ● 意識喪失 / 頭痛、眩暈、噁心、嘔吐... / 無 ● 腦組織出血或水腫 (-) / 嚴重程度 ● 受傷後失憶期間長短
腦挫傷 Contusion ─ 腦實質傷害 / 腦組織瘀血或壞死 (+) / 腦水腫 (+)
腦穿透傷

腦損傷

出血 ─ 外傷性腦內出血
延遲性之外傷性腦內出血 ● 約數小時～2週左右
蜘蛛膜下腔血腫 (SAH) ─ ☀頭痛、發燒及腦膜刺激病徵 / 顱內壓升高最快 ● 24小時達頂點
☀顱內出血 ─ 硬腦膜外血腫 (EDH) ─ ☀顱骨骨折 ● 中腦膜動脈破裂 / 清醒期 (+)
最常見血腫 / 靜脈血管破裂 ─ 好發 ● 老年人
硬腦膜下血腫 (SDH) ─ 時間分 ─ 急性 ● 受傷後2天內 ● 意識改變 / 亞急性 ● 受傷後數天或1、2週 ● 頭痛、嘔吐、意識不清+癲癇 / 慢性 ● 受傷後2週或3週以上 ● 頭痛、冷漠、步態不穩、語言障礙...

續發性

腦水腫 ● 腦組織+血管受傷→BBB通透性增加
腦疝 ─ 顱內壓增高→擠壓、移位 / 種類**
顱內壓升高 (IICP) ─ ↓O₂ / ↑H⁺ ─ 血管擴張→血流增加
感染 ─ 腦膜炎 / 腦膿瘍

分類+S/S

頭部外傷
Head Injury; HI

癲癇症 ● 最常見
創傷後症候群 ● 神經不穩定
外傷性水腦 ● CSF阻塞或吸收不良
顱內腦脊髓液瘻管 ─ 鼻漏 / 耳漏 ● ☀合併症(1)

★ ADH 抗利尿激素；CPP 腦灌注壓

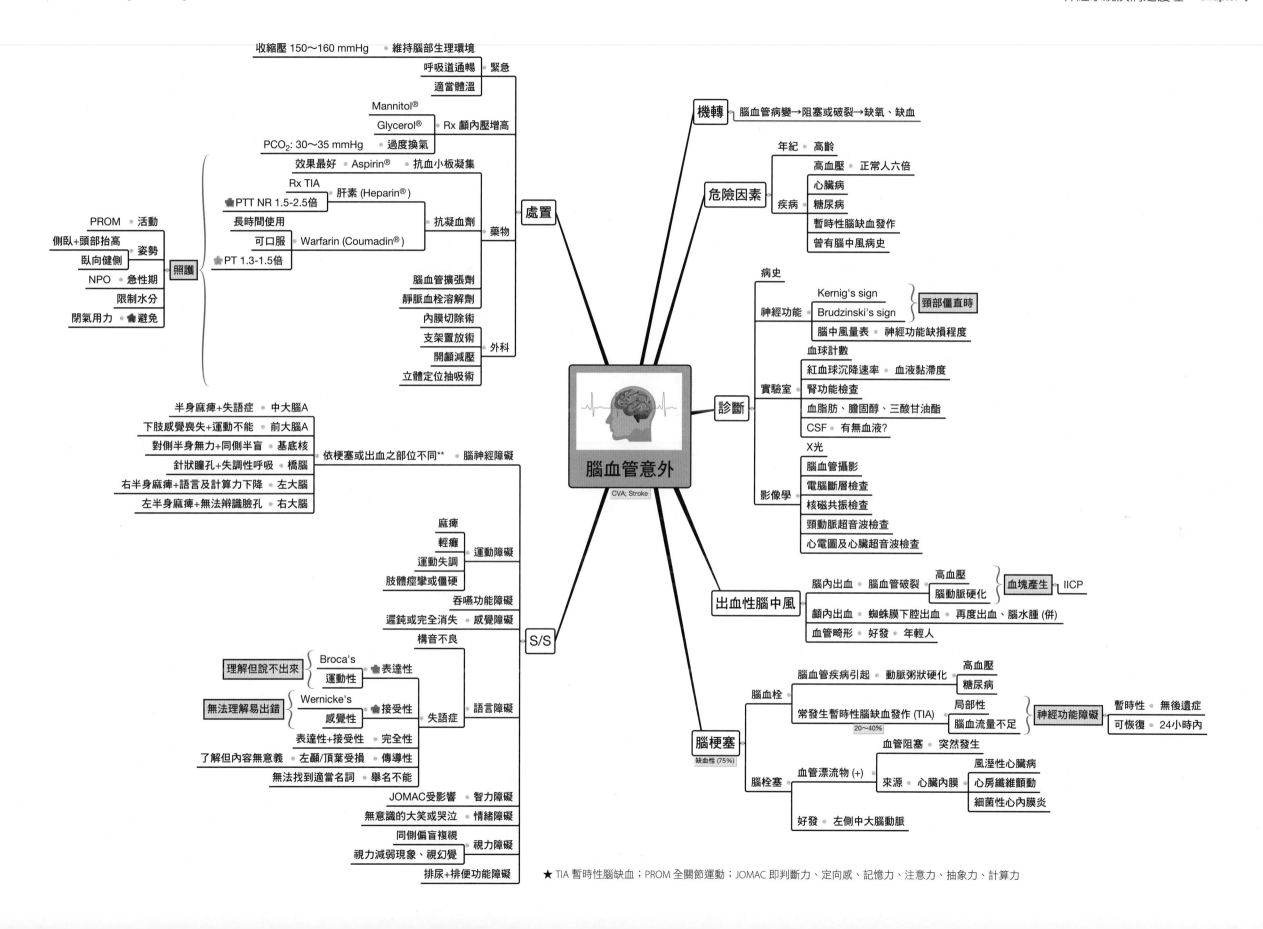

收縮壓 150～160 mmHg · 維持腦部生理環境
呼吸道通暢 · 緊急
適當體溫
Mannitol®
Glycerol® · Rx 顱內壓增高
PCO₂: 30～35 mmHg · 過度換氣
效果最好 · Aspirin® · 抗血小板凝集
Rx TIA
♣ PTT NR 1.5-2.5倍 肝素 (Heparin®)
長時間使用 · 抗凝血劑
PROM · 活動 可口服 Warfarin (Coumadin®)
側臥+頭部抬高 ♣ PT 1.3-1.5倍
臥向健側 · 姿勢
NPO · 急性期 照護
限制水分
閉氣用力 · ♣ 避免
腦血管擴張劑
靜脈血栓溶解劑
內膜切除術
支架置放術
開顱減壓
立體定位抽吸術

機轉 · 腦血管病變→阻塞或破裂→缺氧、缺血

危險因素
年紀 · 高齡
高血壓 · 正常人六倍
心臟病
疾病 糖尿病
暫時性腦缺血發作
曾有腦中風病史

Rx 顱內壓增高
過度換氣
藥物
處置
外科

半身麻痺+失語症 · 中大腦A
下肢感覺喪失+運動不能 · 前大腦A
對側半身無力+同側半盲 · 基底核 依梗塞或出血之部位不同** · 腦神經障礙
針狀瞳孔+失調性呼吸 · 橋腦
右半身麻痺+語言及計算力下降 · 左大腦
左半身麻痺+無法辨識臉孔 · 右大腦

麻痺
輕癱
運動失調 · 運動障礙
肢體痙攣或僵硬
吞嚥功能障礙
遲鈍或完全消失 · 感覺障礙
構音不良
理解但說不出來 Broca's
運動性 · ♣ 表達性
Wernicke's
無法理解易出錯 ♣ 接受性 · 失語症 · 語言障礙
感覺性
表達性+接受性 · 完全性
了解但內容無意義 · 左顳/頂葉受損 · 傳導性
無法找到適當名詞 · 舉名不能
JOMAC受影響 · 智力障礙
無意識的大笑或哭泣 · 情緒障礙
同側偏盲複視
視力減弱現象、視幻覺 · 視力障礙
排尿+排便功能障礙

S/S

診斷
病史
Kernig's sign
神經功能 Brudzinski's sign } 頸部僵直時
腦中風量表 · 神經功能缺損程度
血球計數
紅血球沉降速率 · 血液黏滯度
實驗室 腎功能檢查
血脂肪、膽固醇、三酸甘油酯
CSF · 有無血液?
X光
腦血管攝影
影像學 電腦斷層檢查
核磁共振檢查
頸動脈超音波檢查
心電圖及心臟超音波檢查

腦血管意外
CVA; Stroke

出血性腦中風
腦內出血 · 腦血管破裂 高血壓
腦動脈硬化 } 血塊產生 · IICP
顱內出血 · 蜘蛛膜下腔出血 · 再度出血、腦水腫 (併)
血管畸形 · 好發 · 年輕人

腦梗塞
缺血性 (75%)
腦血栓 腦血管疾病引起 · 動脈粥狀硬化 高血壓
糖尿病
常發生暫時性腦缺血發作 (TIA) 局部性 } 神經功能障礙 暫時性 · 無後遺症
20～40% 腦血流量不足 可恢復 · 24小時內
血管阻塞 · 突然發生
腦栓塞 血管漂流物 (+) 來源 · 心臟內膜 風溼性心臟病
心房纖維顫動
細菌性心內膜炎
好發 · 左側中大腦動脈

★ TIA 暫時性腦缺血；PROM 全關節運動；JOMAC 即判斷力、定向感、記憶力、注意力、抽象力、計算力

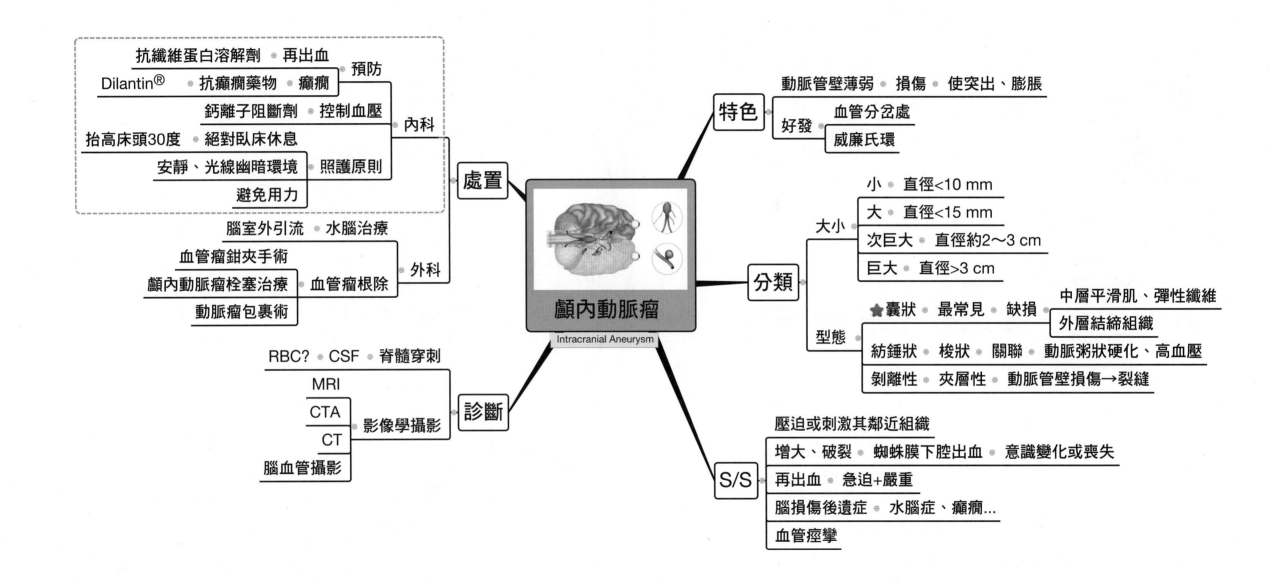

抗纖維蛋白溶解劑　再出血

Dilantin®　抗癲癇藥物　癲癇　預防

鈣離子阻斷劑　控制血壓

抬高床頭30度　絕對臥床休息　內科

安靜、光線幽暗環境　照護原則

避免用力

腦室外引流　水腦治療

血管瘤鉗夾手術

顱內動脈瘤栓塞治療　血管瘤根除　外科

動脈瘤包裹術

處置

RBC?　CSF　脊髓穿刺

MRI

CTA　影像學攝影

CT

腦血管攝影

診斷

顱內動脈瘤
Intracranial Aneurysm

特色

動脈管壁薄弱　損傷　使突出、膨脹

好發　血管分岔處

威廉氏環

分類

小　直徑<10 mm

大　直徑<15 mm　大小

次巨大　直徑約2～3 cm

巨大　直徑>3 cm

★囊狀　最常見　缺損　中層平滑肌、彈性纖維

外層結締組織

型態

紡錘狀　梭狀　關聯　動脈粥狀硬化、高血壓

剝離性　夾層性　動脈管壁損傷→裂縫

S/S

壓迫或刺激其鄰近組織

增大、破裂　蜘蛛膜下腔出血　意識變化或喪失

再出血　急迫+嚴重

腦損傷後遺症　水腦症、癲癇...

血管痙攣

★ CTA 電腦斷層血管攝影

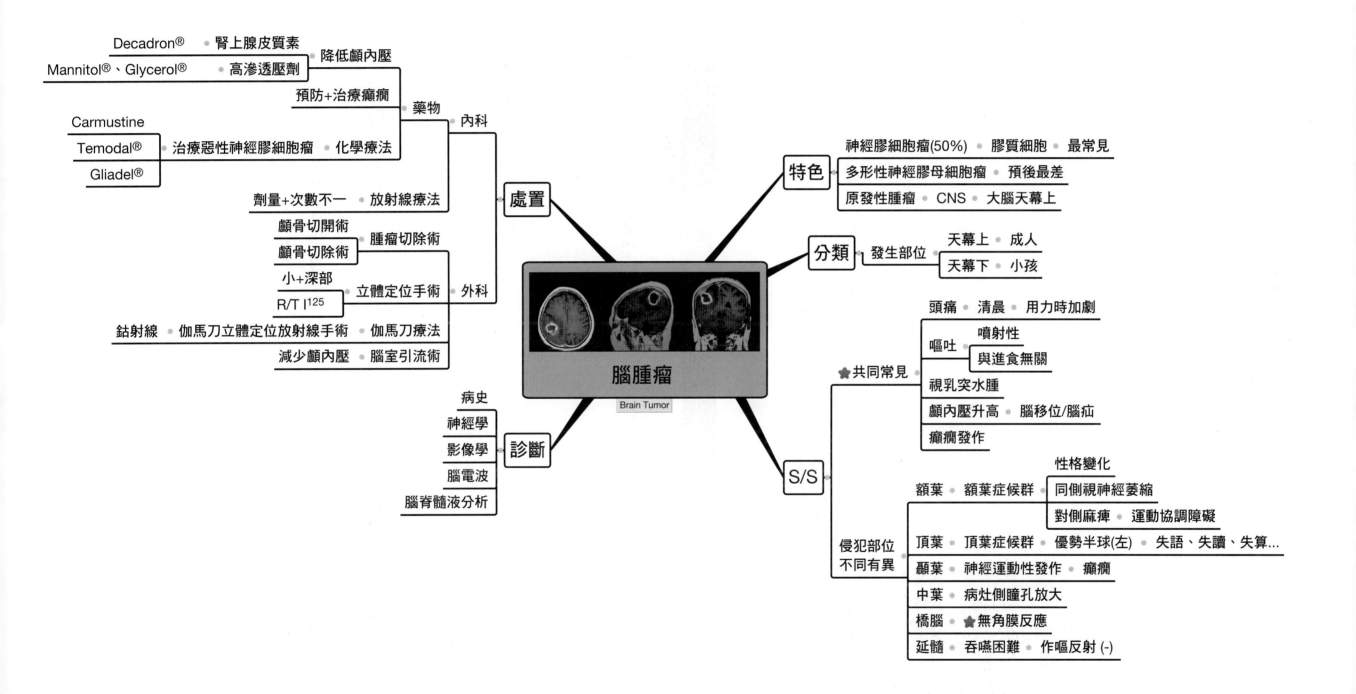

Decadron® · 腎上腺皮質素
Mannitol®、Glycerol® · 高滲透壓劑
降低顱內壓

預防+治療癲癇

Carmustine
Temodal® · 治療惡性神經膠細胞瘤 · 化學療法
Gliadel®

藥物 · 內科

劑量+次數不一 · 放射線療法

顱骨切開術
顱骨切除術 · 腫瘤切除術

小+深部
R/T I¹²⁵ · 立體定位手術 · 外科

鈷射線 · 伽馬刀立體定位放射線手術 · 伽馬刀療法

減少顱內壓 · 腦室引流術

處置

病史
神經學
影像學 · 診斷
腦電波
腦脊髓液分析

腦腫瘤
[Brain Tumor]

神經膠細胞瘤(50%) · 膠質細胞 · 最常見
特色 · 多形性神經膠母細胞瘤 · 預後最差
原發性腫瘤 · CNS · 大腦天幕上

分類 · 發生部位
天幕上 · 成人
天幕下 · 小孩

S/S

頭痛 · 清晨 · 用力時加劇
噴射性
嘔吐
與進食無關
★共同常見 · 視乳突水腫
顱內壓升高 · 腦移位/腦疝
癲癇發作

性格變化
額葉 · 額葉症候群
同側視神經萎縮
對側麻痺 · 運動協調障礙
侵犯部位
不同有異
頂葉 · 頂葉症候群 · 優勢半球(左) · 失語、失讀、失算...
顳葉 · 神經運動性發作 · 癲癇
中葉 · 病灶側瞳孔放大
橋腦 · ★無角膜反應
延髓 · 吞嚥困難 · 作嘔反射 (-)

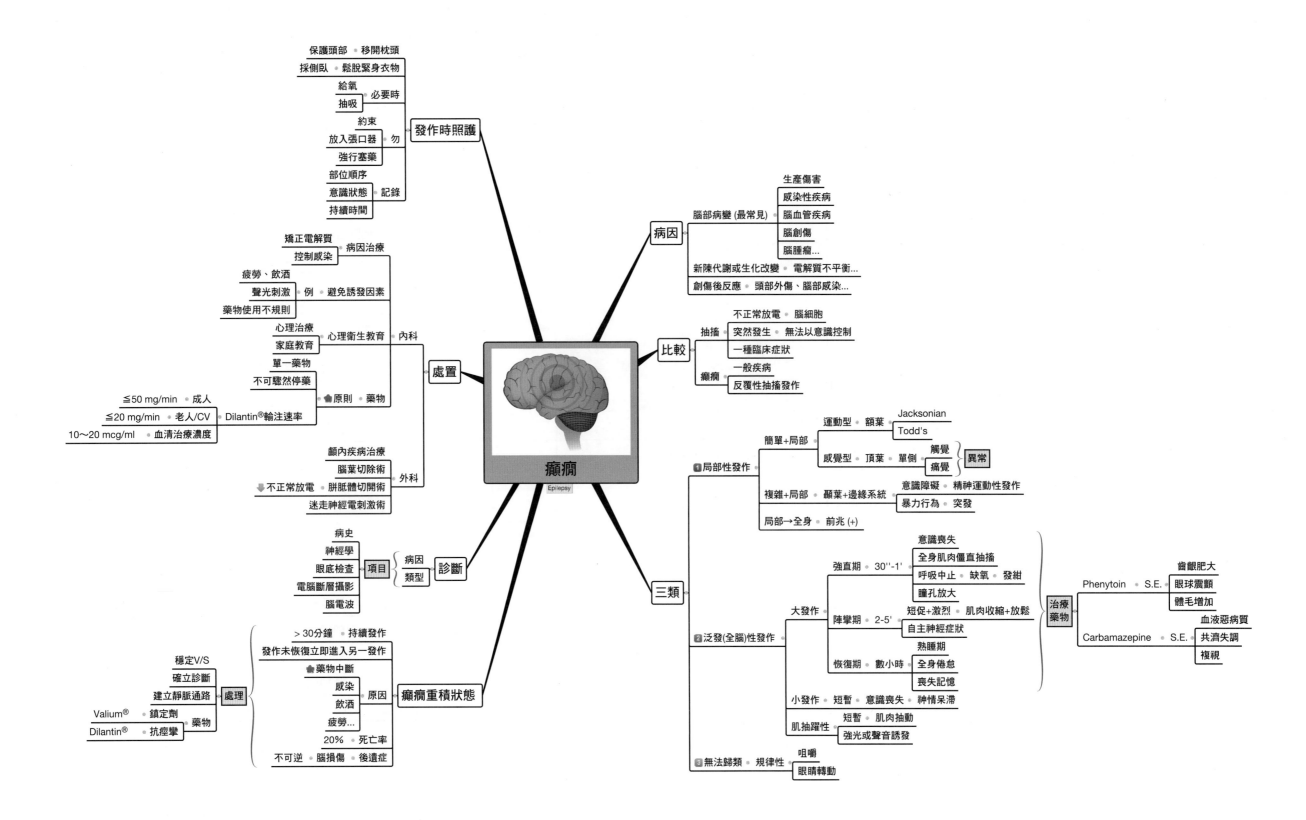

發作時照護
- 保護頭部 • 移開枕頭
- 採側臥 • 鬆脫緊身衣物
- 給氧 } 必要時
- 抽吸 } 必要時
- 約束
- 放入張口器 } 勿
- 強行塞藥 } 勿
- 部位順序
- 意識狀態 } 記錄
- 持續時間 } 記錄

病因
- 腦部病變 (最常見)
  - 生產傷害
  - 威染性疾病
  - 腦血管疾病
  - 腦創傷
  - 腦腫瘤...
- 新陳代謝或生化改變 • 電解質不平衡...
- 創傷後反應 • 頭部外傷、腦部威染...

比較
- 抽搐
  - 不正常放電 • 腦細胞
  - 突然發生 • 無法以意識控制
  - 一種臨床症狀
- 癲癇
  - 一般疾病
  - 反覆性抽搐發作

處置
- 內科
  - 病因治療
    - 矯正電解質
    - 控制威染
  - 避免誘發因素 • 例
    - 疲勞、飲酒
    - 聲光刺激
    - 藥物使用不規則
  - 心理衛生教育
    - 心理治療
    - 家庭教育
  - 藥物 • 原則
    - 單一藥物
    - 不可驟然停藥
    - Dilantin®輸注速率
      - ≦50 mg/min • 成人
      - ≦20 mg/min • 老人/CV
      - 10～20 mcg/ml • 血清治療濃度
- 外科
  - 顱內疾病治療
  - 腦葉切除術
  - 胼胝體切開術 • 不正常放電
  - 迷走神經電刺激術

診斷
- 項目 } 類型
  - 病史
  - 神經學
  - 眼底檢查
  - 電腦斷層攝影
  - 腦電波
- 病因

癲癇重積狀態
- > 30分鐘 • 持續發作
- 發作未恢復立即進入另一發作
- 原因
  - 藥物中斷
  - 威染
  - 飲酒
  - 疲勞...
- 20% • 死亡率
- 不可逆 • 腦損傷 • 後遺症
- 處理
  - 穩定V/S
  - 確立診斷
  - 建立靜脈通路
  - 藥物 { 鎮定劑 • Valium® }
  -       { 抗痙攣 • Dilantin® }

三類
- ① 局部性發作
  - 簡單+局部
    - 運動型 • 額葉
      - Jacksonian
      - Todd's
    - 威覺型 • 頂葉 • 單側
      - 觸覺
      - 痛覺 } 異常
  - 複雜+局部 • 顳葉+邊緣系統
    - 意識障礙 • 精神運動性發作
    - 暴力行為 • 突發
  - 局部→全身 • 前兆 (+)
- ② 泛發(全腦)性發作
  - 大發作
    - 強直期 • 30''-1'
      - 意識喪失
      - 全身肌肉僵直抽搐
      - 呼吸中止 • 缺氧 • 發紺
      - 瞳孔放大
    - 陣攣期 • 2-5'
      - 短促+激烈 • 肌肉收縮+放鬆
      - 自主神經症狀
    - 恢復期 • 數小時
      - 熟睡期
      - 全身倦怠
      - 喪失記憶
  - 小發作 • 短暫 • 意識喪失 • 神情呆滯
  - 肌抽躍性
    - 短暫 • 肌肉抽動
    - 強光或聲音誘發
- ③ 無法歸類 • 規律性
  - 咀嚼
  - 眼睛轉動

治療藥物
- Phenytoin • S.E.
  - 齒齦肥大
  - 眼球震顫
  - 體毛增加
- Carbamazepine • S.E.
  - 血液惡病質
  - 共濟失調
  - 複視

癲癇
Epilepsy

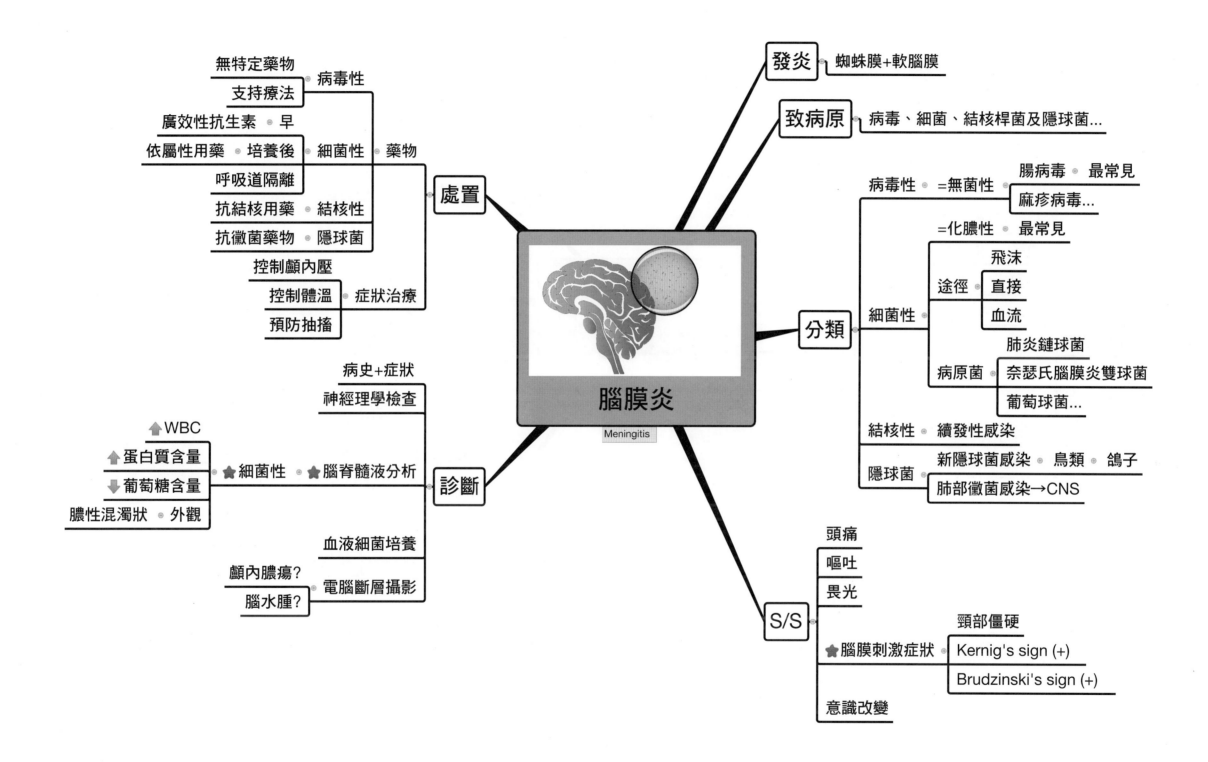

無特定藥物
支持療法 · 病毒性
廣效性抗生素 · 早
依屬性用藥 · 培養後 · 細菌性 · 藥物
呼吸道隔離
抗結核用藥 · 結核性
抗黴菌藥物 · 隱球菌
控制顱內壓
控制體溫 · 症狀治療
預防抽搐
· 處置

發炎 · 蜘蛛膜+軟腦膜

致病原 · 病毒、細菌、結核桿菌及隱球菌...

病毒性 · =無菌性 · 腸病毒 · 最常見
麻疹病毒...

=化膿性 · 最常見
飛沫
途徑 · 直接
血流
細菌性
肺炎鏈球菌
病原菌 · 奈瑟氏腦膜炎雙球菌
葡萄球菌...

結核性 · 續發性感染

隱球菌 · 新隱球菌感染 · 鳥類 · 鴿子
肺部黴菌感染→CNS

分類

腦膜炎
Meningitis

病史+症狀
神經理學檢查
↑WBC
↑蛋白質含量
↓葡萄糖含量 · ★細菌性 · ★腦脊髓液分析
膿性混濁狀 · 外觀
血液細菌培養
顱內膿瘍？
腦水腫？ · 電腦斷層攝影
· 診斷

頭痛
嘔吐
畏光
頸部僵硬
★腦膜刺激症狀 · Kernig's sign (+)
Brudzinski's sign (+)
意識改變
S/S

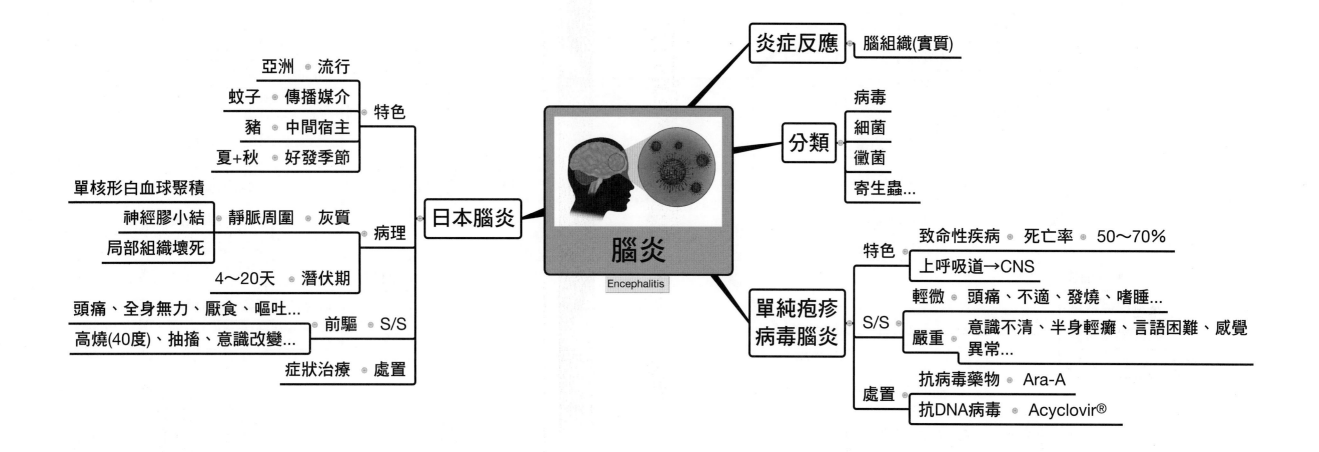

亞洲 • 流行

蚊子 • 傳播媒介

豬 • 中間宿主

夏+秋 • 好發季節

}• 特色

單核形白血球聚積

神經膠小結 • 靜脈周圍 • 灰質

局部組織壞死

4～20天 • 潛伏期

}• 病理

頭痛、全身無力、厭食、嘔吐...

高燒(40度)、抽搐、意識改變...

}• 前驅 • S/S

症狀治療 • 處置

日本腦炎

腦炎

Encephalitis

炎症反應 — 腦組織(實質)

分類

- 病毒
- 細菌
- 黴菌
- 寄生蟲...

單純疱疹病毒腦炎

特色 — 致命性疾病 • 死亡率 • 50～70%

上呼吸道→CNS

S/S

- 輕微 • 頭痛、不適、發燒、嗜睡...
- 嚴重 • 意識不清、半身輕癱、言語困難、感覺異常...

處置

- 抗病毒藥物 • Ara-A
- 抗DNA病毒 • Acyclovir®

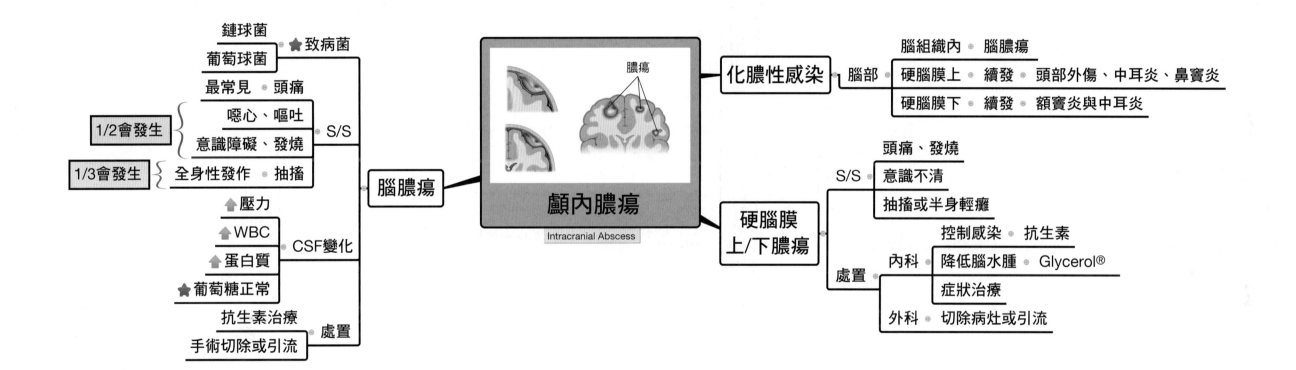

鏈球菌
葡萄球菌 ★ 致病菌
最常見 · 頭痛
1/2會發生 噁心、嘔吐
意識障礙、發燒 · S/S
1/3會發生 全身性發作 · 抽搐
⬆ 壓力
⬆ WBC
⬆ 蛋白質 · CSF變化
★ 葡萄糖正常
抗生素治療
手術切除或引流 · 處置

腦膿瘍

膿瘍

顱內膿瘍
Intracranial Abscess

化膿性感染
腦部
腦組織內 · 腦膿瘍
硬腦膜上 · 續發 · 頭部外傷、中耳炎、鼻竇炎
硬腦膜下 · 續發 · 額竇炎與中耳炎

硬腦膜
上/下膿瘍

S/S
頭痛、發燒
意識不清
抽搐或半身輕癱

處置
內科
控制感染 · 抗生素
降低腦水腫 · Glycerol®
症狀治療
外科 · 切除病灶或引流

★縮寫請見「閱讀指引」

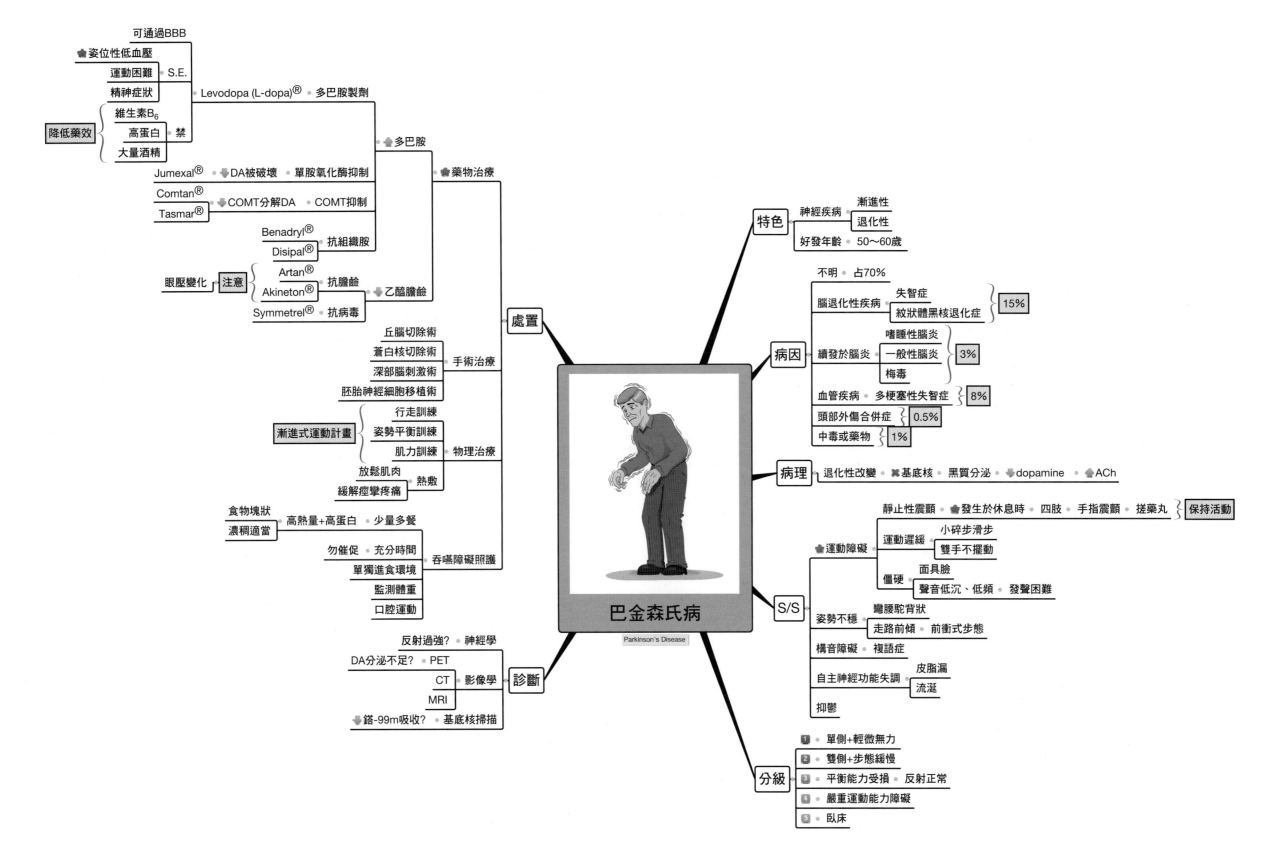

巴金森氏病
Parkinson's Disease

處置

藥物治療
- 多巴胺
  - Levodopa (L-dopa)® • 多巴胺製劑
    - S.E.
      - 可通過BBB
      - ♣姿位性低血壓
      - 運動困難
      - 精神症狀
    - 禁
      - 維生素B$_6$
      - 高蛋白
      - 大量酒精
    - 降低藥效
- 單胺氧化酶抑制 • Jumexal® • ⬇DA被破壞
- COMT抑制 • Comtan® / Tasmar® • ⬇COMT分解DA
- 抗組織胺 • Benadryl® / Disipal®
- 乙醯膽鹼
  - 抗膽鹼 • Artan® / Akineton®
  - 注意 • 眼壓變化
- 抗病毒 • Symmetrel®

手術治療
- 丘腦切除術
- 蒼白核切除術
- 深部腦刺激術
- 胚胎神經細胞移植術

物理治療
- 漸進式運動計畫
  - 行走訓練
  - 姿勢平衡訓練
  - 肌力訓練
- 熱敷
  - 放鬆肌肉
  - 緩解痙攣疼痛

吞嚥障礙照護
- 高熱量+高蛋白
  - 食物塊狀
  - 濃稠適當
  - 少量多餐
- 充分時間 • 勿催促
- 單獨進食環境
- 監測體重
- 口腔運動

診斷

- 神經學 • 反射過強？
- 影像學
  - PET • DA分泌不足？
  - CT
  - MRI
- 基底核掃描 • ⬇鎝-99m吸收？

特色
- 神經疾病
  - 漸進性
  - 退化性
- 好發年齡 • 50～60歲

病因
- 不明 • 占70%
- 腦退化性疾病
  - 失智症
  - 紋狀體黑核退化症 } 15%
- 續發於腦炎
  - 嗜睡性腦炎
  - 一般性腦炎 } 3%
  - 梅毒
- 血管疾病 • 多梗塞性失智症 } 8%
- 頭部外傷合併症 0.5%
- 中毒或藥物 } 1%

病理
- 退化性改變 • ✂基底核 • 黑質分泌 • ⬇dopamine • ♣ACh

S/S
- 靜止性震顫 • 發生於休息時 • 四肢 • 手指震顫 • 搓藥丸 保持活動
- ♣運動障礙
  - 運動遲緩
    - 小碎步滑步
    - 雙手不擺動
  - 僵硬
    - 面具臉
    - 聲音低沉、低頻 • 發聲困難
- 姿勢不穩
  - 彎腰駝背狀
  - 走路前傾 • 前衝式步態
- 構音障礙 • 複語症
- 自主神經功能失調
  - 皮脂漏
  - 流涎
- 抑鬱

分級
- 1 • 單側+輕微無力
- 2 • 雙側+步態緩慢
- 3 • 平衡能力受損 • 反射正常
- 4 • 嚴重運動能力障礙
- 5 • 臥床

★ COMT 兒茶酚 -O- 甲基轉移酶；PET 正子電腦斷層攝影；ACh 乙醯膽鹼

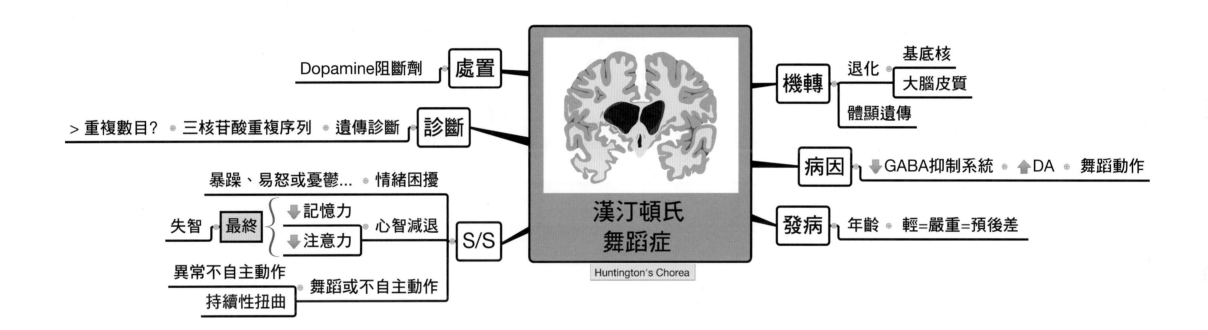

Dopamine阻斷劑 ○ 處置

> 重複數目？ ○ 三核苷酸重複序列 ○ 遺傳診斷 ○ 診斷

暴躁、易怒或憂鬱... ○ 情緒困擾

失智 ○ 最終 { ⬇記憶力 ⬇注意力 } ○ 心智減退 ○ S/S

異常不自主動作 ○ 舞蹈或不自主動作
持續性扭曲

漢汀頓氏
舞蹈症

Huntington's Chorea

機轉 ○ 退化 { 基底核 大腦皮質 }
　　　　體顯遺傳

病因 ⬇GABA抑制系統 ○ ⬆DA ○ 舞蹈動作

發病 ○ 年齡 ○ 輕=嚴重=預後差

★ GABA ɣ - 氨基丁酸；DA 多巴胺

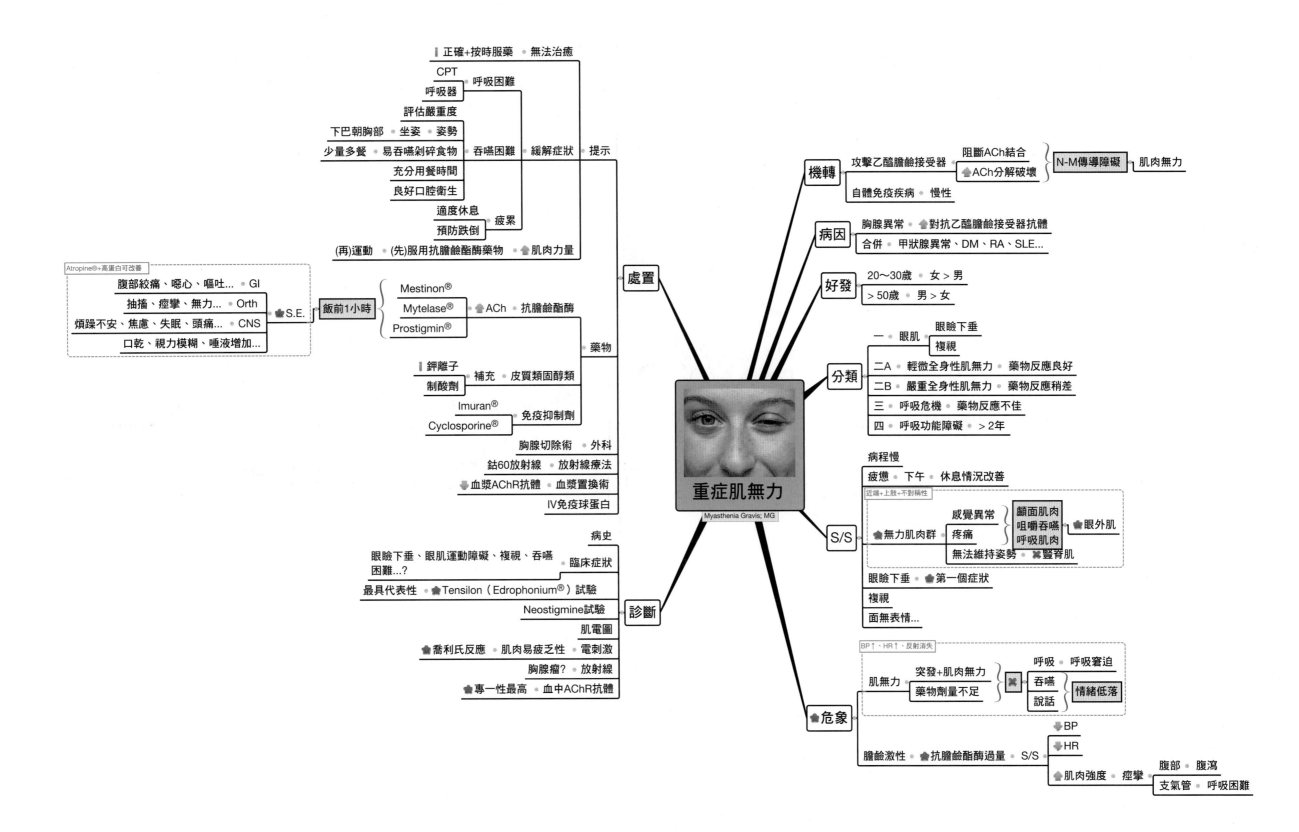

正確+按時服藥 • 無法治癒
CPT
呼吸器 • 呼吸困難
評估嚴重度
下巴朝胸部 • 坐姿 • 姿勢
少量多餐 • 易吞嚥剁碎食物 • 吞嚥困難 • 緩解症狀 • 提示
充分用餐時間
良好口腔衛生
適度休息 • 疲累
預防跌倒
(再)運動 • (先)服用抗膽鹼酯酶藥物 • ♠肌肉力量

處置

機轉
攻擊乙醯膽鹼接受器 • 阻斷ACh結合 / ♠ACh分解破壞 } N-M傳導障礙 • 肌肉無力
自體免疫疾病 • 慢性

病因
胸腺異常 • ♠對抗乙醯膽鹼接受器抗體
合併 • 甲狀腺異常、DM、RA、SLE...

好發
20～30歲 • 女 > 男
> 50歲 • 男 > 女

分類
一 • 眼肌 • 眼瞼下垂 / 複視
二A • 輕微全身性肌無力 • 藥物反應良好
二B • 嚴重全身性肌無力 • 藥物反應稍差
三 • 呼吸危機 • 藥物反應不佳
四 • 呼吸功能障礙 • > 2年

Atropine®+高蛋白可改善
腹部絞痛、噁心、嘔吐... • GI
抽搐、痙攣、無力... • Orth
煩躁不安、焦慮、失眠、頭痛... • CNS • ♣S.E.
口乾、視力模糊、唾液增加...

飯前1小時 {
Mestinon®
Mytelase® • ♠ACh • 抗膽鹼酯酶
Prostigmin®
}

藥物

鉀離子
制酸劑 • 補充 • 皮質類固醇類
Imuran® • 免疫抑制劑
Cyclosporine®
胸腺切除術 • 外科
鈷60放射線 • 放射線療法
⬇血漿AChR抗體 • 血漿置換術
IV免疫球蛋白

S/S
病程慢
疲憊 • 下午 • 休息情況改善
近端+上肢+不對稱性
♠無力肌肉群 {
感覺異常
疼痛 } 顏面肌肉 咀嚼吞嚥 呼吸肌肉 • ♠眼外肌
無法維持姿勢 • ✖豎脊肌
}
眼瞼下垂 • ♠第一個症狀
複視
面無表情...

診斷
病史
眼瞼下垂、眼肌運動障礙、複視、吞嚥困難...? • 臨床症狀
最具代表性 • ♠Tensilon（Edrophonium®）試驗
Neostigmine試驗
肌電圖
♠喬利氏反應 • 肌肉易疲乏性 • 電刺激
胸腺瘤? • 放射線
♠專一性最高 • 血中AChR抗體

♠危象
BP↑、HR↑、反射消失
肌無力 {
突發+肌肉無力
藥物劑量不足 } ✖ {
呼吸 • 呼吸窘迫
吞嚥
說話 } 情緒低落
}
膽鹼激性 • ♠抗膽鹼酯酶過量 • S/S
⬇BP
⬇HR
♠肌肉強度 • 痙攣
腹部 • 腹瀉
支氣管 • 呼吸困難

重症肌無力
Myasthenia Gravis; MG

★RA 類風濕性關節炎

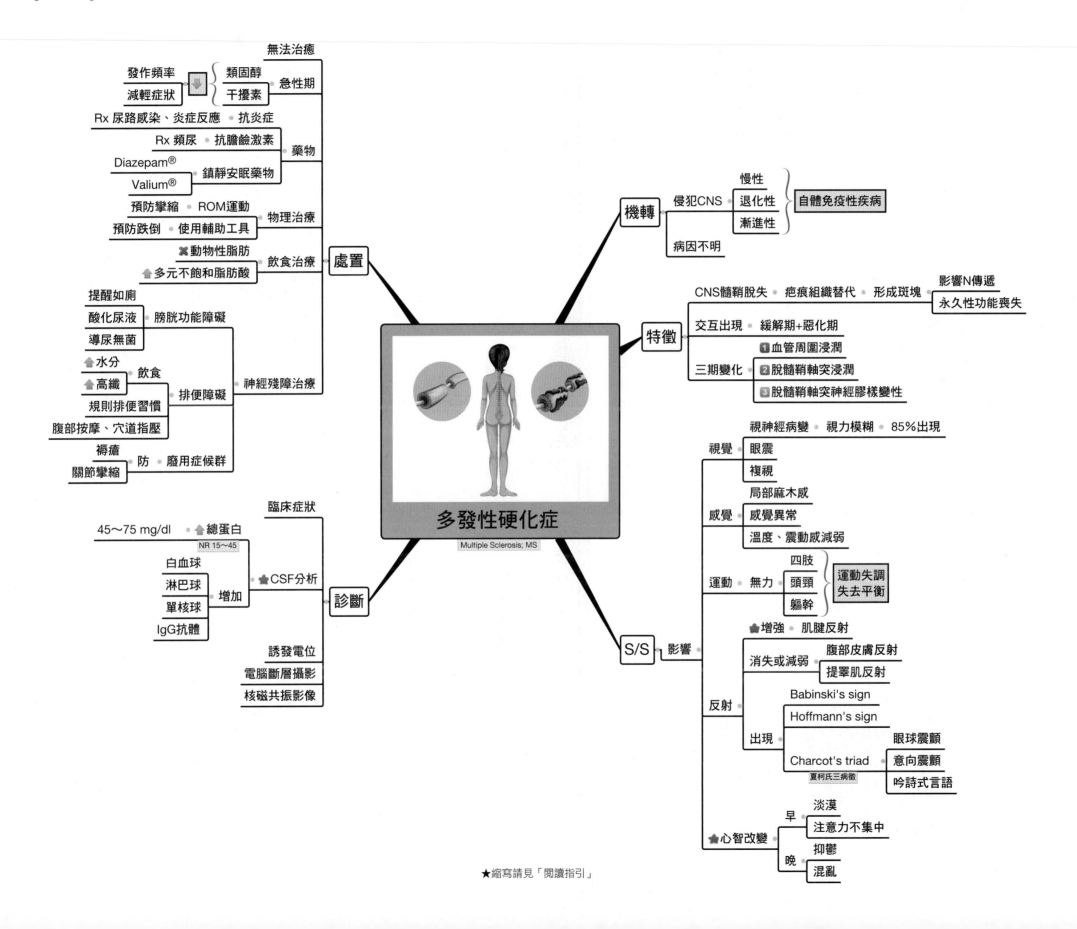

無法治癒

發作頻率
減輕症狀

類固醇
干擾素 · 急性期

Rx 尿路感染、炎症反應 · 抗炎症
Rx 頻尿 · 抗膽鹼激素
Diazepam®
Valium® · 鎮靜安眠藥物

· 藥物

預防攣縮 · ROM運動
預防跌倒 · 使用輔助工具 · 物理治療

✖動物性脂肪
♠多元不飽和脂肪酸 · 飲食治療

· 處置

提醒如廁
酸化尿液
導尿無菌 · 膀胱功能障礙

♠水分
♠高纖 · 飲食
規則排便習慣
腹部按摩、穴道指壓 · 排便障礙 · 神經殘障治療

褥瘡
關節攣縮 · 防 · 廢用症候群

臨床症狀

45～75 mg/dl · ♠總蛋白
NR 15～45

白血球
淋巴球
單核球
IgG抗體 · 增加 · ♠CSF分析

· 診斷

誘發電位
電腦斷層攝影
核磁共振影像

機轉 · 侵犯CNS
慢性
退化性
漸進性 } 自體免疫性疾病
病因不明

特徵

CNS髓鞘脫失 · 疤痕組織替代 · 形成斑塊
影響N傳遞
永久性功能喪失
交互出現 · 緩解期+惡化期
三期變化
❶血管周圍浸潤
❷脫髓鞘軸突浸潤
❸脫髓鞘軸突神經膠樣變性

多發性硬化症
Multiple Sclerosis; MS

S/S · 影響

視覺
視神經病變 · 視力模糊 · 85%出現
眼震
複視

感覺
局部麻木感
感覺異常
溫度、震動感減弱

運動 · 無力
四肢
頭頸
軀幹 } 運動失調
失去平衡

反射

♠增強 · 肌腱反射

消失或減弱
腹部皮膚反射
提睪肌反射

出現
Babinski's sign
Hoffmann's sign
Charcot's triad
夏柯氏三病徵
眼球震顫
意向震顫
吟詩式言語

♠心智改變
早
淡漠
注意力不集中
晚
抑鬱
混亂

★縮寫請見「閱讀指引」

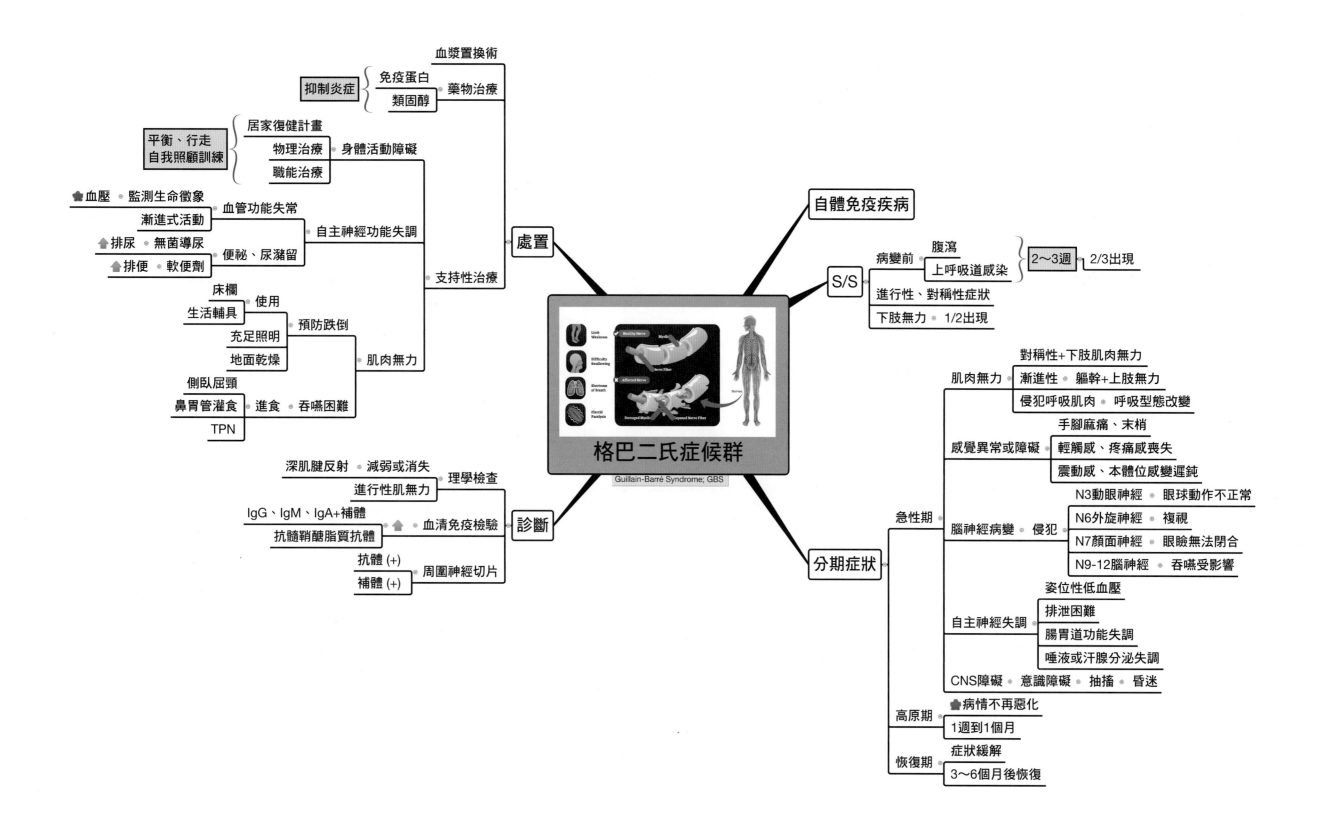

血漿置換術

抑制炎症 ⎰ 免疫蛋白 ── 藥物治療
　　　　 ⎱ 類固醇

平衡、行走　⎰ 居家復健計畫
自我照顧訓練 ⎨ 物理治療 ── 身體活動障礙
　　　　　　 ⎩ 職能治療

🖐血壓 • 監測生命徵象
漸進式活動 ── 血管功能失常
🖐排尿 • 無菌導尿 ── 自主神經功能失調
🖐排便 • 軟便劑 ── 便祕、尿滯留

床欄
生活輔具 ── 使用
充足照明 ── 預防跌倒 ── 肌肉無力
地面乾燥

側臥屈頸
鼻胃管灌食 ── 進食 ── 吞嚥困難
TPN

支持性治療

處置

深肌腱反射 • 減弱或消失
進行性肌無力 ── 理學檢查
IgG、IgM、IgA+補體
抗髓鞘醣脂質抗體 ── 🖐血清免疫檢驗

抗體 (+)
補體 (+) ── 周圍神經切片

診斷

格巴二氏症候群
Guillain-Barré Syndrome; GBS

自體免疫疾病

S/S

病變前 ⎰ 腹瀉
　　　 ⎱ 上呼吸道感染 ── 2～3週 ── 2/3出現
進行性、對稱性症狀
下肢無力 • 1/2出現

分期症狀

急性期

肌肉無力 ── 對稱性+下肢肌肉無力
　　　　 ── 漸進性 • 軀幹+上肢無力
　　　　 ── 侵犯呼吸肌肉 • 呼吸型態改變

感覺異常或障礙 ── 手腳麻痛、末梢
　　　　　　　 ── 輕觸感、疼痛感喪失
　　　　　　　 ── 震動感、本體位感變遲鈍

腦神經病變 • 侵犯 ── N3動眼神經 • 眼球動作不正常
　　　　　　　　　 ── N6外旋神經 • 複視
　　　　　　　　　 ── N7顏面神經 • 眼瞼無法閉合
　　　　　　　　　 ── N9-12腦神經 • 吞嚥受影響

自主神經失調 ── 姿位性低血壓
　　　　　　 ── 排泄困難
　　　　　　 ── 腸胃道功能失調
　　　　　　 ── 唾液或汗腺分泌失調

CNS障礙 • 意識障礙 • 抽搐 • 昏迷

高原期 ── 🖐病情不再惡化
　　　 ── 1週到1個月

恢復期 ── 症狀緩解
　　　 ── 3～6個月後恢復

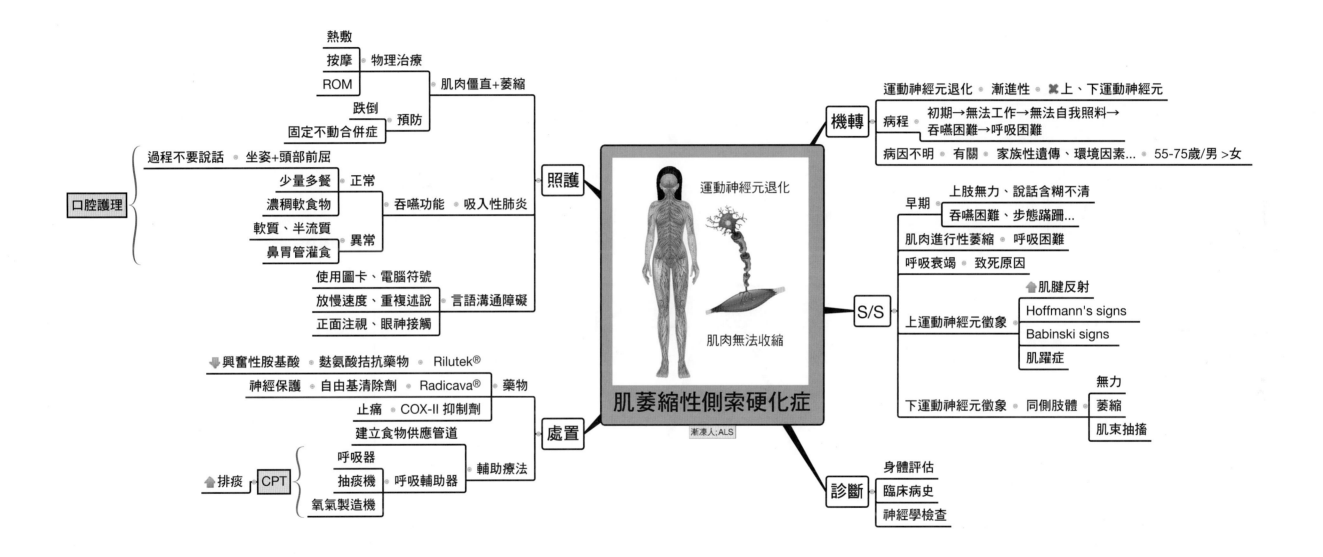

肌萎縮性側索硬化症

運動神經元退化

肌肉無法收縮

漸凍人;ALS

機轉
- 運動神經元退化 ‧ 漸進性 ‧ ✖上、下運動神經元
- 病程 ‧ 初期→無法工作→無法自我照料→吞嚥困難→呼吸困難
- 病因不明 ‧ 有關 ‧ 家族性遺傳、環境因素... ‧ 55-75歲/男 >女

S/S
- 早期
  - 上肢無力、說話含糊不清
  - 吞嚥困難、步態蹣跚...
- 肌肉進行性萎縮 ‧ 呼吸困難
- 呼吸衰竭 ‧ 致死原因
- 上運動神經元徵象
  - ⬆肌腱反射
  - Hoffmann's signs
  - Babinski signs
  - 肌躍症
- 下運動神經元徵象 ‧ 同側肢體
  - 無力
  - 萎縮
  - 肌束抽搐

診斷
- 身體評估
- 臨床病史
- 神經學檢查

照護
- 物理治療
  - 熱敷
  - 按摩
  - ROM
- 肌肉僵直+萎縮
- 預防
  - 跌倒
  - 固定不動合併症
- 口腔護理
  - 過程不要說話 ‧ 坐姿+頭部前屈
- 吞嚥功能
  - 正常
    - 少量多餐
    - 濃稠軟食物
  - 異常 ‧ 吸入性肺炎
    - 軟質、半流質
    - 鼻胃管灌食
- 言語溝通障礙
  - 使用圖卡、電腦符號
  - 放慢速度、重複述說
  - 正面注視、眼神接觸

處置
- 藥物
  - ⬇興奮性胺基酸 ‧ 麩氨酸拮抗藥物 ‧ Rilutek®
  - 神經保護 ‧ 自由基清除劑 ‧ Radicava®
  - 止痛 ‧ COX-II 抑制劑
- 輔助療法
  - 建立食物供應管道
  - 呼吸輔助器
    - 呼吸器
    - 抽痰機
    - 氧氣製造機
  - ⬆排痰 ‧ CPT

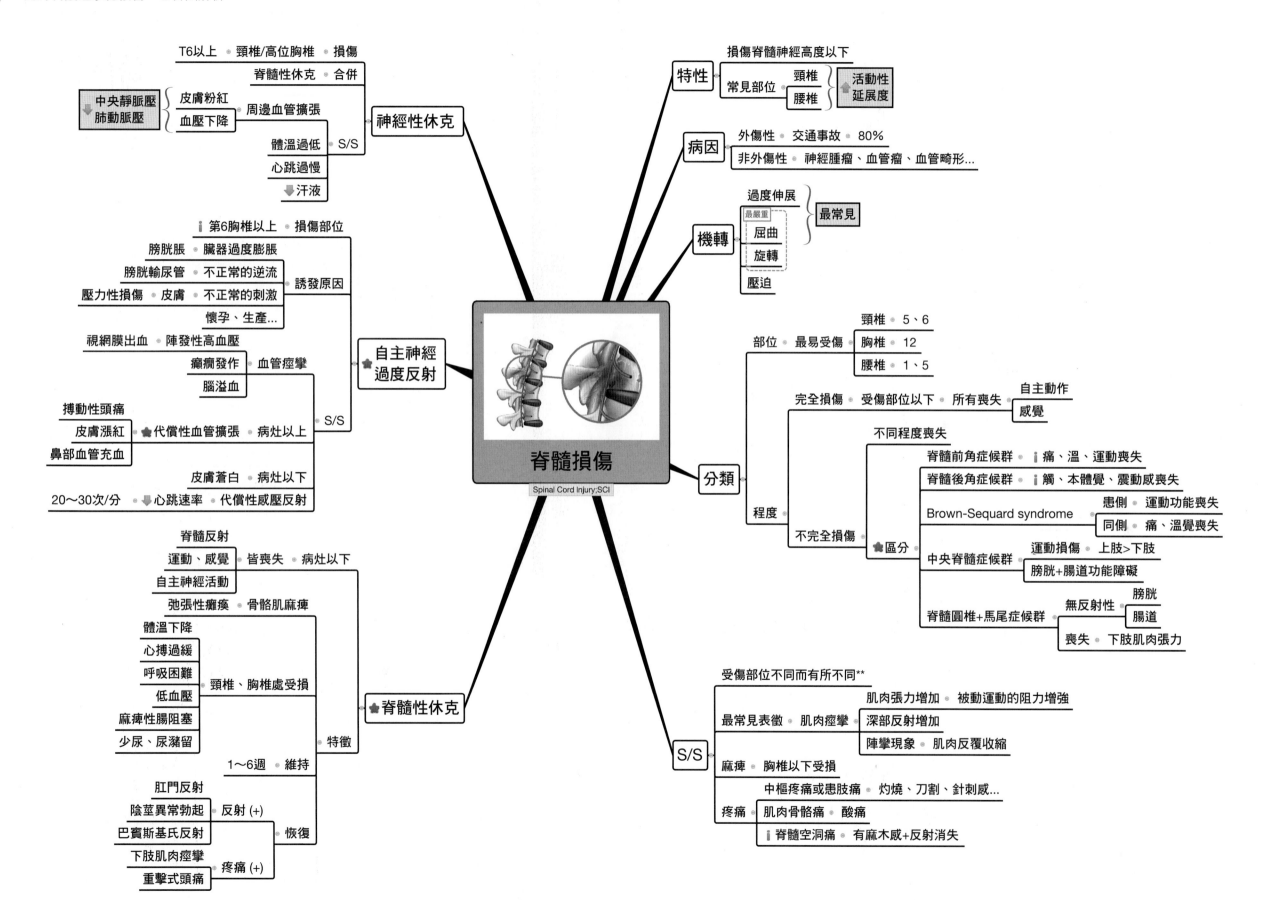

脊髓損傷
Spinal Cord Injury;SCI

特性
- 損傷脊髓神經高度以下
- 常見部位
  - 頸椎
  - 腰椎
  - ★活動性延展度

病因
- 外傷性 • 交通事故 • 80%
- 非外傷性 • 神經腫瘤、血管瘤、血管畸形...

機轉
- 過度伸展
- 最嚴重 屈曲
- 旋轉
- 壓迫
- 最常見

神經性休克
- 損傷 • 頸椎/高位胸椎 • T6以上
- 合併 • 脊髓性休克
- 周邊血管擴張 • 皮膚粉紅 / 血壓下降 ⇒ 中央靜脈壓⬇ 肺動脈壓⬇
- S/S
  - 體溫過低
  - 心跳過慢
  - ⬇汗液

自主神經過度反射
- 損傷部位 • 第6胸椎以上↑
- 誘發原因
  - 臟器過度膨脹 • 膀胱脹
  - 不正常的逆流 • 膀胱輸尿管
  - 不正常的刺激 • 壓力性損傷 • 皮膚
  - 懷孕、生產...
- S/S
  - 陣發性高血壓 • 視網膜出血
  - 血管痙攣 • 癲癇發作 / 腦溢血
  - ★代償性血管擴張 • 病灶以上 • 搏動性頭痛 / 皮膚漲紅 / 鼻部血管充血
  - 病灶以下 • 皮膚蒼白
  - ⬇心跳速率 • 代償性感壓反射 • 20～30次/分

★脊髓性休克
- 特徵
  - 脊髓反射
  - 病灶以下 • 皆喪失 • 運動、感覺 / 自主神經活動
  - 骨骼肌麻痺 • 弛張性癱瘓
  - 頸椎、胸椎處受損
    - 體溫下降
    - 心搏過緩
    - 呼吸困難
    - 低血壓
    - 麻痺性腸阻塞
    - 少尿、尿滯留
  - 維持 • 1～6週
- 恢復
  - 反射 (+)
    - 肛門反射
    - 陰莖異常勃起
    - 巴賓斯基氏反射
    - 下肢肌肉痙攣
    - 重擊式頭痛
  - 疼痛 (+)

分類
- 部位 • 最易受傷
  - 頸椎 • 5、6
  - 胸椎 • 12
  - 腰椎 • 1、5
- 程度
  - 完全損傷 • 受傷部位以下 • 所有喪失 • 自主動作 / 感覺
  - 不完全損傷
    - 不同程度喪失
    - ★區分
      - 脊髓前角症候群 • ↑痛、溫、運動喪失
      - 脊髓後角症候群 • ↑觸、本體覺、震動感喪失
      - Brown-Sequard syndrome
        - 患側 • 運動功能喪失
        - 同側 • 痛、溫覺喪失
      - 中央脊髓症候群
        - 運動損傷 • 上肢>下肢
        - 膀胱+腸道功能障礙
      - 脊髓圓椎+馬尾症候群
        - 無反射性 • 膀胱 / 腸道
        - 喪失 • 下肢肌肉張力

S/S
- 受傷部位不同而有所不同**
- 最常見表徵 • 肌肉痙攣
  - 肌肉張力增加 • 被動運動的阻力增強
  - 深部反射增加
  - 陣攣現象 • 肌肉反覆收縮
- 麻痺 • 胸椎以下受損
- 疼痛
  - 中樞疼痛或患肢痛 • 灼燒、刀割、針刺感...
  - 肌肉骨骼痛 • 酸痛
  - ↑脊髓空洞痛 • 有麻木感+反射消失

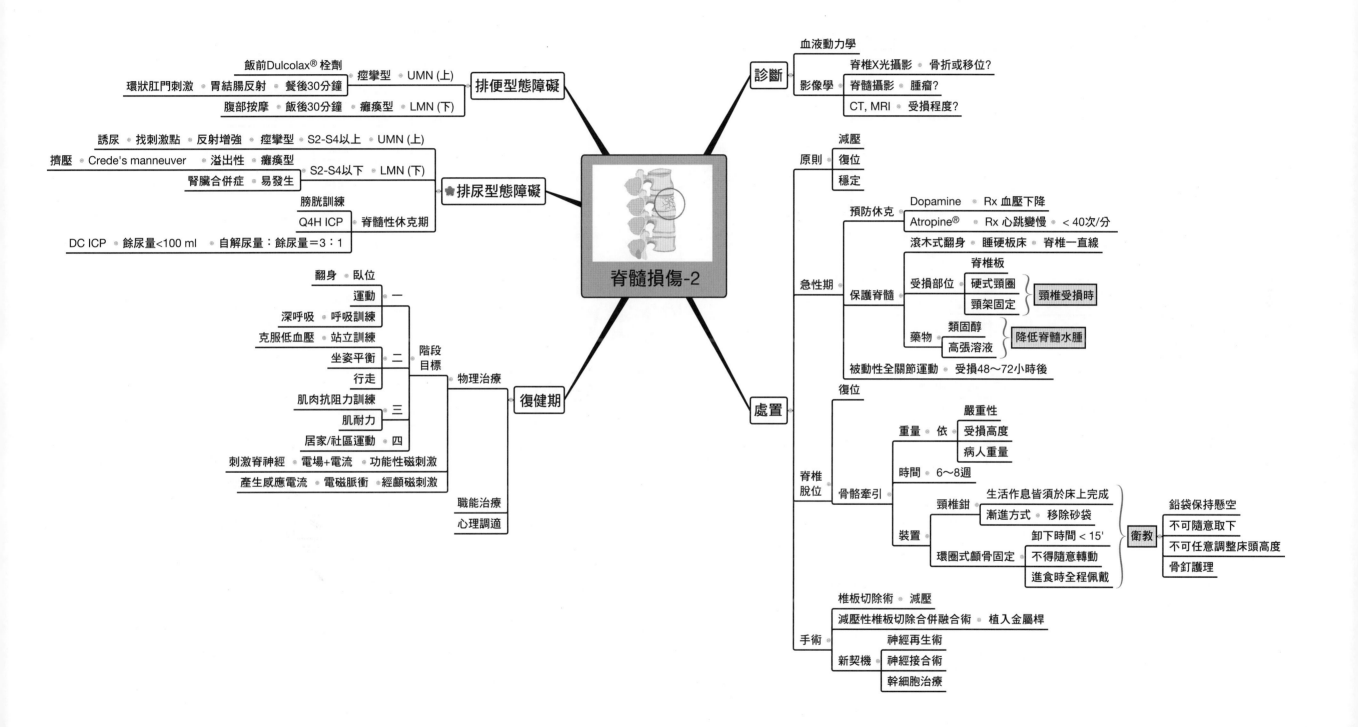

排便型態障礙
- 飯前Dulcolax® 栓劑
- 環狀肛門刺激
- 胃結腸反射 ・ 餐後30分鐘 ・ 痙攣型 ・ UMN (上)
- 腹部按摩 ・ 飯後30分鐘 ・ 癱瘓型 ・ LMN (下)

排尿型態障礙
- 誘尿 ・ 找刺激點 ・ 反射增強 ・ 痙攣型 ・ S2-S4以上 ・ UMN (上)
- 擠壓 ・ Crede's manneuver ・ 溢出性 ・ 癱瘓型 ・ S2-S4以下 ・ LMN (下)
- 腎臟合併症 ・ 易發生
- 膀胱訓練
- Q4H ICP ・ 脊髓性休克期
- DC ICP ・ 餘尿量<100 ml ・ 自解尿量：餘尿量＝3：1

復健期
- 物理治療
  - 翻身 ・ 臥位
  - 運動 — 一
  - 深呼吸 ・ 呼吸訓練
  - 克服低血壓 ・ 站立訓練
  - 坐姿平衡 — 二 ┐
  - 行走 ┘ 階段目標
  - 肌肉抗阻力訓練 ┐
  - 肌耐力 ┘ 三
  - 居家/社區運動 — 四
  - 刺激脊神經 ・ 電場＋電流 ・ 功能性磁刺激
  - 產生感應電流 ・ 電磁脈衝 ・ 經顱磁刺激
- 職能治療
- 心理調適

診斷
- 血液動力學
- 影像學
  - 脊椎X光攝影 ・ 骨折或移位？
  - 脊髓攝影 ・ 腫瘤？
  - CT, MRI ・ 受損程度？

處置
- 原則
  - 減壓
  - 復位
  - 穩定
- 急性期
  - 預防休克
    - Dopamine ・ Rx 血壓下降
    - Atropine® ・ Rx 心跳變慢 ・ <40次/分
  - 保護脊髓
    - 滾木式翻身 ・ 睡硬板床 ・ 脊椎一直線
    - 受損部位 ・ 脊椎板
      - 硬式頸圈 ┐
      - 頸架固定 ┘ 頸椎受損時
    - 藥物
      - 類固醇 ┐
      - 高張溶液 ┘ 降低脊髓水腫
  - 被動性全關節運動 ・ 受損48～72小時後
- 脊椎脫位
  - 復位
  - 骨骼牽引
    - 重量 ・ 依
      - 嚴重性
      - 受損高度
      - 病人重量
    - 時間 ・ 6～8週
    - 裝置
      - 頸椎鉗
        - 生活作息皆須於床上完成
        - 漸進方式 ・ 移除砂袋
      - 環圈式顱骨固定
        - 卸下時間 < 15'
        - 不得隨意轉動
        - 進食時全程佩戴
    - 衛教
      - 鉛袋保持懸空
      - 不可隨意取下
      - 不可任意調整床頭高度
      - 骨釘護理
- 手術
  - 椎板切除術 ・ 減壓
  - 減壓性椎板切除合併融合術 ・ 植入金屬桿
  - 新契機
    - 神經再生術
    - 神經接合術
    - 幹細胞治療

★ UMN 上運動神經元；LMN 下運動神經元；ICP 顱內壓

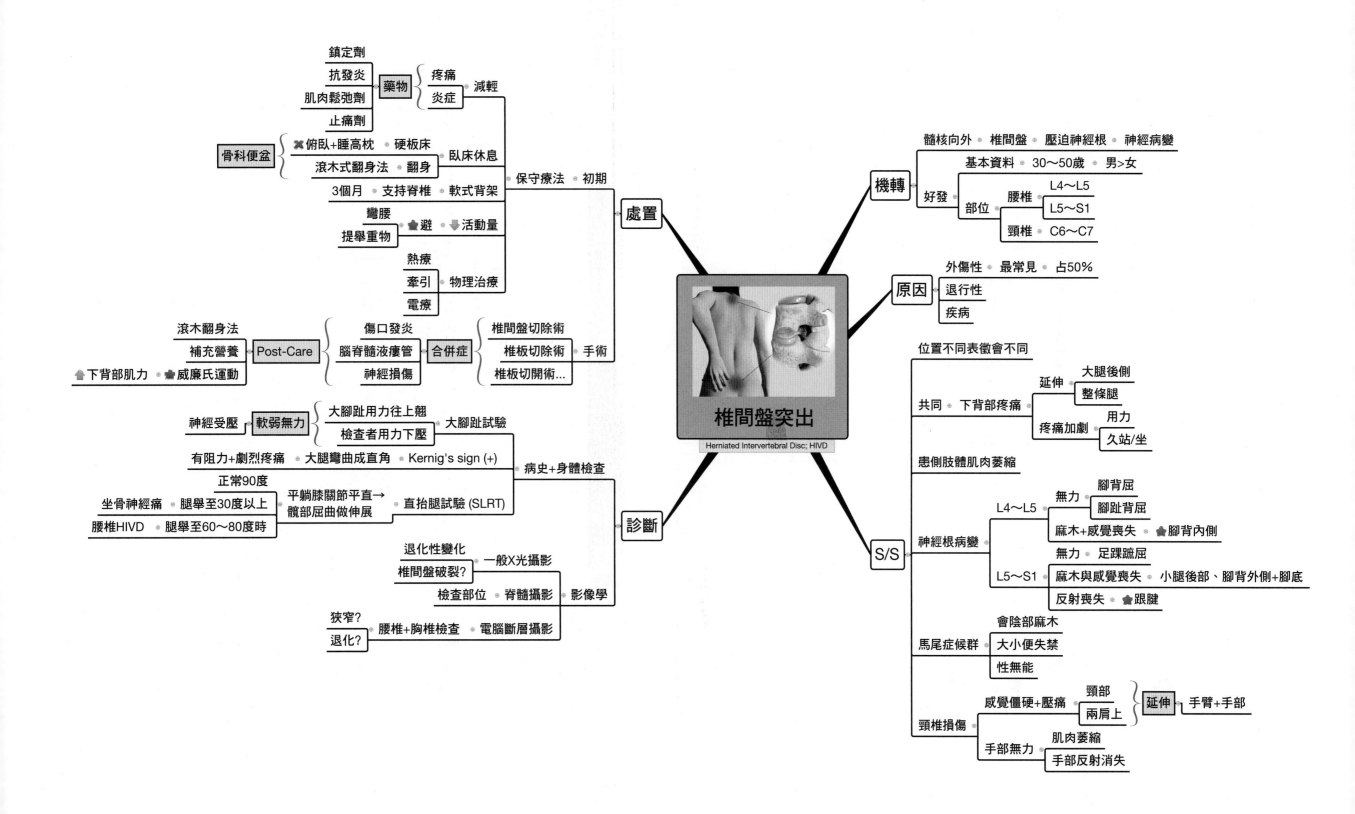

中央圖：椎間盤突出 Herniated Intervertebral Disc; HIVD

處置

藥物
- 鎮定劑
- 抗發炎
- 肌肉鬆弛劑
- 止痛劑
- 藥物 ─ 疼痛、炎症 ● 減輕

保守療法 ● 初期
- 骨科便盆
  - ✖ 俯臥+睡高枕 ● 硬板床
  - 滾木式翻身法 ● 翻身 ─ 臥床休息
  - 3個月 ● 支持脊椎 ● 軟式背架
  - 彎腰
  - 提舉重物 ─ ● 避 ● ↓活動量
- 物理治療
  - 熱療
  - 牽引
  - 電療

手術
- 椎間盤切除術
- 椎板切除術
- 椎板切開術…
- 合併症
  - 傷口發炎
  - 腦脊髓液瘻管
  - 神經損傷

Post-Care
- 滾木翻身法
- 補充營養
- ⬆下背部肌力 ● ★威廉氏運動

機轉
- 髓核向外 ● 椎間盤 ● 壓迫神經根 ● 神經病變
- 好發
  - 基本資料 ● 30～50歲 ● 男>女
  - 部位
    - 腰椎 ─ L4～L5、L5～S1
    - 頸椎 ─ C6～C7

原因
- 外傷性 ● 最常見 ● 占50%
- 退行性
- 疾病

S/S
- 位置不同表徵會不同
- 共同 ● 下背部疼痛
  - 延伸 ─ 大腿後側、整條腿
  - 疼痛加劇 ─ 用力、久站/坐
- 患側肢體肌肉萎縮
- 神經根病變
  - L4～L5
    - 無力 ─ 腳背屈、腳趾背屈
    - 麻木+感覺喪失 ● ★腳背內側
  - L5～S1
    - 無力 ● 足踝蹠屈
    - 麻木與感覺喪失 ● 小腿後部、腳背外側+腳底
    - 反射喪失 ● ★跟腱
- 馬尾症候群
  - 會陰部麻木
  - 大小便失禁
  - 性無能
- 頸椎損傷
  - 感覺僵硬+壓痛 ● 頸部、兩肩上 ─ 延伸 ● 手臂+手部
  - 手部無力 ─ 肌肉萎縮、手部反射消失

診斷

病史+身體檢查
- 軟弱無力
  - 神經受壓
  - 大腳趾用力往上翹
  - 檢查者用力下壓 ● 大腳趾試驗
- 有阻力+劇烈疼痛 ● 大腿彎曲成直角 ● Kernig's sign (+)
- 直抬腿試驗 (SLRT)
  - 正常90度
  - 坐骨神經痛 ● 腿舉至30度以上
  - 腰椎HIVD ● 腿舉至60～80度時
  - 平躺膝關節平直→ 髖部屈曲做伸展

影像學
- 一般X光攝影
  - 退化性變化
  - 椎間盤破裂?
- 脊髓攝影 ● 檢查部位
- 電腦斷層攝影 ● 腰椎+胸椎檢查
  - 狹窄?
  - 退化?

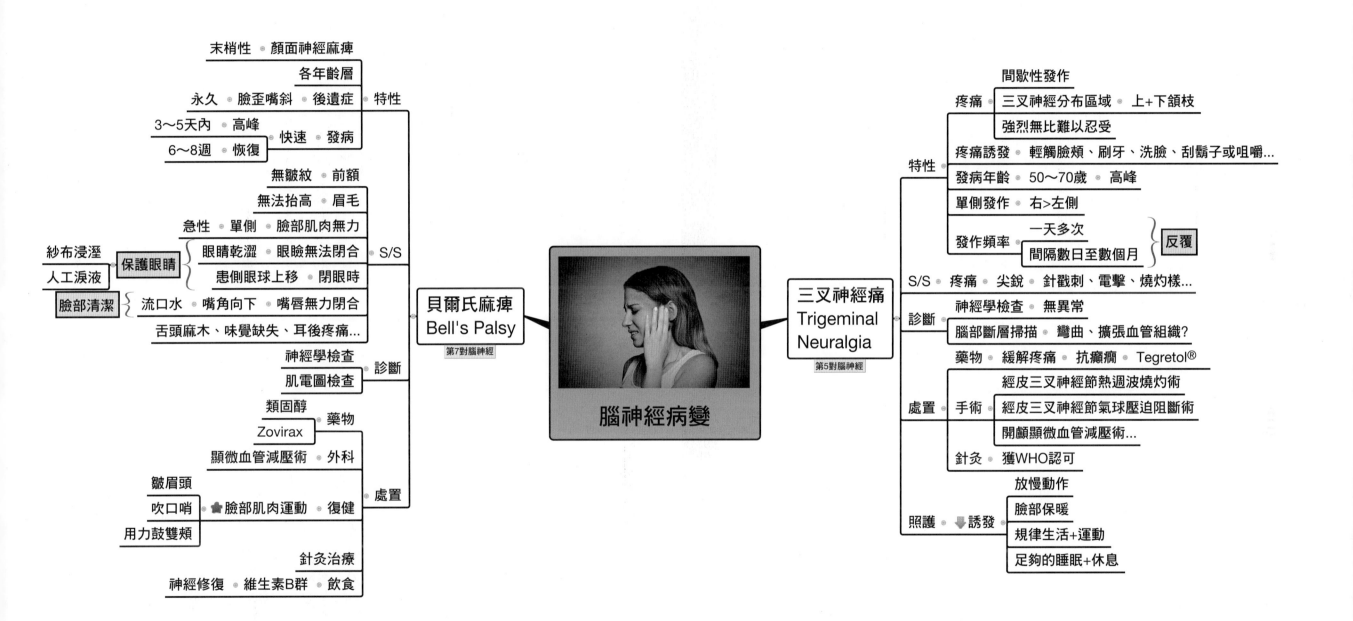

腦神經病變

貝爾氏麻痺 Bell's Palsy 第7對腦神經

- 特性
  - 末梢性 · 顏面神經麻痺
  - 各年齡層
  - 後遺症 · 臉歪嘴斜 · 永久
  - 發病 · 快速
    - 高峰 · 3～5天內
    - 恢復 · 6～8週
- S/S
  - 前額 · 無皺紋
  - 眉毛 · 無法抬高
  - 臉部肌肉無力 · 單側 · 急性
  - 眼睛乾澀 · 眼瞼無法閉合 { 保護眼睛 · 紗布浸溼 / 人工淚液
  - 閉眼時 · 患側眼球上移
  - 嘴唇無力閉合 · 嘴角向下 · 流口水 } 臉部清潔
  - 舌頭麻木、味覺缺失、耳後疼痛…
- 診斷
  - 神經學檢查
  - 肌電圖檢查
- 處置
  - 藥物 · 類固醇 / Zovirax
  - 外科 · 顯微血管減壓術
  - 復健 · ★臉部肌肉運動 · 皺眉頭 / 吹口哨 / 用力鼓雙頰
  - 針灸治療
  - 飲食 · 維生素B群 · 神經修復

三叉神經痛 Trigeminal Neuralgia 第5對腦神經

- 特性
  - 疼痛
    - 間歇性發作
    - 三叉神經分布區域 · 上+下頷枝
    - 強烈無比難以忍受
  - 疼痛誘發 · 輕觸臉頰、刷牙、洗臉、刮鬍子或咀嚼…
  - 發病年齡 · 高峰 · 50～70歲
  - 單側發作 · 右>左側
  - 發作頻率
    - 一天多次
    - 間隔數日至數個月 } 反覆
- S/S · 疼痛 · 尖銳 · 針戳刺、電擊、燒灼樣…
- 診斷
  - 神經學檢查 · 無異常
  - 腦部斷層掃描 · 彎曲、擴張血管組織?
- 處置
  - 藥物 · 緩解疼痛 · 抗癲癇 · Tegretol®
  - 手術
    - 經皮三叉神經節熱週波燒灼術
    - 經皮三叉神經節氣球壓迫阻斷術
    - 開顱顯微血管減壓術…
  - 針灸 · 獲WHO認可
- 照護 · ↓誘發
  - 放慢動作
  - 臉部保暖
  - 規律生活+運動
  - 足夠的睡眠+休息

★ WHO 世界衛生組織

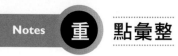

1. 重症肌無力 (Myasthenia Gravis) 最具代表性的診斷檢查為 Tensilon test（抗膽素酯酶藥物之測試：乙醯膽鹼酯酶抑制劑→增加乙醯膽鹼→症狀改善）。

2. 重症肌無力病人之衛教重點：避免過度疲倦、不可調整藥物劑量、抗膽鹼酯酶藥物應於飯前吃。

3. 重症肌無力病人肌無力危象發生常因藥物 (Mestinon) 不足所引起，不可給予 Atropine 治療，血壓會上升，必要時可使用呼吸器治療。

4. 重症肌無力症是慢性、自體免疫失常的神經肌肉疾病，女性的罹病率高於男性，80% 病人血液中的乙醯膽鹼受器抗體有增加的情形（乙醯膽鹼受體的量減少），經過休息之後肌肉力量會改善，最早受侵犯的肌肉為眼外肌群，常見眼瞼下垂症狀。

5. 重症肌無力病人的護理措施：教導病人下巴朝向胸部時，才進行吞嚥動作；觀察病人是否發生腹部抽筋之「膽鹼激素危象 (cholinergic crisis)」

6. 重症肌無力 (myasthenia gravis) 病人接受抗膽素酯酶藥物 (anticholinesterase) 治療的注意事項：藥物過量時，會有血壓下降情形；若出現腹部痙攣或腹瀉，表示藥量過多；肌肉強度增加、唾液過多時，須注意藥物劑量。

7. 重症肌無力病人使用抗膽鹼酯酶藥物治療，三餐飯前 30~60 分鐘服用；其拮抗劑為 Atropine，運動應安排於服用藥物後 30~60 分鐘。

....

8. 大腦基底核（黑質）為巴金森氏症之主要病灶位置。

9. 巴金森氏症病人服用 levodopa 藥物之護理指導：一開始用低劑量，然後逐漸增量到治療濃度、劑量已達治療濃度時，病人常出現不自主性運動、維生素 B₆ 會降低藥物吸收、高蛋白飲食及酒精會降低藥物效果、可能會出現舞蹈症或不自主運動、長期使用會出現 on-off 反應。

10. 巴金森氏症是一種神經退化疾病，神經物質多巴胺分泌量減少；神經物質乙醯膽鹼分泌量增加，可能與遺傳或環境因素有關。

11. 巴金森氏症病人症狀：全身僵硬、動作遲緩、最近左側上肢震顫加劇、唾液不自主流出、震顫常伴有大拇指對手指的「搓藥丸 (pill-rolling) 動作」；少數個案變成失智症；剛開始走路時，兩腿會小碎滑步；病情惡化時，說話變沉及發音困難。

12. 巴金森氏症的護理措施：病人應維持每天 2,000 c.c. 之水分及增加纖維素之攝取、請病人定期俯臥，以助脊椎放鬆、浴室加裝較高的馬桶座墊，以增加穩定性、執行全關節活動，以減少疲累。

13. 巴金森氏症病人接受多巴胺藥物 (dopaminergics) 治療時，建議白天服藥，效果佳，且增加活動力；需監測有無姿位性低血壓。

....

14. 嚴重頭部外傷病人 (GCS < 8) 腦灌流壓至少應維持 50~60 mmHg 之範圍。

15. 躁動期的頭部外傷病人的護理措施：鎮定劑為控制躁動行為之首選、提供足夠的光線以避免視幻覺、使用一些保護裝置以避免病人受傷、亦可利用時鐘、月曆等提供正確的定向感。

16. 頭部外傷需要裝置顱內壓監測系統時，病人體外零點的正確位置等同腦室內的室間孔 (foramen of Monro)；應觀察插管處有無滲漏或發炎現象；抬高床頭 30 度為體外監測系統零點位置；可以適度引流腦脊髓液以降低腦內高壓。

17. 頭部外傷病人手術後出現抗利尿激素分泌不當症候群 (SIADH) 是因抗利尿激素分泌增加；尿崩症是因抗利尿激素分泌太少；出現尿崩症時應每小時監測 I/O、尿比重、尿液的顏色；出現尿崩症時應注意有無高血鈉造成嗜睡的中樞神經症狀。

18. 頭部外傷病人出現眼眶瘀血、鼻漏、耳漏、巴特爾氏徵象 (Battle's sign) 等症狀，最有可能是顱底骨折現象。

19. 頭部外傷病人的意識程度變差、出現不安、躁動等現象，此時護理人員應最優先採取評估格拉斯哥昏迷指數 (GCS)。

20. 頭部外傷導致腦部動脈出血，會出現短暫性清醒，此為硬膜上血腫的特徵。

....

21. C8 脊髓損傷，發現手臂功能正常，但較軟弱無力、胸部中線以下沒感覺。

22. C2 ~ C5 完全性脊髓損傷症狀：四肢癱瘓、無法自行呼吸、低血壓；受傷部位以下的所有運動、感覺及反射均消失。

23. 急性脊髓損傷休克期的病患，在損傷部位以下，會出現血壓下降、肌肉癱瘓、膀胱張力消失。

24. 脊髓損傷病人常見的長期照護合併症：長期性疼痛、神經性膀胱、呼吸功能失常、低血壓。

25. 脊髓損傷病人發生自主神經過度反射 (autonomic dysreflexia) 現象時，宜盡快找出刺激源並移除，其常見原因為膀胱漲。

26. 脊髓損傷病人肌腱攣縮及關節強直的護理措施：使用夾板及可移除式的支架；平躺時，保持膝關節平直；上肢盡量遠離身體中心部位。

27. 脊髓損傷導致自主神經反射過度之立即處置為床頭抬高。

28. 頸部脊髓損傷的神經性休克的主要徵象為體溫下降。

29. 下運動神經元神經性膀胱（S2 ~ S4 完全性脊髓損傷）會出現溢出性尿失禁。

30. 脊髓損傷所引起神經性膀胱，其肛門反射及肛門外括約肌張力試驗呈陽性反應，表示 S2 ~ S4 排尿反射中樞完整；上運動神經元神經性膀胱訓練時，應教導病人引發反射性排尿的方法：敲恥骨上緣或刺激肛門以誘發排尿；下運動神經元神經性膀胱訓練時，應教導病人以 Crede's method 刺激排尿；進行膀胱訓練時，當自解尿量：餘尿量＝ 3：1 且餘尿量 < 100 mL 表示訓練成功。

....

31. 多發性硬化症的臨床表徵：視力障礙、軟弱無力、肢體麻木感、深部肌腱反射增強。

32. 多發性硬化症是因中樞神經系統髓鞘脫失所引起，其感染會使病人從緩解期進展到惡化期，可能與自體免疫有關，目前仍無法治癒。

33. 多發性硬化症 (multiple sclerosis) 常侵犯的部位為視神經，病人常出現視力模糊、眼震及複視。

....

34. 病人癲癇發作，意識不清的護理措施，宜立即協助病人採平臥頭側向一邊。

35. 癲癇病人長期服用 phenytoin 時，其護理指導為長期服用可能導致共濟失調之現象；每天需刷牙 2~3 次，以減緩牙齦過度增生；沒有症狀時，也不可自行酌減藥量；藥物可能會有複視的副作用。

36. 導致重積性癲癇 (status epilepticus) 最主要的原因為自行停藥。

37. 使用藥物控制癲癇發作，開始治療時，單獨使用一種高劑量抗痙攣藥物，比同時使用多種低劑量藥物有效；抗痙攣藥物在覺得快發作時服用是無效的；注意服用 tridione 控制小發作時，是否出現夜盲症狀；注意使用 diamox 控制局部或泛發性發作時，是否出現感覺異常症狀。

38. 暫時缺血性發作 (TIA) 常見的症狀：視力突然模糊、一側肢體突然無力、心智遲緩。

....

39. 病患的深肌腱反射 (DTR) 評估結果為 2+，表示其深肌腱反射狀況正常。

40. 開顱手術後，繼續使用高劑量類固醇以降低腦水腫，需特別注意血糖過高現象。

41. 偏頭痛 (migraine) 建議每週發作一次以上之病人，使用 inderal 減少發作頻率；月經來時，應增加治療偏頭痛藥物之劑量；麥角類 (ergot derivatives) 藥物對較嚴重的偏頭痛有效；食用乳酪可能促發偏頭痛，宜減少食用。

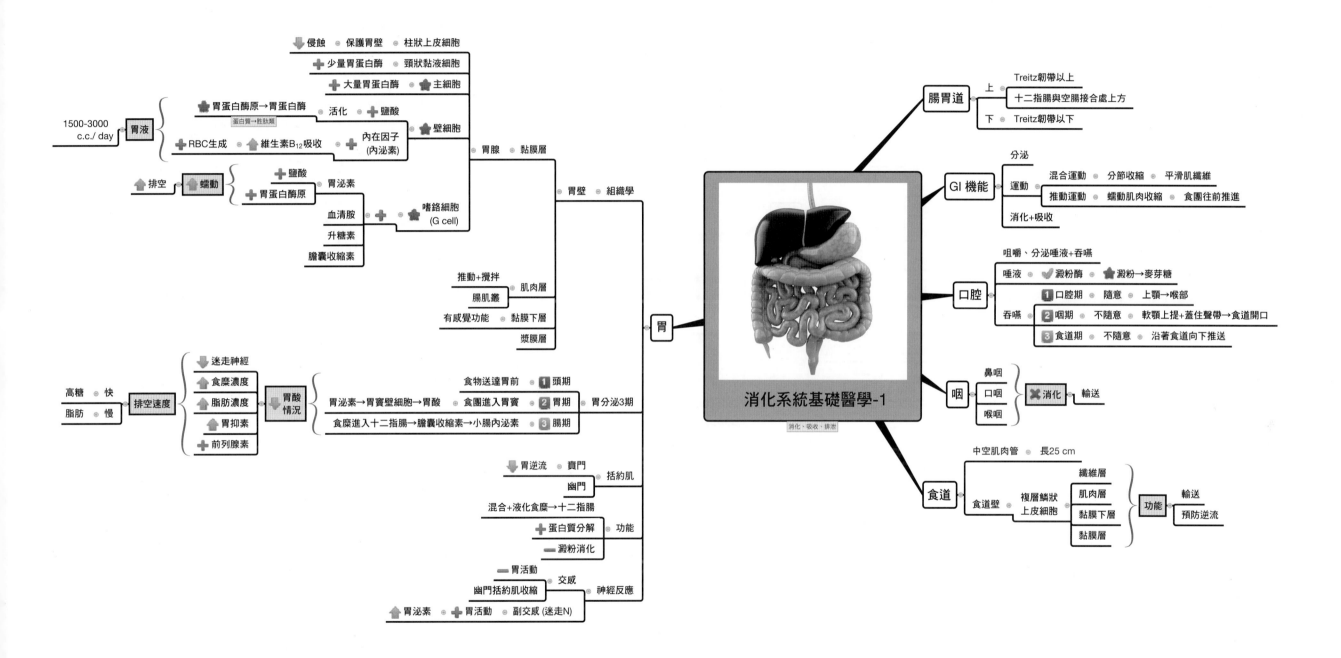

消化系統基礎醫學-1

消化、吸收、排泄

腸胃道
- 上 ● Treitz韌帶以上／十二指腸與空腸接合處上方
- 下 ● Treitz韌帶以下

GI 機能
- 分泌
- 運動
  - 混合運動 ● 分節收縮 ● 平滑肌纖維
  - 推動運動 ● 蠕動肌肉收縮 ● 食團往前推進
- 消化+吸收

口腔
- 咀嚼、分泌唾液+吞嚥
- 唾液 ● 澱粉酶 ● 澱粉→麥芽糖
- 吞嚥
  - 1 口腔期 ● 隨意 ● 上顎→喉部
  - 2 咽期 ● 不隨意 ● 軟顎上提+蓋住聲帶→食道開口
  - 3 食道期 ● 不隨意 ● 沿著食道向下推送

咽
- 鼻咽／口咽／喉咽 ● 消化 ● 輸送

食道
- 中空肌肉管 ● 長25 cm
- 食道壁 ● 複層鱗狀上皮細胞 ● 纖維層／肌肉層／黏膜下層／黏膜層 ● 功能 ● 輸送／預防逆流

胃 ● 胃壁 ● 組織學

黏膜層 ● 胃腺
- 侵蝕 ● 保護胃壁 ● 柱狀上皮細胞
- 少量胃蛋白酶 ● 頸狀黏液細胞
- 大量胃蛋白酶 ● 主細胞
- 胃蛋白酶原→胃蛋白酶（蛋白質→胜肽類）● 活化 ● 鹽酸
- RBC生成 ● 維生素B₁₂吸收 ● 內在因子（內泌素）● 壁細胞
- 鹽酸／胃蛋白酶原 ● 胃泌素
- 血清胺／升糖素／膽囊收縮素 ● 嗜鉻細胞（G cell）

肌肉層
- 推動+攪拌
- 腸肌叢

黏膜下層 ● 有感覺功能

漿膜層

胃液 1500-3000 c.c./ day

蠕動 ● 排空 ● 鹽酸／胃蛋白酶原

排空速度
- 高糖 ● 快
- 脂肪 ● 慢
- 迷走神經／食糜濃度／脂肪濃度／胃抑素／前列腺素 ● 胃酸情況

胃酸情況 ● 胃分泌3期
- 食物送達胃前 ● 1 頭期
- 胃泌素→胃竇壁細胞→胃酸／食團進入胃竇 ● 2 胃期
- 食糜進入十二指腸→膽囊收縮素→小腸內泌素 ● 3 腸期

- 胃逆流 ● 賁門／幽門 ● 括約肌
- 混合+液化食糜→十二指腸
- 蛋白質分解／澱粉消化 ● 功能
- 胃活動／幽門括約肌收縮 ● 交感 ● 神經反應
- 胃泌素／胃活動 ● 副交感（迷走N）

★縮寫請見「閱讀指引」

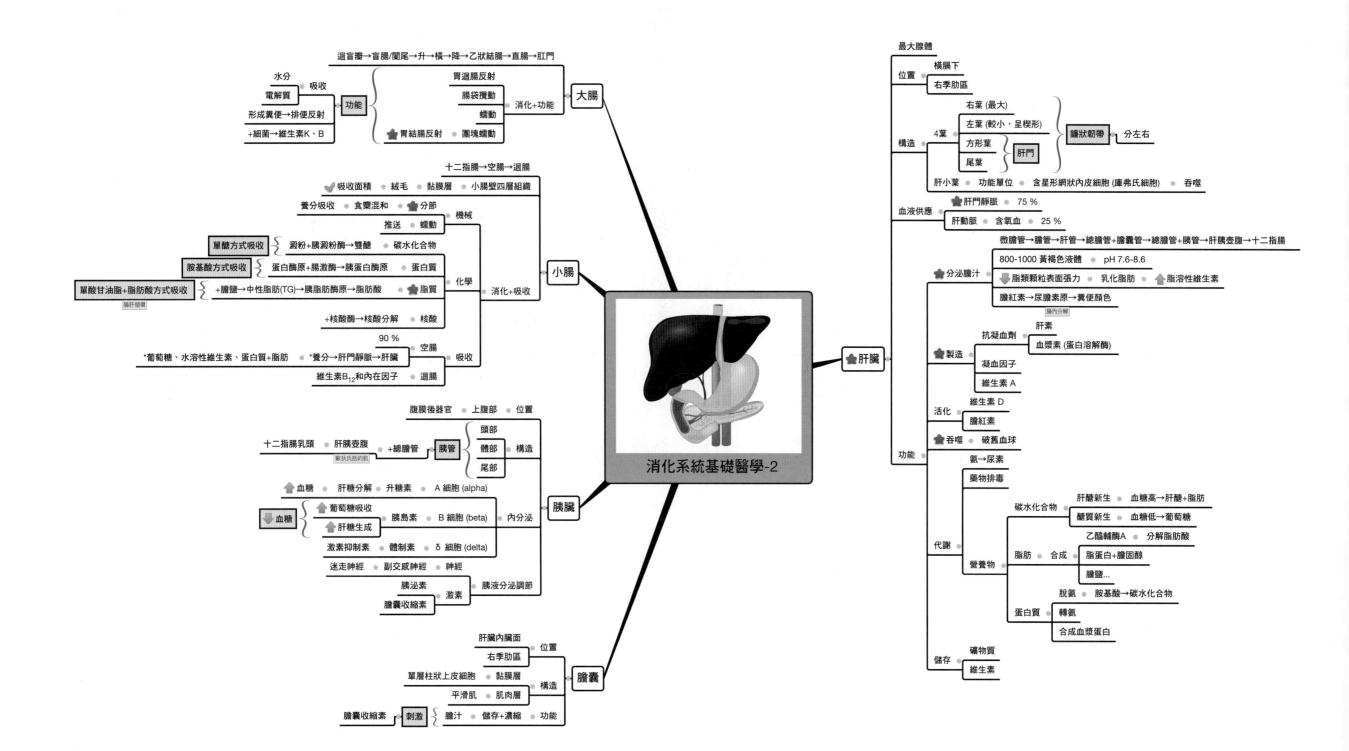

大腸

迴盲瓣→盲腸/闌尾→升→橫→降→乙狀結腸→直腸→肛門

吸收
- 水分
- 電解質
- 形成糞便→排便反射
- +細菌→維生素K、B

功能

消化+功能
- 胃迴腸反射
- 腸袋攪動
- 蠕動
- 🌟胃結腸反射
- 團塊蠕動

小腸

十二指腸→空腸→迴腸

機械
- ✔吸收面積　絨毛　黏膜層　小腸壁四層組織
- 養分吸收　食糜混和　🌟分節
- 推送　蠕動

化學　消化+吸收
- 單醣方式吸收　澱粉+胰澱粉酶→雙醣　碳水化合物
- 胺基酸方式吸收　蛋白酶原+腸激酶→胰蛋白酶原　蛋白質
- 單酸甘油脂+脂肪酸方式吸收　腸肝循環　+膽鹽→中性脂肪(TG)→胰脂肪酶原→脂肪酸　🌟脂質
- +核酸酶→核酸分解　核酸

吸收
- 90 %　空腸
- *葡萄糖、水溶性維生素、蛋白質+脂肪　*養分→肝門靜脈→肝臟
- 維生素B$_{12}$和內在因子　迴腸

胰臟

位置　腹膜後器官　上腹部

構造　胰管　+總膽管　肝胰壺腹
- 十二指腸乳頭　歐狄氏括約肌
- 頭部
- 體部
- 尾部

內分泌
- ⬆血糖　肝糖分解　升糖素　A 細胞 (alpha)
- ⬇血糖　⬆葡萄糖吸收　胰島素　B 細胞 (beta)
- ⬆肝糖生成
- 激素抑制素　體制素　δ 細胞 (delta)

胰液分泌調節
- 神經　迷走神經　副交感神經
- 激素　胰泌素　膽囊收縮素

膽囊

位置　肝臟內臟面　右季肋區

構造　黏膜層　單層柱狀上皮細胞
- 肌肉層　平滑肌

功能　儲存+濃縮　膽汁
- 刺激　膽囊收縮素

肝臟

位置　最大腺體
- 橫膈下
- 右季肋區

構造
- 4葉
  - 右葉 (最大)
  - 左葉 (較小, 呈楔形)
  - 方形葉　肝門
  - 尾葉
- 鐮狀韌帶　分左右
- 肝小葉　功能單位　含星形網狀內皮細胞 (庫弗氏細胞)　吞噬

血液供應
- 🌟肝門靜脈　75 %
- 肝動脈　含氧血　25 %

功能

🌟分泌膽汁
- 微膽管→膽管→肝管→總膽管+膽囊管→總膽管+胰管→肝胰壺腹→十二指腸
- 800-1000 黃褐色液體　pH 7.6-8.6
- ⬇脂類顆粒表面張力　乳化脂肪　⬆脂溶性維生素
- 膽紅素→尿膽素原→糞便顏色　腸內分解

🌟製造
- 抗凝血劑　肝素
- 血漿素 (蛋白溶解酶)
- 凝血因子
- 維生素 A

活化
- 維生素 D
- 膽紅素

🌟吞噬　破舊血球

代謝
- 氨→尿素
- 藥物排毒
- 碳水化合物
  - 肝醣新生　血糖高→肝醣+脂肪
  - 醣質新生　血糖低→葡萄糖
- 脂肪
  - 乙醯輔酶A　分解脂肪酸
  - 合成　脂蛋白+膽固醇
  - 膽鹽...
- 蛋白質
  - 脫氨　胺基酸→碳水化合物
  - 轉氨
  - 合成血漿蛋白

儲存
- 礦物質
- 維生素

消化系統基礎醫學-2

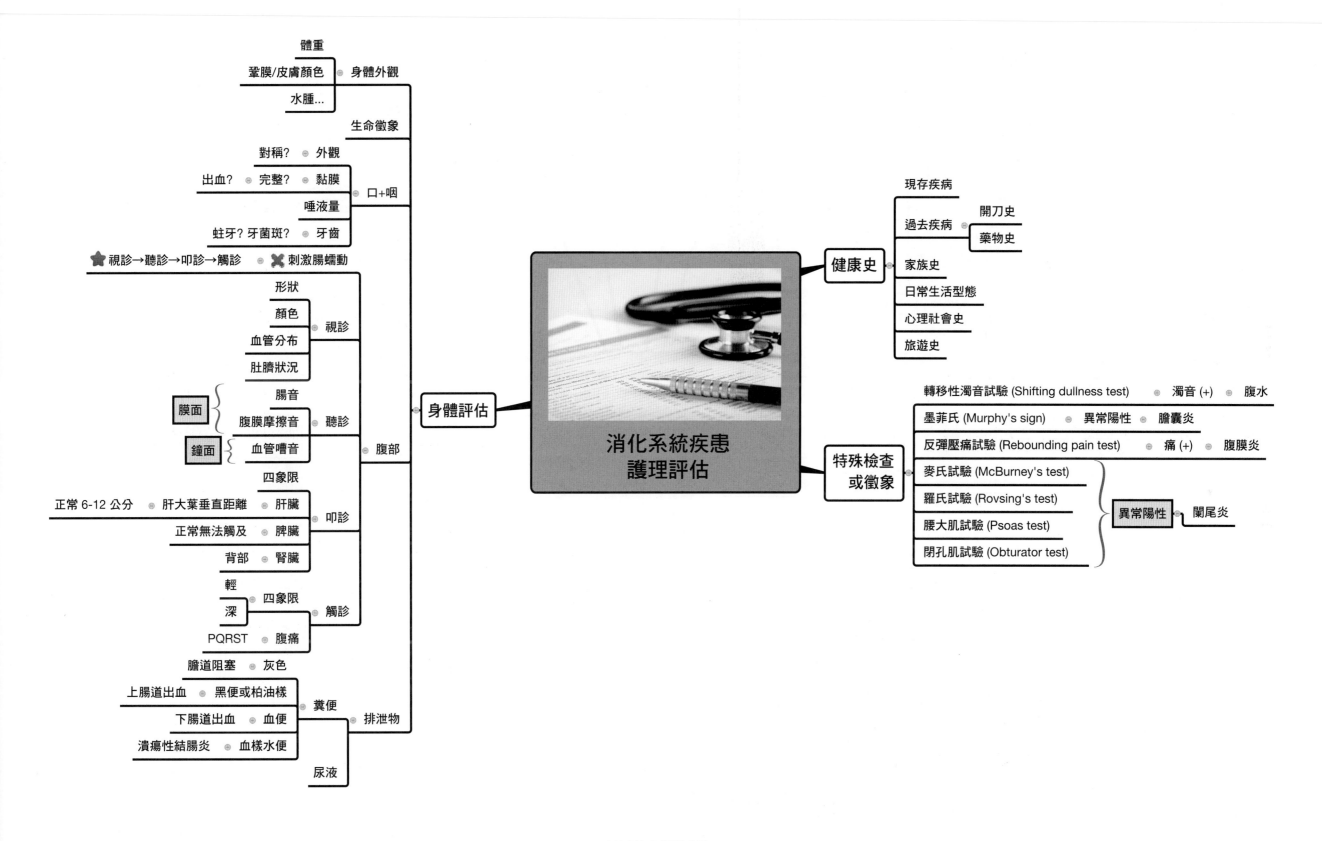

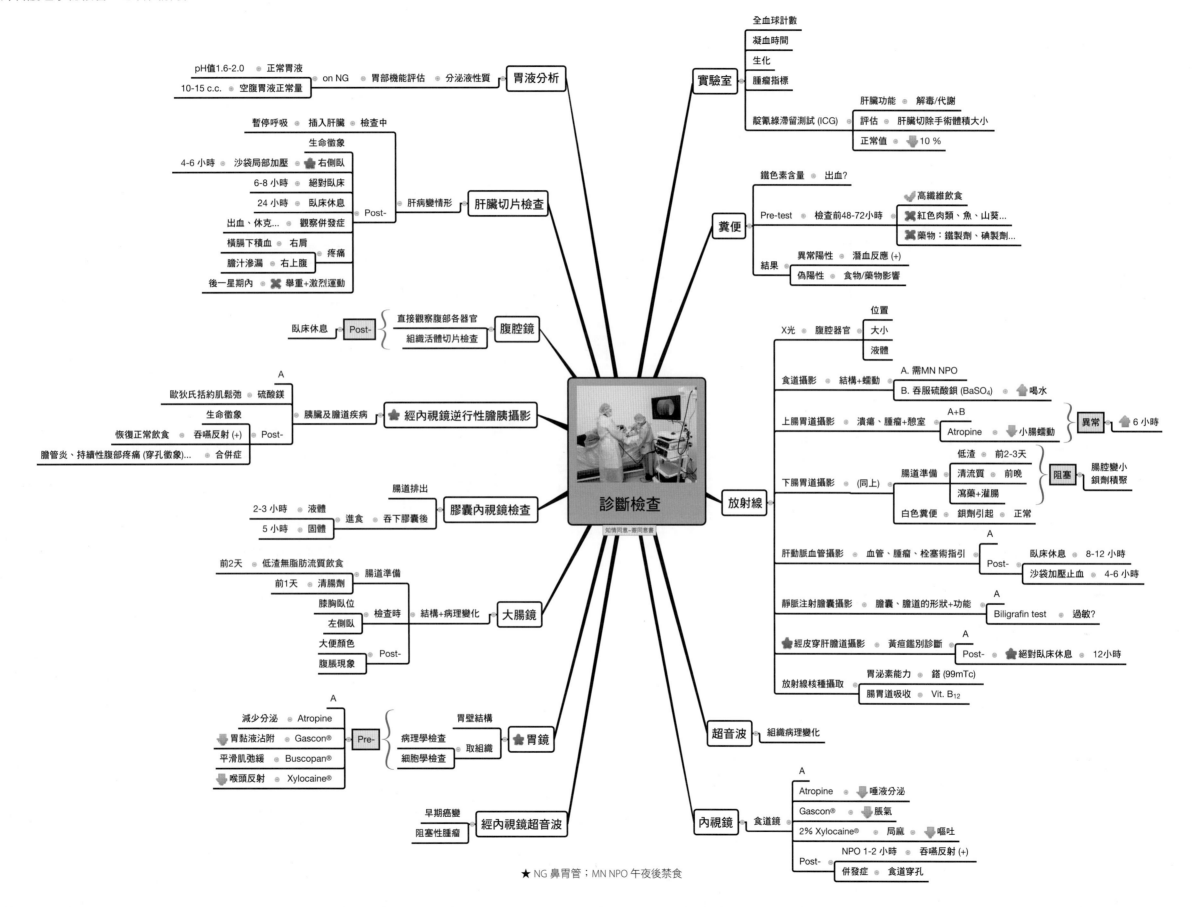

診斷檢查

胃液分析
- on NG ● 胃部機能評估 ● 分泌液性質
  - pH值1.6-2.0 ● 正常胃液
  - 10-15 c.c. ● 空腹胃液正常量

實驗室
- 全血球計數
- 凝血時間
- 生化
- 腫瘤指標
- 靛氰綠滯留測試 (ICG)
  - 肝臟功能 ● 解毒/代謝
  - 評估 ● 肝臟切除手術體積大小
  - 正常值 ⬇ 10 %

肝臟切片檢查
- 肝病變情形 ● Post-
  - 暫停呼吸 ● 插入肝臟 ● 檢查中
  - 生命徵象
  - 4-6 小時 ● 沙袋局部加壓 ● 右側臥
  - 6-8 小時 ● 絕對臥床
  - 24 小時 ● 臥床休息
  - 出血、休克... ● 觀察併發症
  - 橫膈下積血 ● 右肩 ● 疼痛
  - 膽汁滲漏 ● 右上腹
  - 後一星期內 ● 舉重+激烈運動

糞便
- 鐵色素含量 ● 出血?
- Pre-test ● 檢查前48-72小時
  - ✓ 高纖維飲食
  - ✗ 紅色肉類、魚、山葵...
  - ✗ 藥物：鐵製劑、碘製劑...
- 結果
  - 異常陽性 ● 潛血反應 (+)
  - 偽陽性 ● 食物/藥物影響

腹腔鏡
- Post- 臥床休息
  - 直接觀察腹部各器官
  - 組織活體切片檢查

經內視鏡逆行性膽胰攝影
- 胰臟及膽道疾病
  - 歐狄氏括約肌鬆弛 ● 硫酸鎂 ● A
  - 生命徵象
  - 恢復正常飲食 ● 吞嚥反射 (+) ● Post-
  - 膽管炎、持續性腹部疼痛 (穿孔徵象)... ● 合併症

膠囊內視鏡檢查
- 進食 ● 吞下膠囊後 ● 腸道排出
  - 2-3 小時 ● 液體
  - 5 小時 ● 固體

大腸鏡
- 結構+病理變化
  - 腸道準備
    - 前2天 ● 低渣無脂肪流質飲食
    - 前1天 ● 清腸劑
  - 檢查時
    - 膝胸臥位
    - 左側臥
  - Post-
    - 大便顏色
    - 腹脹現象

放射線
- X光 ● 腹腔器官
  - 位置
  - 大小
  - 液體
- 食道攝影 ● 結構+蠕動
  - A. 需MN NPO
  - B. 吞服硫酸鋇 (BaSO₄) ● 喝水
- 上腸胃道攝影 ● 潰瘍、腫瘤+憩室
  - A+B
  - Atropine ⬇ 小腸蠕動
  - 異常 ⬆ 6 小時
- 下腸胃道攝影 ● (同上)
  - 腸道準備
    - 低渣 ● 前2-3天
    - 清流質 ● 前晚
    - 瀉藥+灌腸
    - 阻塞 ● 腸腔變小 ● 鋇劑積聚
  - 白色糞便 ● 鋇劑引起 ● 正常
- 肝動脈血管攝影 ● 血管、腫瘤、栓塞術指引
  - A
  - Post-
    - 臥床休息 ● 8-12 小時
    - 沙袋加壓止血 ● 4-6 小時
- 靜脈注射膽囊攝影 ● 膽囊、膽道的形狀+功能
  - A
  - Biligrafin test ● 過敏?
- 經皮穿肝膽道攝影 ● 黃疸鑑別診斷
  - A
  - Post- ● 絕對臥床休息 ● 12小時
- 放射線核種攝取
  - 胃泌素能力 ● 鎝 (99mTc)
  - 腸胃道吸收 ● Vit. B₁₂

超音波
- 組織病理變化

胃鏡
- Pre-
  - 減少分泌 ● Atropine ● A
  - 胃黏液沾附 ● Gascon®
  - 平滑肌弛緩 ● Buscopan®
  - 喉頭反射 ● Xylocaine®
- 胃壁結構
- 病理學檢查 ● 取組織
  - 細胞學檢查

經內視鏡超音波
- 早期癌變
- 阻塞性腫瘤

內視鏡
- 食道鏡
  - Atropine ⬇ 唾液分泌 ● A
  - Gascon® ⬇ 脹氣
  - 2% Xylocaine® ● 局麻 ● 嘔吐
  - Post-
    - NPO 1-2 小時 ● 吞嚥反射 (+)
    - 併發症 ● 食道穿孔

★ NG 鼻胃管；MN NPO 午夜後禁食

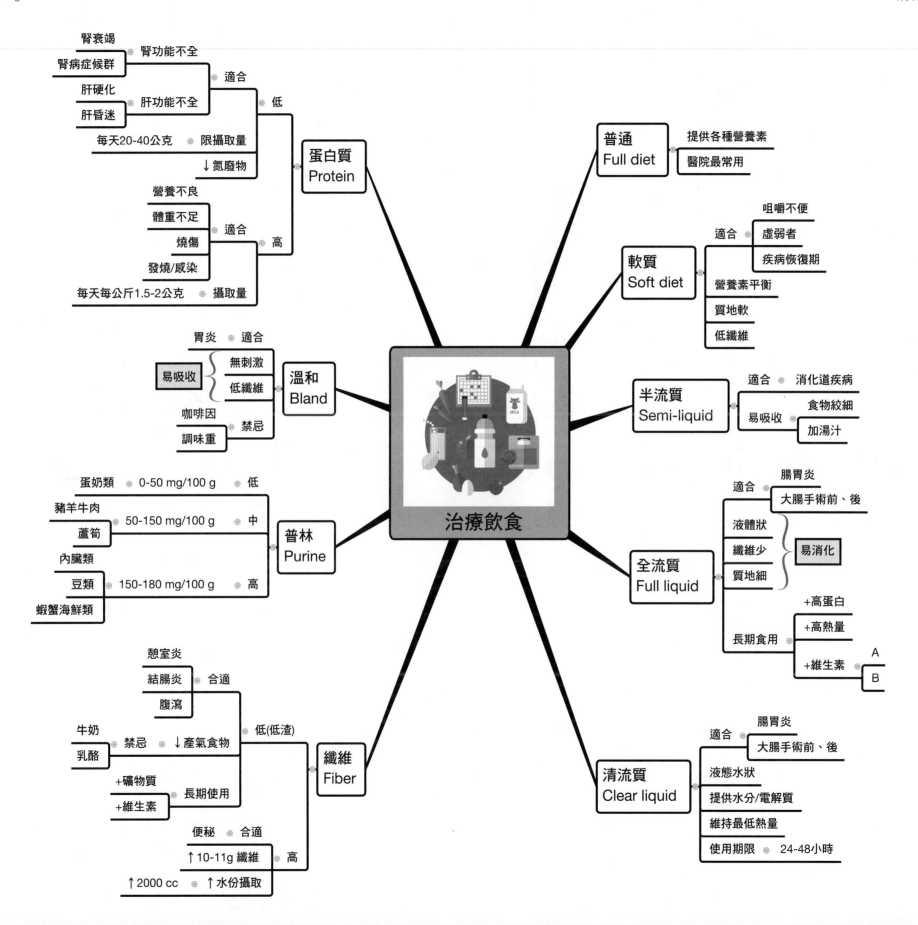

腎衰竭
腎病症候群 — 腎功能不全
肝硬化
肝昏迷 — 肝功能不全 — 適合 — 低
每天20-40公克 — 限攝取量
↓氮廢物
蛋白質 Protein

營養不良
體重不足
燒傷 — 適合 — 高
發燒/感染
每天每公斤1.5-2公克 — 攝取量

普通 Full diet — 提供各種營養素 / 醫院最常用

胃炎 — 適合
無刺激
低纖維 — 易吸收
咖啡因
調味重 — 禁忌
溫和 Bland

軟質 Soft diet — 適合 — 咀嚼不便 / 虛弱者 / 疾病恢復期 / 營養素平衡 / 質地軟 / 低纖維

蛋奶類 — 0-50 mg/100 g — 低
豬羊牛肉
蘆筍 — 50-150 mg/100 g — 中
內臟類
豆類 — 150-180 mg/100 g — 高
蝦蟹海鮮類
普林 Purine

半流質 Semi-liquid — 適合 — 消化道疾病 / 易吸收 — 食物絞細 / 加湯汁

全流質 Full liquid — 適合 — 腸胃炎 / 大腸手術前、後
液體狀 / 纖維少 / 質地細 — 易消化
長期食用 — +高蛋白 / +高熱量 / +維生素 — A / B

憩室炎
結腸炎 — 合適
腹瀉
低(低渣)
牛奶
乳酪 — 禁忌 — ↓產氣食物
+礦物質
+維生素 — 長期使用
便秘 — 合適
↑10-11g 纖維 — 高
↑2000 cc — ↑水份攝取
纖維 Fiber

清流質 Clear liquid — 適合 — 腸胃炎 / 大腸手術前、後
液態水狀 / 提供水分/電解質 / 維持最低熱量 / 使用期限 — 24-48小時

治療飲食

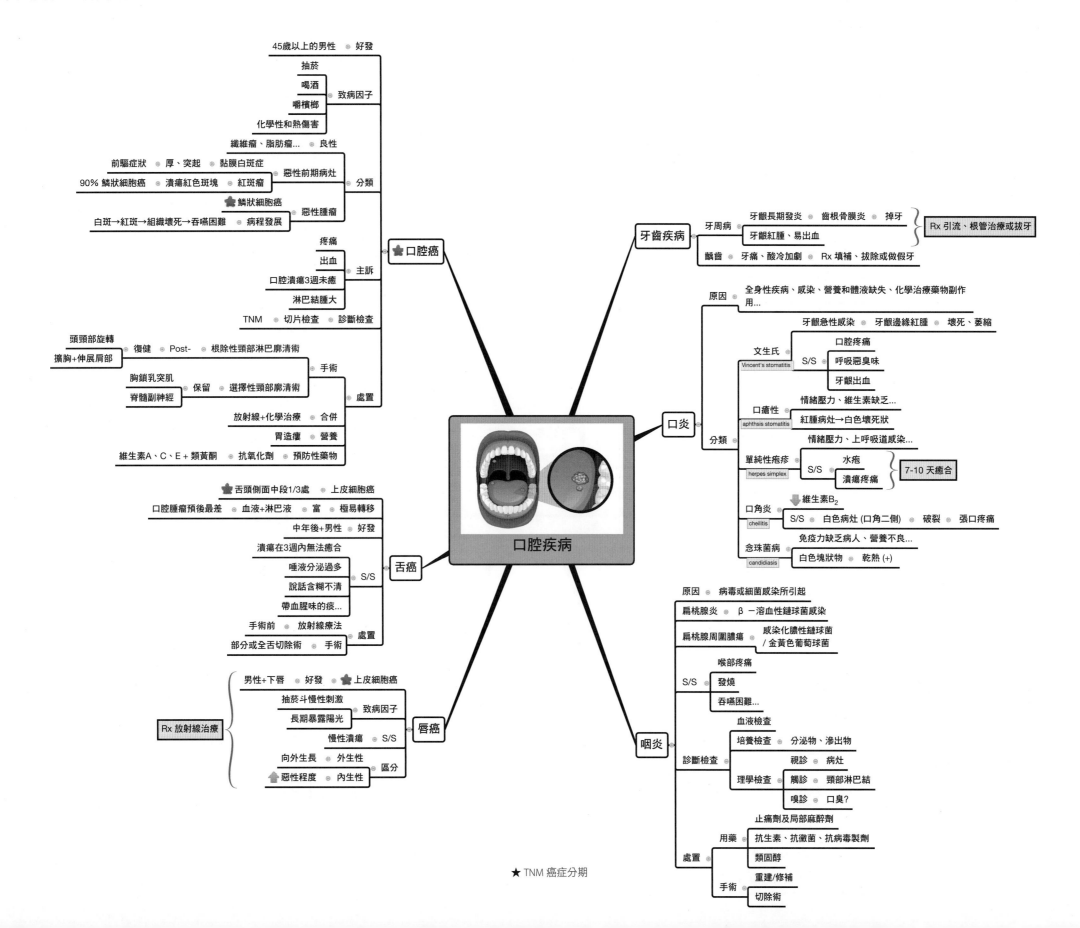

口腔疾病

口腔癌

- 好發 ● 45歲以上的男性
- 致病因子 ●
  - 抽菸
  - 喝酒
  - 嚼檳榔
  - 化學性和熱傷害
- 分類 ●
  - 良性 ● 纖維瘤、脂肪瘤...
  - 惡性前期病灶
    - 黏膜白斑症 ● 厚、突起 ● 前驅症狀
    - 紅斑瘤 ● 潰瘍紅色斑塊 ● 90% 鱗狀細胞癌
  - 惡性腫瘤
    - ★ 鱗狀細胞癌
    - 病程發展 ● 白斑→紅斑→組織壞死→吞嚥困難
- 主訴 ●
  - 疼痛
  - 出血
  - 口腔潰瘍3週未癒
  - 淋巴結腫大
- 診斷檢查 ● 切片檢查 ● TNM
- 處置 ●
  - 手術 ●
    - 根除性頸部淋巴廓清術 ● Post- ● 復健 ● 頭頸部旋轉 / 擴胸+伸展肩部
    - 選擇性頸部廓清術 ● 保留 ● 胸鎖乳突肌 / 脊髓副神經
  - 合併 ● 放射線+化學治療
  - 營養 ● 胃造瘻
  - 預防性藥物 ● 抗氧化劑 ● 維生素A、C、E + 類黃酮

舌癌

- ★ 舌頭側面中段1/3處 ● 上皮細胞癌
- 口腔腫瘤預後最差 ● 血液+淋巴液 ● 富 ● 極易轉移
- 好發 ● 中年後+男性
- S/S ●
  - 潰瘍在3週內無法癒合
  - 唾液分泌過多
  - 說話含糊不清
  - 帶血腥味的痰...
- 處置 ●
  - 放射線療法 ● 手術前
  - 手術 ● 部分或全舌切除術

唇癌

- Rx 放射線治療
- 好發 ● 男性+下唇 ● ★ 上皮細胞癌
- 致病因子 ●
  - 抽菸斗慢性刺激
  - 長期暴露陽光
- S/S ● 慢性潰瘍
- 區分 ●
  - 外生性 ● 向外生長
  - 內生性 ● ⬆ 惡性程度

牙齒疾病

- 牙周病 ●
  - 牙齦長期發炎 ● 齒根骨膜炎 ● 掉牙 ⎫ Rx 引流、根管治療或拔牙
  - 牙齦紅腫、易出血 ⎬
- 齲齒 ● 牙痛、酸冷加劇 ● Rx 填補、拔除或做假牙

口炎

- 原因 ● 全身性疾病、感染、營養和體液缺失、化學治療藥物副作用...
- 分類 ●
  - 文生氏 Vincent's stomatitis
    - 牙齦急性感染 ● 牙齦邊緣紅腫 ● 壞死、萎縮
    - S/S ●
      - 口腔疼痛
      - 呼吸惡臭味
      - 牙齦出血
  - 口瘡性 aphthsis stomatitis
    - 情緒壓力、維生素缺乏...
    - 紅腫病灶→白色壞死狀
  - 單純性疱疹 herpes simplex
    - 情緒壓力、上呼吸道感染...
    - S/S ●
      - 水疱
      - 潰瘍疼痛 ⎬ 7-10 天癒合
  - 口角炎 cheilitis
    - ⬇ 維生素B$_2$
    - S/S ● 白色病灶 (口角二側) ● 破裂 ● 張口疼痛
  - 念珠菌病 candidiasis
    - 免疫力缺乏病人、營養不良...
    - 白色塊狀物 ● 乾熱 (+)

咽炎

- 原因 ● 病毒或細菌感染所引起
- 扁桃腺炎 ● β－溶血性鏈球菌感染
- 扁桃腺周圍膿瘍 ● 感染化膿性鏈球菌 / 金黃色葡萄球菌
- S/S ●
  - 喉部疼痛
  - 發燒
  - 吞嚥困難...
- 診斷檢查 ●
  - 血液檢查
  - 培養檢查 ● 分泌物、滲出物
  - 理學檢查
    - 視診 ● 病灶
    - 觸診 ● 頸部淋巴結
    - 嗅診 ● 口臭?
- 處置 ●
  - 用藥
    - 止痛劑及局部麻醉劑
    - 抗生素、抗黴菌、抗病毒製劑
    - 類固醇
  - 手術
    - 重建/修補
    - 切除術

★ TNM 癌症分期

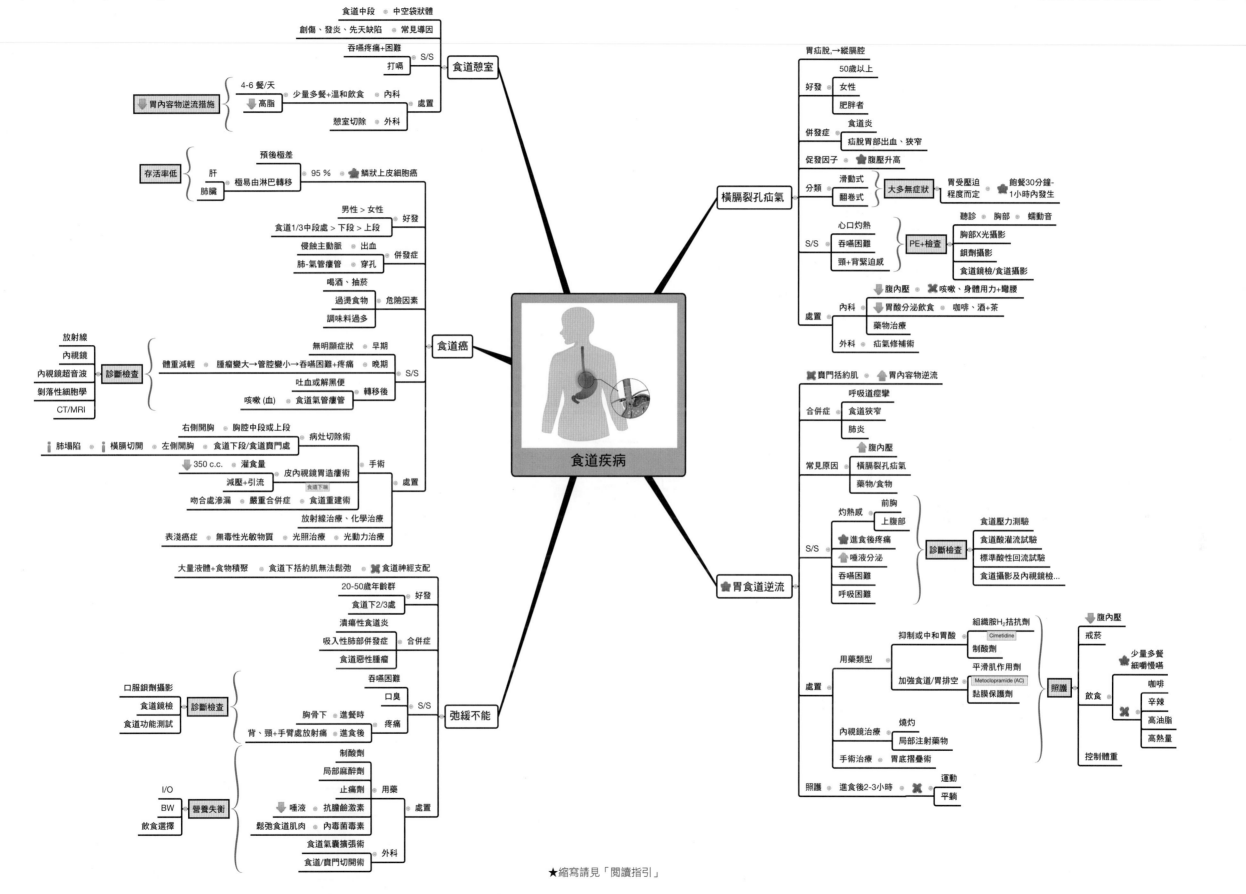

食道中段　●　中空袋狀體
創傷、發炎、先天缺陷　●　常見導因
　　　　　　　吞嚥疼痛+困難　　S/S
　　　　　　　　　打嗝
　　　　　　　　　　　　　　　食道憩室
胃內容物逆流措施 ┤ 4-6 餐/天
　　　　　　　　　↓高脂　　少量多餐+溫和飲食　●　內科　處置
　　　　　　　　　　　　　　　憩室切除　●　外科

存活率低 ┤ 肝　　預後極差
　　　　　　肺臟　極易由淋巴轉移　　95 %　鱗狀上皮細胞癌

　　　　　　　　　男性 > 女性　　好發
　　食道1/3中段處 > 下段 > 上段
　　　　　　　侵蝕主動脈　●　出血
　　　　　　　肺-氣管瘻管　●　穿孔　併發症
　　　　　　　喝酒、抽菸
　　　　　　　過燙食物　危險因素
　　　　　　　調味料過多
　　　　　　　　　　　　　　食道癌
放射線
內視鏡
內視鏡超音波　診斷檢查
剝落性細胞學
CT/MRI

　　　　　　　　無明顯症狀　●　早期
體重減輕　腫瘤變大→管腔變小→吞嚥困難+疼痛　●　晚期　S/S
　　　　　　　吐血或解黑便
　　　　　　咳嗽 (血)　食道氣管瘻管　●　轉移後

右側開胸　●　胸腔中段或上段
肺塌陷　橫膈切開　左側開胸　●　食道下段/食道賁門處　病灶切除術
　　　　　　↓350 c.c.　灌食量
　　　　　　　　減壓+引流　皮內視鏡胃造瘻術　手術
　　　　　　　吻合處滲漏　嚴重併發症　●　食道重建術　處置
　　　　　　　　　　放射線治療、化學治療
表淺癌症　●　無毒性光敏物質　●　光照治療　●　光動力治療

大量液體+食物積聚　●　食道下括約肌無法鬆弛　●　食道神經支配
　　　　　　　20-50歲年齡群　好發
　　　　　　　　食道下2/3處
　　　　　潰瘍性食道炎
　　　　　吸入性肺部併發症　合併症
　　　　　　食道惡性腫瘤
口服鋇劑攝影
食道鏡檢　診斷檢查
食道功能測試
　　　　　　　　吞嚥困難
　　　　　　　　　口臭　　S/S
　　　　　胸骨下　進餐時
　　　　　　　　　疼痛　弛緩不能
背、頸+手臂處放射痛　進食後
I/O
BW
飲食選擇　營養失衡
　　　　　　制酸劑
　　　　　　局部麻醉劑
　　　　　　止痛劑　用藥
　　　↓唾液　抗膽鹼激素　處置
　　　鬆弛食道肌肉　內毒菌毒素
　　　　　食道氣囊擴張術
　　　　　食道/賁門切開術　外科

胃疝脫,→縱膈腔
　　　　　50歲以上
好發 ┤ 女性
　　　　肥胖者
併發症 ┤ 食道炎
　　　　疝脫胃部出血、狹窄
促發因子　●　腹壓升高
分類 ┤ 滑動式
　　　　翻卷式　大多無症狀　胃受壓迫程度而定　飽餐30分鐘-1小時內發生
　　　　　　　　　　　　聽診　●　胸部　蠕動音
　心口灼熱　　　　　　　胸部X光攝影
S/S ┤ 吞嚥困難　PE+檢查 ┤ 鋇劑攝影
　　　頭+背緊迫感　　　　食道鏡檢/食道攝影
　　　↓腹內壓　咳嗽、身體用力+彎腰
處置 ┤ 內科 ┤ ↓胃酸分泌飲食　咖啡、酒+茶
　　　　　　　藥物治療
　　　外科　疝氣修補術

橫膈裂孔疝氣

賁門括約肌　●　胃內容物逆流
　　　　呼吸道痙攣
合併症 ┤ 食道狹窄
　　　　肺炎
　　　　↑腹內壓
常見原因 ┤ 橫膈裂孔疝氣
　　　　藥物/食物
　　　　　灼熱感　前胸
　　　　　　　　　上腹部　　食道壓力測驗
　　　進食後疼痛　　　食道灌洗試驗
S/S ┤ ↑唾液分泌　診斷檢查 ┤ 標準酸性回流試驗
　　　吞嚥困難　　　　　食道攝影及內視鏡檢...
　　　呼吸困難

胃食道逆流

　　　　　　組織胺H₂拮抗劑
　　　抑制或中和胃酸 ┤ Cimetidine
　　　　　　制酸劑
用藥類型 ┤ 平滑肌作用劑
　　　加強食道/胃排空 ┤ Metoclopramide (AC)
處置 ┤ 　　　　黏膜保護劑
　　　　　　燒灼
　　　內視鏡治療 ┤ 局部注射藥物
　　　手術治療　胃底摺疊術
照護　進食後2-3小時　運動 / 平躺

　　　↓腹內壓
　　　戒菸
　　　　　　少量多餐 細嚼慢嚥
照護 ┤ 飲食 ┤ 咖啡 / 辛辣 / 高油脂 / 高熱量
　　　控制體重

食道疾病

★縮寫請見「閱讀指引」

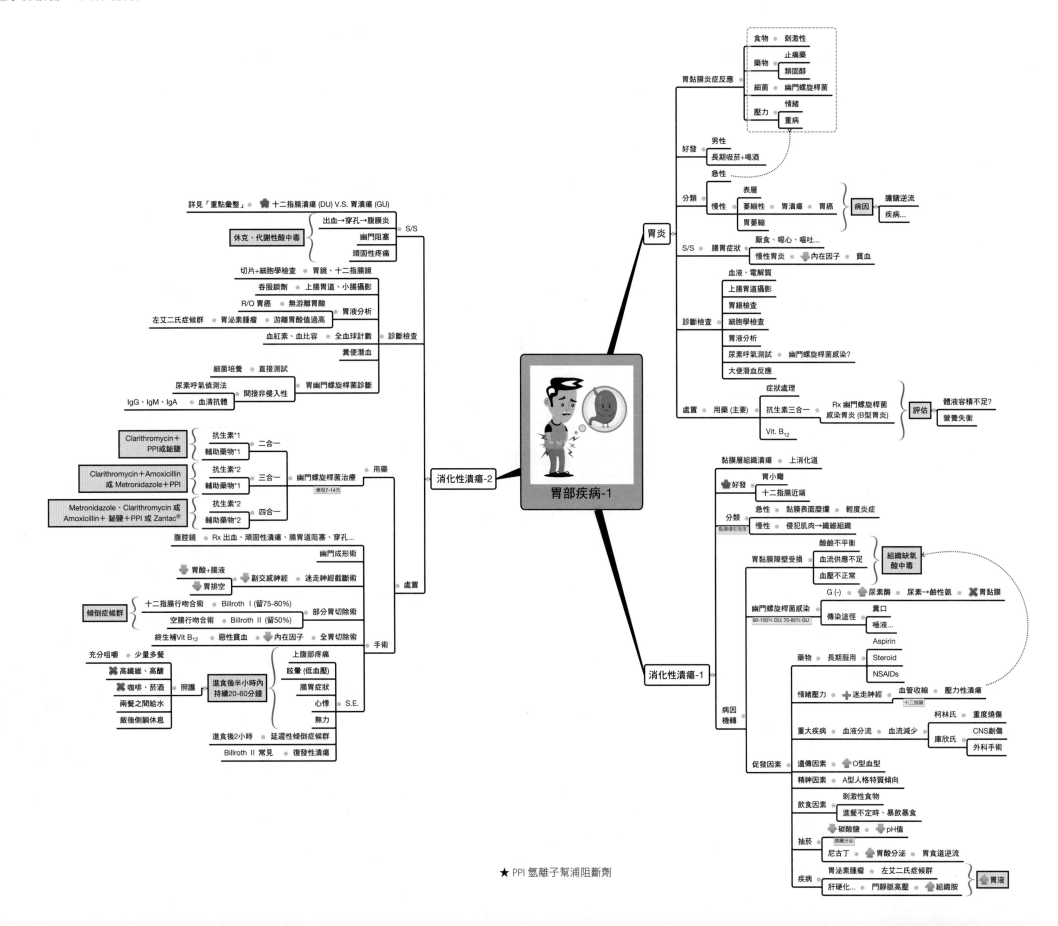

胃黏膜炎症反應
- 食物 — 刺激性
- 藥物 — 止痛藥 — 類固醇
- 細菌 — 幽門螺旋桿菌
- 壓力 — 情緒 — 重病

胃炎

好發
- 男性
- 長期吸菸＋喝酒

分類
- 急性
- 慢性 — 表層 — 萎縮性 — 胃潰瘍 — 胃癌 }病因 — 膽鹽逆流 — 疾病…
  - 胃萎縮

S/S — 腸胃症狀 — 厭食、噁心、嘔吐…
- 慢性胃炎 — 內在因子 — 貧血

診斷檢查
- 血液、電解質
- 上腸胃道攝影
- 胃鏡檢查
- 細胞學檢查
- 胃液分析
- 尿素呼氣測試 — 幽門螺旋桿菌感染?
- 大便潛血反應

處置
- 症狀處理 — Rx 幽門螺旋桿菌感染胃炎 (B型胃炎) }評估 — 體液容積不足? — 營養失衡
- 用藥 (主要) — 抗生素三合一
  - Vit. B₁₂

消化性潰瘍-2

S/S
- 詳見「重點彙整」。 十二指腸潰瘍 (DU) V.S. 胃潰瘍 (GU)
- 出血→穿孔→腹膜炎
- 休克、代謝性酸中毒 }— 幽門阻塞 — 頑固性疼痛

診斷檢查
- 切片＋細胞學檢查 — 胃鏡、十二指腸鏡
- 吞服鋇劑 — 上腸胃道、小腸攝影
- R/O 胃癌 — 無游離胃酸
- 左艾二氏症候群 — 胃泌素腫瘤 — 游離胃酸值過高 }胃液分析
- 血紅素、血比容 — 全血球計數
- 糞便潛血
- 細菌培養 — 直接測試
- 尿素呼氣偵測法 }間接非侵入性 }胃幽門螺旋桿菌診斷
- IgG、IgM、IgA — 血清抗體

用藥 — 幽門螺旋桿菌治療 療程7-14天
- Clarithromycin＋PPI或鉍鹽 — 抗生素*1 — 輔助藥物*1 }二合一
- Clarithromycin＋Amoxicillin 或 Metronidazole＋PPI — 抗生素*2 — 輔助藥物*1 }三合一
- Metronidazole、Clarithromycin 或 Amoxicillin＋ 鉍鹽＋PPI 或 Zantac® — 抗生素*2 — 輔助藥物*2 }四合一

處置
- 腹腔鏡 — Rx 出血、頑固性潰瘍、腸胃道阻塞、穿孔…
- 手術
  - 幽門成形術
  - 胃酸+腸液 — 副交感神經 — 迷走神經截斷術 — 胃排空
  - 傾倒症候群 { 十二指腸行吻合術 — Billroth I (留75-80%) 空腸行吻合術 — Billroth II (留50%) }部分胃切除術
  - 終生補Vit B₁₂ — 惡性貧血 — 內在因子 — 全胃切除術
- 照護
  - 充分咀嚼 — 少量多餐
  - 高纖維、高醣
  - 咖啡、菸酒
  - 兩餐之間給水
  - 飯後側躺休息
  - 進食後半小時內持續20-60分鐘 — 上腹部疼痛 — 眩暈 (低血壓) — 腸胃症狀 — 心悸 — 無力 }S.E.
  - 進食後2小時 — 延遲性傾倒症候群
  - Billroth II 常見 — 復發性潰瘍

胃部疾病-1

消化性潰瘍-1

- 黏膜層組織潰瘍 — 上消化道
- 好發 — 胃小彎 — 十二指腸近端

分類 黏膜侵犯程度
- 急性 — 黏膜表面糜爛 — 輕度炎症
- 慢性 — 侵犯肌肉→纖維組織

病因機轉
- 胃黏膜障壁受損 — 酸鹼不平衡 — 血流供應不足 — 血壓不正常 }組織缺氧酸中毒
- 幽門螺旋桿菌感染 90-100% DU; 70-80% GU — G (-) — 尿素酶 — 尿素→鹼性氨 — 胃黏膜 — 傳染途徑 — 糞口 — 唾液…
- 藥物 長期服用 — Aspirin — Steroid — NSAIDs
- 情緒壓力 — 迷走神經 — 血管收縮 — 壓力性潰瘍 十二指腸

促發因素
- 重大疾病 — 血液分流 — 血流減少 — 柯林氏 — 重度燒傷 — CNS創傷 — 庫欣氏 — 外科手術
- 遺傳因素 — O型血型
- 精神因素 — A型人格特質傾向
- 飲食因素 — 刺激性食物 — 進餐不定時、暴飲暴食
- 抽菸 碳酸鹽分泌 — 碳酸鹽 — pH值 — 尼古丁 — 胃酸分泌 — 胃食道逆流
- 疾病 — 胃泌素腫瘤 — 左艾二氏症候群 — 肝硬化… — 門靜脈高壓 — 組織胺 }胃液

★ PPI 氫離子幫浦阻斷劑

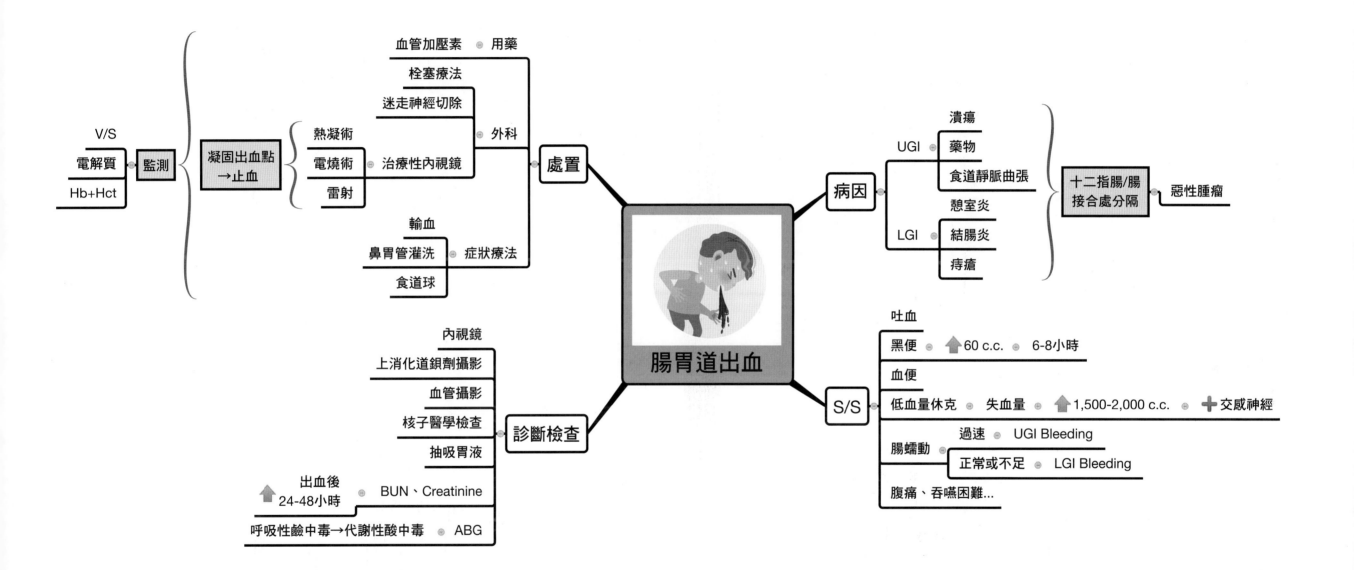

血管加壓素 ◉ 用藥

栓塞療法

迷走神經切除

熱凝術　　　　　　　◉ 外科

電燒術 ◉ 治療性內視鏡

雷射

輸血

鼻胃管灌洗 ◉ 症狀療法

食道球

V/S

電解質　◉ 監測　◉ 凝固出血點 →止血

Hb+Hct

◉ 處置

腸胃道出血

◉ 病因

潰瘍

UGI ◉ 藥物

食道靜脈曲張

憩室炎

LGI ◉ 結腸炎

痔瘡

十二指腸/腸接合處分隔 ◉ 惡性腫瘤

內視鏡

上消化道鋇劑攝影

血管攝影

核子醫學檢查 ◉ 診斷檢查

抽吸胃液

出血後 24-48小時 ◉ BUN、Creatinine

呼吸性鹼中毒→代謝性酸中毒 ◉ ABG

S/S

吐血

黑便 ◉ 60 c.c.　6-8小時

血便

低血量休克 ◉ 失血量 ◉ 1,500-2,000 c.c. ◉ 交感神經

腸蠕動　過速　◉ UGI Bleeding

正常或不足 ◉ LGI Bleeding

腹痛、吞嚥困難...

★縮寫請見「閱讀指引」

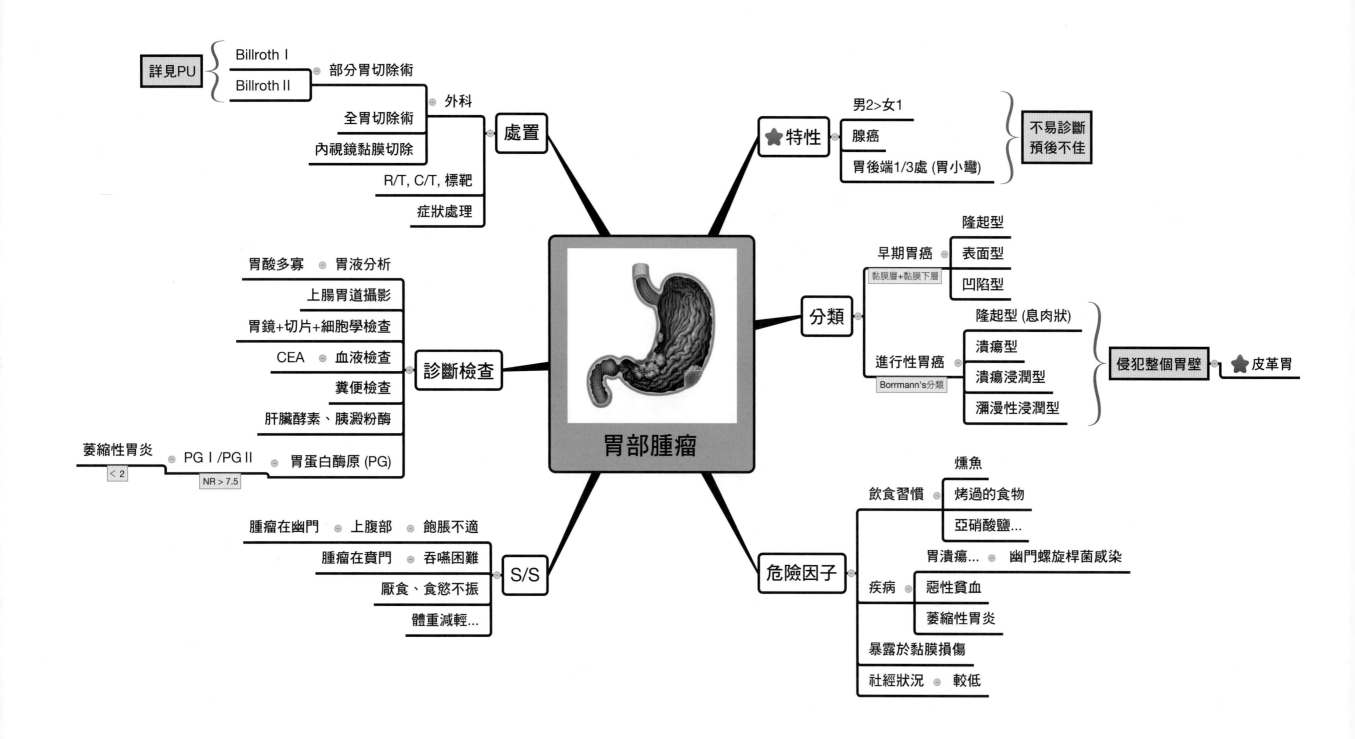

詳見PU

Billroth I
Billroth II　⊙ 部分胃切除術

全胃切除術　⊙ 外科
內視鏡黏膜切除
R/T, C/T, 標靶
症狀處理

處置

特性
男2>女1
腺癌
胃後端1/3處 (胃小彎)
不易診斷
預後不佳

胃酸多寡　⊙ 胃液分析
上腸胃道攝影
胃鏡+切片+細胞學檢查
CEA　⊙ 血液檢查
糞便檢查
肝臟酵素、胰澱粉酶
胃蛋白酶原 (PG)　⊙ PG I /PG II　⊙ 萎縮性胃炎

診斷檢查

< 2　　NR > 7.5

分類

早期胃癌　⊙
黏膜層+黏膜下層
隆起型
表面型
凹陷型

進行性胃癌　⊙
Borrmann's分類
隆起型 (息肉狀)
潰瘍型
潰瘍浸潤型
瀰漫性浸潤型
侵犯整個胃壁　皮革胃

腫瘤在幽門　⊙ 上腹部　⊙ 飽脹不適
腫瘤在賁門　⊙ 吞嚥困難
厭食、食慾不振
體重減輕...

S/S

危險因子

飲食習慣　⊙
燻魚
烤過的食物
亞硝酸鹽...

疾病　⊙
胃潰瘍...　⊙ 幽門螺旋桿菌感染
惡性貧血
萎縮性胃炎

暴露於黏膜損傷
社經狀況　⊙ 較低

胃部腫瘤

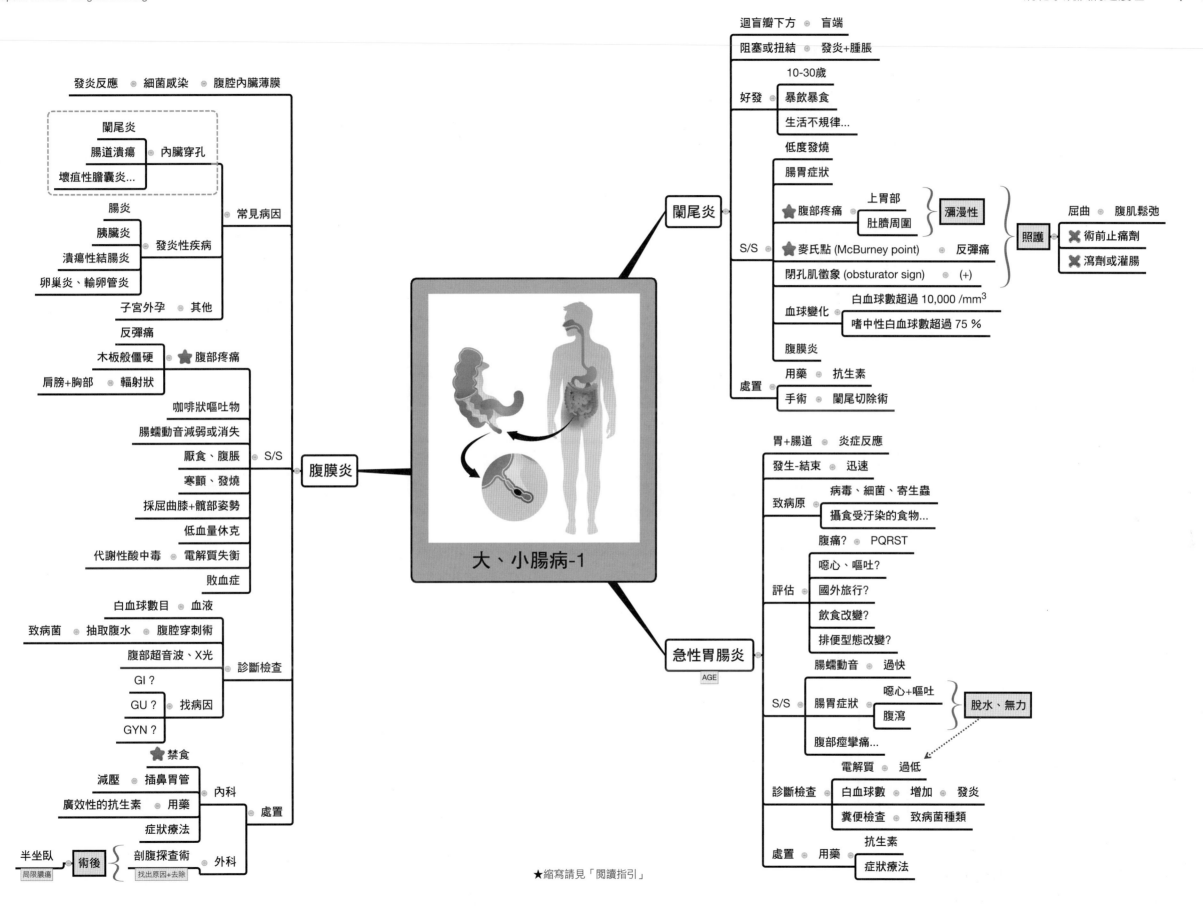

發炎反應 ● 細菌感染 ● 腹腔內臟薄膜

闌尾炎
腸道潰瘍 ● 內臟穿孔
壞疽性膽囊炎...

腸炎
胰臟炎
潰瘍性結腸炎 ● 發炎性疾病 ● 常見病因
卵巢炎、輸卵管炎
子宮外孕 ● 其他

反彈痛
木板般僵硬 ● ★腹部疼痛
肩膀+胸部 ● 輻射狀

咖啡狀嘔吐物
腸蠕動音減弱或消失
厭食、腹脹 ● S/S ● 腹膜炎
寒顫、發燒
採屈曲膝+髖部姿勢
低血量休克
代謝性酸中毒 ● 電解質失衡
敗血症

白血球數目 ● 血液
致病菌 ● 抽取腹水 ● 腹腔穿刺術
腹部超音波、X光
GI? ● 診斷檢查
GU? ● 找病因
GYN?

★禁食
減壓 ● 插鼻胃管
廣效性的抗生素 ● 用藥 ● 內科 ● 處置
症狀療法

半坐臥 ● 術後 ｛剖腹探查術 ● 外科
局限膿瘍　　　　　找出原因+去除｝

大、小腸病-1

迴盲瓣下方 ● 盲端
阻塞或扭結 ● 發炎+腫脹
10-30歲
好發 ● 暴飲暴食
生活不規律...

低度發燒
腸胃症狀
★腹部疼痛 ● 上胃部 ｜瀰漫性｜ ● 屈曲 ● 腹肌鬆弛
　　　　　　　肚臍周圍 ● 照護 ● ✖術前止痛劑
★麥氏點 (McBurney point) ● 反彈痛 ● ✖瀉劑或灌腸
閉孔肌徵象 (obsturator sign) ● (+)
血球變化 ● 白血球數超過 10,000 /mm^3
　　　　　　嗜中性白血球數超過 75 %
腹膜炎 ● 闌尾炎 ● S/S

用藥 ● 抗生素
手術 ● 闌尾切除術 ● 處置

胃+腸道 ● 炎症反應
發生-結束 ● 迅速
致病原 ● 病毒、細菌、寄生蟲
　　　　攝食受汙染的食物...
腹痛? ● PQRST
噁心、嘔吐?
評估 ● 國外旅行?
飲食改變?
排便型態改變?
腸蠕動音 ● 過快
腸胃症狀 ● 噁心+嘔吐 ｝脫水、無力
　　　　　　腹瀉
腹部痙攣痛... ● S/S ● 急性胃腸炎
AGE
電解質 ● 過低
診斷檢查 ● 白血球數 ● 增加 ● 發炎
　　　　　糞便檢查 ● 致病菌種類
處置 ● 用藥 ● 抗生素
　　　　　　　症狀療法

★縮寫請見「閱讀指引」

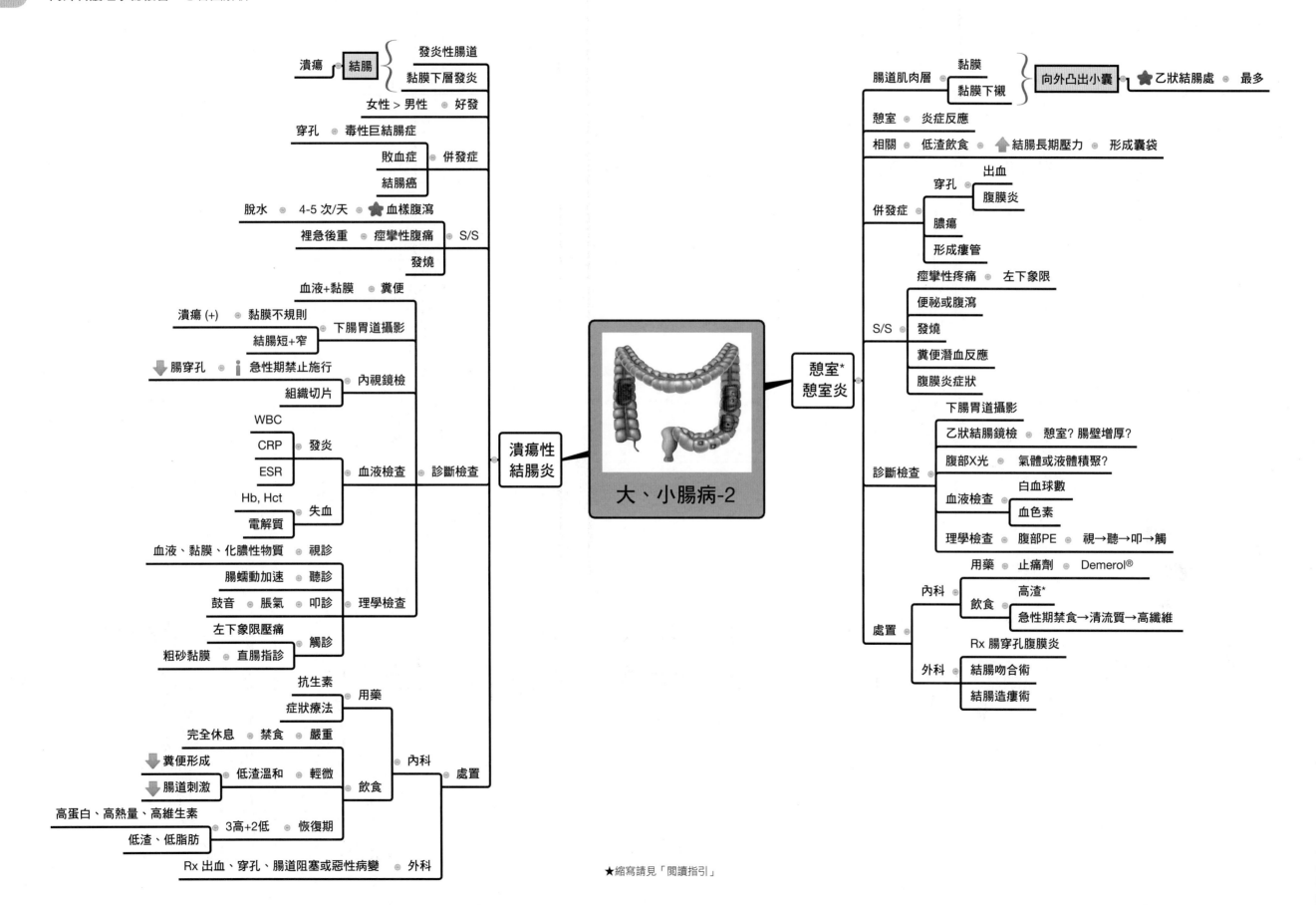

潰瘍　結腸 ⟩ 發炎性腸道
　　　　　　黏膜下層發炎

女性 > 男性　好發

穿孔　毒性巨結腸症
　　　　敗血症　併發症
　　　　結腸癌

脫水　4-5 次/天　★ 血樣腹瀉
　　　裡急後重　痙攣性腹痛　S/S
　　　　　　發燒

血液+黏膜　糞便
潰瘍 (+)　黏膜不規則
　　　　結腸短+窄　下腸胃道攝影
⬇ 腸穿孔　ⓘ 急性期禁止施行　內視鏡檢
　　　　組織切片

WBC
CRP　發炎
ESR　血液檢查　診斷檢查
Hb, Hct
電解質　失血

血液、黏膜、化膿性物質　視診
腸蠕動加速　聽診
鼓音　脹氣　叩診　理學檢查
左下象限壓痛
粗砂黏膜　直腸指診　觸診

抗生素
症狀療法　用藥
完全休息　禁食　嚴重
⬇ 糞便形成
⬇ 腸道刺激　低渣溫和　輕微　飲食　內科　處置
高蛋白、高熱量、高維生素
低渣、低脂肪　3高+2低　恢復期
Rx 出血、穿孔、腸道阻塞或惡性病變　外科

潰瘍性結腸炎

大、小腸病-2

憩室*
憩室炎

腸道肌肉層　黏膜
　　　　　　黏膜下襯 ⟩ 向外凸出小囊　★ 乙狀結腸處　最多

憩室　炎症反應
相關　低渣飲食　⬆ 結腸長期壓力　形成囊袋

穿孔　出血
　　　腹膜炎　併發症
膿瘍
形成瘻管

痙攣性疼痛　左下象限
便祕或腹瀉
發燒　S/S
糞便潛血反應
腹膜炎症狀

下腸胃道攝影
乙狀結腸鏡檢　憩室? 腸壁增厚?
腹部X光　氣體或液體積聚?　診斷檢查
血液檢查　白血球數
　　　　　血色素
理學檢查　腹部PE　視→聽→叩→觸

用藥　止痛劑　Demerol®
內科　　　　高渣*
　　　飲食
　　　　　急性期禁食→清流質→高纖維　處置
Rx 腸穿孔腹膜炎
外科　結腸吻合術
　　　結腸造瘻術

★縮寫請見「閱讀指引」

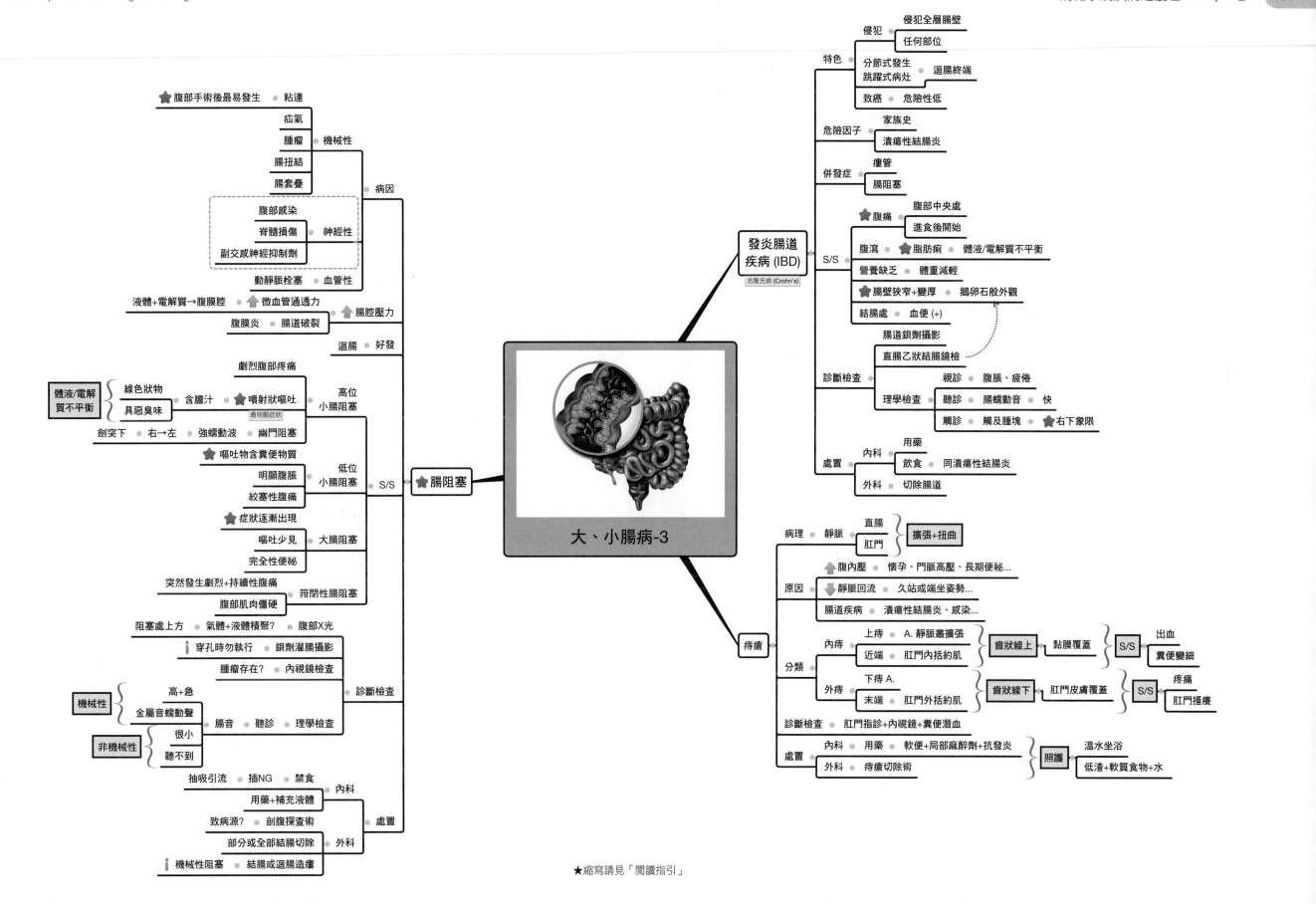

★ 腹部手術後最易發生 ◦ 粘連
疝氣
腫瘤 ◦ 機械性
腸扭結
腸套疊

腹部感染
脊髓損傷 ◦ 神經性
副交感神經抑制劑

動靜脈栓塞 ◦ 血管性

◦ 病因

液體+電解質→腹膜腔 ◦ ⬆ 微血管通透力
腹膜炎 ◦ 腸道破裂 ◦ ⬆ 腸腔壓力

迴腸 ◦ 好發

體液/電解質不平衡

劇烈腹部疼痛
綠色狀物 ◦ 含膽汁 ◦ ★ 噴射狀嘔吐 ◦ 高位
具惡臭味 【最明顯症狀】 小腸阻塞
劍突下 ◦ 右→左 ◦ 強蠕動波 ◦ 幽門阻塞

★ 嘔吐物含糞便物質
明顯腹脹 ◦ 低位
絞塞性腹痛 小腸阻塞

★ 症狀逐漸出現 ◦ S/S
嘔吐少見 ◦ 大腸阻塞
完全性便祕

突然發生劇烈+持續性腹痛
腹部肌肉僵硬 ◦ 箝閉性腸阻塞

★ 腸阻塞

阻塞處上方 ◦ 氣體+液體積聚? ◦ 腹部X光
ℹ 穿孔時勿執行 ◦ 鋇劑灌腸攝影
腫瘤存在? ◦ 內視鏡檢查 ◦ 診斷檢查

機械性 { 高+急
金屬音蠕動聲
非機械性 { 很小
聽不到 } 腸音 ◦ 聽診 ◦ 理學檢查

抽吸引流 ◦ 插NG ◦ 禁食 ◦ 內科
用藥+補充液體
致病源? ◦ 剖腹探查術 ◦ 外科
部分或全部結腸切除
ℹ 機械性阻塞 ◦ 結腸或迴腸造瘻 ◦ 處置

大、小腸病-3

侵犯全層腸壁
侵犯 任何部位
分節式發生 跳躍式病灶 ◦ 迴腸終端 ◦ 特色
致癌 ◦ 危險性低

家族史
危險因子 潰瘍性結腸炎

瘻管
併發症 腸阻塞

★ 腹痛 { 腹部中央處
進食後開始
腹瀉 ◦ 脂肪痢 ◦ 體液/電解質不平衡
營養缺乏 ◦ 體重減輕 ◦ S/S
★ 腸壁狹窄+變厚 ◦ 鵝卵石般外觀
結腸處 ◦ 血便 (+)

發炎腸道疾病 (IBD)
克隆氏病 (Crohn's)

腸道鋇劑攝影
直腸乙狀結腸鏡檢
視診 ◦ 腹脹、疲倦
理學檢查 聽診 ◦ 腸蠕動音 ◦ 快
觸診 ◦ 觸及腫塊 ◦ ★ 右下象限 ◦ 診斷檢查

用藥
內科 飲食 ◦ 同潰瘍性結腸炎 ◦ 處置
外科 ◦ 切除腸道

直腸
病理 ◦ 靜脈 { 肛門 } 擴張+扭曲

⬆ 腹內壓 ◦ 懷孕、門脈高壓、長期便祕...
原因 ⬇ 靜脈回流 ◦ 久站或端坐姿勢...
腸道疾病 ◦ 潰瘍性結腸炎、威染...

內痔 { 上痔 ◦ A. 靜脈叢擴張
近端 ◦ 肛門內括約肌 } 齒狀線上 ◦ 黏膜覆蓋 { S/S { 出血
糞便變細

外痔 { 下痔 A.
末端 ◦ 肛門外括約肌 } 齒狀線下 ◦ 肛門皮膚覆蓋 { S/S { 疼痛
肛門搔癢

◦ 痔瘡

診斷檢查 ◦ 肛門指診+內視鏡+糞便潛血
內科 ◦ 用藥 ◦ 軟便+局部麻醉劑+抗發炎
照護 { 溫水坐浴
低渣+軟質食物+水
外科 ◦ 痔瘡切除術 ◦ 處置

★縮寫請見「閱讀指引」

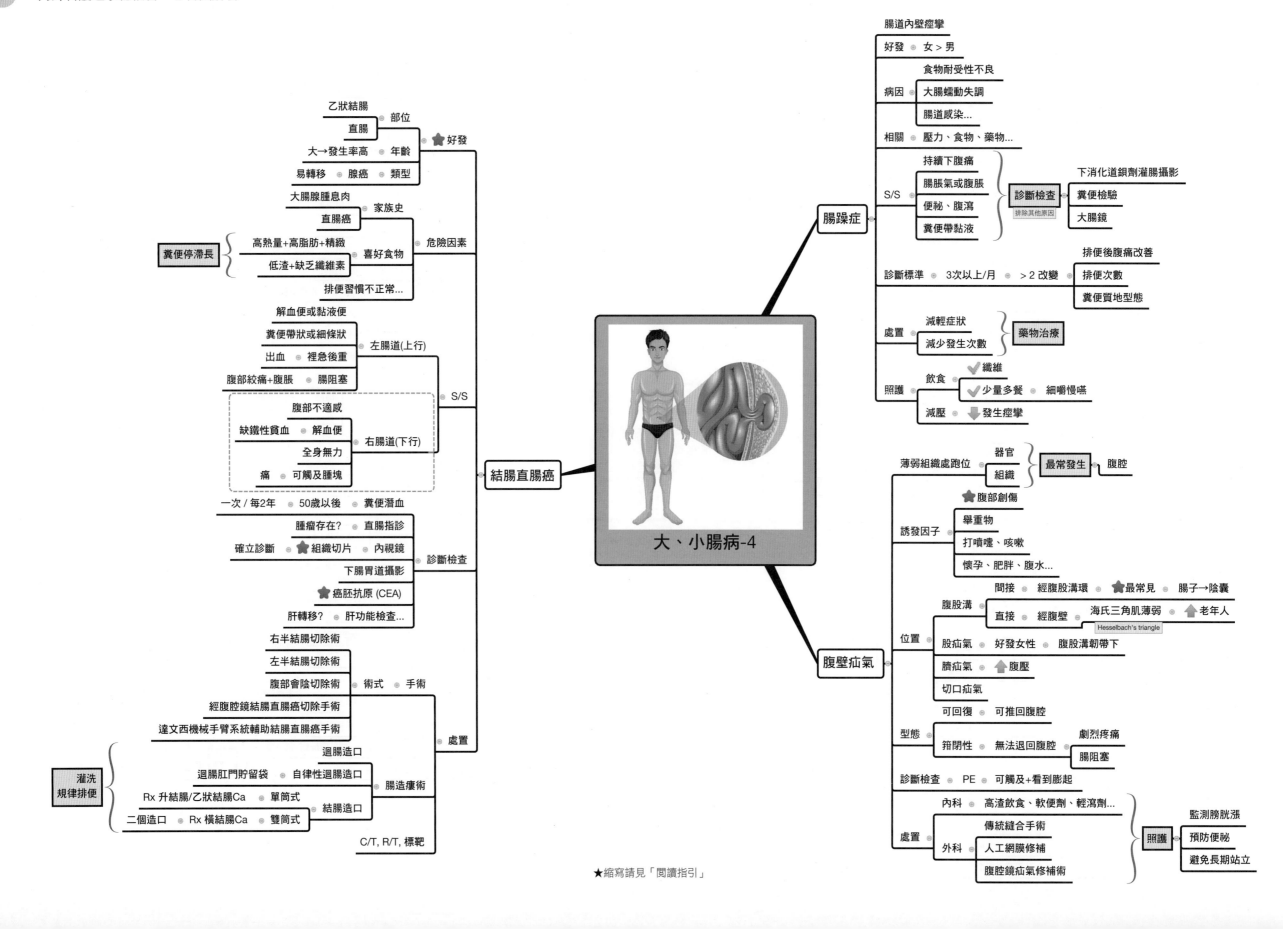

大、小腸病-4

結腸直腸癌

- 好發 ★
  - 部位
    - 乙狀結腸
    - 直腸
  - 年齡 ● 大→發生率高
  - 類型 ● 腺癌 ● 易轉移
- 危險因素
  - 家族史
    - 大腸腺腫息肉
    - 直腸癌
  - 喜好食物
    - 高熱量+高脂肪+精緻 } 糞便停滯長
    - 低渣+缺乏纖維素
  - 排便習慣不正常...
- S/S
  - 左腸道(上行)
    - 解血便或黏液便
    - 糞便帶狀或細條狀
    - 出血 ● 裡急後重
    - 腹部絞痛+腹脹 ● 腸阻塞
  - 右腸道(下行)
    - 腹部不適感
    - 缺鐵性貧血 ● 解血便
    - 全身無力
    - 痛 ● 可觸及腫塊
- 診斷檢查
  - 糞便潛血 ● 50歲以後 ● 一次 / 每2年
  - 確立診斷
    - 直腸指診 ● 腫瘤存在?
    - 內視鏡 ● 組織切片 ★
    - 下腸胃道攝影
  - 癌胚抗原 (CEA) ★
  - 肝功能檢查... ● 肝轉移?
- 處置
  - 手術 ● 術式
    - 右半結腸切除術
    - 左半結腸切除術
    - 腹部會陰切除術
    - 經腹腔鏡結腸直腸癌切除手術
    - 達文西機械手臂系統輔助結腸直腸癌手術
  - 腸造瘻術
    - 迴腸造口
    - 自律性迴腸造口 ● 迴腸肛門貯留袋
    - 結腸造口
      - 單筒式 ● Rx 升結腸/乙狀結腸Ca } 灌洗規律排便
      - 雙筒式 ● Rx 橫結腸Ca ● 二個造口
  - C/T, R/T, 標靶

腸躁症

- 腸道內壁痙攣
- 好發 ● 女 > 男
- 病因
  - 食物耐受性不良
  - 大腸蠕動失調
  - 腸道感染...
- 相關 ● 壓力、食物、藥物...
- S/S
  - 持續下腹痛
  - 腸脹氣或腹脹
  - 便祕、腹瀉
  - 糞便帶黏液
  - } 診斷檢查 (排除其他原因)
    - 下消化道銀劑灌腸攝影
    - 糞便檢驗
    - 大腸鏡
- 診斷標準 ● 3次以上/月 ● > 2 改變
  - 排便後腹痛改善
  - 排便次數
  - 糞便質地型態
- 處置
  - 減輕症狀
  - 減少發生次數
  - } 藥物治療
- 照護
  - 飲食
    - ✓ 纖維
    - ✓ 少量多餐 ● 細嚼慢嚥
  - 減壓 ● ⬇ 發生痙攣

腹壁疝氣

- 薄弱組織處跑位
  - 器官
  - 組織
  - } 最常發生 ● 腹腔
- 誘發因子
  - 腹部創傷 ★
  - 舉重物
  - 打噴嚏、咳嗽
  - 懷孕、肥胖、腹水...
- 位置
  - 腹股溝
    - 間接 ● 經腹股溝環 ● 最常見 ★ ● 腸子→陰囊
    - 直接 ● 經腹壁 ● 海氏三角肌薄弱 (Hesselbach's triangle) ● 老年人 ⬆
  - 股疝氣 ● 好發女性 ● 腹股溝韌帶下
  - 臍疝氣 ● ⬆ 腹壓
  - 切口疝氣
- 型態
  - 可回復 ● 可推回腹腔
  - 箝閉性 ● 無法退回腹腔
    - 劇烈疼痛
    - 腸阻塞
- 診斷檢查 ● PE ● 可觸及+看到膨起
- 處置
  - 內科 ● 高渣飲食、軟便劑、輕瀉劑...
  - 外科
    - 傳統縫合手術
    - 人工網膜修補
    - 腹腔鏡疝氣修補術
  - } 照護
    - 監測膀胱漲
    - 預防便祕
    - 避免長期站立

★縮寫請見「閱讀指引」

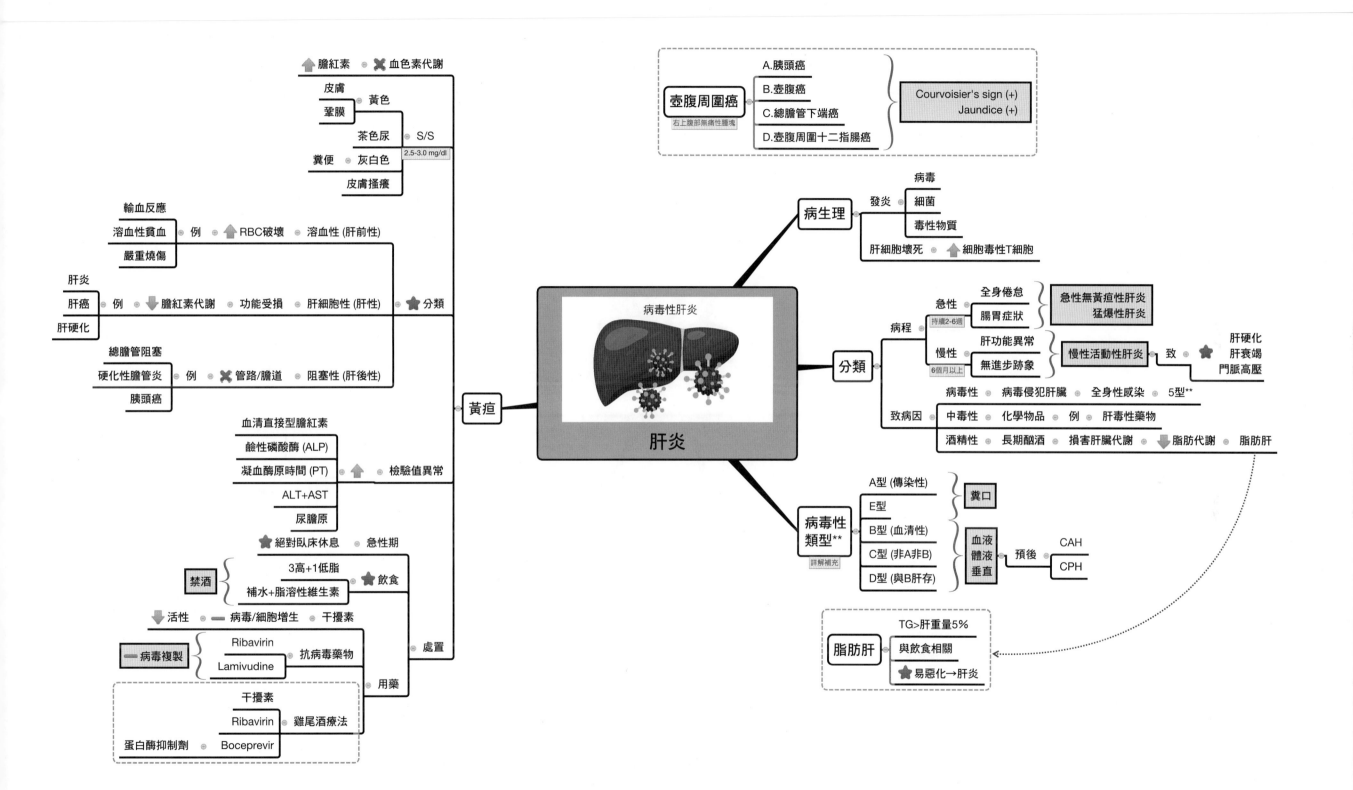

肝炎

病毒性肝炎

- **黃疸**
  - ↑膽紅素　✖血色素代謝
    - 皮膚 ● 黃色
    - 鞏膜
    - 茶色尿 ● S/S　2.5-3.0 mg/dl
    - 糞便 ● 灰白色
    - 皮膚搔癢
  - 輸血反應
  - 溶血性貧血
  - 嚴重燒傷
    - ● 例 ● ↑RBC破壞 ● 溶血性 (肝前性)
  - 肝炎
  - 肝癌
  - 肝硬化
    - ● 例 ● ↓膽紅素代謝 ● 功能受損 ● 肝細胞性 (肝性)　★分類
  - 總膽管阻塞
  - 硬化性膽管炎
  - 胰頭癌
    - ● 例 ● ✖管路/膽道 ● 阻塞性 (肝後性)
  - 血清直接型膽紅素
  - 鹼性磷酸酶 (ALP)
  - 凝血酶原時間 (PT)
  - ALT+AST
  - 尿膽原
    - ↑ ● 檢驗值異常
  - ★絕對臥床休息 ● 急性期
  - 禁酒
    - 3高+1低脂
    - 補水+脂溶性維生素
      - ★飲食
  - ↓活性 ━ 病毒/細胞增生 ● 干擾素
  - 病毒複製
    - Ribavirin
    - Lamivudine
      - ● 抗病毒藥物
  - 干擾素
  - Ribavirin ● 雞尾酒療法
  - 蛋白酶抑制劑 ● Boceprevir
    - ● 處置
    - ● 用藥

- **病生理**
  - 發炎
    - 病毒
    - 細菌
    - 毒性物質
  - 肝細胞壞死 ● ↑細胞毒性T細胞

- **分類**
  - 病程
    - 急性　持續2-6週
      - 全身倦怠
      - 腸胃症狀
        - 急性無黃疸性肝炎
        - 猛爆性肝炎
    - 慢性　6個月以上
      - 肝功能異常
      - 無進步跡象
        - 慢性活動性肝炎 ● 致 ● ★ 肝硬化 / 肝衰竭 / 門脈高壓
  - 致病因
    - 病毒性 ● 病毒侵犯肝臟 ● 全身性感染 ● 5型**
    - 中毒性 ● 化學物品 ● 例 ● 肝毒性藥物
    - 酒精性 ● 長期酗酒 ● 損害肝臟代謝 ● ↓脂肪代謝 ● 脂肪肝

- **病毒性類型**　詳解補充
  - A型 (傳染性)
  - E型
    - 糞口
  - B型 (血清性)
  - C型 (非A非B)
  - D型 (與B肝存)
    - 血液 / 體液 / 垂直 ● 預後 ● CAH / CPH

- **脂肪肝**
  - TG>肝重量5%
  - 與飲食相關
  - ★易惡化→肝炎

壺腹周圍癌　右上腹部無痛性腫塊
- A.胰頭癌
- B.壺腹癌
- C.總膽管下端癌
- D.壺腹周圍十二指腸癌
  - Courvoisier's sign (+)
  - Jaundice (+)

★ ALT 丙胺酸轉胺；AST 天門冬胺酸轉胺；CAH 慢性活動性肝炎；CPH 慢性持續性肝炎

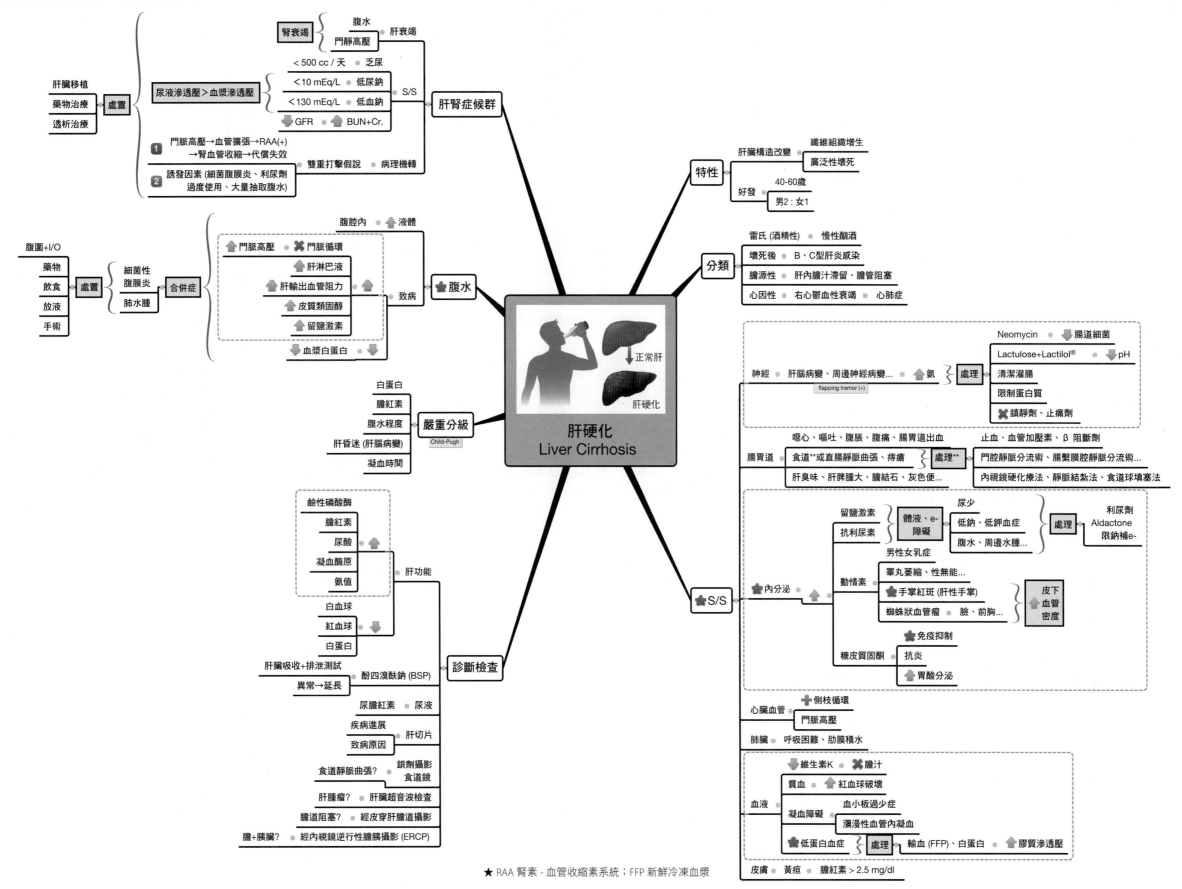

肝硬化 Liver Cirrhosis

肝腎症候群
- 腎衰竭：腹水、門靜高壓、肝衰竭
- 處置：肝臟移植、藥物治療、透析治療
- 尿液滲透壓＞血漿滲透壓
- S/S：
  - ＜500 cc／天　乏尿
  - ＜10 mEq/L　低尿鈉
  - ＜130 mEq/L　低血鈉
  - ↓GFR　↑BUN+Cr.
- 病理機轉（雙重打擊假說）
  1. 門脈高壓→血管擴張→RAA(+)→腎血管收縮→代償失效
  2. 誘發因素（細菌腹膜炎、利尿劑過度使用、大量抽取腹水）

★腹水
- 處置：腹圍+I/O、藥物、飲食、放液、手術
- 合併症：細菌性腹膜炎、肺水腫
- 腹腔內　↑液體
- 致病：
  - ↑門脈高壓　✗門脈循環
  - ↑肝淋巴液
  - ↑肝輸出血管阻力
  - ↑皮質類固醇
  - ↑留鹽激素
- 血漿白蛋白　↓

嚴重分級（Child-Pugh）
- 白蛋白
- 膽紅素
- 腹水程度
- 肝昏迷（肝腦病變）
- 凝血時間

診斷檢查
- 肝功能
  - 鹼性磷酸酶、膽紅素、尿酸、凝血酶原、氨值　↑
  - 白血球、紅血球、白蛋白　↓
- 肝臟吸收+排泄測試　酚四溴酞鈉(BSP)　異常→延長
- 尿膽紅素　尿液
- 肝切片　疾病進展、致病原因
- 食道靜脈曲張？　鋇劑攝影、食道鏡
- 肝腫瘤？　肝臟超音波檢查
- 膽道阻塞？　經皮穿肝膽道攝影
- 膽+胰臟？　經內視鏡逆行性膽胰攝影(ERCP)

特性
- 肝臟構造改變：纖維組織增生、廣泛性壞死
- 好發：40-60歲、男2：女1

分類
- 雷氏（酒精性）　慢性酗酒
- 壞死後　B、C型肝炎感染
- 膽源性　肝內膽汁滯留、膽管阻塞
- 心因性　右心鬱血性衰竭　心肺症

★S/S
- 神經　肝腦病變、周邊神經病變…　↑氨　flapping tremor (+)
  - 處理：Neomycin　↓腸道細菌；Lactulose+Lactilol® ↓pH；清潔灌腸；限制蛋白質；✗鎮靜劑、止痛劑
- 腸胃道　噁心、嘔吐、腹脹、腹痛、腸胃道出血
  - 食道**或直腸靜脈曲張、痔瘡　處理**：止血、血管加壓素、β阻斷劑；門腔靜脈分流術、腸繫膜腔靜脈分流術…；內視鏡硬化療法、靜脈結紮法、食道球填塞法
  - 肝臭味、肝脾腫大、膽結石、灰色便…
- ↑內分泌
  - 留鹽激素、抗利尿素 → 體液、e-障礙：尿少、低鈉、低鉀血症、腹水、周邊水腫…　處理：利尿劑 Aldactone、限鈉補e-
  - 男性女乳症
  - 動情素 → 睪丸萎縮、性無能…；手掌紅斑（肝性手掌）；蜘蛛狀血管瘤 臉、前胸… → 皮下血管密度↑
  - 糖皮質固酮 → 免疫抑制、抗炎、↑胃酸分泌
- 心臟血管　側枝循環、門脈高壓
- 肺臟　呼吸困難、肋膜積水
- 血液
  - ↓維生素K　✗膽汁
  - 貧血　↑紅血球破壞
  - 凝血障礙　血小板過少症、瀰漫性血管內凝血
  - ↓低蛋白血症　處理：輸血(FFP)、白蛋白　↑膠質滲透壓
- 皮膚　黃疸　膽紅素 > 2.5 mg/dl

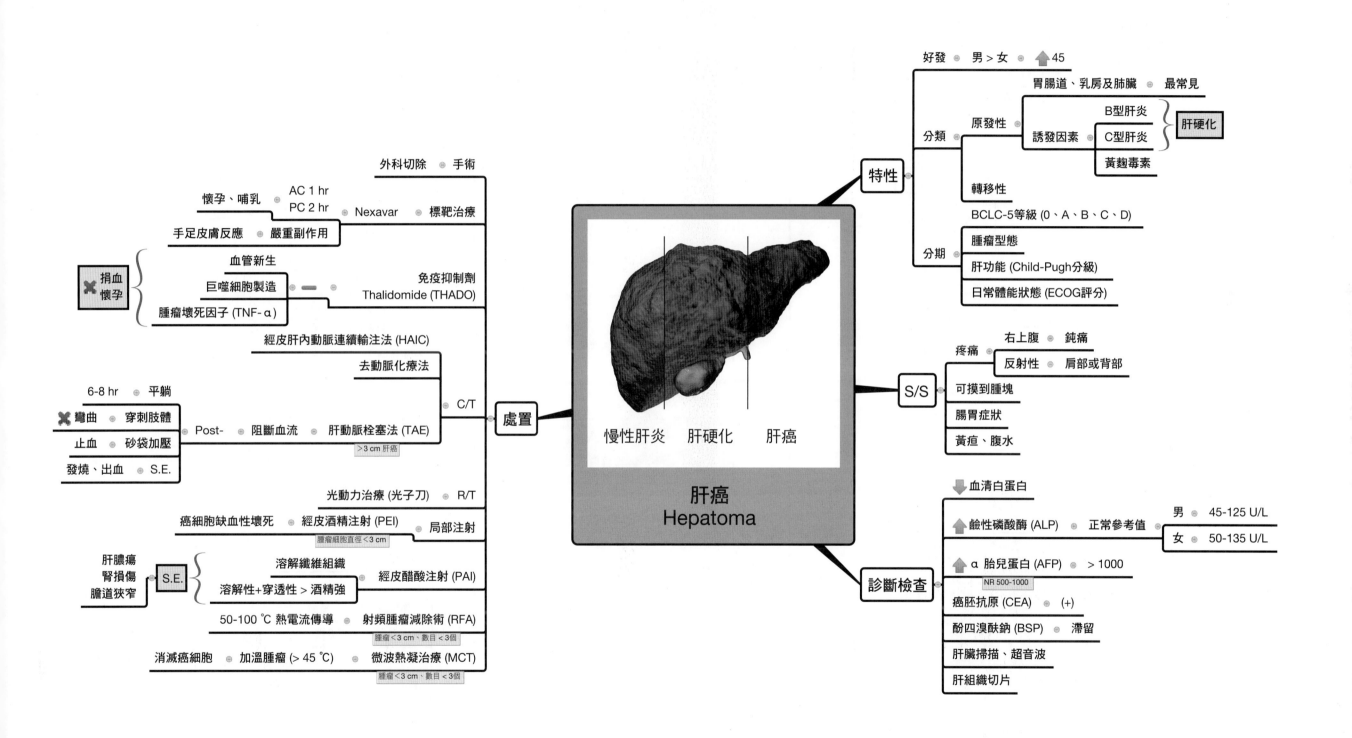

外科切除 ◦ 手術

懷孕、哺乳   AC 1 hr   PC 2 hr   Nexavar ◦ 標靶治療

手足皮膚反應 ◦ 嚴重副作用

血管新生

巨噬細胞製造 ━ 免疫抑制劑 Thalidomide (THADO)

腫瘤壞死因子 (TNF-α)

❌ 捐血 懷孕

經皮肝內動脈連續輸注法 (HAIC)

去動脈化療法

6-8 hr ◦ 平躺

❌ 彎曲 ◦ 穿刺肢體   Post- ◦ 阻斷血流 ◦ 肝動脈栓塞法 (TAE)

止血 ◦ 砂袋加壓   >3 cm 肝癌

發燒、出血 ◦ S.E.

◦ C/T ◦ 處置

光動力治療 (光子刀) ◦ R/T

癌細胞缺血性壞死 ◦ 經皮酒精注射 (PEI) ◦ 局部注射   腫瘤細胞直徑<3 cm

肝膿瘍 腎損傷 膽道狹窄 ◦ S.E.

溶解纖維組織

溶解性+穿透性 > 酒精強 ◦ 經皮醋酸注射 (PAI)

50-100 ℃ 熱電流傳導 ◦ 射頻腫瘤減除術 (RFA)   腫瘤<3 cm、數目<3個

消滅癌細胞 ◦ 加溫腫瘤 (> 45 ℃) ◦ 微波熱凝治療 (MCT)   腫瘤<3 cm、數目<3個

好發 ◦ 男 > 女 ◦ ⬆45

胃腸道、乳房及肺臟 ◦ 最常見

分類 ◦ 原發性   誘發因素   B型肝炎   C型肝炎 } 肝硬化   黃麴毒素

轉移性

BCLC-5等級 (0、A、B、C、D)

分期   腫瘤型態   肝功能 (Child-Pugh分級)   日常體能狀態 (ECOG評分)

◦ 特性

疼痛 ◦ 右上腹 ◦ 鈍痛   反射性 ◦ 肩部或背部

可摸到腫塊

腸胃症狀

黃疸、腹水

◦ S/S

⬇ 血清白蛋白

⬆ 鹼性磷酸酶 (ALP) ◦ 正常參考值   男 ◦ 45-125 U/L   女 ◦ 50-135 U/L

⬆ α 胎兒蛋白 (AFP) ◦ > 1000   NR 500-1000

癌胚抗原 (CEA) ◦ (+)

酚四溴酞鈉 (BSP) ◦ 滯留

肝臟掃描、超音波

肝組織切片

◦ 診斷檢查

肝癌 Hepatoma

慢性肝炎   肝硬化   肝癌

★ BCLC 肝癌分期

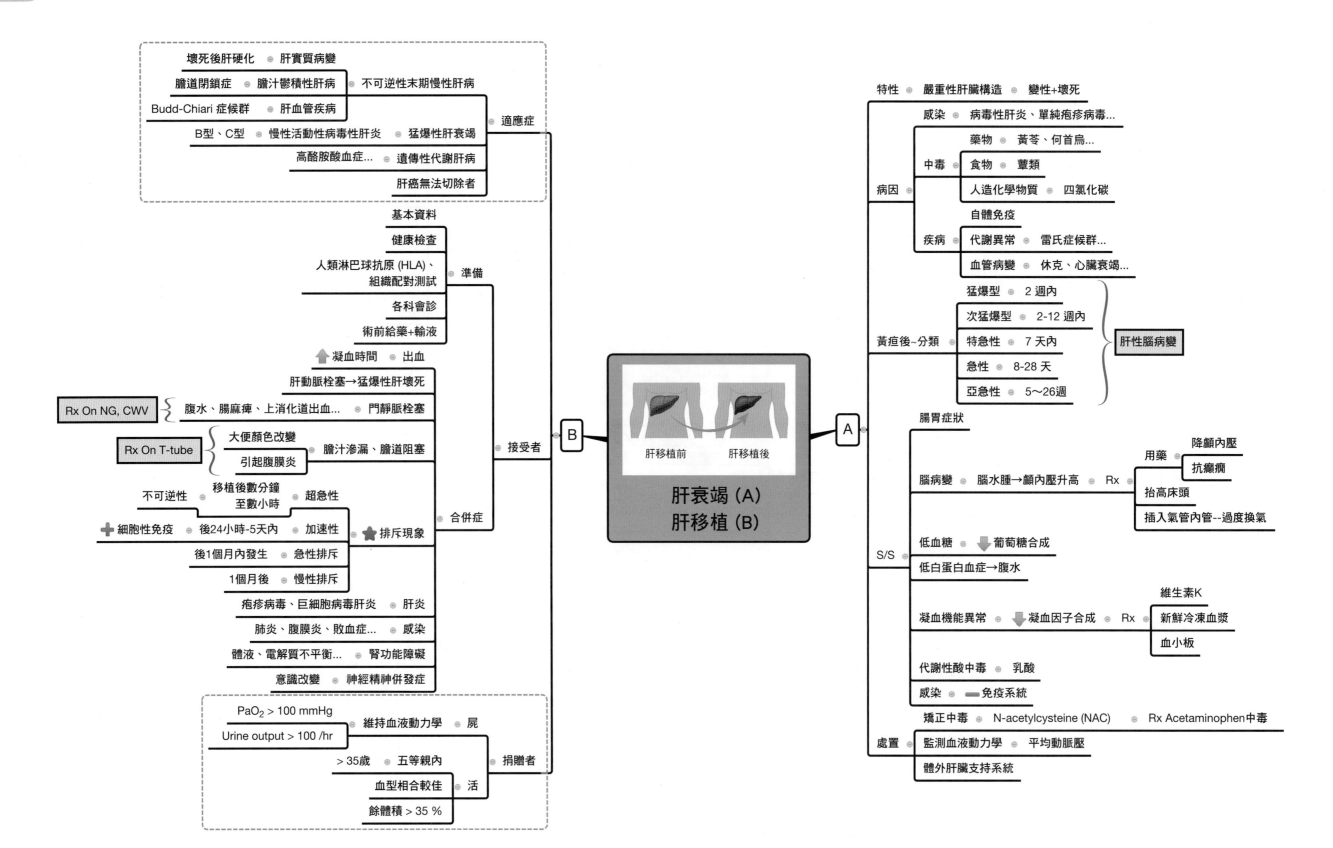

壞死後肝硬化 ● 肝實質病變
膽道閉鎖症 ● 膽汁鬱積性肝病 ● 不可逆性末期慢性肝病
Budd-Chiari 症候群 ● 肝血管疾病
B型、C型 ● 慢性活動性病毒性肝炎 ● 猛爆性肝衰竭 ┐
高酪胺酸血症... ● 遺傳性代謝肝病
肝癌無法切除者
● 適應症

基本資料
健康檢查
人類淋巴球抗原 (HLA)、 組織配對測試 ● 準備
各科會診
術前給藥+輸液

⬆ 凝血時間 ● 出血
肝動脈栓塞→猛爆性肝壞死
Rx On NG, CWV 腹水、腸麻痺、上消化道出血... ● 門靜脈栓塞
Rx On T-tube 大便顏色改變 引起腹膜炎 ● 膽汁滲漏、膽道阻塞
● 接受者

不可逆性 移植後數分鐘 至數小時 ● 超急性
✚ 細胞性免疫 ● 後24小時-5天內 ● 加速性 ● ★ 排斥現象
後1個月內發生 ● 急性排斥
1個月後 ● 慢性排斥
● 合併症

疱疹病毒、巨細胞病毒肝炎 ● 肝炎
肺炎、腹膜炎、敗血症... ● 感染
體液、電解質不平衡... ● 腎功能障礙
意識改變 ● 神經精神併發症

PaO₂ > 100 mmHg
Urine output > 100 /hr ● 維持血液動力學 ● 屍
> 35歲 ● 五等親內
血型相合較佳 ● 活 ● 捐贈者
餘體積 > 35 %

肝衰竭 (A)
肝移植 (B)

特性 ● 嚴重性肝臟構造 ● 變性+壞死
感染 ● 病毒性肝炎、單純疱疹病毒...
藥物 ● 黃芩、何首烏...
中毒 食物 ● 薯類
人造化學物質 ● 四氯化碳
病因 ●
自體免疫
疾病 代謝異常 ● 雷氏症候群...
血管病變 ● 休克、心臟衰竭...

猛爆型 ● 2 週內
次猛爆型 ● 2-12 週內
黃疸後~分類 ● 特急性 ● 7 天內 ┤ 肝性腦病變
急性 ● 8-28 天
亞急性 ● 5～26週

腸胃症狀
降顱內壓
用藥 抗癲癇
腦病變 ● 腦水腫→顱內壓升高 ● Rx 抬高床頭
插入氣管內管--過度換氣

低血糖 ● ⬇ 葡萄糖合成
低白蛋白血症→腹水
S/S ●
維生素K
凝血機能異常 ● ⬇ 凝血因子合成 ● Rx 新鮮冷凍血漿
血小板

代謝性酸中毒 ● 乳酸
感染 ● ▬ 免疫系統

矯正中毒 ● N-acetylcysteine (NAC) ● Rx Acetaminophen中毒
處置 ● 監測血液動力學 ● 平均動脈壓
體外肝臟支持系統

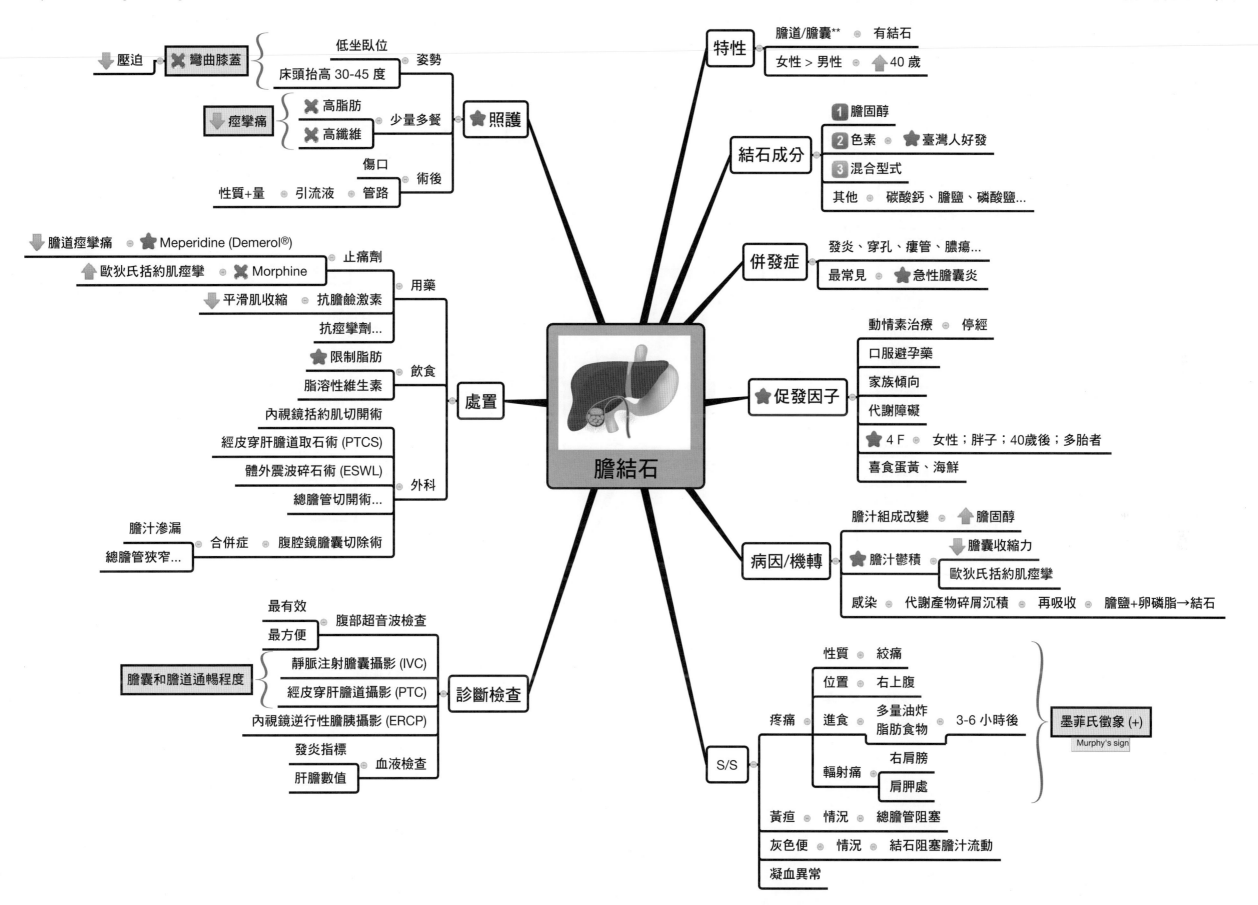

特性
├ 膽道/膽囊** ◦ 有結石
└ 女性 > 男性 ◦ ⬆40 歲

結石成分
├ 1 膽固醇
├ 2 色素 ◦ ⭐臺灣人好發
├ 3 混合型式
└ 其他 ◦ 碳酸鈣、膽鹽、磷酸鹽...

併發症
├ 發炎、穿孔、瘻管、膿瘍...
└ 最常見 ◦ ⭐急性膽囊炎

⭐促發因子
├ 動情素治療 ◦ 停經
├ 口服避孕藥
├ 家族傾向
├ 代謝障礙
├ ⭐4 F ◦ 女性；胖子；40歲後；多胎者
└ 喜食蛋黃、海鮮

病因/機轉
├ 膽汁組成改變 ◦ ⬆膽固醇
├ ⭐膽汁鬱積 ─┬ ⬇膽囊收縮力
│   └ 歐狄氏括約肌痙攣
└ 感染 ◦ 代謝產物碎屑沉積 ◦ 再吸收 ◦ 膽鹽+卵磷脂→結石

S/S
├ 疼痛
│   ├ 性質 ◦ 絞痛
│   ├ 位置 ◦ 右上腹 ─┐
│   ├ 進食 ◦ 多量油炸脂肪食物 ◦ 3-6 小時後
│   └ 輻射痛 ─┬ 右肩膀
│   └ 肩胛處
│   ⟹ 墨菲氏徵象 (+) Murphy's sign
├ 黃疸 ◦ 情況 ◦ 總膽管阻塞
├ 灰色便 ◦ 情況 ◦ 結石阻塞膽汁流動
└ 凝血異常

照護 ⭐
├ 姿勢 ─┬ 低坐臥位
│   └ 床頭抬高 30-45 度
│   ⬇壓迫 ◦ ✖彎曲膝蓋
│   ⬇痙攣痛 ─┬ ✖高脂肪
│   └ ✖高纖維 ◦ 少量多餐
└ 術後 ─┬ 傷口
        └ 管路 ◦ 引流液 ◦ 性質+量

處置
├ 用藥 ─┬ 止痛劑
│   │   ⬇膽道痙攣痛 ◦ ⭐Meperidine (Demerol®)
│   │   ⬆歐狄氏括約肌痙攣 ◦ ✖Morphine
│   ├ 抗膽鹼激素 ◦ ⬇平滑肌收縮
│   └ 抗痙攣劑...
├ 飲食 ─┬ ⭐限制脂肪
│   └ 脂溶性維生素
├ 外科 ─┬ 內視鏡括約肌切開術
│   ├ 經皮穿肝膽道取石術 (PTCS)
│   ├ 體外震波碎石術 (ESWL)
│   └ 總膽管切開術...
└ 合併症 ◦ 腹腔鏡膽囊切除術 ─┬ 膽汁滲漏
                            └ 總膽管狹窄...

診斷檢查
├ 腹部超音波檢查 ─┬ 最有效
│   └ 最方便
├ 靜脈注射膽囊攝影 (IVC) ─┐
├ 經皮穿肝膽道攝影 (PTC) ─┤ 膽囊和膽道通暢程度
├ 內視鏡逆行性膽胰攝影 (ERCP) ─┘
└ 血液檢查 ─┬ 發炎指標
            └ 肝膽數值

膽結石

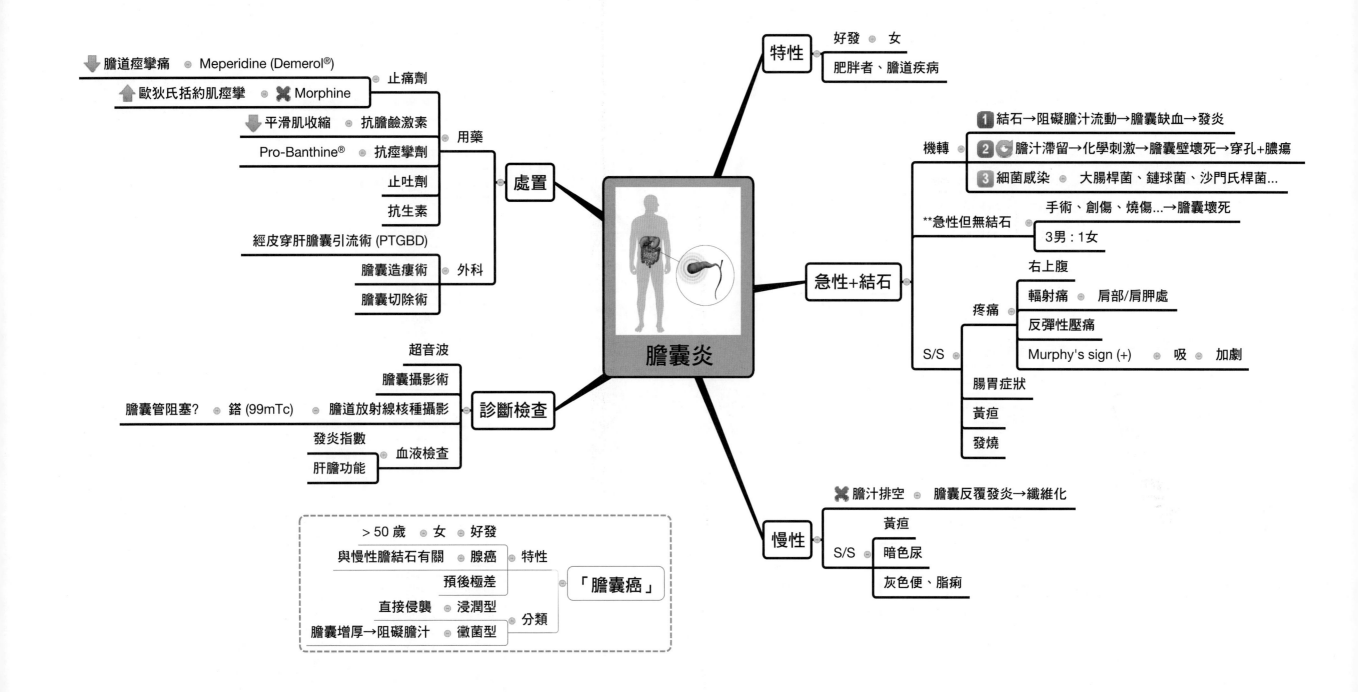

⬇膽道痙攣痛　◉　Meperidine (Demerol®)

⬆歐狄氏括約肌痙攣　✖ Morphine ◉　止痛劑

⬇平滑肌收縮　◉　抗膽鹼激素

Pro-Banthine®　◉　抗痙攣劑 ◉　用藥

止吐劑

抗生素

經皮穿肝膽囊引流術 (PTGBD)

膽囊造瘻術　◉　外科

膽囊切除術

處置

膽囊炎

特性　好發　◉　女

肥胖者、膽道疾病

1 結石→阻礙膽汁流動→膽囊缺血→發炎

機轉　◉　**2** ↺ 膽汁滯留→化學刺激→膽囊壁壞死→穿孔＋膿瘍

3 細菌感染　◉　大腸桿菌、鏈球菌、沙門氏桿菌...

**急性但無結石　◉　手術、創傷、燒傷...→膽囊壞死

3男：1女

急性＋結石

右上腹

疼痛　◉　輻射痛　◉　肩部/肩胛處

反彈性壓痛

S/S　Murphy's sign (+)　◉　吸　◉　加劇

腸胃症狀

黃疸

發燒

超音波

膽囊攝影術

膽道放射線核種攝影

膽囊管阻塞?　◉　鎝 (99mTc)　◉　膽道放射線核種攝影 ◉　診斷檢查

發炎指數

肝膽功能 ◉　血液檢查

慢性　✖膽汁排空　◉　膽囊反覆發炎→纖維化

黃疸

S/S　暗色尿

灰色便、脂痢

＞50 歲　◉　女　◉　好發

與慢性膽結石有關　◉　腺癌　◉　特性

預後極差

直接侵襲　◉　浸潤型

膽囊增厚→阻礙膽汁　◉　黴菌型 ◉　分類

「膽囊癌」

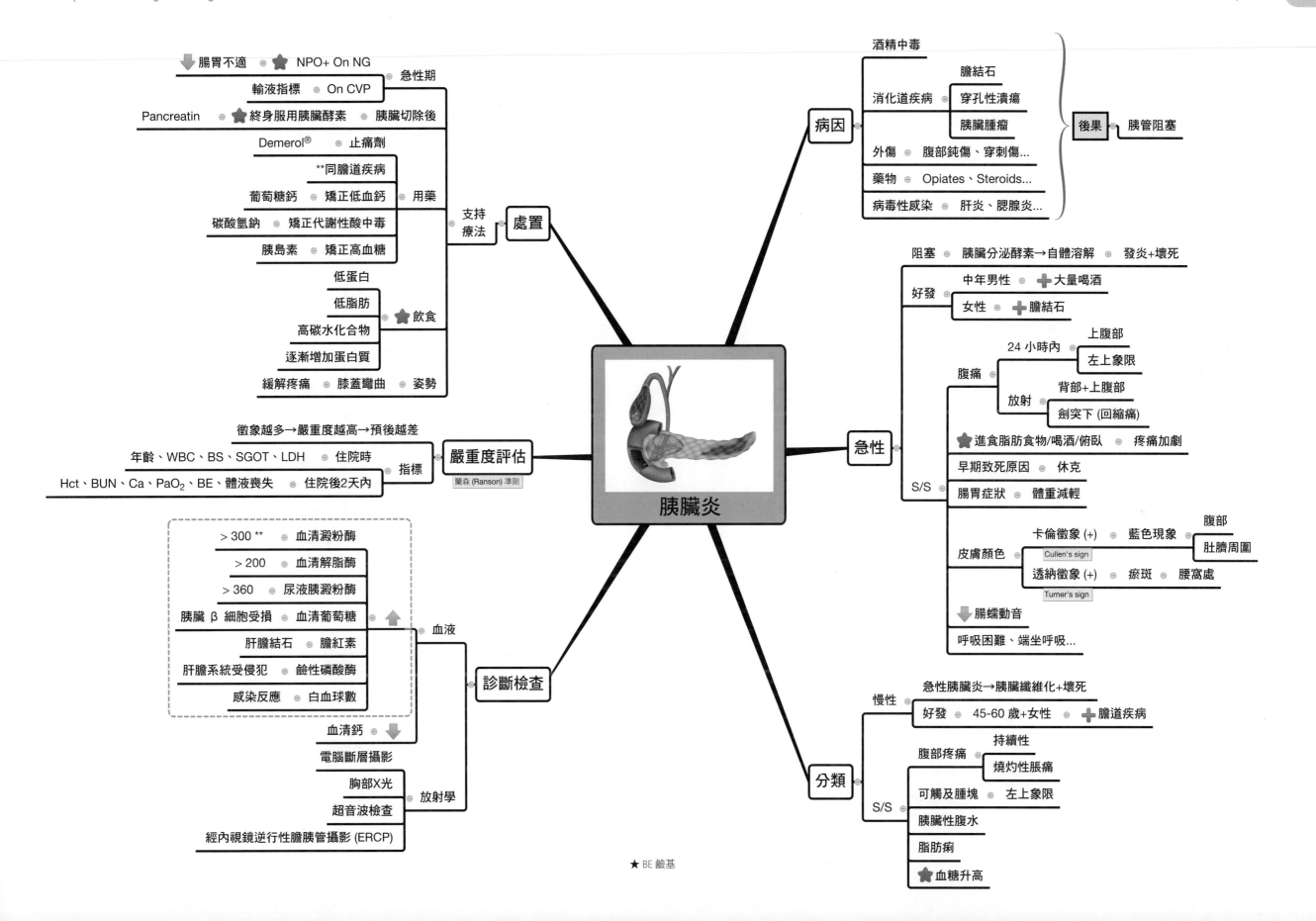

⬇腸胃不適 ◉ ★ NPO+ On NG
急性期
輸液指標 ◉ On CVP
Pancreatin ◉ ★ 終身服用胰臟酵素 ◉ 胰臟切除後
Demerol® ◉ 止痛劑
**同膽道疾病
葡萄糖鈣 ◉ 矯正低血鈣 ─ 用藥
碳酸氫鈉 ◉ 矯正代謝性酸中毒
胰島素 ◉ 矯正高血糖
低蛋白
低脂肪
高碳水化合物 ─ ★飲食
逐漸增加蛋白質
緩解疼痛 ◉ 膝蓋彎曲 ◉ 姿勢

支持療法 ◉ 處置

病因 ◉
酒精中毒
膽結石
消化道疾病 ─ 穿孔性潰瘍
胰臟腫瘤
外傷 ◉ 腹部鈍傷、穿刺傷...
藥物 ◉ Opiates、Steroids...
病毒性感染 ◉ 肝炎、腮腺炎...
後果 ─ 胰管阻塞

胰臟炎

急性
阻塞 ◉ 胰臟分泌酵素→自體溶解 ◉ 發炎+壞死
好發 ─ 中年男性 ◉ ➕大量喝酒
女性 ◉ ➕膽結石
腹痛 ─ 24 小時內 ◉ 上腹部
左上象限
放射 ─ 背部+上腹部
劍突下 (回縮痛)
★ 進食脂肪食物/喝酒/俯臥 ◉ 疼痛加劇
早期致死原因 ◉ 休克
腸胃症狀 ◉ 體重減輕
皮膚顏色 ─ 卡倫徵象 (+) ◉ 藍色現象 ─ 腹部
Cullen's sign　肚臍周圍
透納徵象 (+) ◉ 瘀斑 ◉ 腰窩處
Turner's sign
⬇腸蠕動音
呼吸困難、端坐呼吸...
S/S

嚴重度評估
徵象越多→嚴重度越高→預後越差
年齡、WBC、BS、SGOT、LDH ◉ 住院時
Hct、BUN、Ca、PaO₂、BE、體液喪失 ◉ 住院後2天內 ─ 指標
蘭森 (Ranson) 準則

診斷檢查
> 300 ** ◉ 血清澱粉酶
> 200 ◉ 血清解脂酶
> 360 ◉ 尿液胰澱粉酶
胰臟 β 細胞受損 ◉ 血清葡萄糖 ⬆
肝膽結石 ◉ 膽紅素
肝膽系統受侵犯 ◉ 鹼性磷酸酶
感染反應 ◉ 白血球數
血液
血清鈣 ◉ ⬇
電腦斷層攝影
胸部X光
超音波檢查 ─ 放射學
經內視鏡逆行性膽胰管攝影 (ERCP)

分類
慢性 ─ 急性胰臟炎→胰臟纖維化+壞死
好發 ◉ 45-60 歲+女性 ◉ ➕膽道疾病
腹部疼痛 ─ 持續性
燒灼性脹痛
可觸及腫塊 ◉ 左上象限
胰臟性腹水
脂肪痢
★血糖升高
S/S

★ BE 鹼基

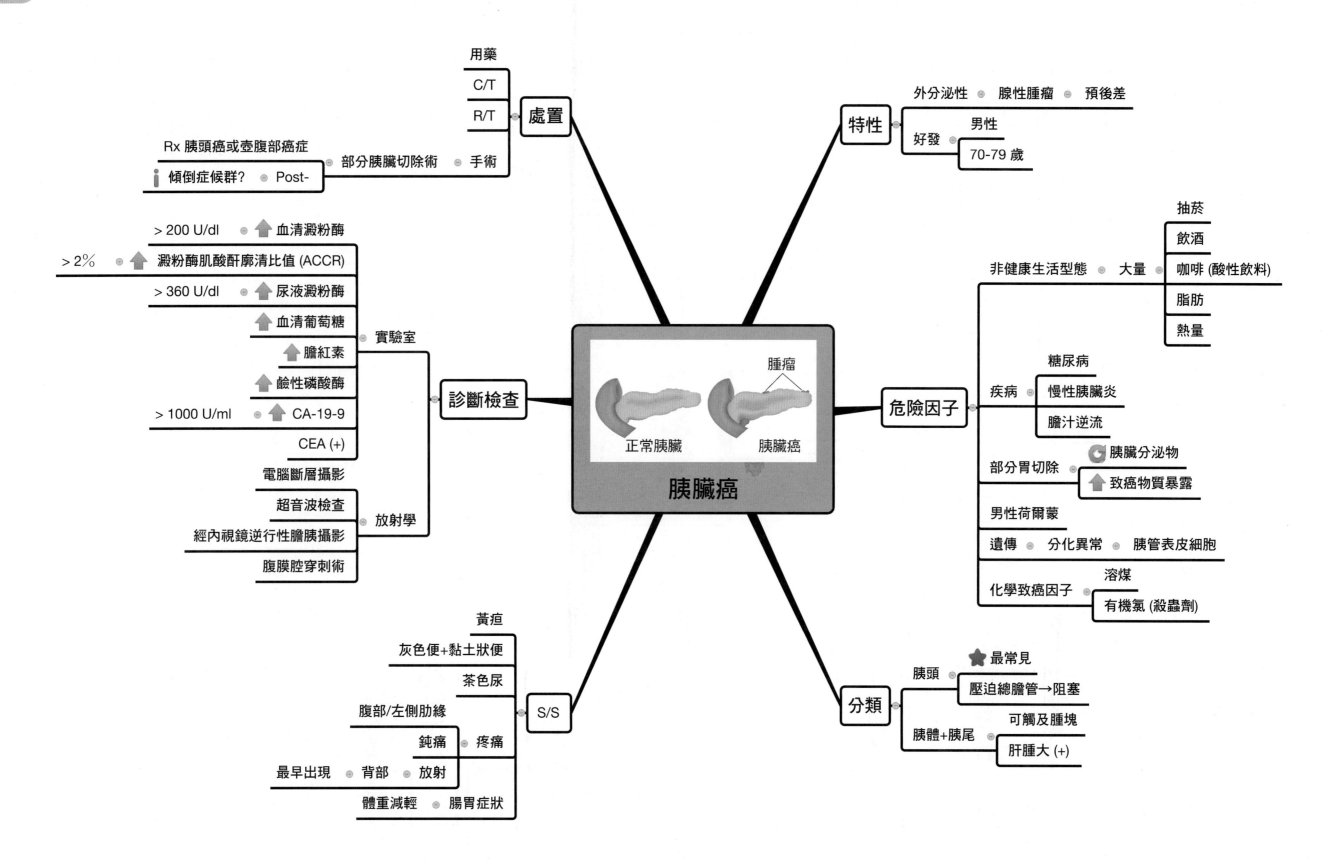

用藥

C/T

R/T

處置

手術

部分胰臟切除術

Rx 胰頭癌或壺腹部癌症

傾倒症候群？ ● Post-

> 200 U/dl ● ⬆ 血清澱粉酶

> 2% ● ⬆ 澱粉酶肌酸酐廓清比值 (ACCR)

> 360 U/dl ● ⬆ 尿液澱粉酶

⬆ 血清葡萄糖

⬆ 膽紅素

⬆ 鹼性磷酸酶

> 1000 U/ml ● ⬆ CA-19-9

CEA (+)

實驗室

電腦斷層攝影

超音波檢查

經內視鏡逆行性膽胰攝影

腹膜腔穿刺術

放射學

診斷檢查

特性

外分泌性 ● 腺性腫瘤 ● 預後差

好發 ● 男性

70-79 歲

胰臟癌

腫瘤

正常胰臟　胰臟癌

危險因子

非健康生活型態 ● 大量

抽菸

飲酒

咖啡 (酸性飲料)

脂肪

熱量

疾病

糖尿病

慢性胰臟炎

膽汁逆流

部分胃切除 ● 胰臟分泌物

⬆ 致癌物質暴露

男性荷爾蒙

遺傳 ● 分化異常 ● 胰管表皮細胞

化學致癌因子

溶煤

有機氯 (殺蟲劑)

分類

胰頭 ● ⭐ 最常見

壓迫總膽管→阻塞

胰體+胰尾

可觸及腫塊

肝腫大 (+)

黃疸

灰色便+黏土狀便

茶色尿

腹部/左側肋緣

鈍痛 ● 疼痛

最早出現 ● 背部 ● 放射

體重減輕 ● 腸胃症狀

S/S

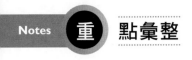

◑ 病毒性肝炎比較

病毒性肝炎	A 型	E 型	B 型	D 型	C 型
病毒種類	RNA	RNA	DNA	RNA	RNA
抗體（意義）	1. IgM anti-HAV (+)：急性或最近感染過 A 型肝炎 2. IgG anti-HAV (+)：從前已得過 A 型肝炎，已產生免疫力	1. IgM anti-HEV (+)：急性感染 2. IgG anti-HEV (+)：可能曾得過 E 型肝炎或具代表免疫力	1. HBsAg(-) & HBsAb(-)：未受感染 2. HBsAg(-) & HBsAb(+)：曾感染過且痊癒 3. HBsAg(+) & HBsAb(-)：B 型肝炎帶原者 • HBeAg(+) & HBeAb(-)：活性強，傳染力強，易急性發作 • HBeAg(-) & HBeAb(+)：健康的帶原者，病毒活動力弱，不易傳染	1. IgG anti-HDV(+)：慢性 D 型肝炎或急性共同或重複感染 2. IgM anti-HDV(+)：急性 D 型肝炎感染，病毒持續複製 3. HDV DNA (+)：急性或慢性 D 型肝炎，病毒持續複製或傳染力	IgG anti-HCV (+)：慢性 C 肝或曾得過 C 型肝炎
治療	支持療法	支持療法	抗病毒藥物 干擾素	HBV 的治療	干擾素合併抗病毒藥物
傳染途徑	糞口傳染	糞口傳染	血液、體液傳染、垂直	血液、體液傳染、垂直	血液、體液傳染、垂直
預後	不會演變成慢性肝炎	不會演變成慢性肝炎	容易轉變成慢性肝炎，導致肝硬化或肝癌	容易轉變成慢性肝炎，導致肝硬化或肝癌	容易轉變成慢性肝炎，導致肝硬化或肝癌

◑ 病毒性肝炎臨床表徵

表徵分期	臨床表徵
前兆期	厭食、噁心、嘔吐、全身無力、疲倦、肌肉痠痛、怕光、嗜睡、頭痛等類似感冒的症狀，AST、ALT 輕微升高
黃疸前期	發燒、咳嗽、頭痛、灰便
黃疸期	全身黃疸，血清膽紅素升高至 5~20 mg/dl，AST、ALT 升高至 400~4,000 IU；噁心、嘔吐、厭食、腹瀉、右上腹疼痛、肝腫大、灰便。此期持續 4~6 週
黃疸後期	黃疸消退、全身不適、糞便顏色恢復正常、仍容易疲倦

1. 胃癌好發於胃小彎（胃後端 1/3 處），腺癌最常見，男性發生率高於女性（多發生在 40 歲之後），易發現胃酸分泌減少，可能與幽門桿菌感染有關。

2. 肝癌之危險因子有肝硬化、B 型肝炎病毒感染、黃麴毒素。

3. 肝癌病人接受動脈栓塞療法 (transcatheter arterial embolization; TAE) 是由動脈注入化學藥物以堵住肝門靜動脈。手術後，需平躺 6~8 小時；副作用為發燒，於術後需監測體溫。

4. 大腸癌之常以癌胚抗原 (CEA) 為其癌症標記、以腺癌占最多，好發部位為乙狀結腸及直腸。左側結腸癌及直腸癌最常見的症狀為裡急後重。

5. 直腸癌入院手術（腹部會陰切除術及結腸造口術），提供結腸造口術後自我照顧之護理指導，需每次更換造口用具皆須觀察造口周圍皮膚。術後 1 個月，自我執行結腸灌洗之護理指導，可採用溫水當灌洗液、溫度約 37~38℃，懸掛灌洗袋時底部與肩同高，灌洗中出現腸絞痛時需暫停灌注。

6. 結腸癌的危險因子：長期食用低纖維食物、長期食用高脂肪食物、排便習慣不正常、結腸息肉。

7. 腹膜炎的症狀，包括：呼吸變淺加快、腸蠕動停止、腹壁肌肉僵硬、電解質不平衡。

8. 闌尾炎破裂而懷疑有腹膜炎病人之臨床表徵：腹部觸診出現反彈痛、紅血球數目減少、腸蠕動音減少、腹部叩診為濁音。

9. 革蘭氏陽性菌是造成腹膜炎常見的致病菌。

10. A 型肝炎感染途徑為糞口傳染；經由輸血而感染的急性肝炎為 B 型；anti-Hbe（＋）表示健康帶原者；anti-HCV（＋）表示曾感染過 C 型肝炎。

11. 因 B、C 型肝炎感染後，導致肝硬化之類型為壞死後肝硬化。

12. C 型肝炎的治療：干擾素加上 Ribavirin 是目前標準治療模式、使用干擾素治療會使肝功能 ALT、AST 下降。

13. 接受次全胃切除術 (Billroth-II) 術後進食易出現腹脹、噁心嘔吐、心悸、頭暈等症狀，其護理措施：減少攝取碳水化合物、用餐時少喝湯、採取少量多餐、進餐後宜側躺休息。

14. 消化性潰瘍術後併發症：急性胃膨脹通常會在手術後立刻可見；酸性回流性胃炎是因胃內容物逆流 (邊緣復發性潰瘍) 所致；出血通常是因縫線滑落引起 (胃內出血)；傾倒症候群是因大量高張性食糜從胃快速進入空腸所致。

15. 消化性潰瘍可能為幽門桿菌感染所引起，造成穿孔常見位置在十二指腸及胃交界處；穿孔發生後應立即禁食；應使用抗生素治療；應立即接受手術治療。十二指腸潰瘍疼痛可藉進食獲得緩解。

16. 消化性潰瘍常見的合併症：頑固性腹痛、出血、阻塞。

17. Cimetidine (Tagamet) 以藥物治療消化性潰瘍時，使用時要監測病人腎功能。

18. 消化性潰瘍常見用藥：組織胺 H_2 接受器拮抗劑、質子幫浦抑制劑、黏膜障壁防禦製劑、前列腺素合成製劑。

19. 消化性潰瘍主要包括的病變部位：胃及十二指腸。

20. 胃潰瘍與十二指腸潰瘍發生疼痛時均會有燒灼感。十二指腸潰瘍疼痛發生時間多半在半夜、空腹時，常見解黑便。胃潰瘍的發生原因為胃壁受損及幽門桿菌感染。

---

21. 肝癌之危險因子：肝硬化、B 型肝炎病毒感染、黃麴毒素。

22. 肝硬化之主要合併症有腹水、肝性腦病變、食道靜脈曲張。

23. 因 B、C 型肝炎感染後導致肝硬化之類型為壞死後肝硬化。

24. 肝硬化造成腹水的機轉：門脈高壓、留鹽激素增加、膠質滲透壓下降、血清蛋白減少。

25. 肝硬化病人出現腹水時之護理：每天測量病人體重、腹圍、及輸入與輸出量之變化；腹部叩診有無轉移性濁音或液體波動以確認液體之聚積；長期使用 Furosemide 時要監測低血鈉症的發生；Spironolactone 為此類病人之第一線治療藥物；依醫囑給予適當的水分限制；協助病人採半坐臥姿。

26. 肝硬化病人出現蜘蛛狀痣及男性女乳，導因於 estrogen 荷爾蒙代謝改變之故。

27. 肝硬化病人會出現手掌紅斑之原因是肝臟荷爾蒙代謝減少，以致動情素增加。

28. 肝硬化病人服用 lactulose 主要是減少氨及含氮廢物的吸收，產生輕瀉作用。

29. 肝昏迷病人應採高熱量、低蛋白、低脂肪、低鈉飲食；末期肝性腦病變症狀為昏睡且無法被喚醒；肝性腦病變病人應預防便祕，以防止症狀惡化。

30. 肝硬化引起食道靜脈曲張為肝硬化病人發生上消化道出血的主要原因。當食道靜脈曲張破裂出血時，首要處理方式為止血。為維持病人凝血機能，可輸注新鮮冷凍血漿。

31. 肝硬化病人出現食道靜脈曲張出血採用食道球（S-B 管）止血之治療處置時，需在每條管道外註明管道功用；應定時抽吸口腔分泌物以避免吸入性肺炎；壓力須維持在 20~40 mmHg；其持續加壓不超過 48 小時。

---

32. 引起麻痺性腸阻塞的原因，包括：高血鈉症、腹部手術後（最常見）、腹腔感染、服用副交感神經抑制劑。

33. 腸阻塞的腸胃道臨床表徵：腹脹（早期出現）、腹痛、停止排便（腸音下降）、迴腸以上阻塞會出現噁心和嘔吐。

34. 腸阻塞會引起全身性循環血量嚴重減少，而引起低血壓；腸壓增加，腸道吸收及液體滯留能力增加，而使尿量減少；血管內鈉離子、鉀離子及白血球數均上升。

---

35. 痔瘡手術治療後之護理措施：觀察病人有無尿滯留現象；術後 1 天才可以使用溫水坐浴；術後當日飲食採低渣飲食；術後建議做會陰收縮運動。

36. 痔瘡的發生原因與身體姿勢有關，如長期久站或久坐。痔瘡時解便會有肛門疼痛情形。痔瘡手術後可採側臥或俯臥姿勢，以緩解傷口壓迫，其術後鼓勵每日攝取水分約 2,000 c.c. 以上。

---

37. 胃鏡檢查前給予 Atropine 噴入喉中，其主要目的減少唾液分泌。

38. 上腸胃道攝影檢查（包含胃及小腸攝影）：檢查前需禁食 6~8 小時；檢查時給予服用硫酸鋇；檢查後鼓勵大量喝水。

39. 接受活體肝臟切片檢查病人之護理：檢查前確定病人相關凝血試驗是否在可接受範圍；檢查時讓病人深呼吸數次後，於一吐氣後屏息讓醫師施針取組織；檢查後讓病人採右側臥，置小枕頭或沙袋於右肋緣下方，維持此姿勢數小時；檢查後 1 星期內避免舉重及激烈運動。

40. 肚臍周圍疼痛且有噁心、食慾不振的現象，疼痛位置轉移到右下腹，懷疑為急性闌尾炎，此為閉孔肌徵象 (obturator sign) 陽性反應。

MEMO

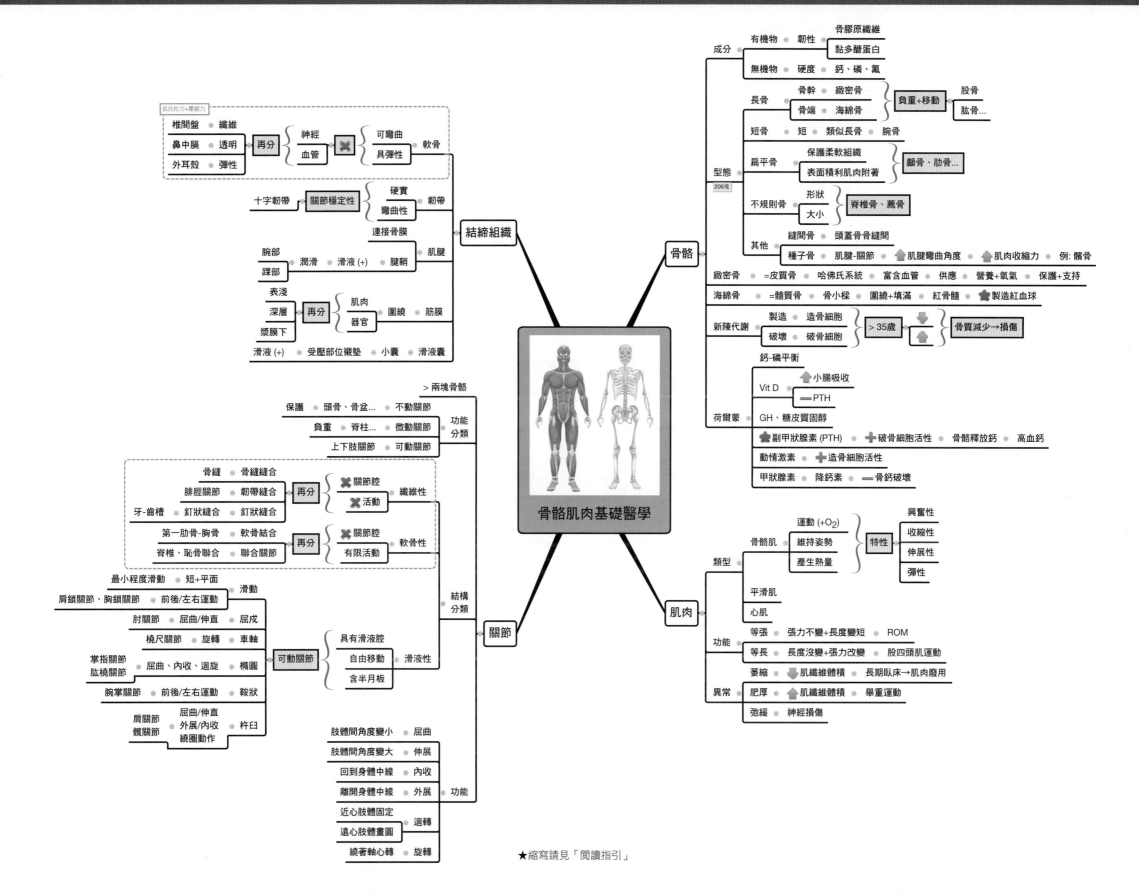

骨骼肌肉基礎醫學

骨骼

- 成分
  - 有機物 ● 韌性
    - 骨膠原纖維
    - 黏多醣蛋白
  - 無機物 ● 硬度 ● 鈣、磷、氟
- 型態
  - 長骨
    - 骨幹 ● 緻密骨
    - 骨端 ● 海綿骨 → 負重+移動 → 股骨 / 肱骨…
  - 短骨 ● 短 ● 類似長骨 ● 腕骨
  - 扁平骨
    - 保護柔軟組織
    - 表面積利肌肉附著 → 顱骨、肋骨…
  - 不規則骨
    - 形狀
    - 大小 → 脊椎骨、薦骨
  - 其他
    - 縫間骨 ● 頭蓋骨骨縫間
    - 種子骨 ● 肌腱-關節 ● ⬆肌腱彎曲角度 ● ⬆肌肉收縮力 ● 例:髕骨
  - 206塊
- 緻密骨 ● =皮質骨 ● 哈佛氏系統 ● 富含血管 ● 供應 ● 營養+氧氣 ● 保護+支持
- 海綿骨 ● =髓質骨 ● 骨小樑 ● 圍繞+填滿 ● 紅骨髓 ● ⬆製造紅血球
- 新陳代謝
  - 製造 ● 造骨細胞
  - 破壞 ● 破骨細胞 } > 35歲 ⬇ ⬆ } 骨質減少→損傷
- 荷爾蒙
  - 鈣-磷平衡
  - Vit D → ⬆小腸吸收 / ➖PTH
  - GH、糖皮質固醇
  - ⬆副甲狀腺素 (PTH) ● ➕破骨細胞活性 ● 骨骼釋放鈣 ● 高血鈣
  - 動情激素 ● ➕造骨細胞活性
  - 甲狀腺素 ● 降鈣素 ● ➖骨鈣破壞

肌肉

- 類型
  - 骨骼肌
    - 運動 (+O_2)
    - 維持姿勢
    - 產生熱量 } 特性 → 興奮性 / 收縮性 / 伸展性 / 彈性
  - 平滑肌
  - 心肌
- 功能
  - 等張 ● 張力不變+長度變短 ● ROM
  - 等長 ● 長度沒變+張力改變 ● 股四頭肌運動
- 異常
  - 萎縮 ● ⬇肌纖維體積 ● 長期臥床→肌肉廢用
  - 肥厚 ● ⬆肌纖維體積 ● 舉重運動
  - 弛緩 ● 神經損傷

結締組織

- 抵抗拉力+壓縮力
  - 椎間盤 ● 纖維
  - 鼻中膈 ● 透明
  - 外耳殼 ● 彈性 } 再分 → 神經 / 血管 ✖ → 可彎曲 / 具彈性 ● 軟骨
- 十字韌帶 → 關節穩定性
  - 硬實
  - 彎曲性 } 韌帶
  - 連接骨膜 ● 肌腱
  - 腕部 / 踝部 ● 潤滑 ● 滑液 (+) ● 腱鞘
  - 表淺 / 深層 / 漿膜下 } 再分
    - 肌肉 / 器官 ● 圍繞 ● 筋膜
  - 滑液 (+) ● 受壓部位襯墊 ● 小囊 ● 滑液囊

關節

- 功能分類
  - > 兩塊骨骼
  - 保護 ● 頭骨、骨盆… ● 不動關節
  - 負重 ● 脊柱… ● 微動關節
  - 上下肢關節 ● 可動關節
- 結構分類
  - 骨縫 ● 骨縫縫合
  - 腓脛關節 ● 韌帶縫合
  - 牙-齒槽 ● 釘狀縫合 ● 釘狀縫合 } 再分 → ✖關節腔 / ✖活動 ● 纖維性
  - 第一肋骨-胸骨 ● 軟骨結合
  - 脊椎、恥骨聯合 ● 聯合關節 } 再分 → ✖關節腔 / 有限活動 ● 軟骨性
  - 最小程度滑動 ● 短+平面
  - 肩鎖關節、胸鎖關節 ● 前後/左右運動 ● 滑動
  - 肘關節 ● 屈曲/伸直 ● 屈戌
  - 橈尺關節 ● 旋轉 ● 車軸
  - 掌指關節 肱橈關節 ● 屈曲、內收、迴旋 ● 橢圓
  - 腕掌關節 ● 前後/左右運動 ● 鞍狀
  - 肩關節 髖關節 ● 屈曲/伸直 外展/內收 繞圈動作 ● 杵臼 } 可動關節
    - 具有滑液腔
    - 自由移動
    - 含半月板 } 滑液性
- 功能
  - 肢體間角度變小 ● 屈曲
  - 肢體間角度變大 ● 伸展
  - 回到身體中線 ● 內收
  - 離開身體中線 ● 外展
  - 近心肢體固定 ● 迴轉
  - 遠心肢體畫圓
  - 繞著軸心轉 ● 旋轉

★縮寫請見「閱讀指引」

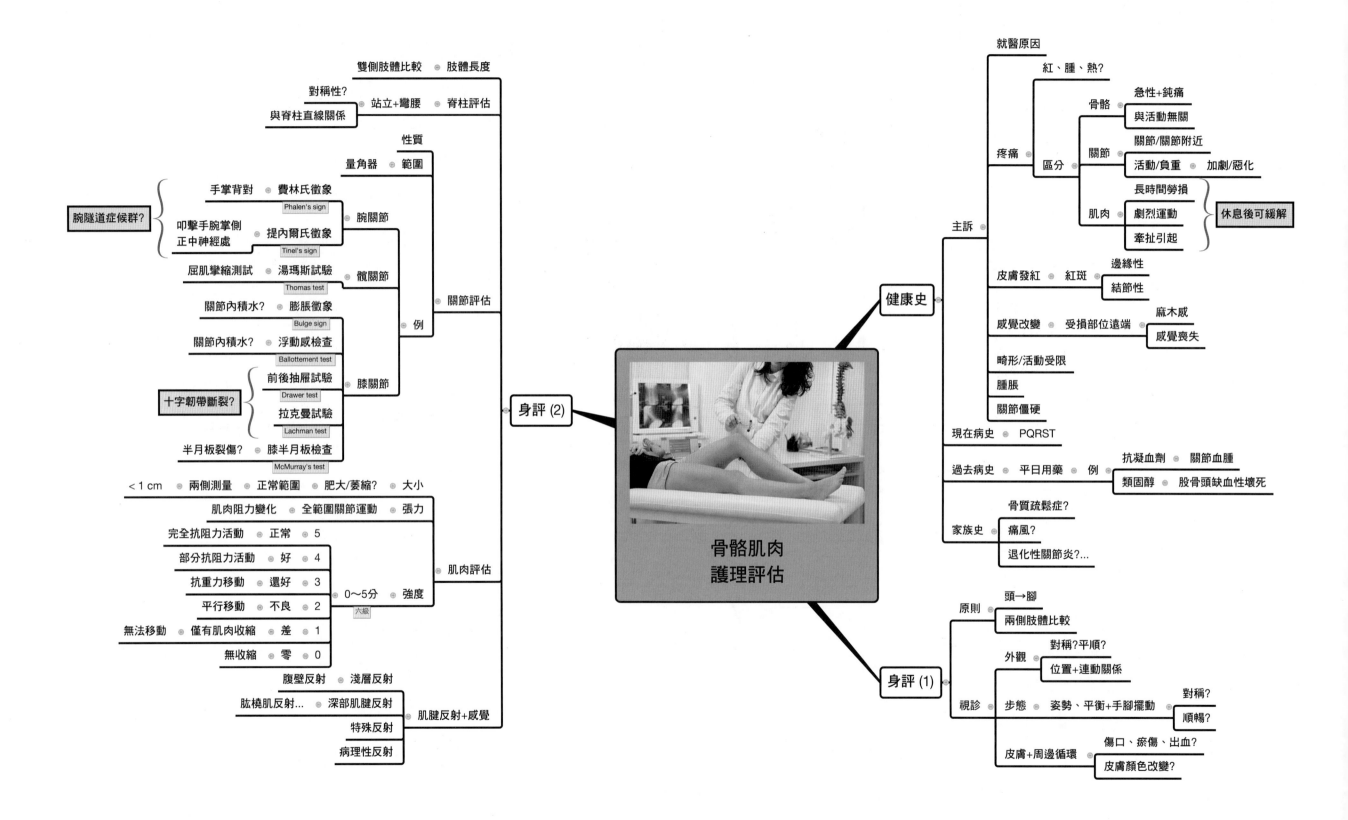

雙側肢體比較　○　肢體長度

對稱性?
與脊柱直線關係　○　站立+彎腰　○　脊柱評估

性質
量角器　○　範圍

手掌背對　○　費林氏徵象
Phalen's sign
叩擊手腕掌側　　提內爾氏徵象　○　腕關節
正中神經處　　　Tinel's sign

腕隧道症候群?

屈肌攣縮測試　○　湯瑪斯試驗　○　髖關節
Thomas test

關節內積水?　○　膨脹徵象
Bulge sign
關節內積水?　○　浮動感檢查
Ballottement test

前後抽屜試驗
Drawer test
拉克曼試驗
Lachman test

十字韌帶斷裂?

半月板裂傷?　○　膝半月板檢查
McMurray's test

○　例　○　關節評估
○　膝關節
○　身評 (2)

<1 cm　○　兩側測量　○　正常範圍　○　肥大/萎縮?　○　大小
肌肉阻力變化　○　全範圍關節運動　○　張力
完全抗阻力活動　○　正常　○　5
部分抗阻力活動　○　好　○　4
抗重力移動　○　還好　○　3
平行移動　○　不良　○　2　○　0~5分　○　強度
無法移動　○　僅有肌肉收縮　○　差　○　1　六級
無收縮　○　零　○　0

○　肌肉評估

腹壁反射　○　淺層反射
肱橈肌反射...　○　深部肌腱反射
特殊反射　○　肌腱反射+感覺
病理性反射

**骨骼肌肉
護理評估**

就醫原因

紅、腫、熱?
急性+鈍痛
骨骼
與活動無關
關節/關節附近
疼痛　○　區分　　關節
活動/負重　○　加劇/惡化
長時間勞損
肌肉　　劇烈運動　　休息後可緩解
牽扯引起

主訴

皮膚發紅　○　紅斑　　邊緣性
結節性

感覺改變　○　受損部位遠端　　麻木感
感覺喪失

畸形/活動受限
腫脹
關節僵硬

現在病史　○　PQRST

過去病史　○　平日用藥　○　例　　抗凝血劑　○　關節血腫
類固醇　○　股骨頭缺血性壞死

骨質疏鬆症?
家族史　　痛風?
退化性關節炎?...

○　健康史

原則　　頭→腳
兩側肢體比較

對稱?平順?
外觀
位置+連動關係

視診　　步態　○　姿勢、平衡+手腳擺動　　對稱?
順暢?

皮膚+周邊循環　　傷口、瘀傷、出血?
皮膚顏色改變?

○　身評 (1)

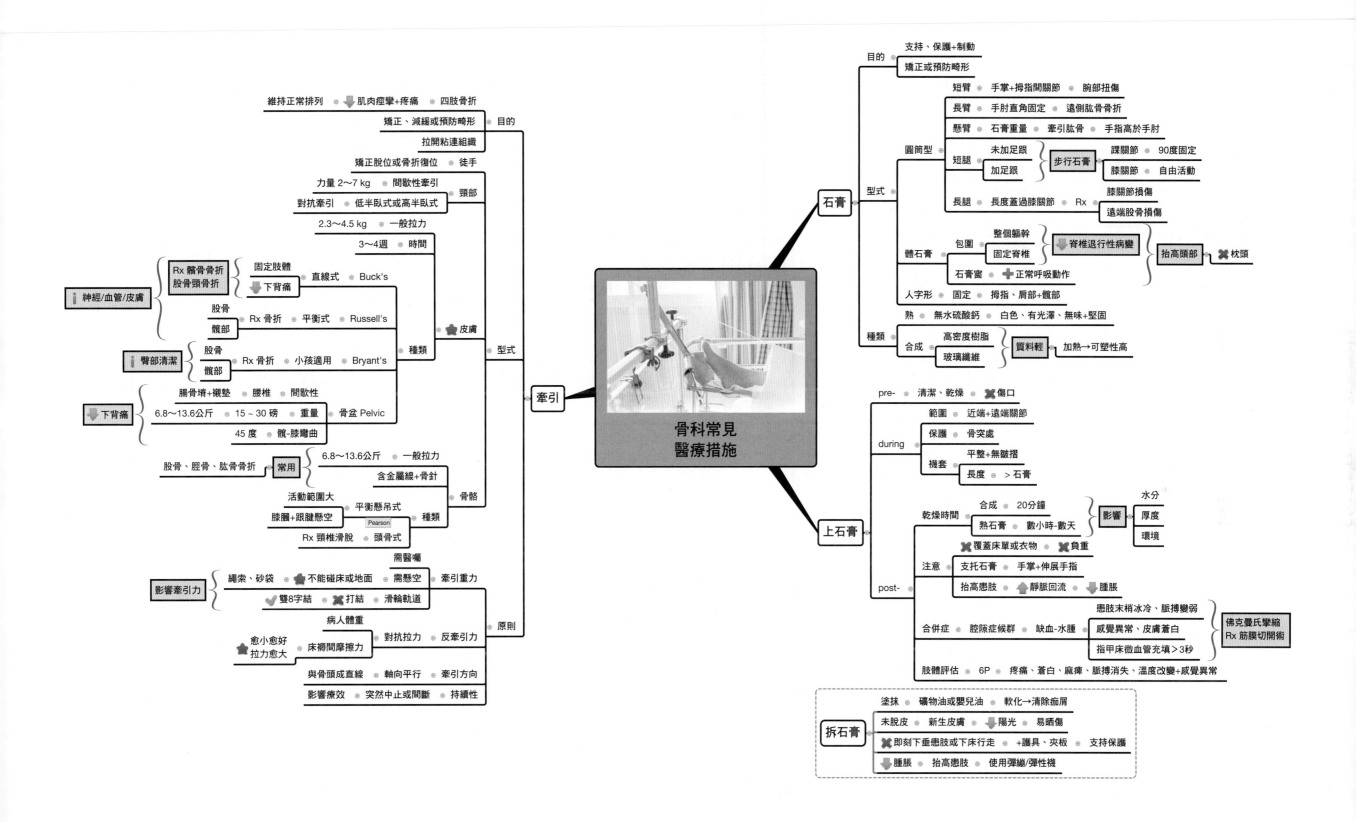

骨科常見醫療措施

牽引

- 目的
  - 維持正常排列　⊘ 肌肉痙攣+疼痛　⊘ 四肢骨折
  - 矯正、減緩或預防畸形
  - 拉開粘連組織
  - 矯正脫位或骨折復位　⊘ 徒手
- 型式
  - 頸部
    - 力量 2～7 kg　⊘ 間歇性牽引
    - 對抗牽引　⊘ 低半臥式或高半臥式
  - 種類
    - 皮膚
      - 2.3～4.5 kg　⊘ 一般拉力
      - 3～4週　⊘ 時間
      - Buck's　⊘ 直線式　⊘ 固定肢體　⊘ 下背痛　⊘ Rx 髕骨骨折 股骨頸骨折　⊘ 神經/血管/皮膚
      - Russell's　⊘ 平衡式　⊘ Rx 骨折 股骨 髖部　⊘ 臀部清潔
      - Bryant's　⊘ 小孩適用　⊘ Rx 骨折 股骨 髖部　⊘ 下背痛
      - 骨盆 Pelvic　⊘ 腸骨堉+襯墊　腰椎　間歇性　⊘ 6.8～13.6公斤　15～30磅　重量　⊘ 45度　髖-膝彎曲
    - 骨骼
      - 常用　⊘ 股骨、脛骨、肱骨骨折　⊘ 6.8～13.6公斤　一般拉力　⊘ 含金屬線+骨針
      - 種類
        - 平衡懸吊式 (Pearson)　⊘ 活動範圍大　⊘ 膝膕+跟腱懸空
        - 頭骨式　⊘ Rx 頸椎滑脫
- 原則
  - 牽引重力　⊘ 繩索、砂袋　⊘ 不能碰床或地面（需醫囑）　需懸空　⊘ 雙8字結　打結　滑輪軌道
  - 影響牽引力
  - 反牽引力　⊘ 對抗拉力　⊘ 病人體重　⊘ 床褥間摩擦力（愈小愈好 拉力愈大）
  - 牽引方向　⊘ 軸向平行　⊘ 與骨頭成直線
  - 持續性　⊘ 影響療效　⊘ 突然中止或間斷

石膏

- 目的
  - 支持、保護+制動
  - 矯正或預防畸形
- 型式
  - 圓筒型
    - 短臂　⊘ 手掌+拇指間關節　⊘ 腕部扭傷
    - 長臂　⊘ 手肘直角固定　⊘ 遠側肱骨骨折
    - 懸臂　⊘ 石膏重量　牽引肱骨　⊘ 手指高於手肘
    - 短腿　⊘ 未加足跟；加足跟 → 步行石膏　⊘ 踝關節 90度固定；膝關節 自由活動
    - 長腿　⊘ 長度蓋過膝關節　Rx　⊘ 膝關節損傷；遠端股骨損傷
  - 體石膏　⊘ 包圍　整個軀幹；固定脊椎 → 脊椎退性性病變 → 抬高頭部 → 枕頭；石膏窗 → 正常呼吸動作
  - 人字形　⊘ 固定　拇指、肩部+髖部
- 種類
  - 熱　⊘ 無水硫酸鈣　⊘ 白色、有光澤、無味+堅固
  - 合成　⊘ 高密度樹脂；玻璃纖維 → 質料輕 → 加熱→可塑性高

上石膏

- pre-　⊘ 清潔、乾燥　⊘ 傷口
- during
  - 範圍　⊘ 近端+遠端關節
  - 保護　⊘ 骨突處
  - 襪套　⊘ 平整+無皺摺；長度 >石膏
- post-
  - 乾燥時間　⊘ 合成 20分鐘；熟石膏 數小時-數天 → 影響 水分 厚度 環境
  - 注意　⊘ 覆蓋床單或衣物　負重　⊘ 支托石膏 手掌+伸展手指　⊘ 抬高患肢 → 靜脈回流 → 腫脹
  - 合併症　⊘ 腔隙症候群　⊘ 缺血-水腫
    - 患肢末梢冰冷、脈搏變弱
    - 感覺異常、皮膚蒼白
    - 指甲床微血管充填>3秒　→ 佛克曼氏攣縮 Rx 筋膜切開術
  - 肢體評估　⊘ 6P　⊘ 疼痛、蒼白、麻痺、脈搏消失、溫度改變+感覺異常

拆石膏

- 塗抹　⊘ 礦物油或嬰兒油　⊘ 軟化→清除痂屑
- 未脫皮　新生皮膚　⊘ 陽光　⊘ 易曬傷
- 即刻下垂患肢或下床行走　+護具、夾板　⊘ 支持保護
- 腫脹　抬高患肢　⊘ 使用彈繃/彈性襪

★ 6P 疼痛、蒼白、麻痺、脈搏消失、感覺異常及溫度改變

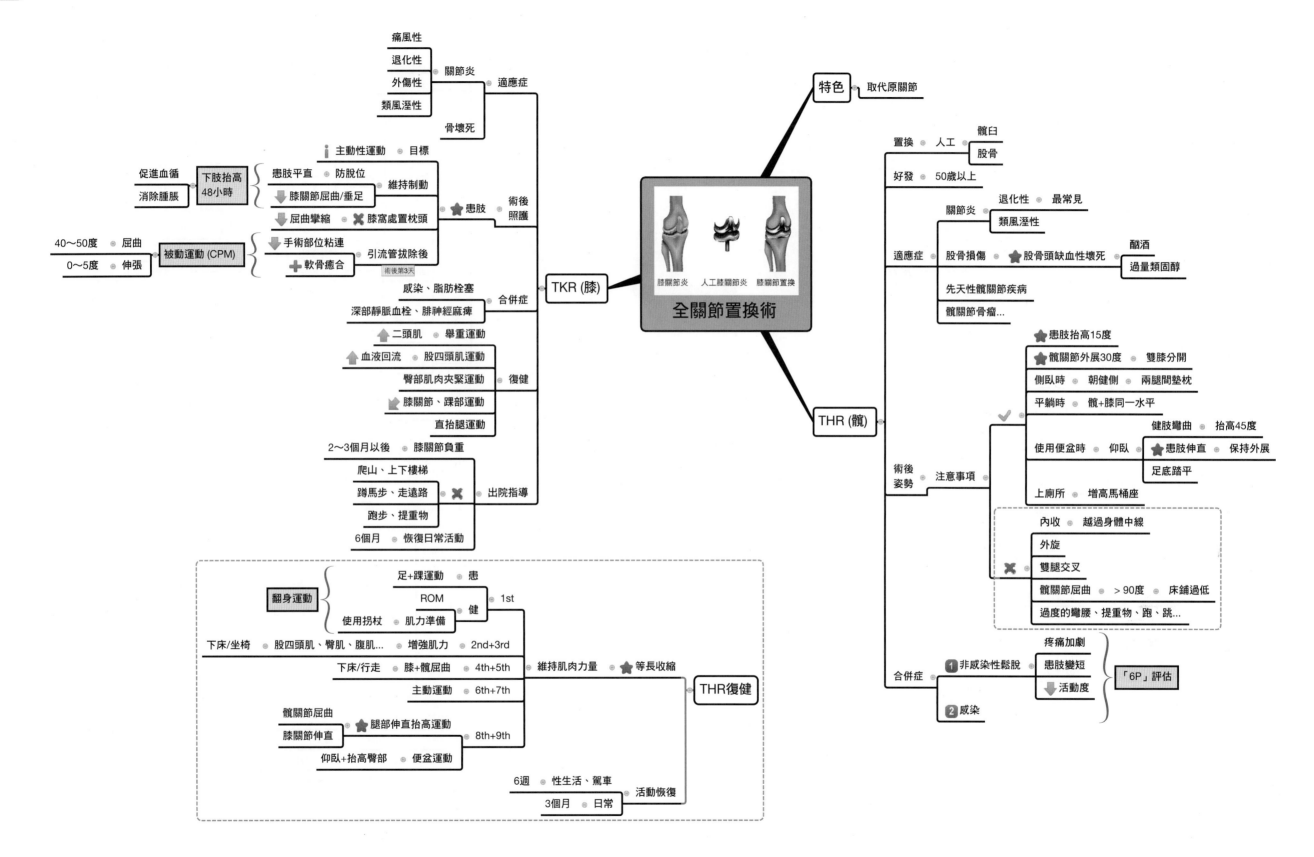

全關節置換術

特色 ─ 取代原關節

TKR (膝)

適應症
- 關節炎
  - 痛風性
  - 退化性
  - 外傷性
  - 類風溼性
- 骨壞死

術後照護 ★患肢
- 目標：主動性運動
- 防脫位：患肢平直
- 維持制動
  - ⬇膝關節屈曲/垂足
  - ⬇屈曲攣縮 ✖膝窩處置枕頭
  - ⬇手術部位粘連
  - 引流管拔除後 ➕軟骨癒合 術後第3天

下肢抬高 48小時
- 促進血循
- 消除腫脹

被動運動 (CPM)
- 屈曲 ● 40～50度
- 伸張 ● 0～5度

合併症
- 感染、脂肪栓塞
- 深部靜脈血栓、腓神經麻痺

復健
- 舉重運動 ⬆二頭肌
- 股四頭肌運動 ⬆血液回流
- 臀部肌肉夾緊運動
- 膝關節、踝部運動 ⬇
- 直抬腿運動

出院指導
- 膝關節負重 ● 2～3個月以後
- ✖
  - 爬山、上下樓梯
  - 蹲馬步、走遠路
  - 跑步、提重物
- 恢復日常活動 ● 6個月

THR (髖)

置換 ● 人工
- 髖臼
- 股骨

好發 ● 50歲以上

適應症
- 關節炎
  - 退化性 ● 最常見
  - 類風溼性
- 股骨損傷 ★股骨頭缺血性壞死
  - 酗酒
  - 過量類固醇
- 先天性髖關節疾病
- 髖關節骨瘤...

術後姿勢 注意事項
- ★患肢抬高15度
- ★髖關節外展30度 ● 雙膝分開
- 側臥時 ● 朝健側 ● 兩腿間墊枕
- 平躺時 ● 髖+膝同一水平 ✔
- 使用便盆時 ● 仰臥
  - 健肢彎曲 ● 抬高45度
  - ★患肢伸直 ● 保持外展
  - 足底踏平
- 上廁所 ● 增高馬桶座
- ✖
  - 內收 ● 越過身體中線
  - 外旋
  - 雙腿交叉
  - 髖關節屈曲 ● ＞90度 ● 床鋪過低
  - 過度的彎腰、提重物、跑、跳...

合併症
- ❶非感染性鬆脫
  - 疼痛加劇
  - 患肢變短
  - ⬇活動度
  「6P」評估
- ❷感染

THR復健

翻身運動
- 足+踝運動 ● 患
- ROM ● 健 1st
- 使用拐杖 ● 肌力準備

下床/坐椅 ● 股四頭肌、臀肌、腹肌... ● 增強肌力 ● 2nd+3rd

下床/行走 ● 膝+髖屈曲 ● 4th+5th ● 維持肌肉力量 ★等長收縮

主動運動 ● 6th+7th

髖關節屈曲
膝關節伸直 ★腿部伸直抬高運動 ● 8th+9th

仰臥+抬高臀部 ● 便盆運動

活動恢復
- 性生活、駕車 ● 6週
- 日常 ● 3個月

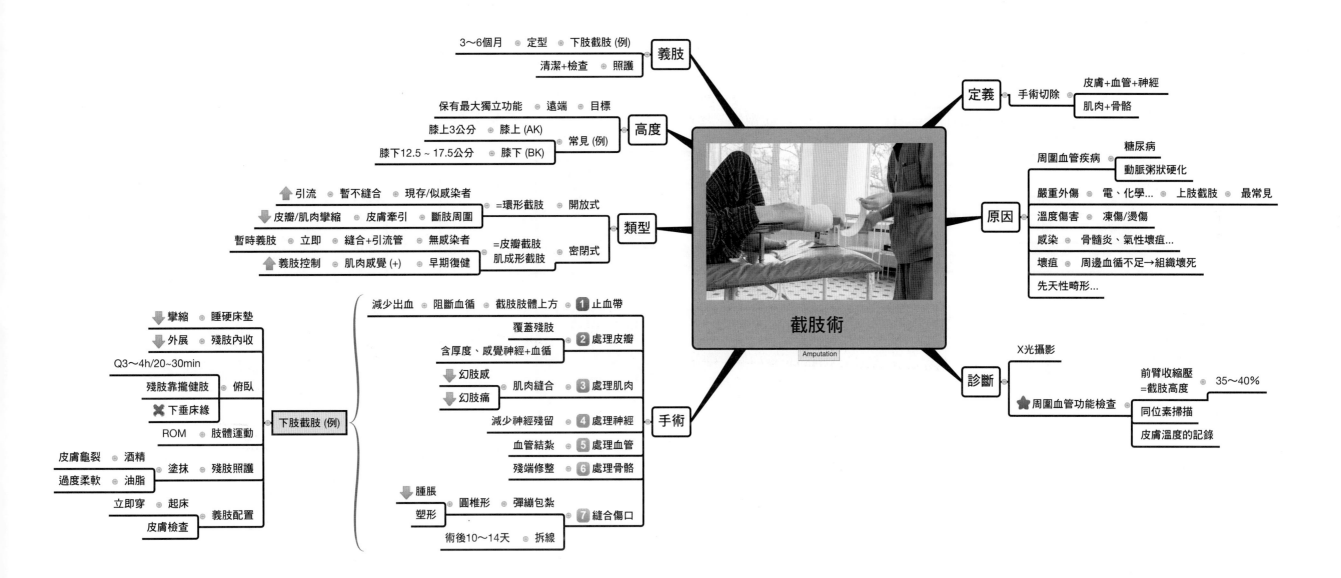

截肢術 (Amputation)

義肢
- 3～6個月 ◉ 定型 ◉ 下肢截肢 (例)
- 清潔+檢查 ◉ 照護

高度
- 保有最大獨立功能 ◉ 遠端 ◉ 目標
- 膝上3公分 ◉ 膝上 (AK) ◉ 常見 (例)
- 膝下12.5～17.5公分 ◉ 膝下 (BK)

類型
- ⬆引流 ◉ 暫不縫合 ◉ 現存/似感染者
- ⬇皮瓣/肌肉攣縮 ◉ 皮膚牽引 ◉ 斷肢周圍 — =環形截肢 ◉ 開放式
- 暫時義肢 ◉ 立即 ◉ 縫合+引流管 ◉ 無感染者 — =皮瓣截肢 肌成形截肢 ◉ 密閉式
- ⬆義肢控制 ◉ 肌肉感覺 (+) ◉ 早期復健

定義
- 手術切除 —
  - 皮膚+血管+神經
  - 肌肉+骨骼

原因
- 周圍血管疾病 ◉
  - 糖尿病
  - 動脈粥狀硬化
- 嚴重外傷 ◉ 電、化學... ◉ 上肢截肢 ◉ 最常見
- 溫度傷害 ◉ 凍傷/燙傷
- 感染 ◉ 骨髓炎、氣性壞疽...
- 壞疽 ◉ 周邊血循不足→組織壞死
- 先天性畸形...

診斷
- X光攝影
- ★周圍血管功能檢查
  - 前臂收縮壓 =截肢高度 — 35～40%
  - 同位素掃描
  - 皮膚溫度的記錄

下肢截肢 (例)
- ⬇攣縮 ◉ 睡硬床墊
- ⬇外展 ◉ 殘肢內收
- Q3～4h/20～30min
  - 殘肢靠攏健肢 ◉ 俯臥
  - ✖下垂床緣
- ROM ◉ 肢體運動
- 皮膚龜裂 ◉ 酒精 / 過度柔軟 ◉ 油脂 ◉ 塗抹 ◉ 殘肢照護
- 立即穿 ◉ 起床 / 皮膚檢查 ◉ 義肢配置

手術
- 減少出血 ◉ 阻斷血循 ◉ 截肢肢體上方 ◉ ①止血帶
- 覆蓋殘肢 / 含厚度、感覺神經+血循 ◉ ②處理皮瓣
- ⬇幻肢感 / ⬇幻肢痛 ◉ 肌肉縫合 ◉ ③處理肌肉
- 減少神經殘留 ◉ ④處理神經
- 血管結紮 ◉ ⑤處理血管
- 殘端修整 ◉ ⑥處理骨骼
- ⬇腫脹 / 塑形 ◉ 圓椎形 ◉ 彈繃包紮 ◉ ⑦縫合傷口
- 術後10～14天 ◉ 拆線

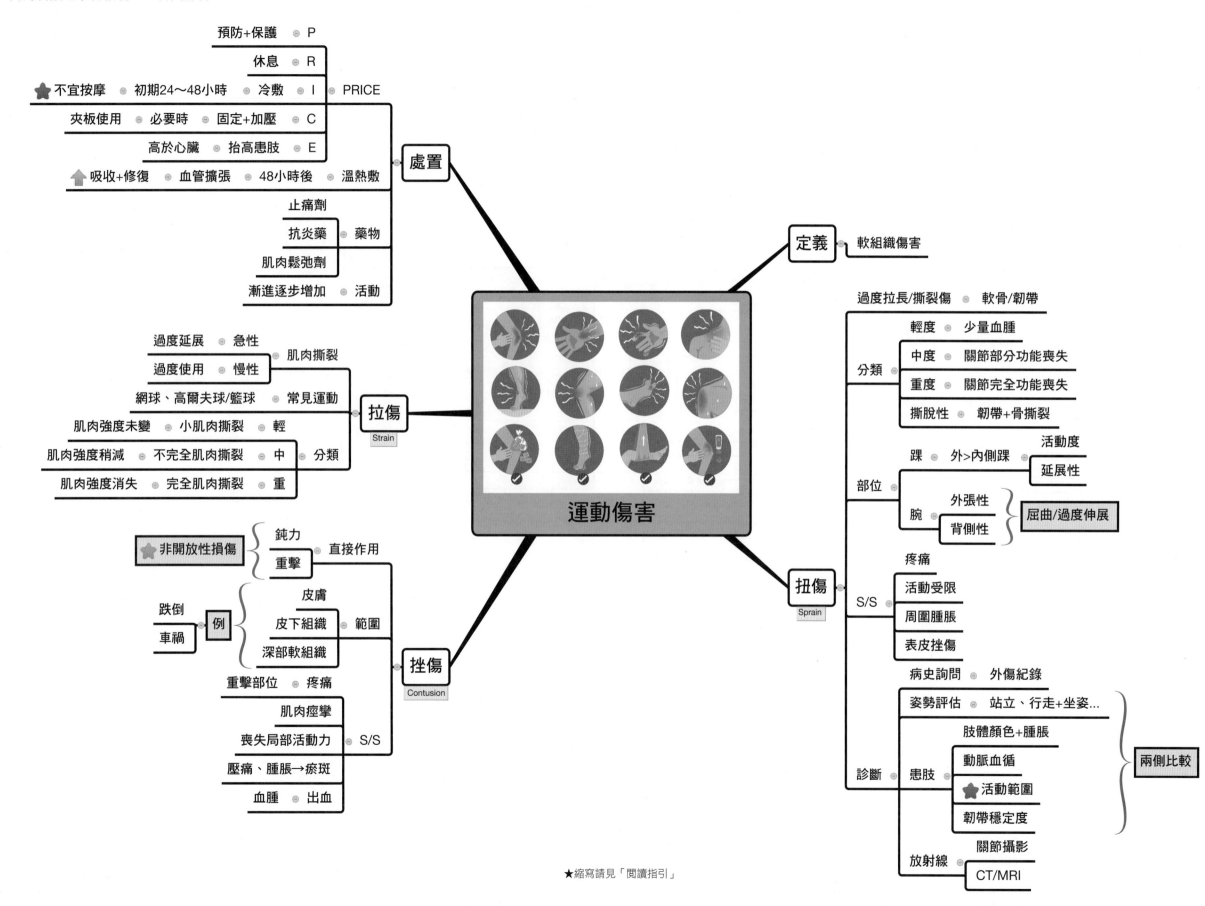

預防+保護　◉　P

休息　◉　R

★不宜按摩　◉　初期24～48小時　◉　冷敷　◉　I　　PRICE

夾板使用　◉　必要時　◉　固定+加壓　◉　C

高於心臟　◉　抬高患肢　◉　E

⬆吸收+修復　◉　血管擴張　◉　48小時後　◉　溫熱敷

止痛劑

抗炎藥　◉　藥物

肌肉鬆弛劑

漸進逐步增加　◉　活動

處置

定義　—　軟組織傷害

過度延展　◉　急性

過度使用　◉　慢性　◉　肌肉撕裂

網球、高爾夫球/籃球　◉　常見運動

肌肉強度未變　◉　小肌肉撕裂　◉　輕

肌肉強度稍減　◉　不完全肌肉撕裂　◉　中　◉　分類

肌肉強度消失　◉　完全肌肉撕裂　◉　重

拉傷
Strain

運動傷害

★非開放性損傷 ｛鈍力 / 重擊｝　直接作用

跌倒 / 車禍　◉　例

皮膚 / 皮下組織 / 深部軟組織　◉　範圍

重擊部位　◉　疼痛

肌肉痙攣

喪失局部活動力　◉　S/S

壓痛、腫脹→瘀斑

血腫　◉　出血

挫傷
Contusion

過度拉長/撕裂傷　◉　軟骨/韌帶

輕度　◉　少量血腫

中度　◉　關節部分功能喪失

重度　◉　關節完全功能喪失　◉　分類

撕脫性　◉　韌帶+骨撕裂

踝　◉　外>內側踝　◉　活動度 / 延展性

腕 ｛外張性 / 背側性｝　屈曲/過度伸展　◉　部位

疼痛

活動受限

周圍腫脹　◉　S/S

表皮挫傷

病史詢問　◉　外傷紀錄

姿勢評估　◉　站立、行走+坐姿...

肢體顏色+腫脹

動脈血循

★活動範圍　◉　患肢 ｝　兩側比較

韌帶穩定度

關節攝影

CT/MRI　◉　放射線　◉　診斷

扭傷
Sprain

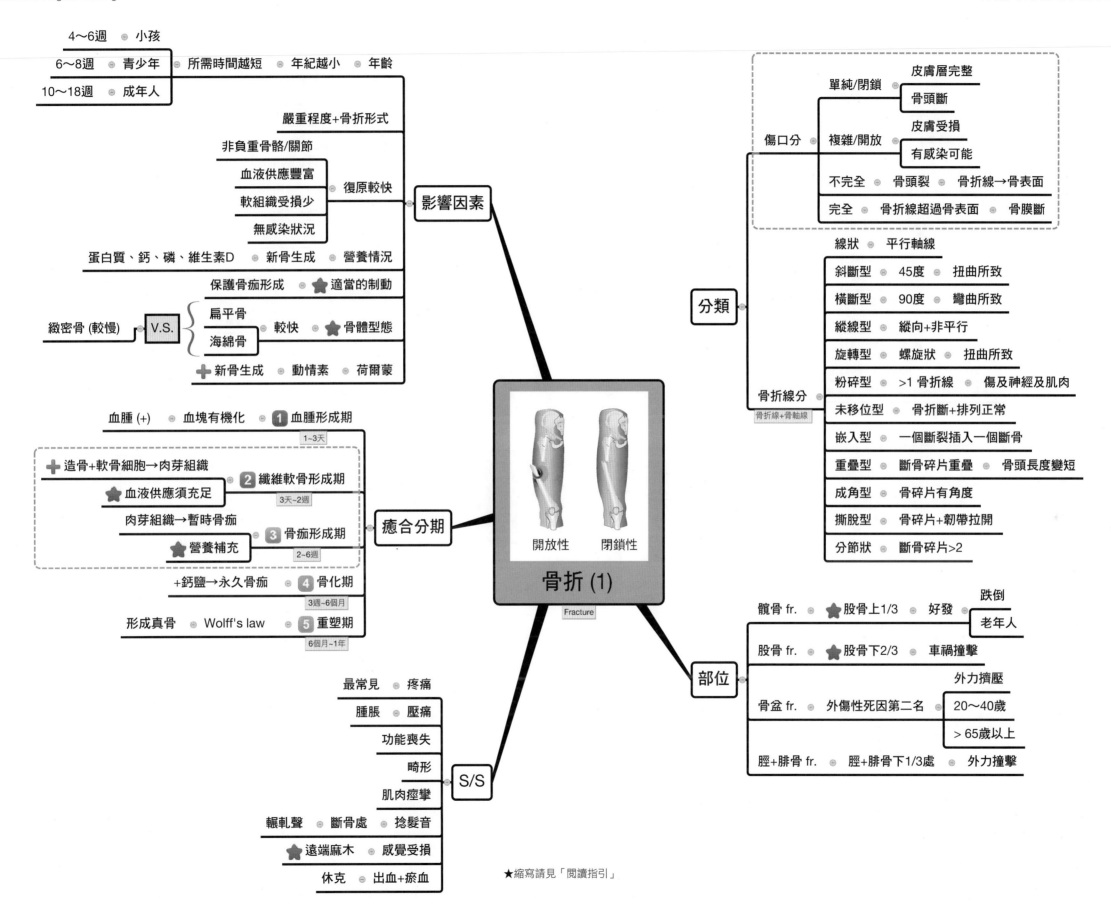

影響因素

- 年齡 ● 年紀越小 ● 所需時間越短
  - 小孩 ● 4～6週
  - 青少年 ● 6～8週
  - 成年人 ● 10～18週
- 復原較快
  - 嚴重程度+骨折形式
  - 非負重骨骼/關節
  - 血液供應豐富
  - 軟組織受損少
  - 無感染狀況
- 營養情況 ● 新骨生成 ● 蛋白質、鈣、磷、維生素D
- ★適當的制動 ● 保護骨痂形成
- ★骨體型態
  - 緻密骨 (較慢) V.S. { 扁平骨 / 海綿骨 } ● 較快
  - ✚新骨生成 ● 動情素 ● 荷爾蒙

癒合分期

- 1 血腫形成期 ● 血塊有機化 ● 血腫 (+)　〔1～3天〕
- 2 纖維軟骨形成期
  - ✚造骨+軟骨細胞→肉芽組織
  - ★血液供應須充足　〔3天~2週〕
- 3 骨痂形成期
  - 肉芽組織→暫時骨痂
  - ★營養補充　〔2~6週〕
- 4 骨化期 ● +鈣鹽→永久骨痂　〔3週~6個月〕
- 5 重塑期 ● Wolff's law ● 形成真骨　〔6個月~1年〕

S/S

- 疼痛 ● 最常見
- 壓痛 ● 腫脹
- 功能喪失
- 畸形
- 肌肉痙攣
- 捻髮音 ● 斷骨處 ● 輾軋聲
- ★感覺受損 ● 遠端麻木
- 休克 ● 出血+瘀血

分類

- 傷口分
  - 單純/閉鎖
    - 皮膚層完整
    - 骨頭斷
  - 複雜/開放
    - 皮膚受損
    - 有感染可能
  - 不完全 ● 骨頭裂 ● 骨折線→骨表面
  - 完全 ● 骨折線超過骨表面 ● 骨膜斷
- 骨折線分　〔骨折線+骨軸線〕
  - 線狀 ● 平行軸線
  - 斜斷型 ● 45度 ● 扭曲所致
  - 橫斷型 ● 90度 ● 彎曲所致
  - 縱線型 ● 縱向+非平行
  - 旋轉型 ● 螺旋狀 ● 扭曲所致
  - 粉碎型 ● >1 骨折線 ● 傷及神經及肌肉
  - 未移位型 ● 骨折斷+排列正常
  - 嵌入型 ● 一個斷裂插入一個斷骨
  - 重疊型 ● 斷骨碎片重疊 ● 骨頭長度變短
  - 成角型 ● 骨碎片有角度
  - 撕脫型 ● 骨碎片+韌帶拉開
  - 分節狀 ● 斷骨碎片>2

部位

- 髖骨 fr. ● ★股骨上1/3 ● 好發
  - 跌倒
  - 老年人
- 股骨 fr. ● ★股骨下2/3 ● 車禍撞擊
- 骨盆 fr. ● 外傷性死因第二名
  - 外力擠壓
  - 20～40歲
  - > 65歲以上
- 脛+腓骨 fr. ● 脛+腓骨下1/3處 ● 外力撞擊

★縮寫請見「閱讀指引」

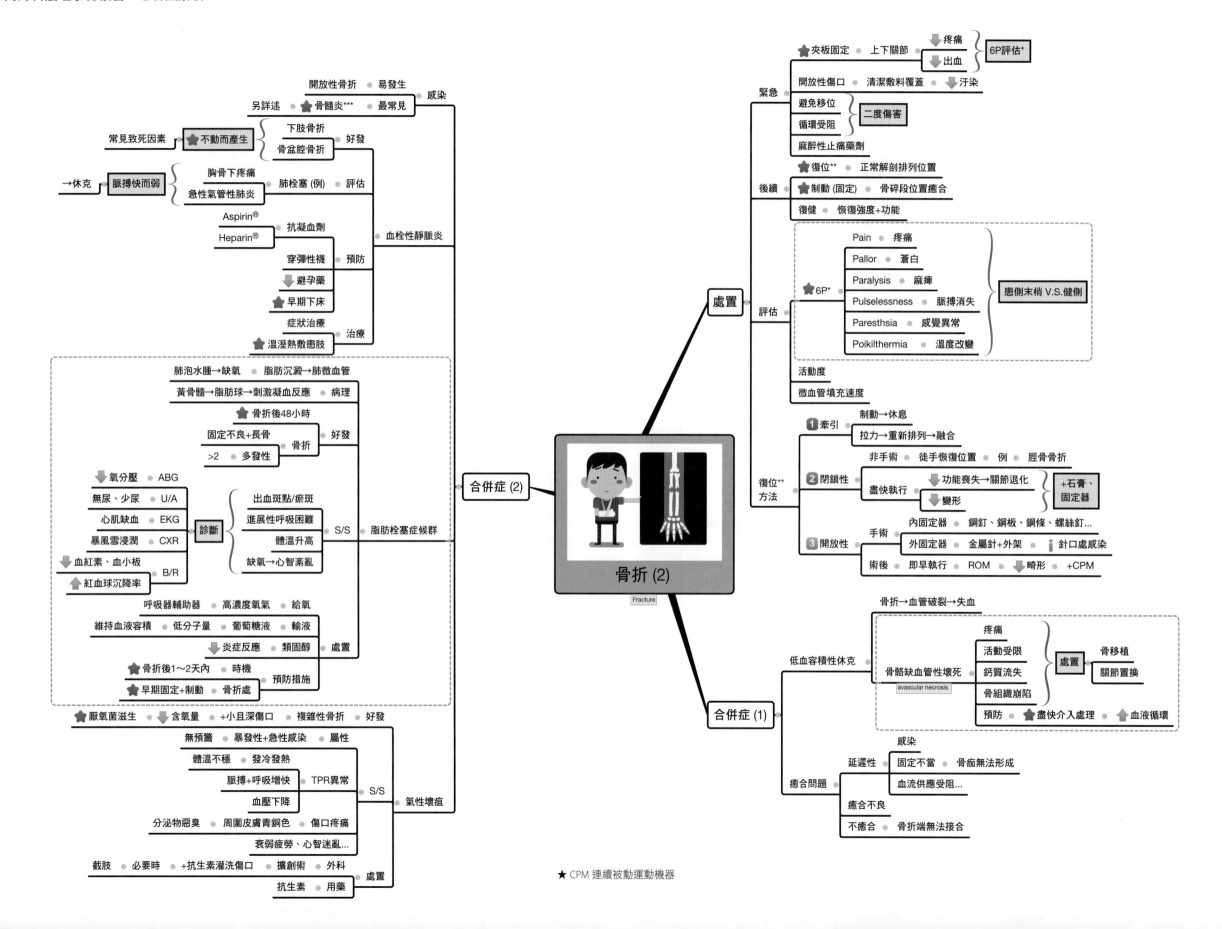

開放性骨折 ● 易發生 ● 感染
另詳述 ● ★骨髓炎*** ● 最常見
常見致死因素 ● ★不動而產生
　　　　　下肢骨折
　　　　　骨盆腔骨折 ● 好發
→休克 ● 脈搏快而弱
胸骨下疼痛
急性氣管性肺炎 ● 肺栓塞 (例) ● 評估
Aspirin®
Heparin® ● 抗凝血劑
穿彈性襪
↓避孕藥 ● 預防 ● 血栓性靜脈炎
★早期下床
症狀治療
★溫溼熱敷患肢 ● 治療

肺泡水腫→缺氧　脂肪沉澱→肺微血管
黃骨髓→脂肪球→刺激凝血反應 ● 病理
★骨折後48小時
固定不良+長骨
>2 ● 多發性 ● 骨折 ● 好發
↓氧分壓 ● ABG
無尿、少尿 ● U/A
心肌缺血 ● EKG
暴風雪浸潤 ● CXR ● 診斷
↓血紅素、血小板
↑紅血球沉降率 ● B/R
出血斑點/瘀斑
進展性呼吸困難
體溫升高
缺氧→心智紊亂 ● S/S ● 脂肪栓塞症候群
呼吸器輔助器 ● 高濃度氧氣 ● 給氧
維持血液容積 ● 低分子量 ● 葡萄糖液 ● 輸液
↓炎症反應 ● 類固醇 ● 處置
★骨折後1～2天內 ● 時機
★早期固定+制動 ● 骨折處 ● 預防措施

★厭氧菌滋生 ● ↓含氧量 ● +小且深傷口 ● 複雜性骨折 ● 好發
無預警 ● 暴發性+急性感染 ● 屬性
體溫不穩 ● 發冷發熱
脈搏+呼吸增快 ● TPR異常
血壓下降
分泌物惡臭 ● 周圍皮膚青銅色 ● 傷口疼痛
衰弱疲勞、心智迷亂... ● S/S ● 氣性壞疽
截肢 ● 必要時 ● +抗生素灌洗傷口 ● 擴創術 ● 外科
抗生素 ● 用藥 ● 處置

合併症 (2)

骨折 (2)
Fracture

處置

緊急
★夾板固定 ● 上下關節 ● ↓疼痛 ● ↓出血 ● 6P評估*
開放性傷口 ● 清潔敷料覆蓋 ● ↓汙染
避免移位
循環受阻 ● 二度傷害
麻醉性止痛藥劑

後續
★復位** ● 正常解剖排列位置
★制動 (固定) ● 骨碎段位置癒合
復健 ● 恢復強度+功能

評估
Pain ● 疼痛
Pallor ● 蒼白
Paralysis ● 麻痺
★6P* Pulselessness ● 脈搏消失　患側末梢 V.S.健側
Paresthsia ● 感覺異常
Poikilthermia ● 溫度改變
活動度
微血管填充速度

復位** 方法
1 牽引 ● 制動→休息
　　　　拉力→重新排列→融合
2 閉鎖性 ● 非手術 ● 徒手恢復位置 ● 例 ● 脛骨骨折
　　　　盡快執行 ● 功能喪失→關節退化　+石膏、固定器
　　　　　　　　　↓變形
3 開放性 ● 手術 ● 內固定器 ● 鋼釘、鋼板、鋼條、螺絲釘...
　　　　　　　　外固定器 ● 金屬針+外架 ● 針口處感染
　　　　術後 ● 即早執行 ● ROM ● 畸形 ● +CPM

合併症 (1)

骨折→血管破裂→失血
低血容積性休克
疼痛
活動受限
骨骼缺血管性壞死 ● 鈣質流失 ● 處置 ● 骨移植
avascular necrosis 骨組織崩陷 ● 關節置換
預防 ● ★盡快介入處理 ● ↑血液循環

感染
癒合問題
延遲性 ● 固定不當 ● 骨痂無法形成
　　　　血流供應受阻...
癒合不良
不癒合 ● 骨折端無法接合

★ CPM 連續被動運動機器

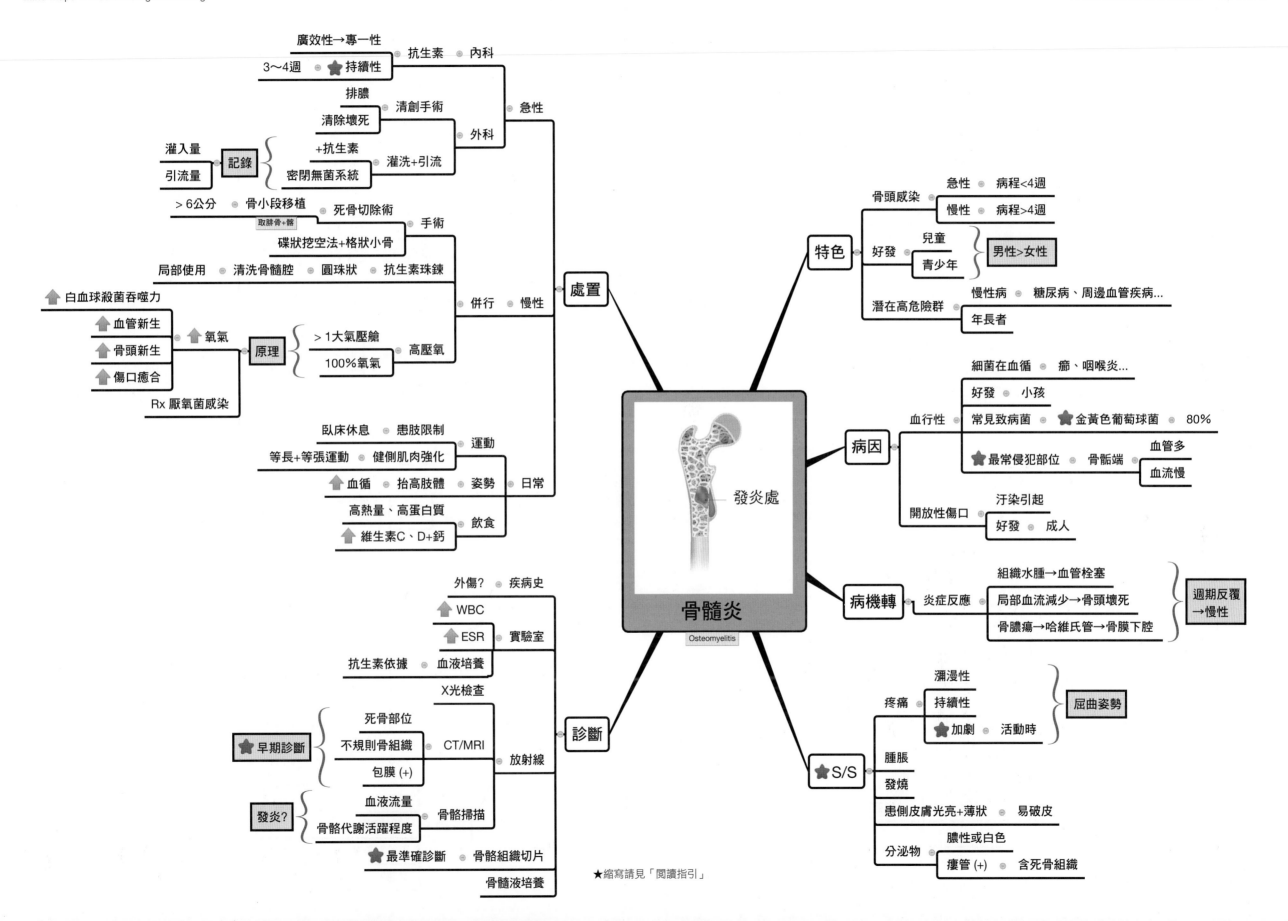

廣效性→專一性

抗生素　◉　內科

3～4週　★持續性

急性

排膿　　清創手術

清除壞死

外科

+抗生素

灌洗+引流

密閉無菌系統

灌入量

引流量　記錄

>6公分　◉　骨小段移植　死骨切除術

取腓骨+髂　　　　　　　　　手術

碟狀挖空法+格狀小骨

局部使用　◉　清洗骨髓腔　◉　圓珠狀　◉　抗生素珠鍊

白血球殺菌吞噬力

血管新生

骨頭新生　　氧氣

傷口癒合

原理　{ >1大氣壓艙 / 100%氧氣 }　高壓氧

Rx 厭氧菌感染

併行　◉　慢性

處置

臥床休息　◉　患肢限制

等長+等張運動　◉　健側肌肉強化　運動

血循　◉　抬高肢體　姿勢　日常

高熱量、高蛋白質　飲食

維生素C、D+鈣

特色

骨頭感染　{ 急性　◉　病程<4週 / 慢性　◉　病程>4週 }

好發　{ 兒童 / 青少年 }　男性>女性

潛在高危險群　{ 慢性病　◉　糖尿病、周邊血管疾病... / 年長者 }

病因

血行性

細菌在血循　◉　癤、咽喉炎...

好發　◉　小孩

常見致病菌　◉　★金黃色葡萄球菌　◉　80%

★最常侵犯部位　◉　骨骺端　{ 血管多 / 血流慢 }

開放性傷口　{ 汙染引起 / 好發　◉　成人 }

病機轉　◉　炎症反應　{ 組織水腫→血管栓塞 / 局部血流減少→骨頭壞死 / 骨膿瘍→哈維氏管→骨膜下腔 }　週期反覆→慢性

發炎處

骨髓炎

Osteomyelitis

外傷?　◉　疾病史

WBC

ESR　實驗室

抗生素依據　◉　血液培養

X光檢查

死骨部位

★早期診斷　{ 不規則骨組織　◉　CT/MRI / 包膜 (+) }　放射線

發炎?　{ 血液流量 / 骨骼代謝活躍程度 }　骨骼掃描

★最準確診斷　◉　骨骼組織切片

骨髓液培養

診斷

★S/S

疼痛　{ 瀰漫性 / 持續性 / ★加劇　◉　活動時 }　屈曲姿勢

腫脹

發燒

患側皮膚光亮+薄狀　◉　易破皮

分泌物　{ 膿性或白色 / 瘻管 (+)　◉　含死骨組織 }

★縮寫請見「閱讀指引」

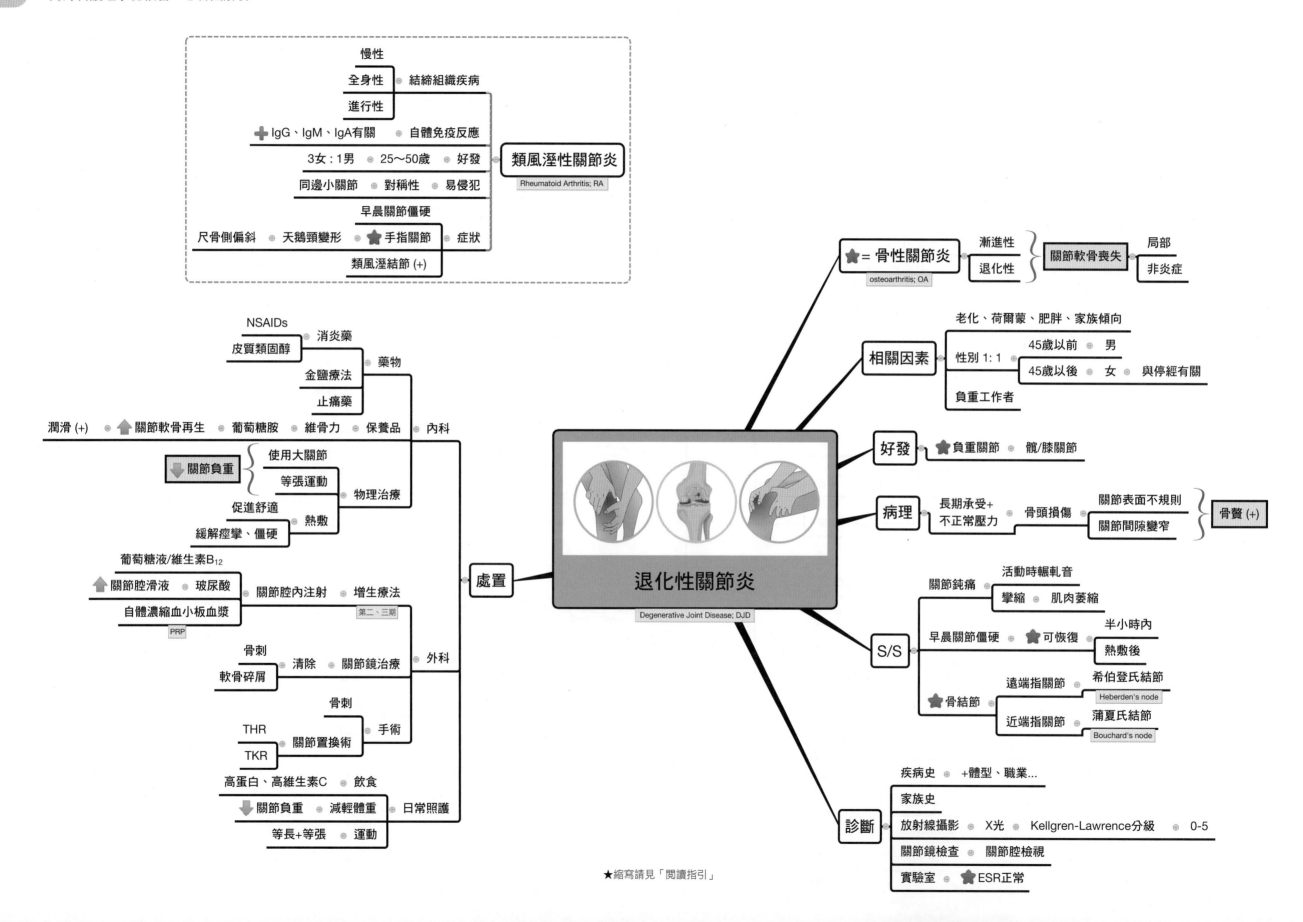

慢性

全身性　◉ 結締組織疾病

進行性

✚ IgG、IgM、IgA有關　◉ 自體免疫反應

3女：1男　◉ 25～50歲　◉ 好發

同邊小關節　◉ 對稱性　◉ 易侵犯

早晨關節僵硬

尺骨側偏斜　◉ 天鵝頸變形　◉ ★ 手指關節　◉ 症狀

類風溼結節 (+)

類風溼性關節炎
Rheumatoid Arthritis; RA

★ = 骨性關節炎
osteoarthritis; OA
漸進性
退化性 ｝ 關節軟骨喪失　局部　非炎症

相關因素
老化、荷爾蒙、肥胖、家族傾向
性別 1:1　45歲以前 ◉ 男
　　　　　45歲以後 ◉ 女 ◉ 與停經有關
負重工作者

好發　★ 負重關節　◉ 髖/膝關節

病理
長期承受+不正常壓力　骨頭損傷
關節表面不規則
關節間隙變窄 ｝ 骨贅 (+)

NSAIDs
皮質類固醇　消炎藥
金鹽療法　◉ 藥物
止痛藥

潤滑 (+) ◉ ⬆關節軟骨再生 ◉ 葡萄糖胺 ◉ 維骨力 ◉ 保養品 ◉ 內科

⬇關節負重
使用大關節
等張運動 ◉ 物理治療
促進舒適
緩解痙攣、僵硬 ◉ 熱敷

葡萄糖液/維生素B$_{12}$
⬆關節腔滑液 ◉ 玻尿酸 ◉ 關節腔內注射 ◉ 增生療法
自體濃縮血小板血漿　第二、三期
PRP

骨刺
軟骨碎屑 ◉ 清除 ◉ 關節鏡治療 ◉ 外科

骨刺
THR
TKR ◉ 關節置換術 ◉ 手術

高蛋白、高維生素C ◉ 飲食
⬇關節負重 ◉ 減輕體重 ◉ 日常照護
等長+等張 ◉ 運動

處置

退化性關節炎
Degenerative Joint Disease; DJD

S/S
關節鈍痛
活動時輾軋音
攣縮 ◉ 肌肉萎縮
早晨關節僵硬 ◉ ★ 可恢復
半小時內
熱敷後
★ 骨結節
遠端指關節　希伯登氏結節
Heberden's node
近端指關節　蒲夏氏結節
Bouchard's node

診斷
疾病史 ◉ +體型、職業…
家族史
放射線攝影 ◉ X光 ◉ Kellgren-Lawrence分級 ◉ 0-5
關節鏡檢查 ◉ 關節腔檢視
實驗室 ◉ ★ ESR正常

★縮寫請見「閱讀指引」

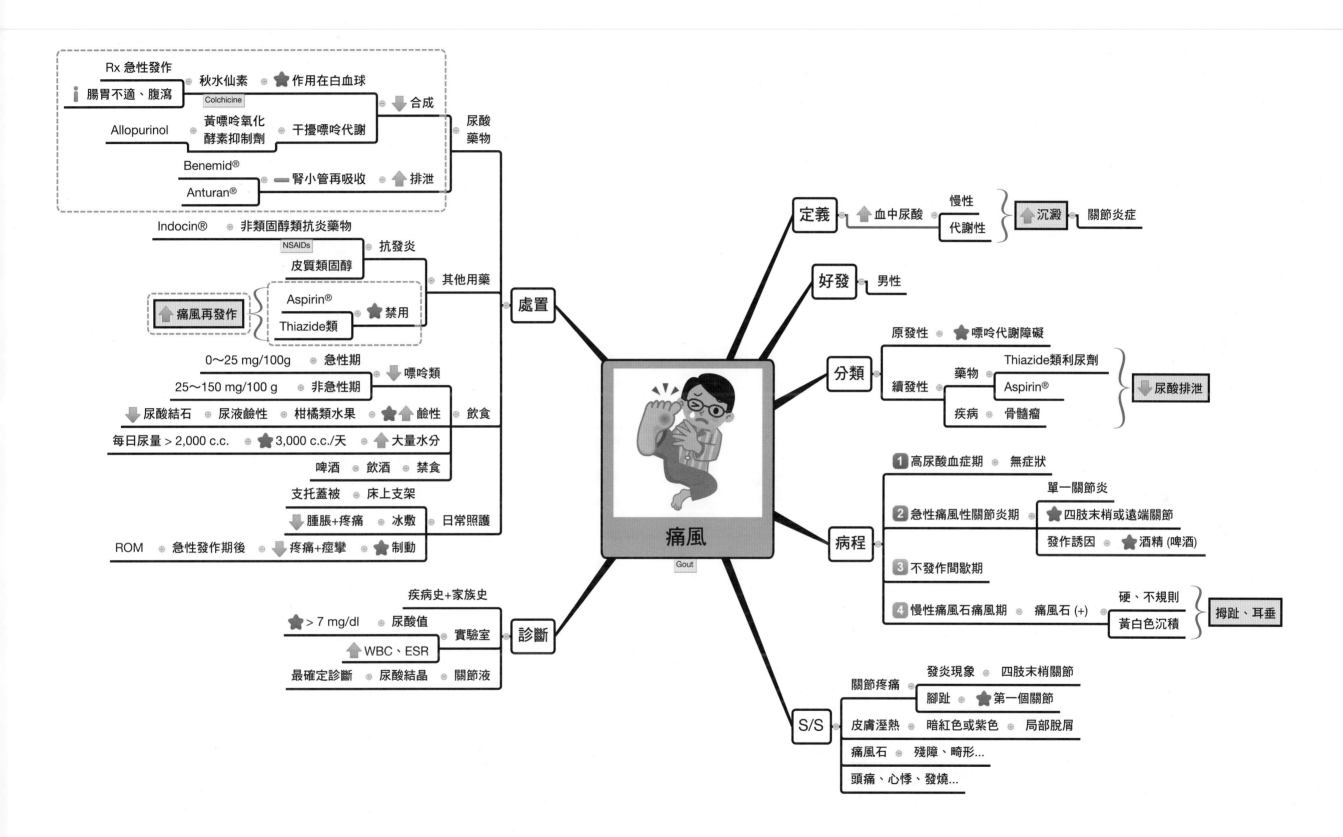

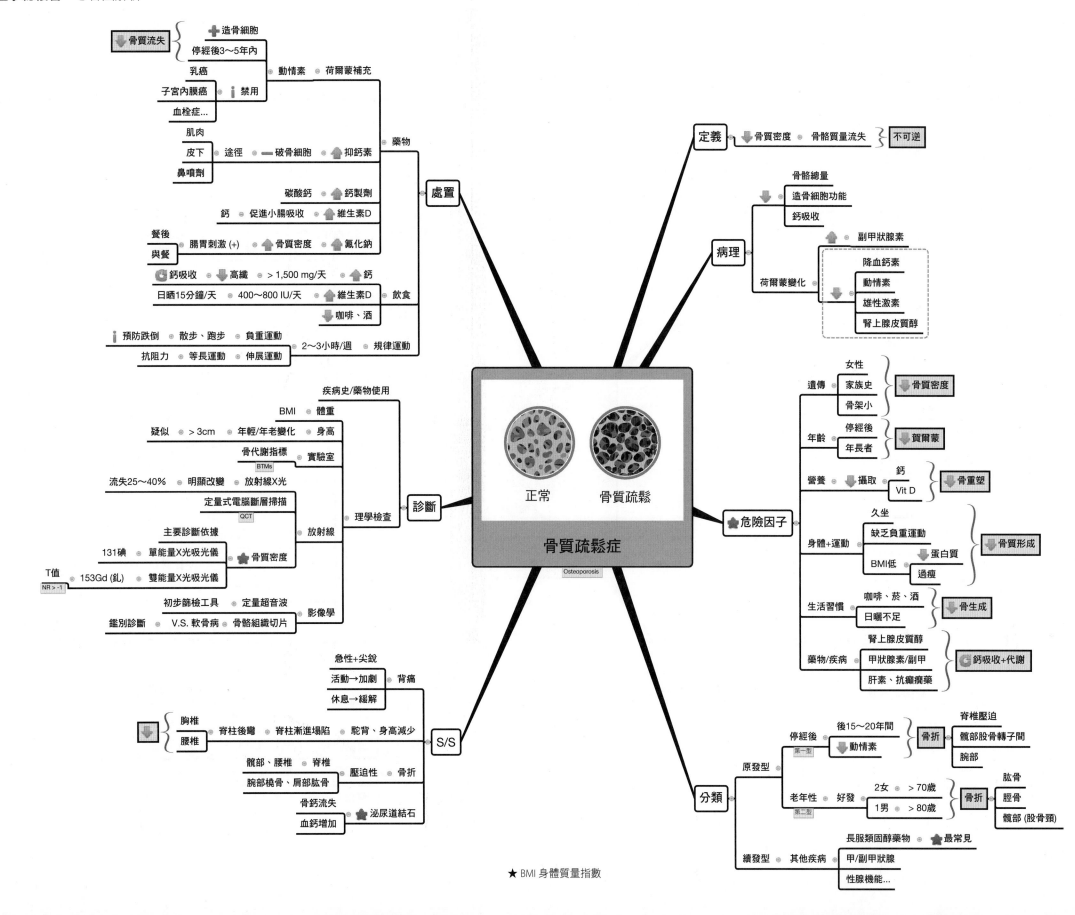

骨質疏鬆症
Osteoporosis

處置

- 骨質流失
  - ➕造骨細胞
  - 停經後3～5年內
  - 乳癌
  - 子宮內膜癌 ➖禁用 ● 動情素 ● 荷爾蒙補充
  - 血栓症...
- 藥物
  - 肌肉
  - 皮下 ● 途徑 ● ➖破骨細胞 ● 抑鈣素
  - 鼻噴劑
  - 碳酸鈣 ● 鈣製劑
  - 鈣 ● 促進小腸吸收 ● ➕維生素D
  - 餐後／與餐 ● 腸胃刺激(+) ● ➕骨質密度 ● 氟化鈉
- 飲食
  - 鈣吸收 ● 高纖 ● >1,500 mg/天 ● ➕鈣
  - 日晒15分鐘/天 ● 400～800 IU/天 ● ➕維生素D
  - ➖咖啡、酒
- 規律運動
  - 預防跌倒 ● 散步、跑步 ● 負重運動
  - 抗阻力 ● 等長運動 ● 伸展運動 ● 2～3時/週

定義
- ➖骨質密度 ● 骨骼質量流失 ● 不可逆

病理
- 骨骼總量
  - ➖造骨細胞功能
  - 鈣吸收
- 荷爾蒙變化
  - ➕副甲狀腺素
  - ➖降血鈣素／動情素／雄性激素／腎上腺皮質醇

危險因子
- 遺傳
  - 女性／家族史／骨架小 ● ➖骨質密度
- 年齡
  - 停經後／年長者 ● ➖賀爾蒙
- 營養 ● ➖攝取
  - 鈣／Vit D ● ➖骨重塑
- 身體+運動
  - 久坐／缺乏負重運動
  - BMI低 ● 蛋白質／過瘦 ● ➖骨質形成
- 生活習慣
  - 咖啡、菸、酒／日曬不足 ● ➖骨生成
- 藥物/疾病
  - 腎上腺皮質醇／甲狀腺素/副甲／肝素、抗癲癇藥 ● 鈣吸收+代謝

診斷

- 理學檢查
  - 疾病史/藥物使用
  - BMI ● 體重
  - 疑似 ● >3cm ● 年輕/年老變化 ● 身高
  - 骨代謝指標 BTMs ● 實驗室
  - 流失25～40% ● 明顯改變 ● 放射線X光
- 放射線
  - 定量式電腦斷層掃描 QCT
  - 主要診斷依據
  - 131碘 ● 單能量X光吸光儀
  - 153Gd (釓) ● 雙能量X光吸光儀 ● 骨質密度
  - T值 NR > -1
- 影像學
  - 初步篩檢工具 ● 定量超音波
  - 鑑別診斷 ● V.S. 軟骨病 ● 骨骼組織切片

S/S

- 背痛
  - 急性+尖銳
  - 活動→加劇
  - 休息→緩解
- ➖
  - 胸椎／腰椎 ● 脊柱後彎 ● 脊柱漸進塌陷 ● 駝背、身高減少
- 骨折
  - 髖部、腰椎 ● 脊椎
  - 腕部橈骨、肩部肱骨 ● 壓迫性 ● 骨折
- 泌尿道結石
  - 骨鈣流失
  - 血鈣增加

分類

- 原發型
  - 第一型 停經後 ● 後15～20年間 ● ➖動情素
    - 骨折：脊椎壓迫／髖部股骨轉子間／腕部
  - 第二型 老年性 ● 好發
    - 2女 ● >70歲
    - 1男 ● >80歲
    - 骨折：肱骨／脛骨／髖部 (股骨頸)
- 續發型
  - 長服類固醇藥物 ● 最常見
  - 其他疾病 ● 甲/副甲狀腺／性腺機能...

★ BMI 身體質量指數

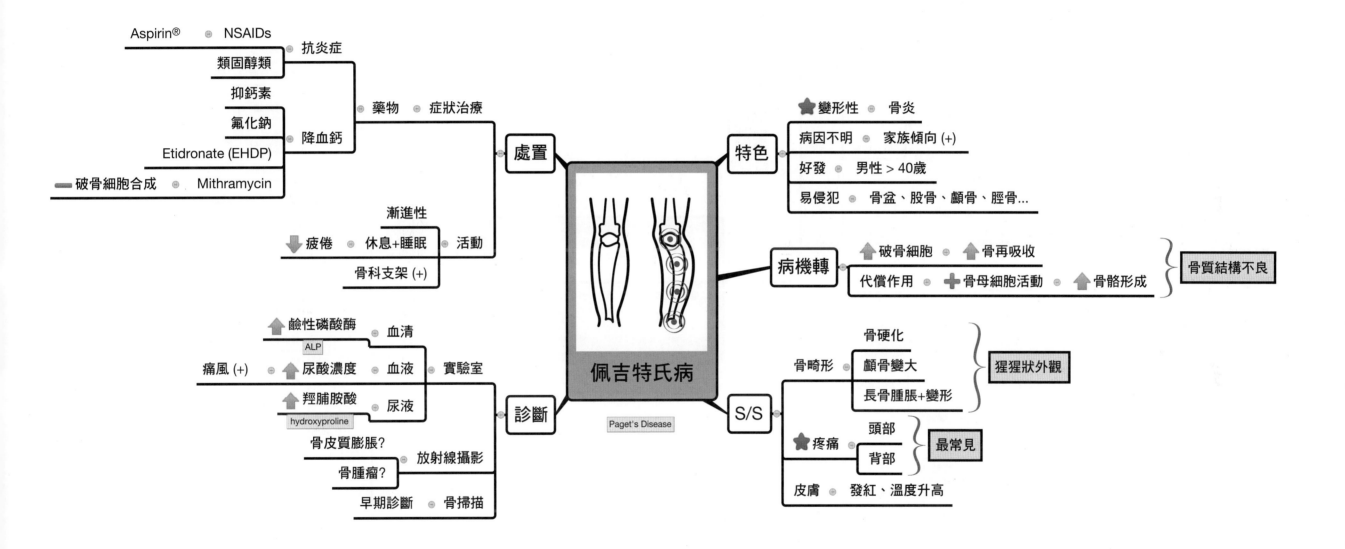

佩吉特氏病
Paget's Disease

處置
- 藥物 ⊙ 症狀治療
  - 抗炎症
    - NSAIDs ⊙ Aspirin®
    - 類固醇類
  - 降血鈣
    - 抑鈣素
    - 氟化鈉
    - Etidronate (EHDP)
    - Mithramycin ⊙ 破骨細胞合成 ▬
- 活動
  - 休息+睡眠 ⊙ 疲倦 ⬇
    - 漸進性
  - 骨科支架 (+)

診斷
- 實驗室
  - 血清 ⊙ 鹼性磷酸酶 ⬆
    - ALP
  - 血液 ⊙ 尿酸濃度 ⬆ ⊙ 痛風 (+)
  - 尿液 ⊙ 羥脯胺酸 ⬆
    - hydroxyproline
- 放射線攝影
  - 骨皮質膨脹?
  - 骨腫瘤?
- 骨掃描 ⊙ 早期診斷

特色
- 變形性 ⊙ 骨炎 ⭐
- 病因不明 ⊙ 家族傾向 (+)
- 好發 ⊙ 男性 > 40歲
- 易侵犯 ⊙ 骨盆、股骨、顱骨、脛骨...

病機轉
- 破骨細胞 ⬆ ⊙ 骨再吸收 ⬆ ⎫ 骨質結構不良
- 代償作用 ⊙ 骨母細胞活動 ✚ ⊙ 骨骼形成 ⬆ ⎭

S/S
- 骨畸形
  - 骨硬化 ⎫
  - 顱骨變大 ⎬ 猩猩狀外觀
  - 長骨腫脹+變形 ⎭
- 疼痛 ⭐
  - 頭部 ⎫
  - 背部 ⎬ 最常見
- 皮膚 ⊙ 發紅、溫度升高

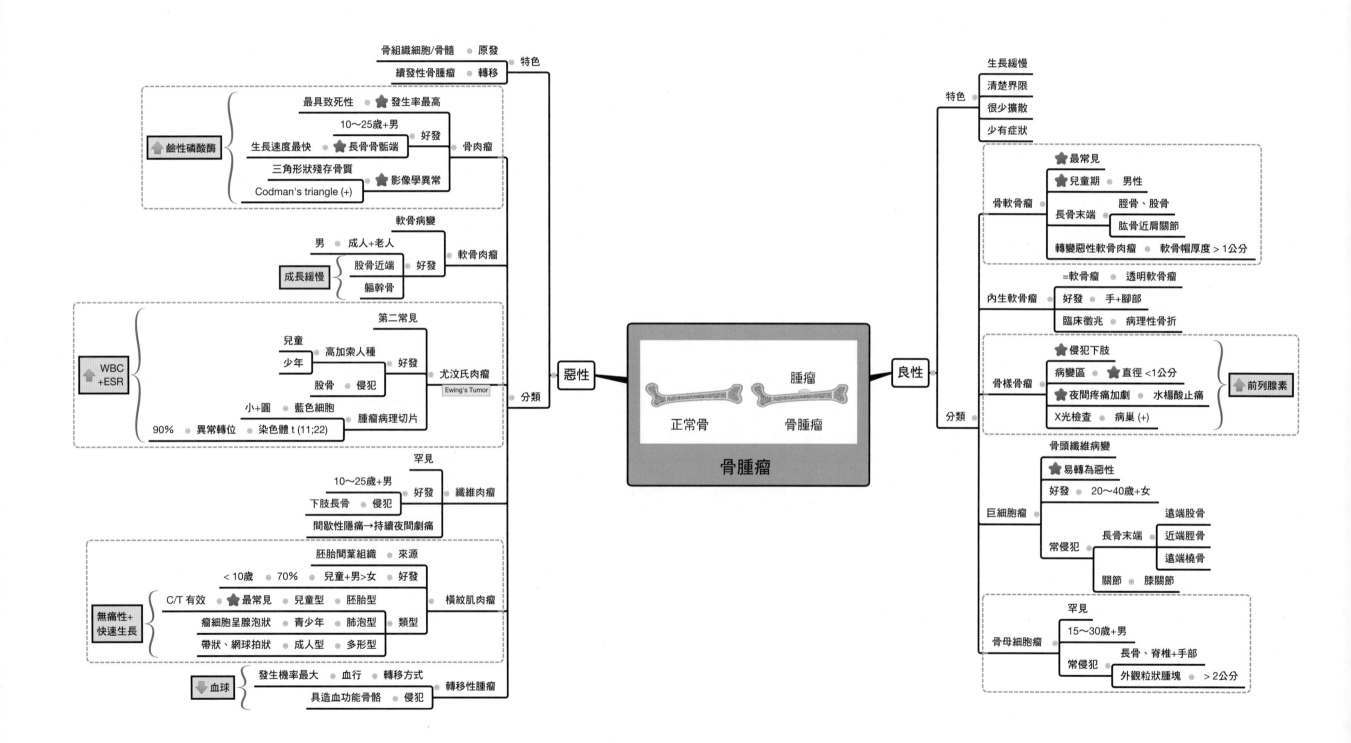

骨組織細胞/骨髓 ● 原發
續發性骨腫瘤 ● 轉移 ─ 特色

最具致死性 ★ 發生率最高
⬆鹼性磷酸酶
10～25歲+男 ● 好發 ─ 骨肉瘤
生長速度最快 ★ 長骨骨骺端
三角形狀殘存骨質 ★ 影像學異常
Codman's triangle (+)

軟骨病變
男 ● 成人+老人 ─ 軟骨肉瘤
成長緩慢 股骨近端 ● 好發
軀幹骨

第二常見
兒童 高加索人種
⬆WBC +ESR 少年 ● 好發 ─ 尤汶氏肉瘤 Ewing's Tumor
股骨 ● 侵犯
小+圓 ● 藍色細胞 ● 腫瘤病理切片
90% ● 異常轉位 ● 染色體 t (11;22)

─ 分類

罕見
10～25歲+男 ● 好發 ─ 纖維肉瘤
下肢長骨 ● 侵犯
間歇性隱痛→持續夜間劇痛

胚胎間葉組織 ● 來源
<10歲 ● 70% ● 兒童+男>女 ● 好發
C/T 有效 ★ 最常見 ● 兒童型 ● 胚胎型
無痛性+ 瘤細胞呈腺泡狀 ● 青少年 ● 肺泡型 ● 類型 ─ 橫紋肌肉瘤
快速生長 帶狀、網球拍狀 ● 成人型 ● 多形型

發生機率最大 ● 血行 ● 轉移方式
⬇血球 ─ 轉移性腫瘤
具造血功能骨骼 ● 侵犯

惡性

骨腫瘤

正常骨　　骨腫瘤

良性

生長緩慢
清楚界限 ─ 特色
很少擴散
少有症狀

★ 最常見
★ 兒童期 ● 男性
骨軟骨瘤 腔骨、股骨
長骨末端 肱骨近肩關節
轉變惡性軟骨肉瘤 ● 軟骨帽厚度 > 1公分

=軟骨瘤 ● 透明軟骨瘤
內生軟骨瘤 好發 ● 手+腳部
臨床徵兆 ● 病理性骨折

★ 侵犯下肢
病變區 ● ★ 直徑 <1公分
骨樣骨瘤 ★ 夜間疼痛加劇 ● 水楊酸止痛 ─ ⬆前列腺素
X光檢查 ● 病巢 (+)

骨頭纖維病變
★ 易轉為惡性
好發 ● 20～40歲+女
巨細胞瘤 遠端股骨
長骨末端 近端腔骨
常侵犯 遠端橈骨
關節 ● 膝關節

罕見
15～30歲+男
骨母細胞瘤 長骨、脊椎+手部
常侵犯
外觀粒狀腫塊 ● > 2公分

─ 分類

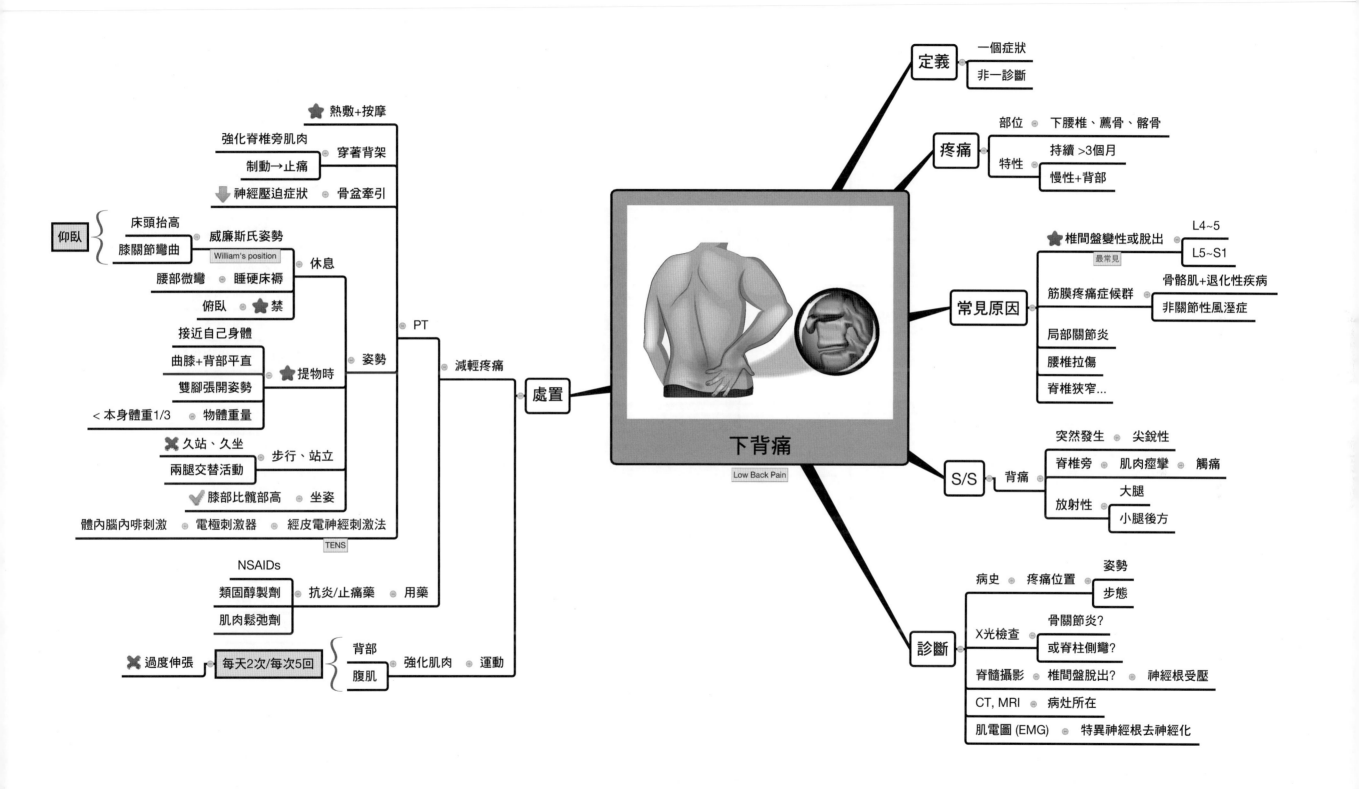

定義
- 一個症狀
- 非一診斷

疼痛
- 部位 ◉ 下腰椎、薦骨、髂骨
- 特性
  - 持續 >3個月
  - 慢性+背部

常見原因
- ★ 椎間盤變性或脫出 — L4~5 / L5~S1　最常見
- 筋膜疼痛症候群
  - 骨骼肌+退化性疾病
  - 非關節性風溼症
- 局部關節炎
- 腰椎拉傷
- 脊椎狹窄...

S/S
- 背痛
  - 突然發生 ◉ 尖銳性
  - 脊椎旁 ◉ 肌肉痙攣 ◉ 觸痛
  - 放射性
    - 大腿
    - 小腿後方

診斷
- 病史 ◉ 疼痛位置
  - 姿勢
  - 步態
- X光檢查
  - 骨關節炎?
  - 或脊柱側彎?
- 脊髓攝影 ◉ 椎間盤脫出? ◉ 神經根受壓
- CT, MRI ◉ 病灶所在
- 肌電圖 (EMG) ◉ 特異神經根去神經化

處置

中央圖　下背痛　Low Back Pain

減輕疼痛
- PT
  - ★ 熱敷+按摩
  - 強化脊椎旁肌肉 ◉ 穿著背架
  - 制動→止痛
  - ⬇ 神經壓迫症狀 ◉ 骨盆牽引
  - 休息
    - 仰臥
      - 床頭抬高
      - 膝關節彎曲
    - 威廉斯氏姿勢　William's position
    - 腰部微彎 ◉ 睡硬床褥
    - 俯臥 ◉ ★ 禁
  - 姿勢
    - 接近自己身體
    - 曲膝+背部平直
    - 雙腳張開姿勢 ◉ ★ 提物時
    - < 本身體重1/3 ◉ 物體重量
    - ✖ 久站、久坐 ◉ 步行、站立
    - 兩腿交替活動
    - ✔ 膝部比髖部高 ◉ 坐姿
  - 體內腦內啡刺激 ◉ 電極刺激器 ◉ 經皮電神經刺激法　TENS
- 用藥 ◉ 抗炎/止痛藥
  - NSAIDs
  - 類固醇製劑
  - 肌肉鬆弛劑
- 運動 ◉ 強化肌肉
  - ✖ 過度伸張 ◉ 每天2次/每次5回
    - 背部
    - 腹肌

★ PT 物理治療

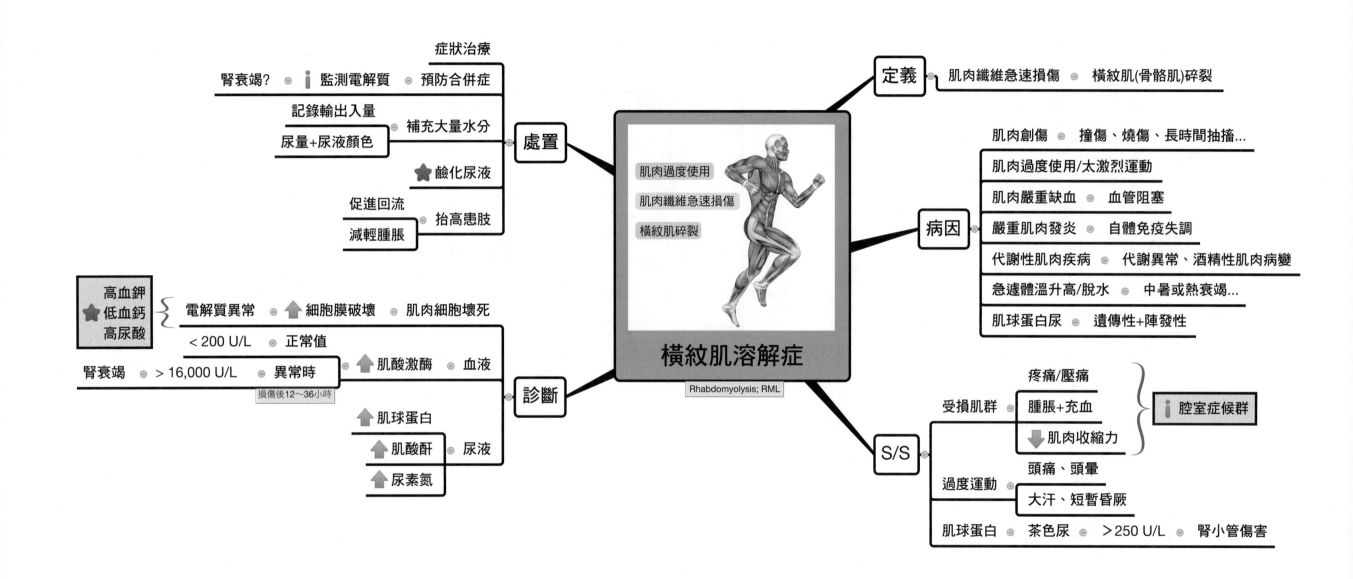

症狀治療

腎衰竭?　◎　**i** 監測電解質　◎　預防合併症

記錄輸出入量
尿量+尿液顏色　◎　補充大量水分

處置

★ 鹼化尿液

促進回流
減輕腫脹　◎　抬高患肢

定義　──　肌肉纖維急速損傷　◎　橫紋肌(骨骼肌)碎裂

肌肉過度使用
肌肉纖維急速損傷
橫紋肌碎裂

肌肉創傷　◎　撞傷、燒傷、長時間抽搐...
肌肉過度使用/太激烈運動
肌肉嚴重缺血　◎　血管阻塞
嚴重肌肉發炎　◎　自體免疫失調
代謝性肌肉疾病　◎　代謝異常、酒精性肌肉病變
急遽體溫升高/脫水　◎　中暑或熱衰竭...
肌球蛋白尿　◎　遺傳性+陣發性

病因

高血鉀
★ 低血鈣
高尿酸

電解質異常　◎　⬆ 細胞膜破壞　◎　肌肉細胞壞死

＜ 200 U/L　◎　正常值

腎衰竭　◎　＞ 16,000 U/L　◎　異常時

損傷後12～36小時

⬆ 肌酸激酶　◎　血液

⬆ 肌球蛋白

⬆ 肌酸酐　◎　尿液

⬆ 尿素氮

診斷

橫紋肌溶解症

Rhabdomyolysis; RML

S/S

受損肌群　◎

疼痛/壓痛
腫脹+充血
⬇ 肌肉收縮力

i 腔室症候群

過度運動　◎
頭痛、頭暈
大汗、短暫昏厥

肌球蛋白　◎　茶色尿　◎　＞250 U/L　◎　腎小管傷害

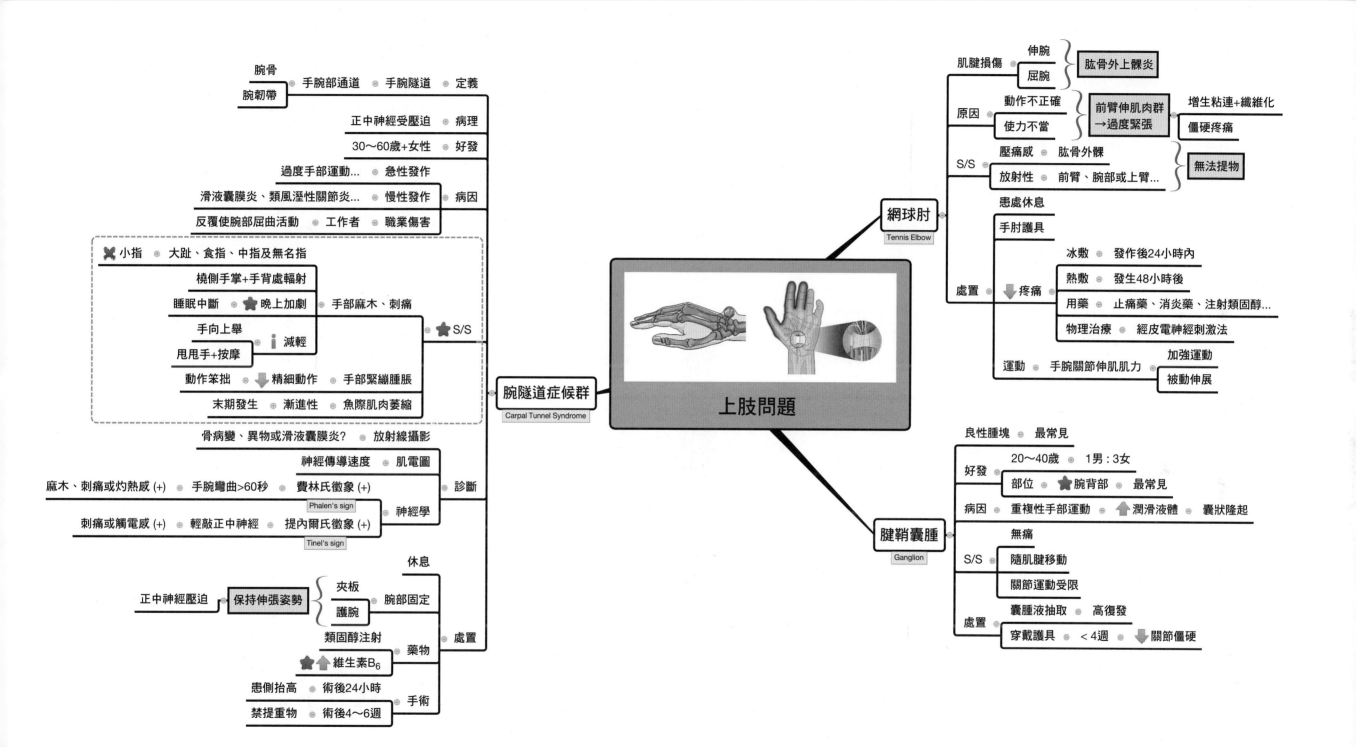

上肢問題

腕隧道症候群 Carpal Tunnel Syndrome

- 定義 ● 手腕隧道 ● 手腕部通道
  - 腕骨
  - 腕韌帶
- 病理 ● 正中神經受壓迫
- 好發 ● 30~60歲+女性
- 病因
  - 急性發作 ● 過度手部運動...
  - 慢性發作 ● 滑液囊膜炎、類風溼性關節炎...
  - 職業傷害 ● 工作者 ● 反覆使腕部屈曲活動
- ★ S/S
  - ✖ 小指 ● 大拇、食指、中指及無名指
  - 手部麻木、刺痛 ● 橈側手掌+手背處輻射
    - ★ 晚上加劇 ● 睡眠中斷
    - ↓ 減輕 ● 手向上舉
      - 甩甩手+按摩
  - 手部緊繃腫脹 ● ↓ 精細動作 ● 動作笨拙
  - 魚際肌肉萎縮 ● 漸進性 ● 末期發生
- 診斷
  - 放射線攝影 ● 骨病變、異物或滑液囊膜炎?
  - 肌電圖 ● 神經傳導速度
  - 神經學
    - 費林氏徵象 (+) ● 手腕彎曲>60秒 ● 麻木、刺痛或灼熱感 (+) [Phalen's sign]
    - 提內爾氏徵象 (+) ● 輕敲正中神經 ● 刺痛或觸電感 (+) [Tinel's sign]
- 處置
  - 休息
  - 腕部固定
    - 夾板
    - 護腕 ← 保持伸張姿勢 ● 正中神經壓迫
  - 藥物
    - 類固醇注射
    - ★ ↑ 維生素B$_6$
  - 手術
    - 術後24小時 ● 患側抬高
    - 術後4~6週 ● 禁提重物

網球肘 Tennis Elbow

- 肌腱損傷
  - 伸腕
  - 屈腕 } 肱骨外上髁炎
- 原因
  - 動作不正確
  - 使力不當 } 前臂伸肌肉群→過度緊張
    - 增生粘連+纖維化
    - 僵硬疼痛
- S/S
  - 壓痛感 ● 肱骨外髁
  - 放射性 ● 前臂、腕部或上臂... } 無法提物
- 處置
  - 患處休息
  - 手肘護具
  - ↓ 疼痛
    - 冰敷 ● 發作後24小時內
    - 熱敷 ● 發生48小時後
    - 用藥 ● 止痛藥、消炎藥、注射類固醇...
    - 物理治療 ● 經皮電神經刺激法
  - 運動 ● 手腕關節伸肌肌力
    - 加強運動
    - 被動伸展

腱鞘囊腫 Ganglion

- 良性腫塊 ● 最常見
- 好發
  - 20~40歲 1男:3女
  - 部位 ● ★ 腕背部 ● 最常見
- 病因 ● 重複性手部運動 ● ↑ 潤滑液體 ● 囊狀隆起
- S/S
  - 無痛
  - 隨肌腱移動
  - 關節運動受限
- 處置
  - 囊腫液抽取 ● 高復發
  - 穿戴護具 ● < 4週 ● ↓ 關節僵硬

1. 肢體的理學檢查：
   - Bulge sign 評估膝關節有無液體積存
   - McMurray's test 評膝關節半月板有無損傷
   - Phalen's test 評估腕隧道症候群
   - Thomas test 評估髖關節有無攣縮

2. 延緩骨折癒合因素：血液供應減少、受傷關節為負重關節、骨碎片不適當的移動、軟組織進入骨折處。

3. 骨折癒合及治療相關敘述：成人骨折癒合時間約需 10～18 週；骨折後 4 個月仍可見骨折線且骨痂生長緩慢稱為骨折不癒合；骨折術後使用 Aircast 加壓冷療可減輕腫脹與疼痛；可藉由復位將骨折部位恢復正常解剖位置。

4. 脂肪栓塞相關敘述：好發於長骨骨折 (例如：股骨) 之後、症狀發展快速、會造成血管內血小板凝集反應、其症狀為意識混亂、呼吸困難、發燒、呼吸與心跳加速、瘀斑，但與肺栓塞不易區隔。

5. 使用石膏固定之相關敘述：石膏邊緣常導致壓傷，要適當的防護；不可使用抓癢器伸入石膏肢體內抓癢；肢體遠端呈現淡藍色表示靜脈循環受阻；鼓勵多做等長運動，避免發生廢用症候群。

6. 枴杖之護理指導：枴杖頂部距腋下二橫指，身體重心放於手腕；三點式步態：兩側枴杖與患側同時向前，然後健側跟上；上樓梯順序：健側先上階梯，然後枴杖及患側同時上；下樓梯順序：枴杖及患側同時下；然後健側先下階梯。

7. 全髖關節置換術後的病人護理指導：採取等長肌肉運動 (股四頭肌) 以維持肌肉力量；兩腿不可交叉，雙膝保持分開；術後側臥時，患側髖關節應保持外展的姿勢；屈曲患部髖關節不可大於 90 度；避免坐軟而深的沙發椅或低矮椅子；避免提重物、跑、跳及患部過度用力；非感染性鬆脫是手術後最常見的合併症；性生活、駕車等活動可在術後 6 週恢復；撿拾地上物品時，彎健側膝蓋；患側伸直至於後側。

8. 骨性關節炎是一種與老化有關的非發炎性關節病變，好發部位為膝關節、髖關節等負重關節。其臨床表徵之敘述包括：關節腔內會有液體積存、關節邊緣會產生增生反應、遠端指關節處會形成希伯登氏結節。

9. 對於退化性關節炎病人之護理指導，其適當為冰敷有助減輕炎症反應以緩解疼痛；使用 aspirin 止痛時，避免空腹服用；日常活動應盡量採等張運動以減少關節負重之壓力；鼓勵病人減重，以減輕膝關節的負荷。

10. 皮膚牽引的種類：勃克氏牽引 (Buck's traction)、骨盆牽引 (Pelvic traction)、勒塞爾氏牽引 (Russell's traction)。勃克式牽引是一種直線式的皮膚牽引；可以緩解下背部肌肉的痙攣或疼痛；常用於髖部或股骨骨折手術前的制動；使用時膝窩及腳跟不應懸空，以避免血液循環受阻。

11. 截肢病患的殘肢護理措施：可利用鏡子從各個角度檢視殘肢；不可在殘肢上塗抹保護的乳液；傷口癒合後，可採用枕頭按壓殘肢以增強皮膚韌性；起床後立即穿上義肢，不要任意脫下；使用彈性繃帶，以協助控制水腫。

12. 下肢截肢手術後的護理措施，包括：患肢抬高 (減輕腫脹) 時間勿超過 24～48 小時，避免關節攣縮；可以在患肢的縫線周圍向縫線處，由外而內進行按摩；禁止在兩腿間墊放枕頭而使髖關節外展、外旋；手術後立即使用彈性繃帶加壓包紮；膝上截肢防髖關節屈曲攣縮，鼓勵採俯臥姿勢。

13. 骨髓炎最常見的菌種為金黃色葡萄球菌 (Staphylococcus aureus)，其症狀為體溫升高、疼痛、病人呈屈曲姿勢；早期診斷的方法為核磁共振顯像 (MRI)；常見治療方式為高壓氧治療、抗生素治療、手術療法。

14. 腔隙症候群的特色症狀：最早出現的症狀是感覺異常；周邊脈搏強度消失；微血管填充時間大於 3 秒；肢端蒼白、變冷。其處理需要立即解除壓迫的來源，不可抬高患肢。

MEMO

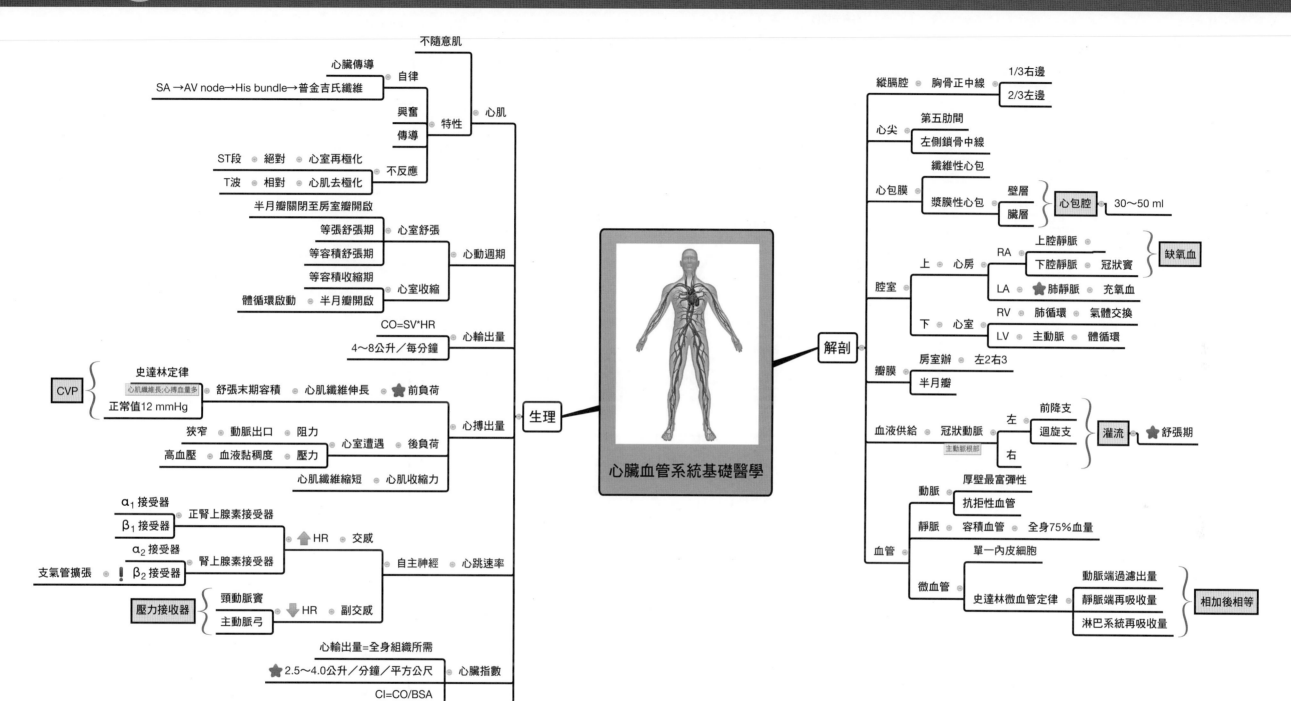

不隨意肌

心臟傳導 ● 自律

SA →AV node→His bundle→普金吉氏纖維

興奮 ● 特性 ● 心肌

傳導

ST段 ● 絕對 ● 心室再極化

T波 ● 相對 ● 心肌去極化

不反應

半月瓣關閉至房室瓣開啟

等張舒張期 ● 心室舒張

等容積舒張期 ● 心動週期

等容積收縮期 ● 心室收縮

體循環啟動 ● 半月瓣開啟

CO=SV*HR ● 心輸出量

4～8公升／每分鐘

CVP { 史達林定律

心肌纖維長;心搏血量多

正常值12 mmHg

舒張末期容積 ● 心肌纖維伸長 ● ★前負荷

狹窄 ● 動脈出口 ● 阻力

高血壓 ● 血液黏稠度 ● 壓力 ● 心室遭遇 ● 後負荷

心肌纖維縮短 ● 心肌收縮力

α₁接受器

β₁接受器 ● 正腎上腺素接受器

α₂接受器 ● ⬆HR ● 交感

支氣管擴張 ● ❗β₂接受器 ● 腎上腺素接受器

壓力接收器 { 頸動脈竇

主動脈弓 ● ⬇HR ● 副交感

心輸出量=全身組織所需

★2.5～4.0公升／分鐘／平方公尺 ● 心臟指數

CI=CO/BSA

90～140 mmHg ● 收縮壓

60～90 mmHg ● 舒張壓 ● BP=CO*PVR

RAA { 收縮壓-舒張壓 ● 血管彈性 ● 脈搏壓 ● 血壓

MAP=舒張壓+1/3(收-舒張壓) ● 動脈平均壓力 ● 平均動脈壓

心搏出量

生理

自主神經 ● 心跳速率

血壓

心肌

心動週期

心輸出量

心臟血管系統基礎醫學

解剖

縱膈腔 ● 胸骨正中線 ● 1/3右邊

2/3左邊

心尖 ● 第五肋間

左側鎖骨中線

心包膜 ● 纖維性心包

漿膜性心包 ● 壁層 ● **心包腔** ● 30～50 ml

臟層

腔室 ● 上 ● 心房 ● RA ● 上腔靜脈 ● **缺氧血**

下腔靜脈 ● 冠狀竇

LA ● ★肺靜脈 ● 充氧血

下 ● 心室 ● RV ● 肺循環 ● 氣體交換

LV ● 主動脈 ● 體循環

瓣膜 ● 房室瓣 ● 左2右3

半月瓣

血液供給 ● 冠狀動脈 ● 左 ● 前降支 ● **灌流** ● ★舒張期

迴旋支

主動脈根部 ● 右

血管 ● 動脈 ● 厚壁最富彈性

抗拒性血管

靜脈 ● 容積血管 ● 全身75%血量

單一內皮細胞

微血管 ● 史達林微血管定律 ● 動脈端過濾出量 ● **相加後相等**

靜脈端再吸收量

淋巴系統再吸收量

★ CI 心臟指數；CO 心輸出量；BSA 體表面積；PVR 周邊血管阻力

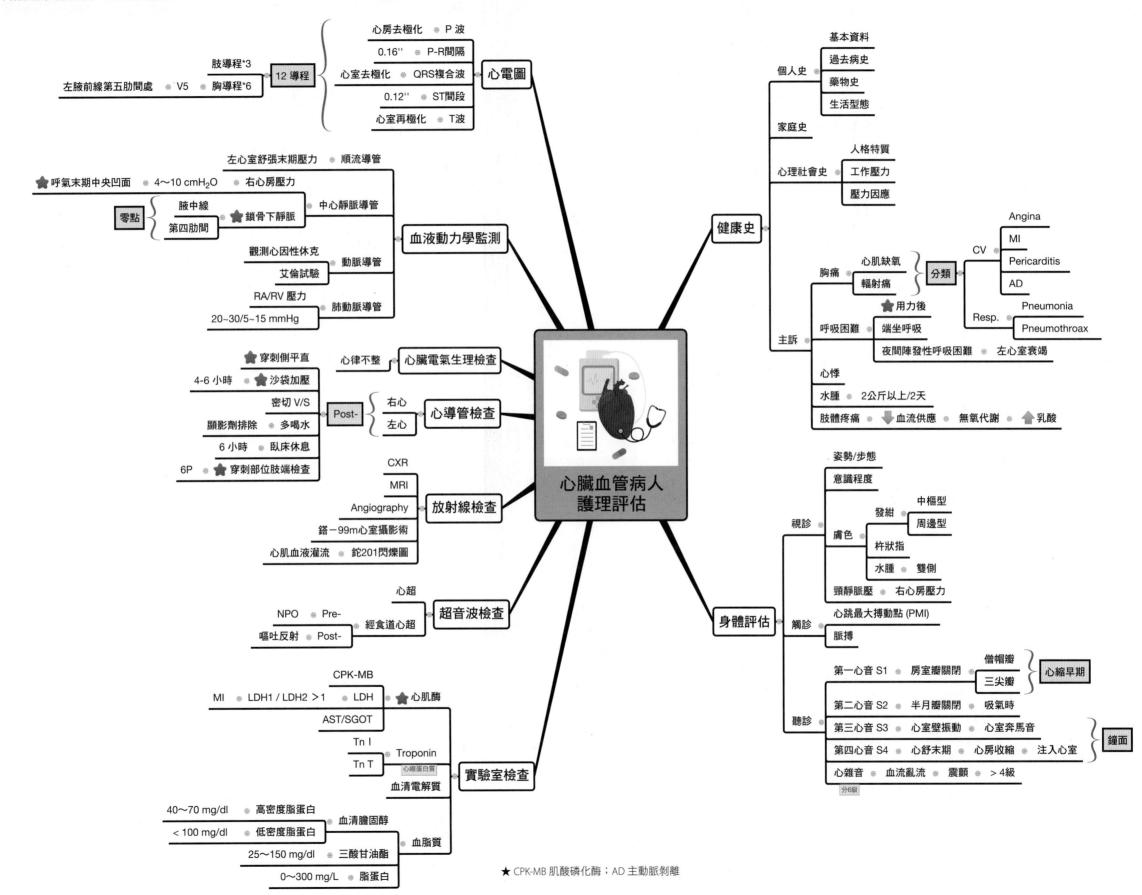

心電圖
- 12導程
  - 肢導程*3
    - 左腋前線第五肋間處 ● V5 ● 胸導程*6
  - 心房去極化 ● P波
  - 0.16'' ● P-R間隔
  - 心室去極化 ● QRS複合波
  - 0.12'' ● ST間段
  - 心室再極化 ● T波

血液動力學監測
- 順流導管
  - 左心室舒張末期壓力
  - ★ 呼氣末期中央凹面 ● 4～10 cmH₂O ● 右心房壓力
- 零點
  - 腋中線
  - 第四肋間 ● ★ 鎖骨下靜脈
  - 中心靜脈導管
- 動脈導管
  - 觀測心因性休克
  - 艾倫試驗
- 肺動脈導管
  - RA/RV 壓力
  - 20~30/5~15 mmHg

心臟電氣生理檢查 ● 心律不整

心導管檢查
- Post-
  - ★ 穿刺側平直
  - 4-6 小時 ● ★ 沙袋加壓
  - 密切 V/S
  - 顯影劑排除 ● 多喝水
  - 6 小時 ● 臥床休息
  - 6P ● ★ 穿刺部位肢端檢查
- 右心
- 左心

放射線檢查
- CXR
- MRI
- Angiography
- 鎝－99m心室攝影術
- 心肌血液灌流 ● 鉈201閃爍圖

超音波檢查
- 心超
- 經食道心超
  - NPO ● Pre-
  - 嘔吐反射 ● Post-

實驗室檢查
- ★ 心肌酶
  - CPK-MB
  - MI ● LDH1 / LDH2 ＞1 ● LDH
  - AST/SGOT
- Troponin
  - Tn I
  - Tn T
  - 心縮蛋白質
- 血清電解質
- 血脂質
  - 血清膽固醇
    - 40～70 mg/dl ● 高密度脂蛋白
    - ＜ 100 mg/dl ● 低密度脂蛋白
  - 25～150 mg/dl ● 三酸甘油酯
  - 0～300 mg/L ● 脂蛋白

心臟血管病人護理評估

健康史
- 個人史
  - 基本資料
  - 過去病史
  - 藥物史
  - 生活型態
- 家庭史
- 心理社會史
  - 人格特質
    - 工作壓力
    - 壓力因應
- 主訴
  - 胸痛
    - 心肌缺氧
    - 輻射痛
    - 分類
      - CV
        - Angina
        - MI
        - Pericarditis
        - AD
      - Resp.
        - Pneumonia
        - Pneumothroax
  - 呼吸困難
    - ★ 用力後
    - 端坐呼吸
    - 夜間陣發性呼吸困難 ● 左心室衰竭
  - 心悸
  - 水腫 ● 2公斤以上/2天
  - 肢體疼痛 ● ⬇血流供應 ● 無氧代謝 ● ⬆乳酸

身體評估
- 視診
  - 姿勢/步態
  - 意識程度
  - 膚色
    - 發紺
      - 中樞型
      - 周邊型
    - 杵狀指
    - 水腫 ● 雙側
  - 頸靜脈壓 ● 右心房壓力
- 觸診
  - 心跳最大搏動點 (PMI)
  - 脈搏
- 聽診
  - 第一心音 S1 ● 房室瓣關閉
    - 僧帽瓣
    - 三尖瓣
    - 心縮早期
  - 第二心音 S2 ● 半月瓣關閉 ● 吸氣時
  - 第三心音 S3 ● 心室壁振動 ● 心室奔馬音
  - 第四心音 S4 ● 心舒末期 ● 心房收縮 ● 注入心室
    - 鐘面
  - 心雜音 ● 血流亂流 ● 震顫 ● ＞ 4級
    - 分6級

★ CPK-MB 肌酸磷化酶；AD 主動脈剝離

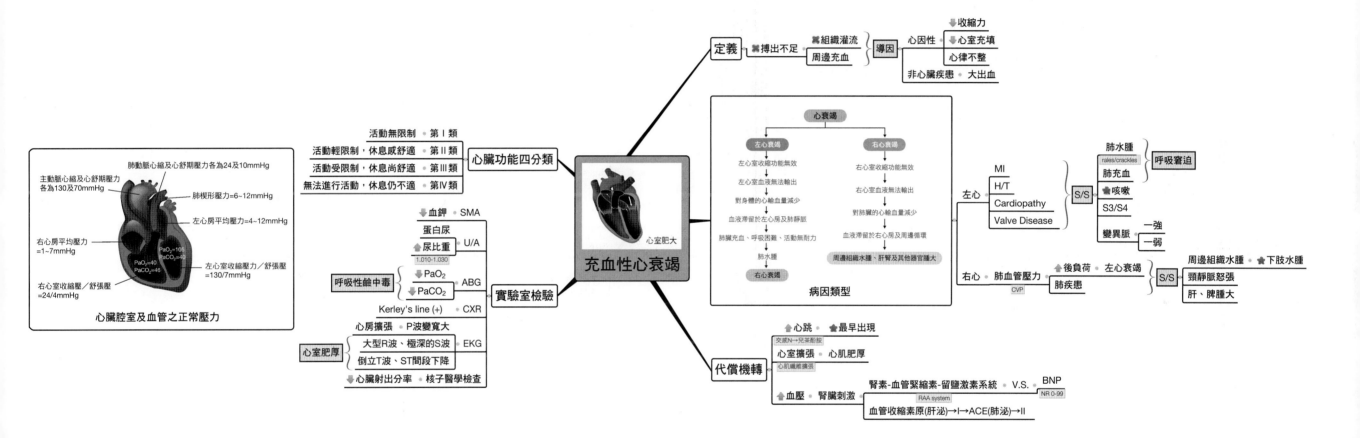

心臟腔室及血管之正常壓力

肺動脈心縮及心舒期壓力各為24及10mmHg
主動脈心縮及心舒期壓力各為130及70mmHg
肺楔形壓力=6~12mmHg
左心房平均壓力=4~12mmHg
右心房平均壓力=1~7mmHg
PaO_2=105
PaO_2=40 $PaCO_2$=40
$PaCO_2$=46
左心室收縮壓力／舒張壓=130/7mmHg
右心室收縮壓／舒張壓=24/4mmHg

心臟功能四分類
活動無限制 · 第Ⅰ類
活動輕限制，休息感舒適 · 第Ⅱ類
活動受限制，休息尚舒適 · 第Ⅲ類
無法進行活動，休息仍不適 · 第Ⅳ類

實驗室檢驗
⬇血鉀 · SMA
蛋白尿
⬆尿比重　U/A
1.010-1.030
呼吸性鹼中毒 ⬇PaO_2
⬇$PaCO_2$ ABG
Kerley's line (+) · CXR
心房擴張 · P波變寬大
心室肥厚 大型R波、極深的S波 EKG
倒立T波、ST間段下降
⬇心臟射出分率 · 核子醫學檢查

充血性心衰竭
心室肥大

定義
搏出不足 ⬇組織灌流
周邊充血
導因 心因性 ⬇收縮力
⬇心室充填
心律不整
非心臟疾患 · 大出血

病因類型
心衰竭
左心衰竭 → 右心衰竭
左心室收縮功能無效
左心室血液無法輸出
對身體的心輸血量減少
血液滯留於左心房及肺靜脈
肺臟充血、呼吸困難、活動無耐力
肺水腫
右心衰竭

右心衰竭
右心室收縮功能無效
右心室血液無法輸出
對肺臟的心輸血量減少
血液滯留於右心房及周邊循環
周邊組織水腫、肝腎及其他器官腫大

左心
MI
H/T
Cardiopathy
Valve Disease
S/S
肺水腫 呼吸窘迫
rales/crackles
肺充血
⬆咳嗽
S3/S4
變異脈 一強
一弱

右心 肺血管壓力 ⬆後負荷 · 左心衰竭
CVP
肺疾患
S/S 周邊組織水腫 ⬆下肢水腫
頸靜脈怒張
肝、脾腫大

代償機轉
⬆心跳 ⬆最早出現
交感N→兒茶酚胺
心室擴張 · 心肌肥厚
心肌纖維擴張
⬆血壓 · 腎臟刺激
腎素-血管緊縮素-留鹽激素系統 · V.S. · BNP
RAA system NR 0-99
血管收縮素原(肝泌)→Ⅰ→ACE(肺泌)→Ⅱ

★ S3 第三心音；S4 第四心音

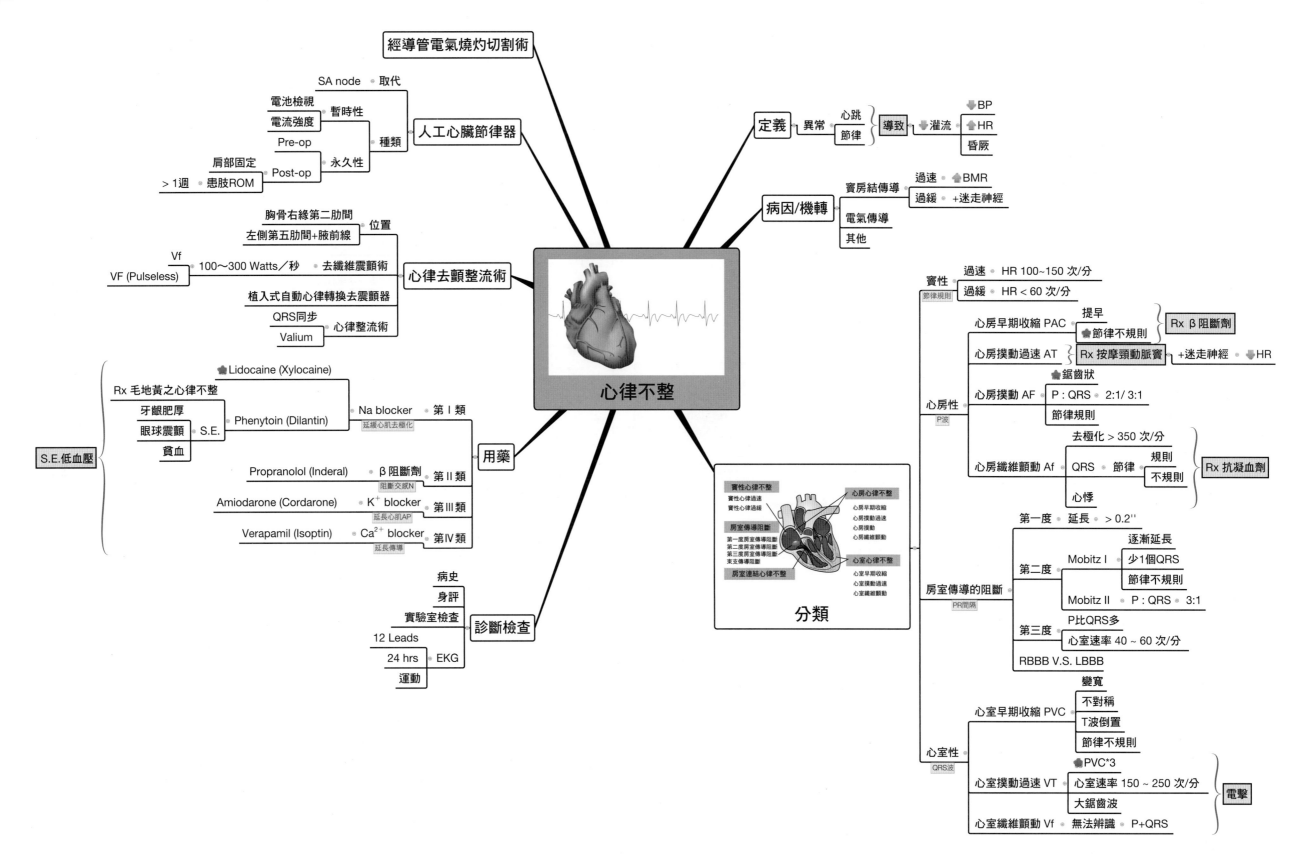

經導管電氣燒灼切割術

SA node ● 取代

電池檢視
電流強度 　暫時性
Pre-op 　　　種類 　人工心臟節律器
肩部固定
＞1週 ● 患肢ROM 　Post-op 　永久性

定義 　異常 　心跳
節律 　導致 　⬇BP
⬆HR
昏厥
⬇灌流

病因/機轉 　竇房結傳導 　過速 ● ⬆BMR
過緩 ● +迷走神經
電氣傳導
其他

胸骨右緣第二肋間
左側第五肋間+腋前線 ● 位置
Vf
VF (Pulseless) 　100～300 Watts／秒 ● 去纖維震顫術 　心律去顫整流術
植入式自動心律轉換去震顫器
QRS同步 ● 心律整流術
Valium

⬆Lidocaine (Xylocaine)
Rx 毛地黃之心律不整
牙齦肥厚
眼球震顫 　S.E. 　Phenytoin (Dilantin) 　Na blocker ● 第Ⅰ類
貧血 　　　　　　　　　　　　延緩心肌去極化
S.E.低血壓
Propranolol (Inderal) ● β阻斷劑 ● 第Ⅱ類 　用藥
阻斷交感N
Amiodarone (Cordarone) ● K⁺ blocker ● 第Ⅲ類
延長心肌AP
Verapamil (Isoptin) ● Ca²⁺ blocker ● 第Ⅳ類
延長傳導

病史
身評
實驗室檢查 　診斷檢查
12 Leads
24 hrs ● EKG
運動

竇性 　過速 ● HR 100~150 次/分
節律規則 　過緩 ● HR ＜ 60 次/分

心房早期收縮 PAC 　提早 　Rx β阻斷劑
⬆節律不規則
心房撲動過速 AT 　Rx 按摩頸動脈竇 　+迷走神經 ⬇HR
心房性 　心房撲動 AF 　⬆鋸齒狀
P波 　　　　　　P：QRS ● 2:1/ 3:1
節律規則
去極化 ＞ 350 次/分
心房纖維顫動 Af 　QRS 　節律 　規則 　Rx 抗凝血劑
不規則
心悸

第一度 ● 延長 ● ＞ 0.2''
逐漸延長
Mobitz Ⅰ 　少1個QRS
第二度 　　　　　節律不規則
房室傳導的阻斷 　Mobitz Ⅱ 　P：QRS ● 3:1
PR間隔 　第三度 　P比QRS多
心室速率 40 ~ 60 次/分
RBBB V.S. LBBB

變寬
不對稱
心室早期收縮 PVC 　T波倒置
節律不規則
心室性 　⬆PVC*3
QRS波 　心室撲動過速 VT 　心室速率 150 ~ 250 次/分 　電擊
大鋸齒波
心室纖維顫動 Vf ● 無法辨識 ● P+QRS

心律不整

分類

竇性心律不整
竇性心律過速
竇性心律過緩
房室傳導阻斷
第一度房室傳導阻斷
第二度房室傳導阻斷
第三度房室傳導阻斷
束支傳導阻斷
房室連結心律不整

心房心律不整
心房早期收縮
心房撲動過速
心房撲動
心房纖維顫動
心室心律不整
心室早期收縮
心室撲動過速
心室纖維顫動

★ RBBB 右束支傳導阻滯；LBBB 左束支傳導阻滯

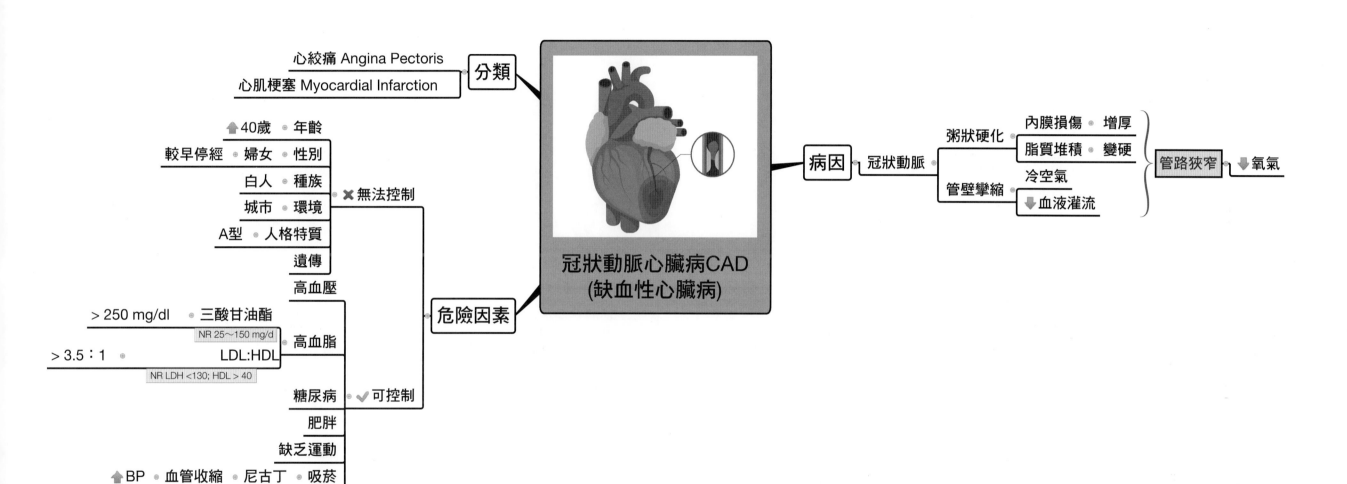

分類
心絞痛 Angina Pectoris
心肌梗塞 Myocardial Infarction

危險因素

⬆40歲 ● 年齡
較早停經 ● 婦女 ● 性別
白人 ● 種族
城市 ● 環境　✘ 無法控制
A型 ● 人格特質
遺傳

高血壓

> 250 mg/dl ● 三酸甘油酯
NR 25～150 mg/d
高血脂
> 3.5：1 ● LDL:HDL
NR LDH <130; HDL > 40

糖尿病 ● ✔ 可控制
肥胖
缺乏運動
⬆BP ● 血管收縮 ● 尼古丁 ● 吸菸
情緒壓力

冠狀動脈心臟病CAD
(缺血性心臟病)

病因 ● 冠狀動脈

粥狀硬化
內膜損傷 ● 增厚
脂質堆積 ● 變硬

管壁攣縮
冷空氣
⬇血液灌流

管路狹窄 ● ⬇氧氣

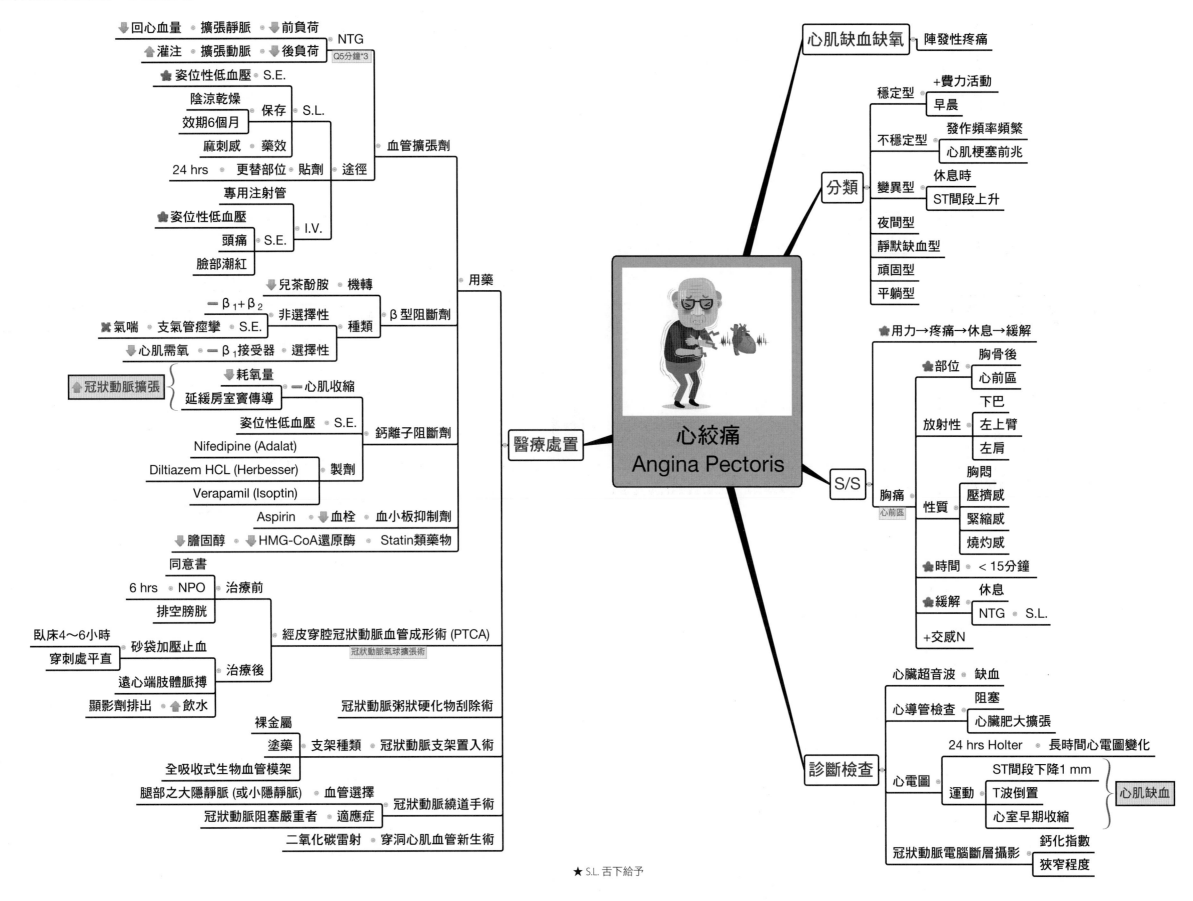

心肌缺血缺氧 — 陣發性疼痛

分類
- 穩定型 — +費力活動、早晨
- 不穩定型 — 發作頻率頻繁、心肌梗塞前兆
- 變異型 — 休息時、ST間段上升
- 夜間型
- 靜默缺血型
- 頑固型
- 平躺型

心絞痛
Angina Pectoris

S/S
- 胸痛（心前區）
  - ★用力→疼痛→休息→緩解
  - ★部位 — 胸骨後、心前區
  - 放射性 — 下巴、左上臂、左肩
  - 性質 — 胸悶、壓擠感、緊縮感、燒灼感
  - ★時間 — < 15分鐘
  - ★緩解 — 休息、NTG・S.L.
  - +交感N

診斷檢查
- 心臟超音波 — 缺血
- 心導管檢查 — 阻塞、心臟肥大擴張
- 心電圖
  - 24 hrs Holter — 長時間心電圖變化
  - 運動 — ST間段下降1 mm、T波倒置、心室早期收縮 } 心肌缺血
- 冠狀動脈電腦斷層攝影 — 鈣化指數、狹窄程度

醫療處置

用藥
- 血管擴張劑
  - NTG（Q5分鐘*3）
    - ⬇回心血量・擴張靜脈・⬇前負荷
    - ⬆灌注・擴張動脈・⬇後負荷
  - S.E.
    - ★姿位性低血壓
  - 保存 — 陰涼乾燥、效期6個月
  - S.L.
    - 藥效 — 麻刺感
  - 途徑
    - 貼劑 — 更替部位（24 hrs）
    - I.V. — 專用注射管
  - S.E. — ★姿位性低血壓、頭痛、臉部潮紅
- β型阻斷劑
  - 機轉 — ⬇兒茶酚胺
  - 種類
    - 非選擇性 — 一β₁+β₂
      - S.E. — ✗氣喘・支氣管痙攣
    - 選擇性 — 一β₁接受器
      - ⬇心肌需氧
- 鈣離子阻斷劑
  - ⬆冠狀動脈擴張
    - ⬇耗氧量
    - 延緩房室竇傳導 — 一心肌收縮
  - S.E. — 姿位性低血壓
  - 製劑
    - Nifedipine (Adalat)
    - Diltiazem HCL (Herbesser)
    - Verapamil (Isoptin)
- 血小板抑制劑 — Aspirin・⬇血栓
- Statin類藥物 — ⬇膽固醇・⬇HMG-CoA還原酶

經皮穿腔冠狀動脈血管成形術 (PTCA)（冠狀動脈氣球擴張術）
- 治療前 — 同意書、NPO（6 hrs）、排空膀胱
- 治療後
  - 砂袋加壓止血
  - 穿刺處平直（臥床4～6小時）
  - 遠心端肢體脈搏
  - 顯影劑排出・⬆飲水

冠狀動脈粥狀硬化物刮除術

冠狀動脈支架置入術
- 支架種類
  - 裸金屬
  - 塗藥
  - 全吸收式生物血管模架

冠狀動脈繞道手術
- 血管選擇 — 腿部之大隱靜脈 (或小隱靜脈)
- 適應症 — 冠狀動脈阻塞嚴重者

穿洞心肌血管新生術 — 二氧化碳雷射

★ S.L. 舌下給予

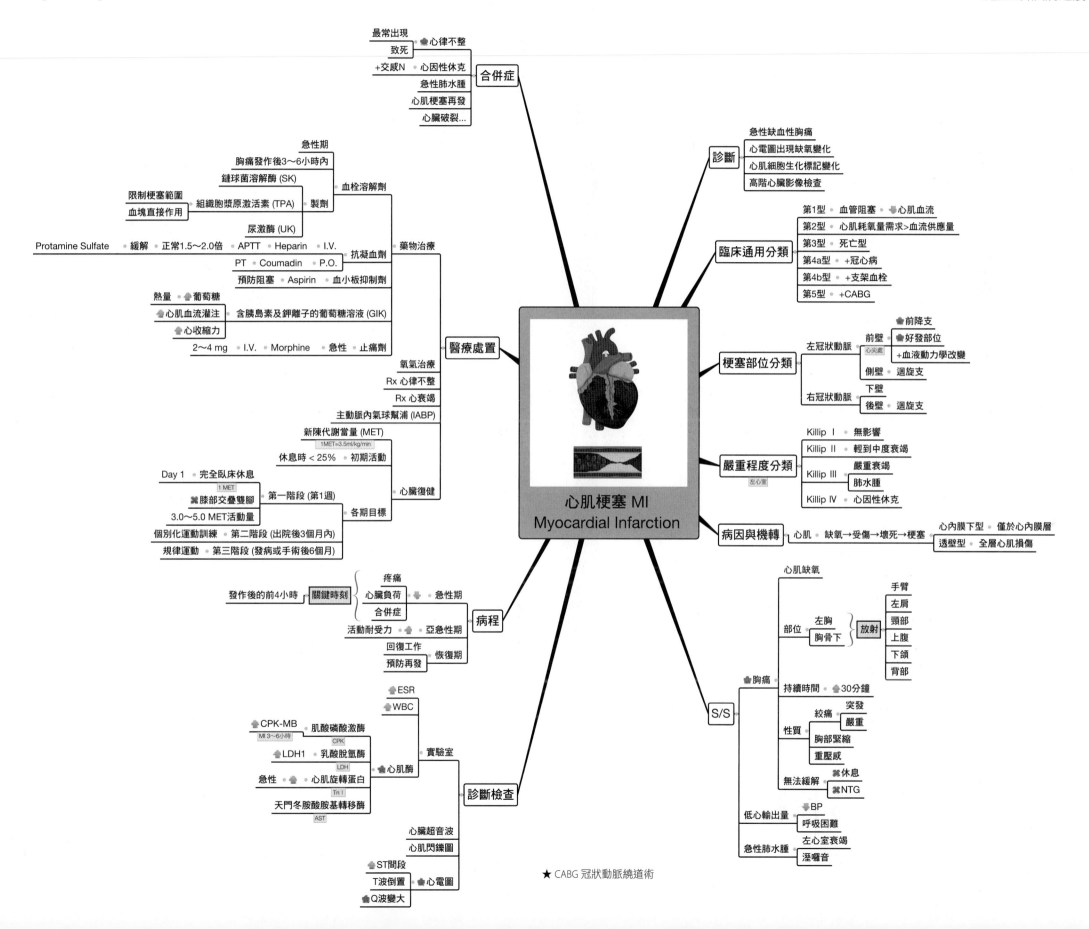

合併症
- 心律不整 ● 最常出現
- 致死
- 心因性休克 ● +交感N
- 急性肺水腫
- 心肌梗塞再發
- 心臟破裂...

診斷
- 急性缺血性胸痛
- 心電圖出現缺氧變化
- 心肌細胞生化標記變化
- 高階心臟影像檢查

臨床通用分類
- 第1型 ● 血管阻塞 ● ↓心肌血流
- 第2型 ● 心肌耗氧量需求>血流供應量
- 第3型 ● 死亡型
- 第4a型 ● +冠心病
- 第4b型 ● +支架血栓
- 第5型 ● +CABG

梗塞部位分類
- 左冠狀動脈
  - 前壁
    - ★前降支
    - ★好發部位 ● 心尖處
    - +血液動力學改變
  - 側壁 ● 迴旋支
- 右冠狀動脈
  - 下壁
  - 後壁 ● 迴旋支

嚴重程度分類 左心室
- Killip I ● 無影響
- Killip II ● 輕到中度衰竭
- Killip III ● 嚴重衰竭 / 肺水腫
- Killip IV ● 心因性休克

病因與機轉
- 心肌 ● 缺氧→受傷→壞死→梗塞
  - 心內膜下型 ● 僅於心內膜層
  - 透壁型 ● 全層心肌損傷

醫療處置
- 血栓溶解劑
  - 急性期
  - 胸痛發作後3〜6小時內
  - 鏈球菌溶解酶 (SK)
  - 組織胞漿原激活素 (TPA) ● 製劑
    - 限制梗塞範圍
    - 血塊直接作用
  - 尿激酶 (UK)
- 藥物治療
  - 抗凝血劑
    - Heparin ● I.V. / APTT ● 正常1.5〜2.0倍 ● 緩解 ● Protamine Sulfate
    - Coumadin ● P.O. / PT
  - 血小板抑制劑 ● Aspirin ● 預防阻塞
  - 含胰島素及鉀離子之葡萄糖溶液 (GIK)
    - 熱量 ● ☆葡萄糖
    - ☆心肌血流灌注
    - ☆心收縮力
  - 止痛劑 ● 急性 ● Morphine ● I.V. ● 2〜4 mg
- 氧氣治療
- Rx 心律不整
- Rx 心衰竭
- 主動脈內氣球幫浦 (IABP)
- 心臟復健
  - 新陳代謝當量 (MET) 1MET=3.5ml/kg/min
  - 各期目標
    - 初期活動 ● 休息時 < 25%
    - 第一階段 (第1週)
      - Day 1 ● 完全臥床休息 1 MET
      - ☆膝部交疊雙腳
      - 3.0〜5.0 MET活動量
    - 第二階段 (出院後3個月內) ● 個別化運動訓練
    - 第三階段 (發病或手術後6個月) ● 規律運動

病程
- 關鍵時刻 ● 發作後的前4小時
- 急性期
  - 疼痛
  - 心臟負荷
  - 合併症
- 亞急性期 ● 活動耐受力
- 恢復期
  - 回復工作
  - 預防再發

診斷檢查
- 實驗室
  - ☆ESR
  - ☆WBC
  - 心肌酶
    - 肌酸磷酸激酶 ● ☆CPK-MB MI 3〜6小時 CPK
    - 乳酸脫氫酶 ● LDH1 LDH
    - 心肌旋轉蛋白 ● 急性 ● Tn I
    - 天門冬胺酸胺轉移酶 AST
- 心臟超音波
- 心肌閃鑠圖
- 心電圖
  - ST間段
  - T波倒置
  - ☆Q波變大

S/S
- 心肌缺氧
- ☆胸痛
  - 部位
    - 左胸
    - 胸骨下 ● 放射
      - 手臂
      - 左肩
      - 頸部
      - 上腹
      - 下頜
      - 背部
  - 持續時間 ● >30分鐘
  - 性質
    - 絞痛 ● 突發 / ☆嚴重
    - 胸部緊縮
    - 重壓感
  - 無法緩解
    - ☆休息
    - ☆NTG
- 低心輸出量
  - ↓BP
  - 呼吸困難
  - 左心室衰竭
- 急性肺水腫 ● 溼囉音

★ CABG 冠狀動脈繞道術

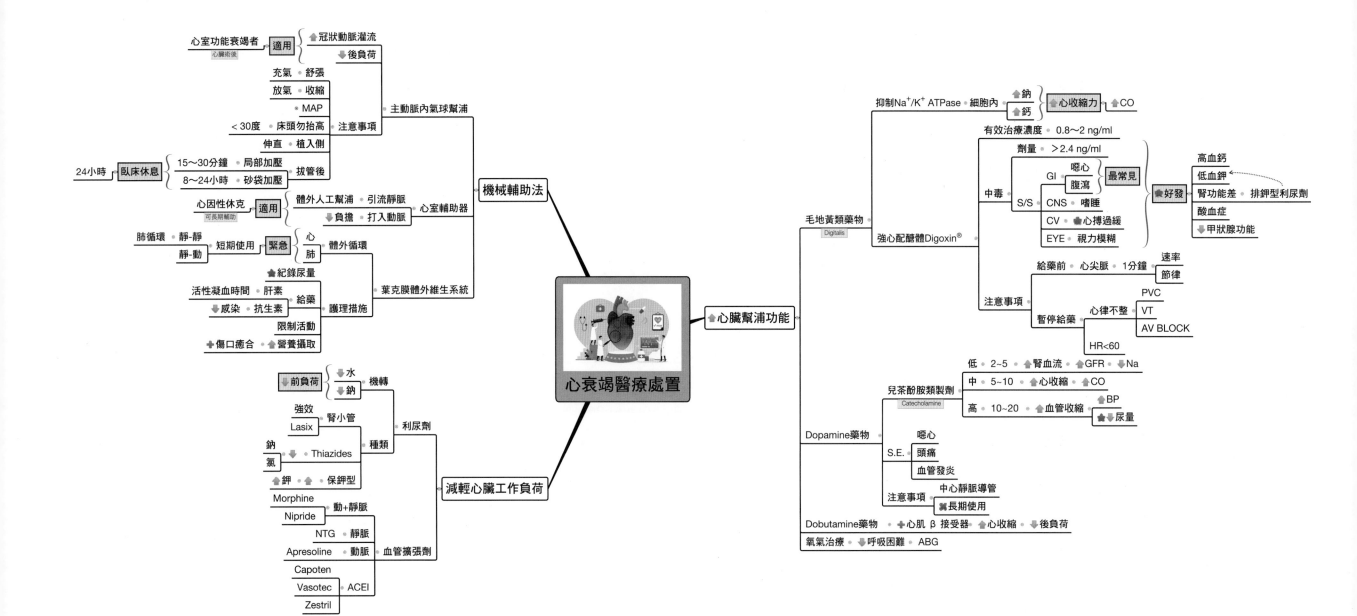

機械輔助法

心室功能衰竭者 [適用] 心臟術後

主動脈內氣球幫浦
- ⬆冠狀動脈灌流
- ⬇後負荷
- 充氣 • 舒張
- 放氣 • 收縮
- • MAP
- 注意事項
  - ＜30度 • 床頭勿抬高
  - 伸直 • 植入側
  - 拔管後
    - 15～30分鐘 • 局部加壓
    - 8～24時 • 砂袋加壓

24小時 [臥床休息]

心室輔助器
- 心因性休克 [適用] 可長期輔助
- 體外人工幫浦
  - 引流靜脈
  - ⬇負擔 • 打入動脈

緊急
- 肺循環 • 靜-靜
- 靜-動 短期使用
- 心肺 • 體外循環

葉克膜體外維生系統
- 護理措施
  - ⬆紀錄尿量
  - 活性凝血時間 • 肝素
  - 給藥 ⬇感染 • 抗生素
  - 限制活動
  - ⬆傷口癒合 • 營養攝取

減輕心臟工作負荷

⬇前負荷
- ⬇水
- ⬇鈉
- 機轉

利尿劑
- 種類
  - 強效 腎小管 Lasix
  - 鈉 ⬇ Thiazides 氯
  - ⬆鉀 ⬆保鉀型

血管擴張劑
- Morphine
- Nipride • 動＋靜脈
- NTG • 靜脈
- Apresoline • 動脈
- Capoten
- Vasotec • ACEI
- Zestril

心衰竭醫療處置

⬆心臟幫浦功能

毛地黃類藥物 Digitalis

抑制Na⁺/K⁺ ATPase • 細胞內
- ⬆鈉
- ⬆鈣
- 心收縮力 • ⬆CO

強心配醣體Digoxin®
- 有效治療濃度 • 0.8～2 ng/ml
- 中毒
  - 劑量 • ＞2.4 ng/ml
  - S/S
    - GI 嘸心 腹瀉 [最常見]
    - CNS • 嗜睡
    - CV • ⬇心搏過緩
    - EYE • 視力模糊
  - ⬆好發
    - 高血鈣
    - 低血鉀 腎功能差 • 排鉀型利尿劑
    - 酸血症
    - ⬇甲狀腺功能
- 注意事項
  - 給藥前 • 心尖脈 • 1分鐘
    - 速率
    - 節律
  - 暫停給藥
    - 心律不整
      - PVC
      - VT
      - AV BLOCK
    - HR<60

Dopamine藥物
- 兒茶酚胺類製劑 Catecholamine
  - 低 • 2~5 • ⬆腎血流 • ⬆GFR • ⬆Na
  - 中 • 5~10 • ⬆心收縮 • ⬆CO
  - 高 • 10~20 • 血管收縮 ⬆BP ⬇尿量
- S.E.
  - 嘸心
  - 頭痛
  - 血管發炎
- 注意事項
  - 中心靜脈導管
  - ✘長期使用

Dobutamine藥物 • ⬆心肌 β接受器 • ⬆心收縮 • ⬇後負荷

氧氣治療 • ⬇呼吸困難 • ABG

★ PVC 心室早期收縮；VT 無脈搏性心室搏動過速

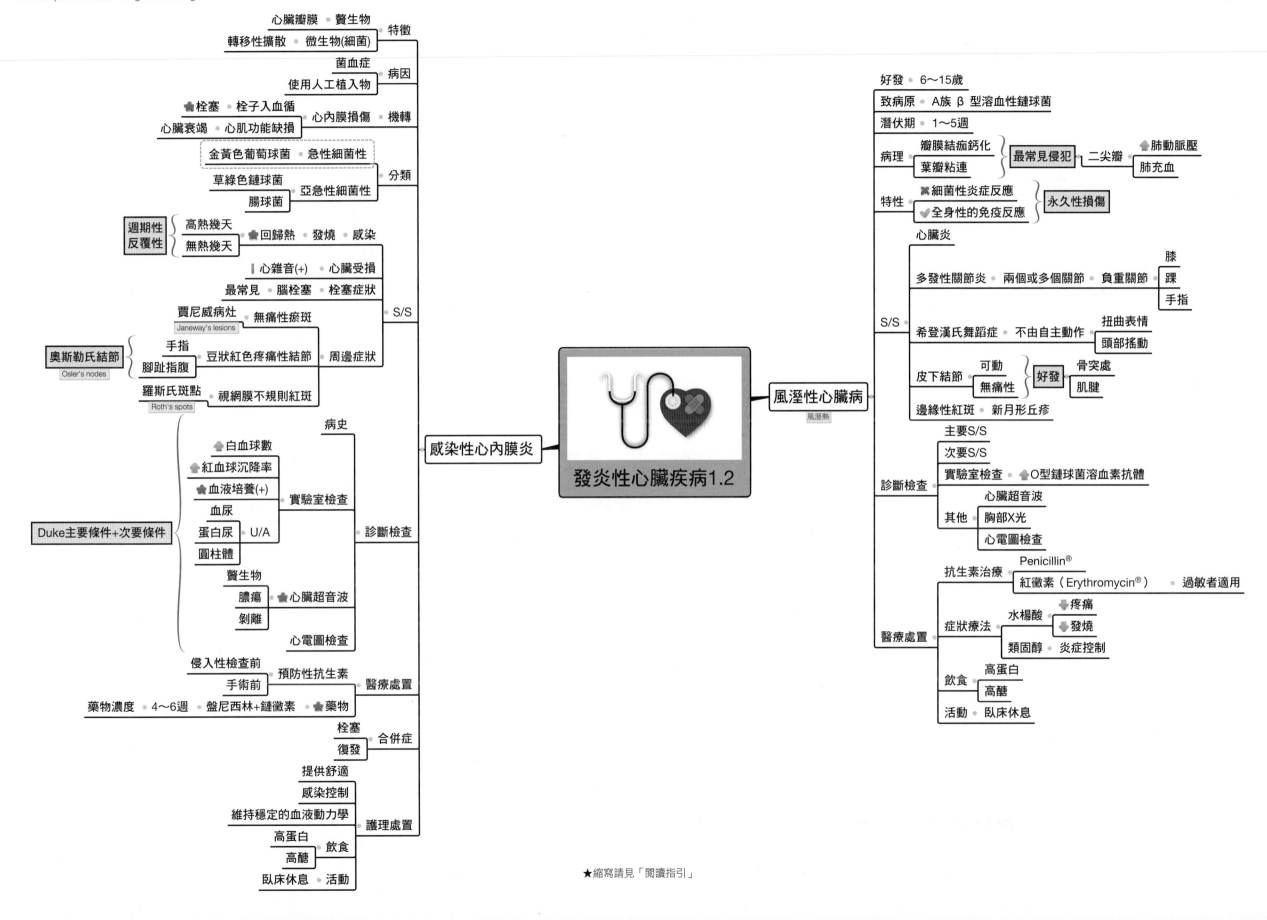

心臟瓣膜 · 贅生物 ── 特徵
轉移性擴散 · 微生物(細菌)
菌血症 ── 病因
使用人工植入物
栓塞 · 栓子入血循
心臟衰竭 · 心肌功能缺損 ── 心內膜損傷 · 機轉
金黃色葡萄球菌 · 急性細菌性
草綠色鏈球菌 ── 分類
腸球菌 ── 亞急性細菌性
週期性反覆性 { 高熱幾天 / 無熱幾天 } ── 回歸熱 · 發燒 · 感染
心雜音(+) · 心臟受損
最常見 · 腦栓塞 · 栓塞症狀 ── S/S
賈尼威病灶 Janeway's lesions ── 無痛性瘀斑
奧斯勒氏結節 Osler's nodes { 手指 / 腳趾指腹 } ── 豆狀紅色疼痛性結節 · 周邊症狀
羅斯氏斑點 Roth's spots ── 視網膜不規則紅斑

病史
白血球數
紅血球沉降率
血液培養(+) ── 實驗室檢查
Duke主要條件+次要條件
血尿
蛋白尿 ── U/A ── 診斷檢查
圓柱體
贅生物
膿瘍 · 心臟超音波
剝離
心電圖檢查
侵入性檢查前
手術前 ── 預防性抗生素 ── 醫療處置
藥物濃度 · 4～6週 · 盤尼西林+鏈黴素 · 藥物
栓塞
復發 ── 合併症
提供舒適
感染控制
維持穩定的血液動力學 ── 護理處置
高蛋白 { } 飲食
高醣
臥床休息 · 活動

感染性心內膜炎

發炎性心臟疾病1.2

風溼性心臟病
風溼熱

好發 · 6～15歲
致病原 · A族 β 型溶血性鏈球菌
潛伏期 · 1～5週
病理 { 瓣膜結痂鈣化 / 葉瓣粘連 } 最常見侵犯 ── 二尖瓣 { 肺動脈壓 / 肺充血 }
特性 { 細菌性炎症反應 / 全身性的免疫反應 } 永久性損傷

心臟炎
多發性關節炎 · 兩個或多個關節 · 負重關節 { 膝 / 踝 / 手指 }
希登漢氏舞蹈症 · 不由自主動作 { 扭曲表情 / 頭部搖動 } ── S/S
皮下結節 { 可動 / 無痛性 } 好發 { 骨突處 / 肌腱 }
邊緣性紅斑 · 新月形丘疹

主要S/S
次要S/S
實驗室檢查 · O型鏈球菌溶血素抗體 ── 診斷檢查
心臟超音波
其他 { 胸部X光 / 心電圖檢查 }

抗生素治療 { Penicillin® / 紅黴素（Erythromycin®） · 過敏者適用 }
症狀療法 { 水楊酸 { 疼痛 / 發燒 } / 類固醇 · 炎症控制 } ── 醫療處置
飲食 { 高蛋白 / 高醣 }
活動 · 臥床休息

★縮寫請見「閱讀指引」

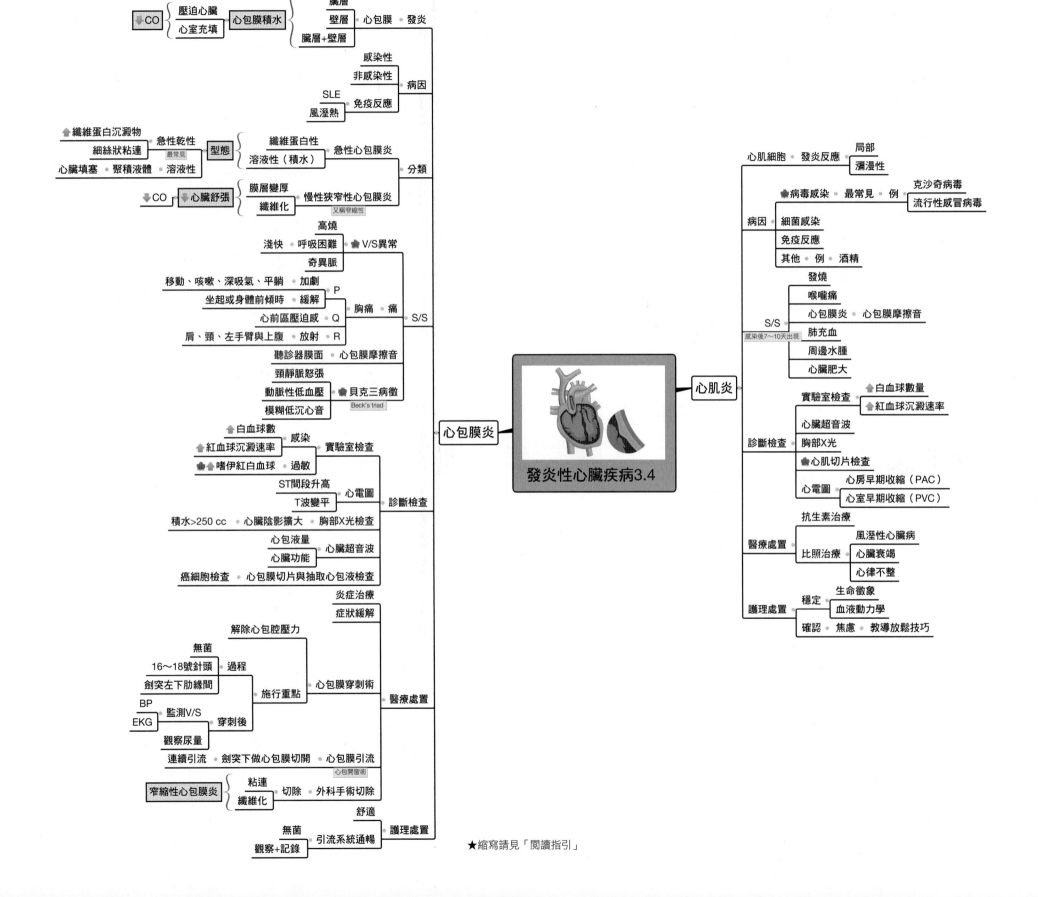

心包膜積水
- 壓迫心臟
  - ↓CO
  - 心室充填
- 心包膜
  - 臟層
  - 壁層
  - 臟層+壁層
- 發炎

心包膜炎

分類
- 病因
  - 感染性
  - 非感染性
  - 免疫反應
    - SLE
    - 風溼熱
- 型態
  - 急性乾性（最常見）
    - ↑纖維蛋白沉澱物
    - 細絲狀粘連
    - 心臟填塞 · 聚積液體 · 溶液性
  - 纖維蛋白性
  - 溶液性（積水） · 急性心包膜炎
  - 心臟舒張 · ↓CO
    - 膜層變厚
    - 纖維化 · 慢性狹窄性心包膜炎（又稱窄縮性）

S/S
- V/S異常
  - 高燒
  - 淺快 · 呼吸困難
  - 奇異脈
- 胸痛 · 痛
  - P
    - 移動、咳嗽、深吸氣、平躺 · 加劇
    - 坐起或身體前傾時 · 緩解
  - Q · 心前區壓迫感
  - R · 肩、頸、左手臂與上腹 · 放射
- 聽診器膜面 · 心包膜摩擦音
- 貝克三病徵（Beck's triad）
  - 頸靜脈怒張
  - 動脈性低血壓
  - 模糊低沉心音

診斷檢查
- 實驗室檢查
  - ↑白血球數 · 感染
  - ↑紅血球沉澱速率 · 感染
  - ↑↑嗜伊紅白血球 · 過敏
- 心電圖
  - ST間段升高
  - T波變平
- 胸部X光檢查 · 積水>250 cc · 心臟陰影擴大
- 心臟超音波
  - 心包液量
  - 心臟功能
- 心包膜切片與抽取心包液檢查 · 癌細胞檢查

醫療處置
- 炎症治療
- 症狀緩解
- 心包膜穿刺術 · 解除心包腔壓力
  - 過程
    - 無菌
    - 16～18號針頭
    - 劍突左下肋緣間
  - 施行重點
  - 穿刺後
    - 監測V/S
      - BP
      - EKG
    - 觀察尿量
- 心包膜引流 · 連續引流 · 劍突下做心包膜切開（心包開窗術）

護理處置
- 窄縮性心包膜炎
  - 粘連
  - 纖維化
  - 外科手術切除 · 切除
- 引流系統通暢
  - 舒適
  - 無菌
  - 觀察+記錄

心肌炎

- 心肌細胞 · 發炎反應
  - 局部
  - 瀰漫性
- 病因
  - 病毒感染 · 最常見 · 例
    - 克沙奇病毒
    - 流行性感冒病毒
  - 細菌感染
  - 免疫反應
  - 其他 · 例 · 酒精
- S/S（感染後7～10天出現）
  - 發燒
  - 喉嚨痛
  - 心包膜炎 · 心包膜摩擦音
  - 肺充血
  - 周邊水腫
  - 心臟肥大
- 診斷檢查
  - 實驗室檢查
    - ↑白血球數量
    - ↑紅血球沉澱速率
  - 心臟超音波
  - 胸部X光
  - 心肌切片檢查
  - 心電圖
    - 心房早期收縮（PAC）
    - 心室早期收縮（PVC）
- 醫療處置
  - 抗生素治療
  - 比照治療
    - 風溼性心臟病
    - 心臟衰竭
    - 心律不整
- 護理處置
  - 穩定
    - 生命徵象
    - 血液動力學
  - 確認 · 焦慮 · 教導放鬆技巧

發炎性心臟疾病3.4

★縮寫請見「閱讀指引」

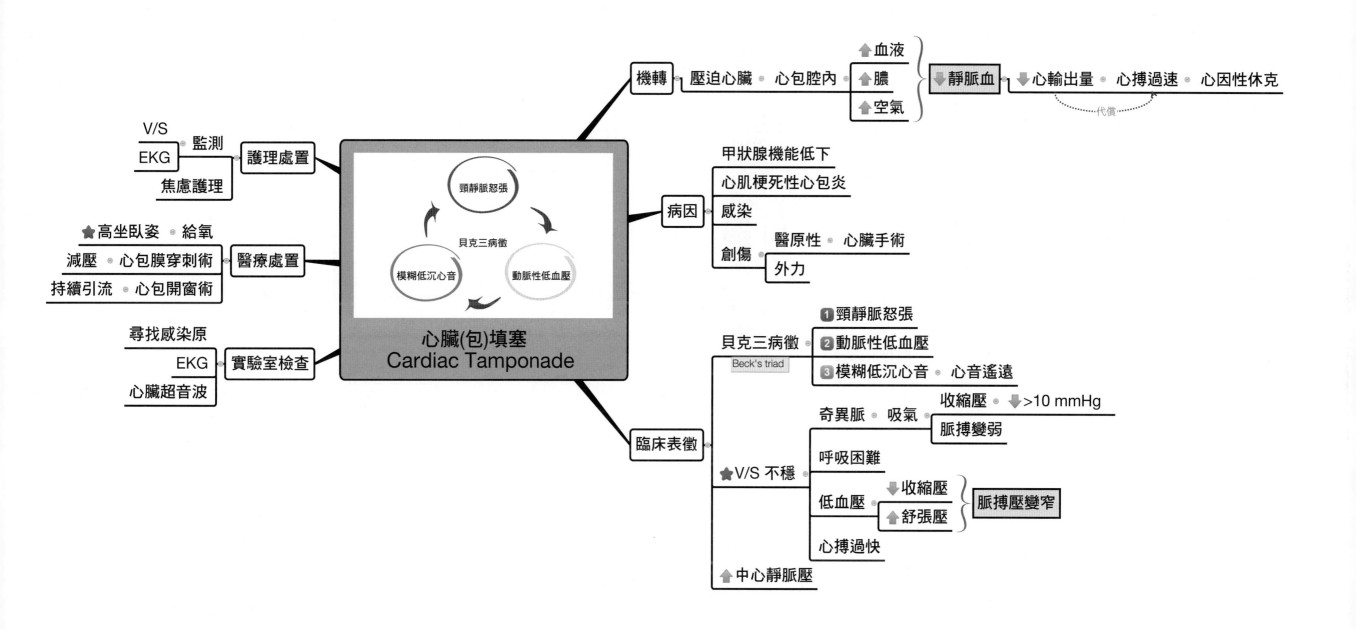

機轉 — 壓迫心臟 · 心包腔內 ⬆血液 ⬆膿 ⬆空氣 } ⬇靜脈血 — ⬇心輸出量 · 心搏過速 · 心因性休克
代償

護理處置 — 監測 V/S EKG · 焦慮護理

醫療處置 — ★高坐臥姿 · 給氧 · 減壓 · 心包膜穿刺術 · 持續引流 · 心包開窗術

實驗室檢查 — 尋找感染原 EKG 心臟超音波

心臟(包)填塞
Cardiac Tamponade

頸靜脈怒張
貝克三病徵
模糊低沉心音   動脈性低血壓

病因 — 甲狀腺機能低下 · 心肌梗死性心包炎 · 感染 · 創傷 — 醫原性 · 心臟手術 / 外力

臨床表徵
貝克三病徵 · ❶頸靜脈怒張 ❷動脈性低血壓 ❸模糊低沉心音 · 心音遙遠
Beck's triad

★V/S 不穩 · 奇異脈 · 吸氣 · 收縮壓 · ⬇>10 mmHg / 脈搏變弱
呼吸困難
低血壓 · ⬇收縮壓 ⬆舒張壓 } 脈搏壓變窄
心搏過快

⬆中心靜脈壓

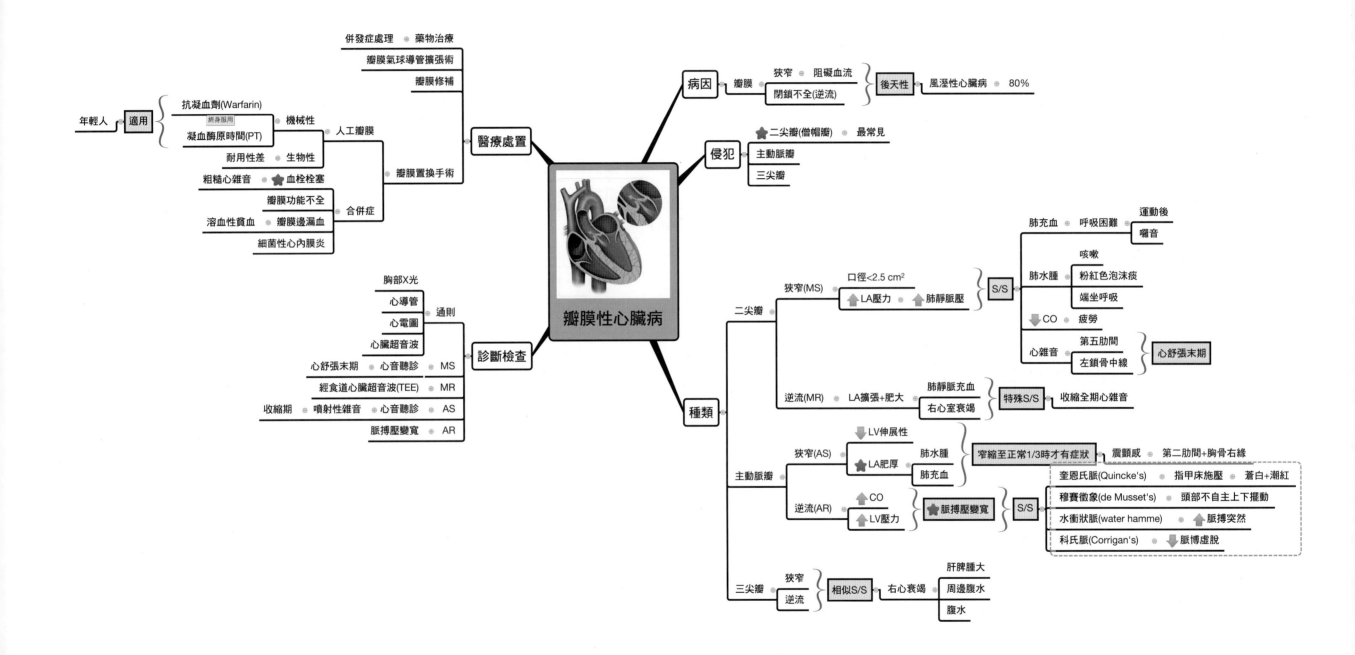

瓣膜性心臟病

病因 ● 瓣膜 ─ 狹窄 ● 阻礙血流 ┐
　　　　　　　└ 閉鎖不全(逆流) ┘ 後天性 ─ 風溼性心臟病 ● 80%

侵犯 ─ ★ 二尖瓣(僧帽瓣) ● 最常見
　　　├ 主動脈瓣
　　　└ 三尖瓣

醫療處置
　併發症處理 ● 藥物治療
　瓣膜氣球導管擴張術
　瓣膜修補
　人工瓣膜 ┬ 機械性 ● 抗凝血劑(Warfarin) ● 年輕人 ● 適用 [終身服用]
　　　　　　│　　　　　● 凝血酶原時間(PT)
　　　　　　└ 生物性 ● 耐用性差
　瓣膜置換手術
　合併症 ┬ 血栓栓塞 ★ ● 粗糙心雜音
　　　　　├ 瓣膜功能不全 ┐
　　　　　│ 瓣膜邊漏血 ┴ 溶血性貧血
　　　　　└ 細菌性心內膜炎

診斷檢查
　通則 ┬ 胸部X光
　　　　├ 心導管
　　　　├ 心電圖
　　　　└ 心臟超音波
　心音聽診 ● 心舒張末期 ● MS
　經食道心臟超音波(TEE) ● MR
　心音聽診 ● 收縮期 ● 噴射性雜音 ● AS
　脈搏壓變寬 ● AR

種類
　二尖瓣 ┬ 狹窄(MS) ● 口徑<2.5 cm² ● ⬆LA壓力 ● ⬆肺靜脈壓 ┐ S/S
　　　　　│
　　　　　└ 逆流(MR) ● LA擴張+肥大 ┬ 肺靜脈充血 ┐ 特殊S/S ● 收縮全期心雜音
　　　　　　　　　　　　　　　　　　└ 右心室衰竭 ┘
　　S/S ┬ 肺充血 ● 呼吸困難 ┬ 運動後
　　　　 │　　　　　　　　　　└ 囉音
　　　　 ├ 肺水腫 ┬ 咳嗽
　　　　 │　　　　├ 粉紅色泡沫痰
　　　　 │　　　　└ 端坐呼吸
　　　　 ├ ⬇CO ● 疲勞
　　　　 └ 心雜音 ┬ 第五肋間 ┐ 心舒張末期
　　　　　　　　　└ 左鎖骨中線 ┘

　主動脈瓣 ┬ 狹窄(AS) ● ⬇LV伸展性 ┐
　　　　　　│　　　　　★ LA肥厚 ┬ 肺水腫
　　　　　　│　　　　　　　　　　└ 肺充血 ┘ 窄縮至正常1/3時才有症狀 ● 震顫感 ● 第二肋間+胸骨右緣
　　　　　　│
　　　　　　└ 逆流(AR) ┬ ⬆CO ┐ ★ 脈搏壓變寬 ┐ S/S
　　　　　　　　　　　　 └ ⬆LV壓力 ┘
　S/S ┬ 奎恩氏脈(Quincke's) ● 指甲床施壓 ● 蒼白+潮紅
　　　 ├ 穆賽徵象(de Musset's) ● 頭部不自主上下擺動
　　　 ├ 水衝狀脈(water hamme) ● ⬆脈搏突然
　　　 └ 科氏脈(Corrigan's) ● ⬇脈博虛脫

　三尖瓣 ┬ 狹窄 ┐ 相似S/S ● 右心室衰竭 ┬ 肝脾腫大
　　　　　└ 逆流 ┘　　　　　　　　　　　├ 周邊腹水
　　　　　　　　　　　　　　　　　　　　└ 腹水

★ MS 二尖瓣狹窄；MR 二尖瓣逆流；AS 主動脈瓣狹窄；AR 主動脈瓣逆流

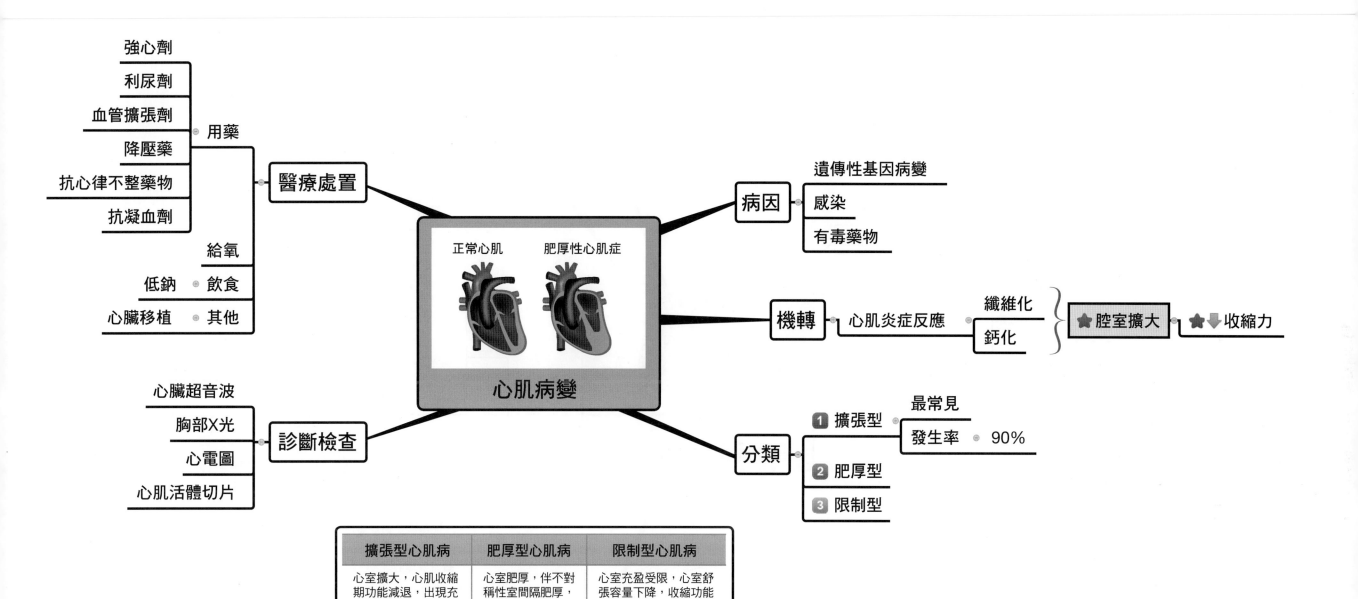

強心劑
利尿劑
血管擴張劑
降壓藥 ── 用藥
抗心律不整藥物
抗凝血劑 ── 醫療處置

給氧
低鈉 ── 飲食
心臟移植 ── 其他

病因 ── 遺傳性基因病變
感染
有毒藥物

機轉 ── 心肌炎症反應 ── 纖維化 / 鈣化 ── ★腔室擴大 ── ★↓收縮力

正常心肌　　肥厚性心肌症
心肌病變

診斷檢查 ── 心臟超音波 / 胸部X光 / 心電圖 / 心肌活體切片

分類
1 擴張型 ── 最常見 / 發生率 ● 90%
2 肥厚型
3 限制型

擴張型心肌病	肥厚型心肌病	限制型心肌病
心室擴大，心肌收縮期功能減退，出現充血性心臟衰竭	心室肥厚，伴不對稱性室間隔肥厚，阻塞血液出口影響心輸出量	心室充盈受限，心室舒張容量下降，收縮功能及室壁厚度正常
酒精中毒、心肌炎、糖尿病、懷孕	先天性心臟病、高血壓	澱粉樣病變、類肉瘤病、接受胸腔化學治療

種類比較

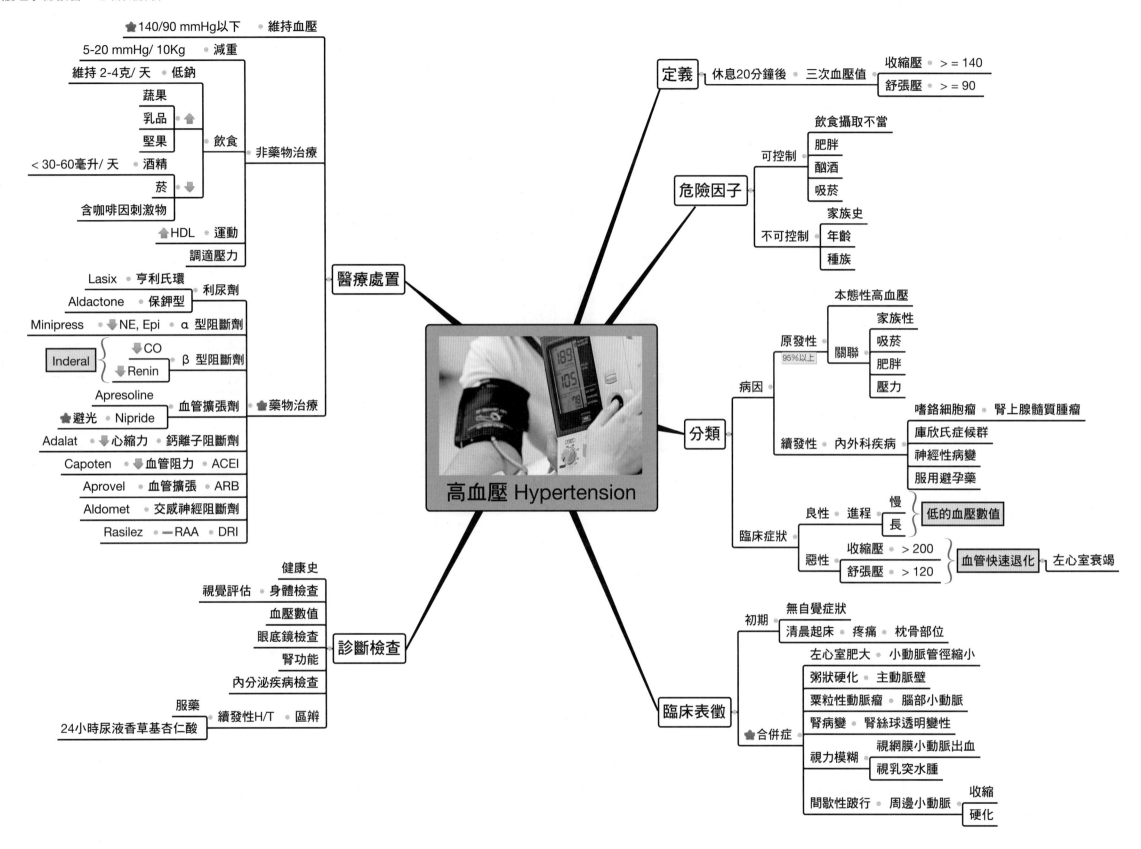

高血壓 Hypertension

定義
- 休息20分鐘後 • 三次血壓值
  - 收縮壓 • ＞ = 140
  - 舒張壓 • ＞ = 90

危險因子
- 可控制
  - 飲食攝取不當
  - 肥胖
  - 酗酒
  - 吸菸
- 不可控制
  - 家族史
  - 年齡
  - 種族

分類
- 病因
  - 原發性 (95%以上)
    - 本態性高血壓
    - 關聯
      - 家族性
      - 吸菸
      - 肥胖
      - 壓力
  - 續發性 • 內外科疾病
    - 嗜鉻細胞瘤 • 腎上腺髓質腫瘤
    - 庫欣氏症候群
    - 神經性病變
    - 服用避孕藥
- 臨床症狀
  - 良性 • 進程
    - 慢
    - 長 〔低的血壓數值〕
  - 惡性
    - 收縮壓 • ＞ 200
    - 舒張壓 • ＞ 120 〔血管快速退化〕 • 左心室衰竭

臨床表徵
- 初期
  - 無自覺症狀
  - 清晨起床 • 疼痛 • 枕骨部位
- ★合併症
  - 左心室肥大 • 小動脈管徑縮小
  - 粥狀硬化 • 主動脈壁
  - 粟粒性動脈瘤 • 腦部小動脈
  - 腎病變 • 腎絲球透明變性
  - 視力模糊
    - 視網膜小動脈出血
    - 視乳突水腫
  - 間歇性跛行 • 周邊小動脈
    - 收縮
    - 硬化

醫療處置
- 非藥物治療
  - 維持血壓 • ★140/90 mmHg以下
  - 減重 • 5-20 mmHg/ 10Kg
  - 低鈉 • 維持 2-4克/ 天
  - 飲食
    - 蔬果
    - 乳品 ⬆
    - 堅果
    - 酒精 • ＜ 30-60毫升/ 天
    - 菸 ⬇
    - 含咖啡因刺激物
  - 運動 • ⬆HDL
  - 調適壓力
- ★藥物治療
  - 利尿劑
    - Lasix • 亨利氏環
    - Aldactone • 保鉀型
  - α 型阻斷劑 • ⬇NE, Epi • Minipress
  - β 型阻斷劑 [Inderal]
    - ⬇CO
    - ⬇Renin
  - 血管擴張劑
    - Apresoline
    - ★避光 • Nipride
  - 鈣離子阻斷劑 • ⬇心縮力 • Adalat
  - ACEI • ⬇血管阻力 • Capoten
  - ARB • 血管擴張 • Aprovel
  - 交感神經阻斷劑 • Aldomet
  - DRI • 一RAA • Rasilez

診斷檢查
- 身體檢查
  - 健康史
  - 視覺評估
- 血壓數值
- 眼底鏡檢查
- 腎功能
- 內分泌疾病檢查
- 續發性H/T • 區辨
  - 服藥
  - 24小時尿液香草基杏仁酸

★ ARB 血管張力素受體阻斷劑；DRI 直接腎素抑制劑

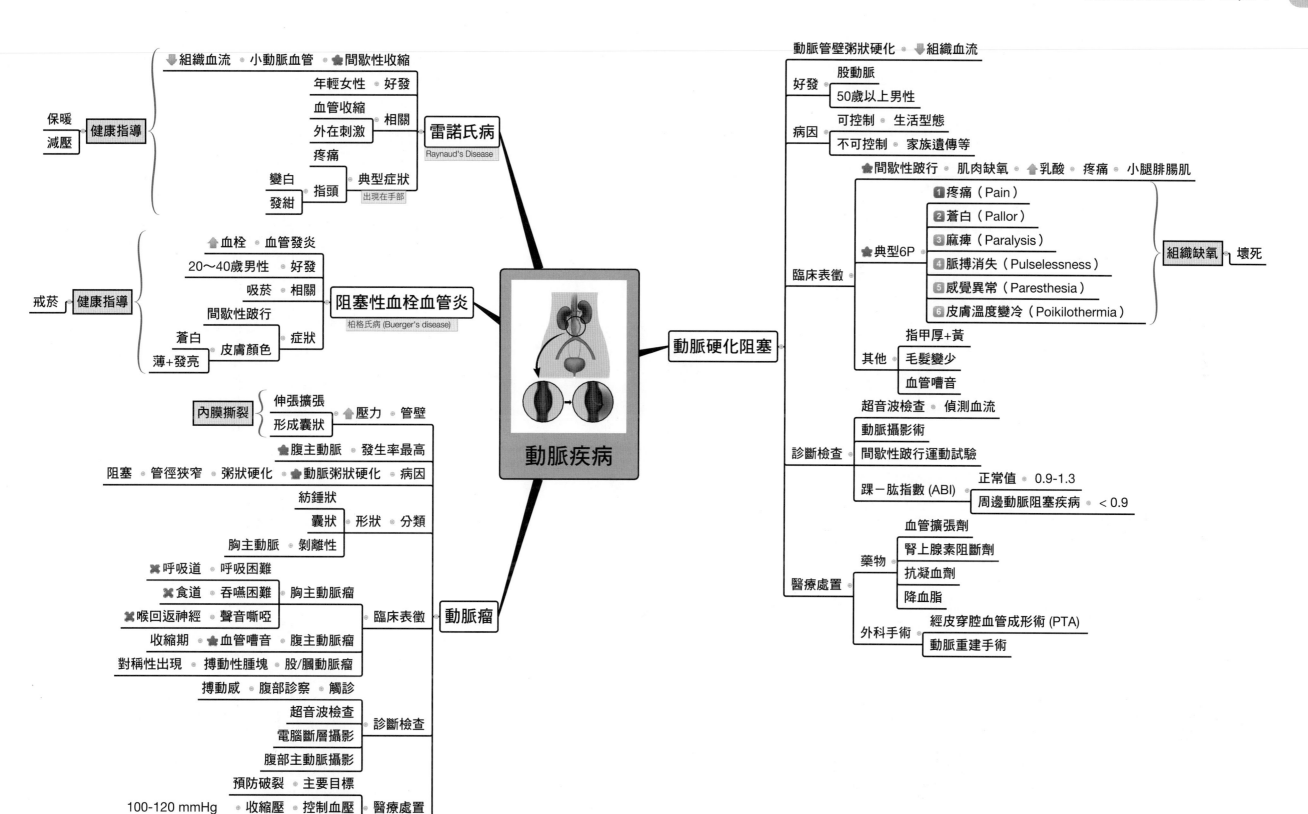

雷諾氏病 Raynaud's Disease
- 健康指導
  - 保暖
  - 減壓
- ⬇組織血流 · 小動脈血管 · ♠間歇性收縮
- 年輕女性 · 好發
- 血管收縮 · 相關
  - 外在刺激
- 疼痛
- 典型症狀
  - 指頭
    - 變白
    - 發紺
  - 出現在手部

阻塞性血栓血管炎 柏格氏病 (Buerger's disease)
- 健康指導
  - 戒菸
- ♠血栓 · 血管發炎
- 20～40歲男性 · 好發
- 吸菸 · 相關
- 間歇性跛行 · 症狀
- 皮膚顏色
  - 蒼白
  - 薄+發亮

動脈瘤
- 內膜撕裂
  - 伸張擴張
  - 形成囊狀
  - ♠壓力 · 管壁
- 阻塞 · 管徑狹窄 · 粥狀硬化 · ♠動脈粥狀硬化 · 病因
  - ♠腹主動脈 · 發生率最高
- 分類 · 形狀
  - 紡錘狀
  - 囊狀
  - 胸主動脈 · 剝離性
- 臨床表徵
  - 胸主動脈瘤
    - ✖呼吸道 · 呼吸困難
    - ✖食道 · 吞嚥困難
    - ✖喉回返神經 · 聲音嘶啞
  - 腹主動脈瘤
    - 收縮期 · ♠血管嘈音
  - 股/膕動脈瘤
    - 對稱性出現 · 搏動性腫塊
  - 觸診 · 腹部診察 · 搏動感
- 診斷檢查
  - 超音波檢查
  - 電腦斷層攝影
  - 腹部主動脈攝影
- 醫療處置
  - 主要目標 · 預防破裂
  - 控制血壓 · 收縮壓 · 100-120 mmHg
  - 外科手術 · > 6 cm · 結紮切除

動脈疾病

動脈硬化阻塞
- 動脈管壁粥狀硬化 · ⬇組織血流
- 好發
  - 股動脈
  - 50歲以上男性
- 病因
  - 可控制 · 生活型態
  - 不可控制 · 家族遺傳等
- 臨床表徵
  - ♠間歇性跛行 · 肌肉缺氧 · ♠乳酸 · 疼痛 · 小腿腓腸肌
  - ♠典型6P · 組織缺氧 · 壞死
    - 1 疼痛 (Pain)
    - 2 蒼白 (Pallor)
    - 3 麻痺 (Paralysis)
    - 4 脈搏消失 (Pulselessness)
    - 5 感覺異常 (Paresthesia)
    - 6 皮膚溫度變冷 (Poikilothermia)
  - 其他
    - 指甲厚+黃
    - 毛髮變少
    - 血管嘈音
- 診斷檢查
  - 超音波檢查 · 偵測血流
  - 動脈攝影術
  - 間歇性跛行運動試驗
  - 踝－肱指數 (ABI)
    - 正常值 · 0.9-1.3
    - 周邊動脈阻塞疾病 · < 0.9
- 醫療處置
  - 藥物
    - 血管擴張劑
    - 腎上腺素阻斷劑
    - 抗凝血劑
    - 降血脂
  - 外科手術
    - 經皮穿腔血管成形術 (PTA)
    - 動脈重建手術

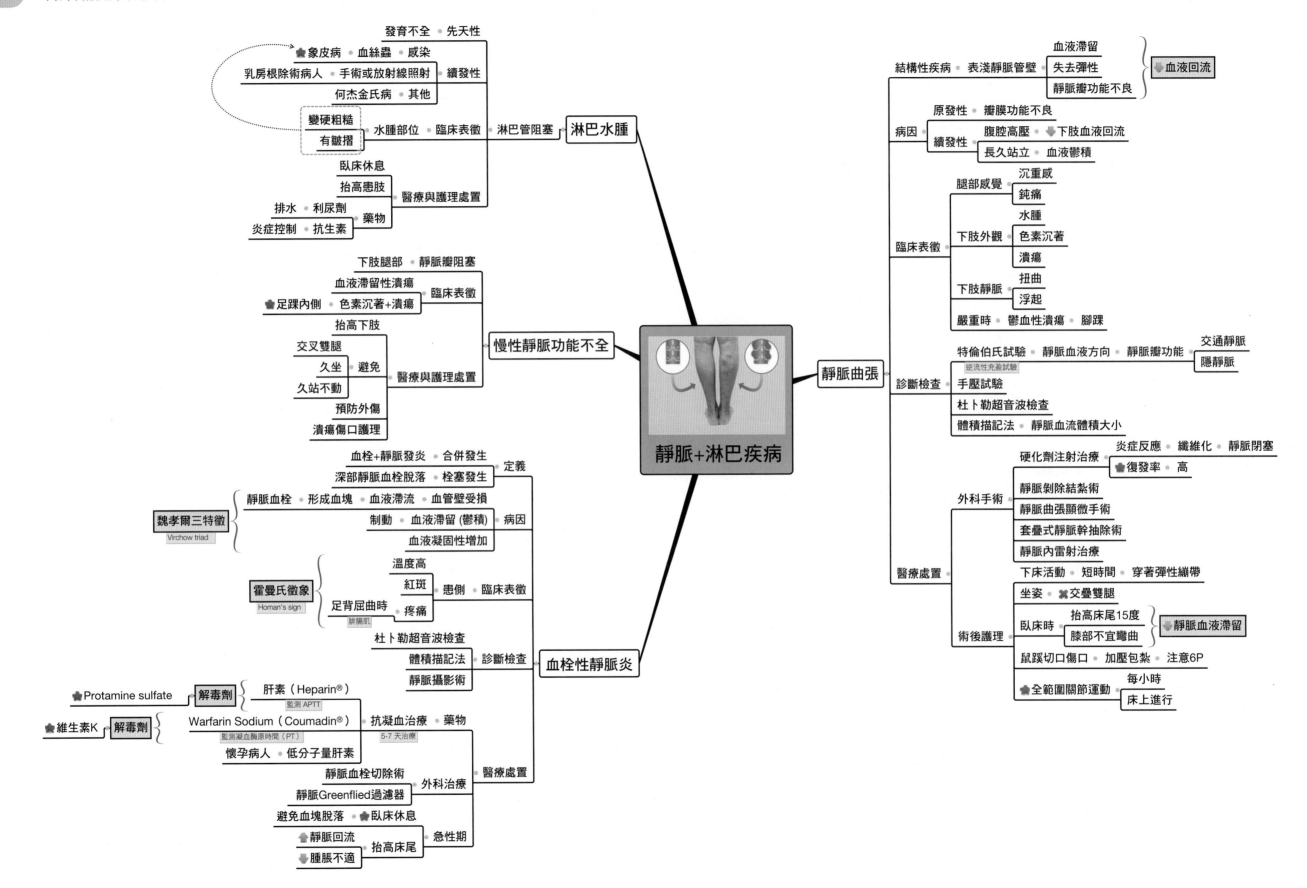

淋巴水腫

- 臨床表徵
  - 先天性 · 發育不全
  - 感染 · 血絲蟲 · ★象皮病
  - 續發性 · 手術或放射線照射 · 乳房根除術病人
  - 其他 · 何杰金氏病
  - 水腫部位 · 變硬粗糙 / 有皺摺
- 淋巴管阻塞
- 醫療與護理處置
  - 臥床休息
  - 抬高患肢
  - 藥物 · 利尿劑 · 排水
  - 抗生素 · 炎症控制

慢性靜脈功能不全

- 臨床表徵
  - 下肢腿部 · 靜脈瓣阻塞
  - 血液滯留性潰瘍
  - 色素沉著+潰瘍 · ★足踝內側
- 醫療與護理處置
  - 抬高下肢
  - 避免 · 交叉雙腿 / 久坐 / 久站不動
  - 預防外傷
  - 潰瘍傷口護理

血栓性靜脈炎

- 定義
  - 合併發生 · 血栓+靜脈發炎
  - 栓塞發生 · 深部靜脈血栓脫落
- 魏孝爾三特徵 Virchow triad
  - 靜脈血栓 · 形成血塊 · 血液滯流 · 血管壁受損
- 病因
  - 制動 · 血液滯留 (鬱積)
  - 血液凝固性增加
- 霍曼氏徵象 Homan's sign
  - 患側 · 臨床表徵
    - 溫度高
    - 紅斑
    - 疼痛
  - 足背屈曲時 · 腓腸肌
- 診斷檢查
  - 杜卜勒超音波檢查
  - 體積描記法
  - 靜脈攝影術
- 醫療處置
  - 藥物 · 抗凝血治療
    - 肝素（Heparin®） · 解毒劑 · ★Protamine sulfate · 監測 APTT
    - Warfarin Sodium（Coumadin®） · 解毒劑 · ★維生素K · 監測凝血酶原時間（PT） · 5-7 天治療
    - 懷孕病人 · 低分子量肝素
  - 外科治療
    - 靜脈血栓切除術
    - 靜脈Greenflied過濾器
  - 急性期
    - 避免血塊脫落 · ★臥床休息
    - 抬高床尾 · ★靜脈回流 / ★腫脹不適

靜脈曲張

- 結構性疾病 · 表淺靜脈管壁
  - 血液滯留
  - 失去彈性
  - 靜脈瓣功能不良
  - ★血液回流
- 病因
  - 原發性 · 瓣膜功能不良
  - 續發性
    - 腹腔高壓 · ★下肢血液回流
    - 長久站立 · 血液鬱積
- 臨床表徵
  - 腿部感覺
    - 沉重感
    - 鈍痛
  - 下肢外觀
    - 水腫
    - 色素沉著
    - 潰瘍
  - 下肢靜脈
    - 扭曲
    - 浮起
  - 嚴重時 · 鬱血性潰瘍 · 腳踝
- 診斷檢查
  - 特倫伯氏試驗 · 靜脈血液方向 · 靜脈瓣功能
    - 交通靜脈
    - 隱靜脈
  - 手壓試驗 · 逆流性充盈試驗
  - 杜卜勒超音波檢查
  - 體積描記法 · 靜脈血流體積大小
- 醫療處置
  - 硬化劑注射治療 · 炎症反應 · 纖維化 · 靜脈閉塞
    - ★復發率 · 高
  - 外科手術
    - 靜脈剝除結紮術
    - 靜脈曲張顯微手術
    - 套疊式靜脈幹抽除術
    - 靜脈內雷射治療
  - 術後護理
    - 下床活動 · 短時間 · 穿著彈性繃帶
    - 坐姿 · ✗交疊雙腿
    - 臥床時 · 抬高床尾15度 / 膝部不宜彎曲 · ★靜脈血液滯留
    - 鼠蹊切口傷口 · 加壓包紮 · 注意6P
    - ★全範圍關節運動 · 每小時 / 床上進行

靜脈+淋巴疾病

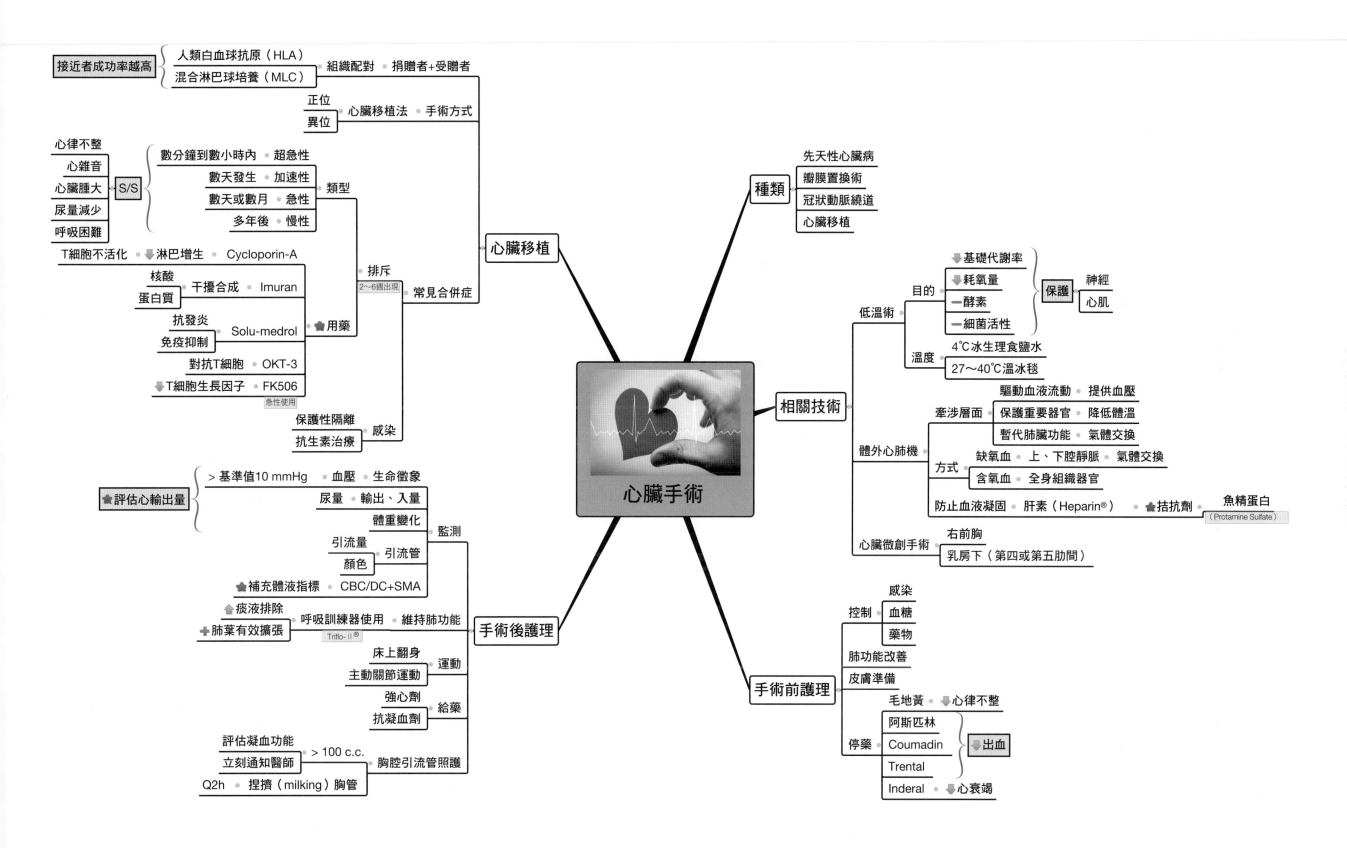

接近者成功率越高

人類白血球抗原（HLA）
混合淋巴球培養（MLC）　·　組織配對　·　捐贈者+受贈者

正位
異位　·　心臟移植法　·　手術方式

心律不整
心雜音
心臟腫大　S/S
尿量減少
呼吸困難

數分鐘到數小時內　·　超急性
數天發生　·　加速性
數天或數月　·　急性
多年後　·　慢性　·　類型

T細胞不活化　·　淋巴增生　·　Cycloporin-A

核酸
蛋白質　·　干擾合成　·　Imuran

抗發炎
免疫抑制　·　Solu-medrol

對抗T細胞　·　OKT-3

T細胞生長因子　·　FK506
急性使用

排斥
2～6週出現　·　常見合併症

用藥

保護性隔離
抗生素治療　·　感染

心臟移植

種類

先天性心臟病
瓣膜置換術
冠狀動脈繞道
心臟移植

心臟手術

相關技術

基礎代謝率
耗氧量
酵素
細菌活性　·　目的　·　低溫術

保護　·　神經
心肌

4℃冰生理食鹽水
27～40℃溫冰毯　·　溫度

驅動血液流動　·　提供血壓
保護重要器官　·　降低體溫
暫代肺臟功能　·　氣體交換　·　牽涉層面

缺氧血　·　上、下腔靜脈　·　氣體交換
含氧血　·　全身組織器官　·　方式　·　體外心肺機

防止血液凝固　·　肝素（Heparin®）　·　拮抗劑　·　魚精蛋白
（Protamine Sulfate）

右前胸
乳房下（第四或第五肋間）　·　心臟微創手術

評估心輸出量

> 基準值10 mmHg　·　血壓　·　生命徵象
尿量　·　輸出、入量
體重變化　·　監測

引流量
顏色　·　引流管

補充體液指標　·　CBC/DC+SMA

痰液排除
肺葉有效擴張　·　呼吸訓練器使用　·　維持肺功能
Triflo-II®

床上翻身
主動關節運動　·　運動

強心劑
抗凝血劑　·　給藥

評估凝血功能
立刻通知醫師　·　> 100 c.c.
Q2h　·　捏擠（milking）胸管　·　胸腔引流管照護

手術後護理

手術前護理

感染
控制　血糖
藥物
肺功能改善
皮膚準備

毛地黃　·　心律不整

阿斯匹林
停藥　Coumadin　·　出血
Trental
Inderal　·　心衰竭

★縮寫請見「閱讀指引」

1. 冠狀動脈繞道手術後，當病人胸管引流量 200 ml/hr，須立即通知醫師。

2. 魚精蛋白 (Protamine) 中和藥物為 Heparin；Coumadin 中和藥物為 Vit K。

3. 吸菸會增加動脈粥狀硬化危險性，主要是增加血小板凝集，加速血塊凝結。

4. 治療高血壓藥物——血管升壓素轉換酶抑制劑 (ACEI) 的主要作用為抑制血管收縮素 I 轉換為血管收縮素 II；減少 aldosterone 分泌，導致利尿，降低心臟前負荷，其藥物副作用為腎臟功能不足、持續性乾咳、血管性水腫、高血鉀。

5. 降血壓藥物之主要機轉：losartan 為血管收縮素 (angiotensin II) 受體的阻斷劑；nifedipine 為鈣離子阻斷劑；aliskiren 為腎素抑制劑；propranolol 為乙型交感神經阻斷劑。

6. 有氣喘病史的高血壓病人應避免使用 β 型阻斷劑，以預防病人支氣管痙攣導致氣喘發作。

7. Sodium nitroprusside 一般用於危急性高血壓 (hypertensive emergency)，藥效作用持續時間短，但易導致氰化物 (cyanide) 中毒現象。

8. Minoxidil 除了降血壓藥物外，也可促進毛髮生長。

9. Clonidine 與活化中樞神經 α₂ 受體進而減少交感神經活性有關。

10. Prazosin 可降血壓藥物（血管擴張），且臨床上可用於良性前列腺肥大症 (BPH)。

11. Labetalol 降血壓藥物可同時阻斷 α 及 β 腎上腺素受體。

12. Captopril 降血壓藥物，禁止用於孕婦。

13. 急性心肌梗塞病人可能會合併出現滲透性利尿的症狀。心肌梗塞後病人身體活動之護理指導：保持絕對臥床休息 1 天，以降低心臟耗氧量；盡量維持半坐臥姿勢，以促進肺擴張及減少心臟負荷；提供氧氣，改善呼吸困難、胸痛現象；盡量避免彎曲膝部交疊雙腳以免血栓形成；建議少量多餐，避免產氣、含咖啡因飲食；出院後 6 個月可恢復原有之生活。

14. 急性心肌梗塞病人心肌壞死會出現之心電圖變化：明顯 Q 波、T 波倒置與 ST 段升高。

15. 心肌梗塞病人之實驗室檢查顯示：WBC 會上升、LDH1/LDH2 > 1、Troponin I 上升可做為心肌壞死的標記、CK-MB 值上升表示心肌受損。

16. 急性心肌梗塞後，肌球蛋白 (myoglobin) 是心肌酶指標中，最快恢復正常。

17. 心肌梗塞後病人所出現 ST 段升高，此心電圖變化一旦出現最有可能永遠不會消失。

18. 急性心肌梗塞最典型的臨床表徵休息無法緩解胸痛。

19. 心肌梗塞使用 aspirin 是避免血小板凝集而產生血栓。

20. 心絞痛病人胸痛之特性：在胸骨後或心前區有壓迫感；疼痛可能會輻射蔓延至左肩、上臂；舌下含硝化甘油可緩解疼痛。變異型心絞痛發生時會伴隨心電圖的變化，常見 ST 間段上升。

21. 心絞痛病人使用硝酸甘油之護理指導：應含在舌下，不可吞服、含服時必須採坐姿或臥姿以避免姿勢性低血壓、含服後可能會有頭痛、面部潮紅等情形。

22. 穩定型心絞痛疼痛之典型特徵：用力解便後即感覺胸口疼痛、痛的感覺好像是胸口壓了什麼東西一樣，一口氣吸不上來、左邊與右邊兩邊胸口都很痛，肩膀也痛到抬不起。

23. 冠狀動脈疾病治療藥物：心絞痛使用 nitroglycerin(NTG)，必須密切監測血壓；使用 propranolol (inderal)，主要作用 β 腎上腺素抑制劑，減少心肌收縮力。心肌梗塞使用 morphine，可以減輕疼痛並且降低心臟前負荷；使用 heparin，需要密切監測部分凝血酶原時間 (APTT)。

24. 左心衰竭病人會出現活動用力時呼吸困難的臨床表徵。

25. 右心衰竭之早期臨床表徵下垂性水腫。

26. 急性肺水腫的臨床表徵為端坐呼吸及帶有泡沫的痰。

27. 心衰竭病人使用多巴胺低劑量使用可增加腎臟血流量；中劑量使用可增加心臟收縮力；高劑量使用可使血管收縮血壓上升。

28. 當深部靜脈栓塞發生時，病人會出現下肢出現腫脹、發紅、溫熱感且霍曼氏徵象 (Homan's sign) 呈陽性反應。

29. 降低心臟之前負荷：周邊血管擴張（回心血量減少）、車禍造成失血過多（血量減少）；增加心臟之前負荷：呼吸動作之吸氣期、心室中隔缺損。

30. 心尖搏動的護理評估與判讀：評估位置約在胸骨左緣第五肋間、最大搏動點範圍可作為心臟大小之參考、病人採左側臥有助心尖搏動之評估、搏動點下移或後移表示左心室肥大。

31. 艾倫測驗 (Allen's test) 之目的是評估橈動脈與尺動脈是否通暢。

32. 逆流填充測驗 (Retrograde filling test) 是評估交通靜脈與隱靜脈瓣功能之檢查。

33. 心電圖之正確描述：P 波代表心房去極化（收縮）、QRS 波代表心室去極化。

34. 二尖瓣的聽診位置左鎖骨中線第五肋間。

35. 正常的血液動力學檢查數值：肺動脈楔壓 (PAWP) 為 4~12 mmHg、心輸出量為 4.8~7.2 L/min、平均動脈壓為 85 mmHg、中心靜脈壓為 4~12 cmH₂O。

36. 心導管檢查可同時測得心臟各腔室之壓力。

37. 12 導程心電圖最適用於檢查心臟結構性變化之心電圖檢查。

38. 心包膜填塞的貝克氏三病徵 (Beck's triad)，包括：頸靜脈怒張、心音模糊低沉、動脈性低血壓。

39. 心電圖紀錄上看到兩個相鄰 R 波之間有 4 個大方格，此病患的心跳速率為 75 次／分（簡易判讀法 300-150-100-75-60）。

40. 測量頸靜脈壓時病人床頭搖高 30~45 度、內頸靜脈搏動最高點與胸骨角間的垂直距離、當病人呼氣時、正常之頸靜脈壓數值低於 3 公分。

41. 中心靜脈壓代表右心房與上腔靜脈壓力。

42. 血脂肪之檢驗正常值：總膽固醇 110~200 mg/dL、三酸甘油酯 30~160 mg/dL、低密度脂蛋白 < 100 mg/dL、高密度脂蛋白 > 35 mg/dL。

43. 心動週期 (cardiac cycle)：房室瓣關閉會造成第一心音；半月瓣會造成第二心音、正常心率下，收縮期時間較舒張期短、第一心音與第二心音間為收縮期、正常人的第二心音分裂音於吸氣期較明顯。

44. 毛地黃藥物使用注意事項：有腎臟疾病者，為毛地黃中毒之高危險病人、給藥前應測量心尖脈 1 分鐘、每分鐘脈搏低於 60 次，應暫停給藥、心電圖 T 波倒置表示低血鉀（合併使用 Thiazide 類利尿劑時），容易造成毛地黃中毒。當毛地黃中毒時，會出現腹瀉、噁心嘔吐及黃色視覺，其最常出現的症狀心搏過慢。

45. 心臟衰竭臨床處置使用主動脈內氣球幫浦 (IABP)，可以增加冠狀動脈血流且減少心臟後負荷；低鹽飲食可以減少心臟前負荷；使用 dobutamine 可以增加心肌收縮力，提高心輸出量。

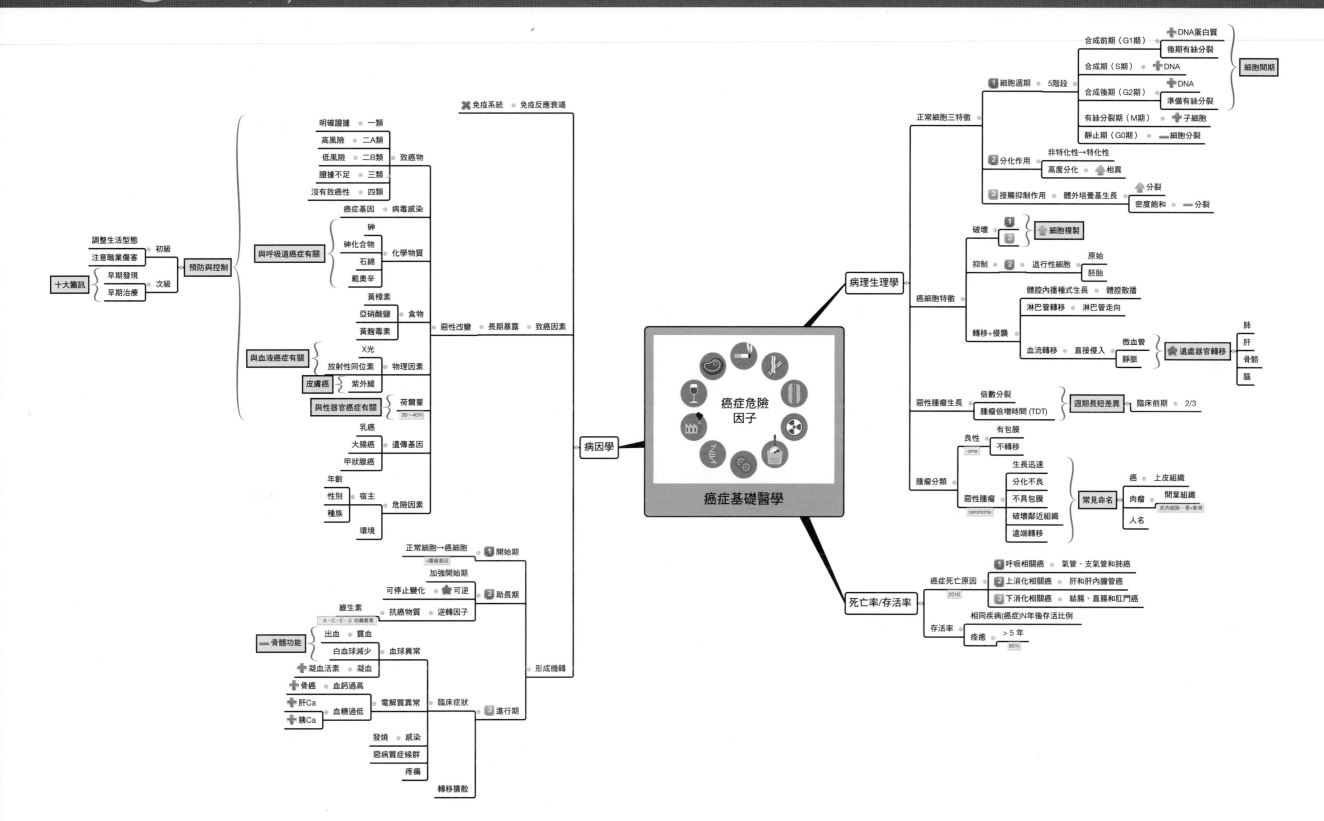

免疫系統 ● 免疫反應衰竭

正常細胞三特徵
- 1 細胞週期 ● 5階段
  - 合成前期（G1期）
    - ＋DNA蛋白質
    - 後期有絲分裂
  - 合成期（S期）● ＋DNA
  - 合成後期（G2期）
    - ＋DNA
    - 準備有絲分裂
  - 有絲分裂期（M期）● ＋子細胞
  - 靜止期（G0期）● －細胞分裂
  - ｝細胞間期
- 2 分化作用
  - 非特化性→特化性
  - 高度分化 ● ▲相異
- 3 接觸抑制作用 ● 體外培養基生長
  - ▲分裂
  - 密度飽和 ● －分裂

癌細胞特徵
- 破壞
  - 1
  - 3 ｝▲細胞複製
- 抑制
  - 2 ● 退行性細胞
    - 原始
    - 胚胎
- 轉移＋侵襲
  - 體腔內播種式生長 ● 體腔散播
  - 淋巴管轉移 ● 淋巴管走向
  - 血流轉移 ● 直接侵入
    - 微血管
    - 靜脈 ｝▲遠處器官轉移
      - 肺
      - 肝
      - 骨骼
      - 腦

病理生理學

惡性腫瘤生長
- 倍數分裂
- 腫瘤倍增時間 (TDT) ｝週期長短差異 ● 臨床前期 ● 2/3

腫瘤分類
- 良性 -oma
  - 有包膜
  - 不轉移
- 惡性腫瘤 carcinoma
  - 生長迅速
  - 分化不良
  - 不具包膜
  - 破壞鄰近組織
  - 遠端轉移
  - ｝常見命名
    - 癌 ● 上皮組織
    - 肉瘤 ● 間葉組織
      - 肌肉組織、骨、軟骨
    - 人名

癌症基礎醫學

病因學

癌症危險因子

死亡率/存活率

癌症死亡原因 2018
- 1 呼吸相關癌 ● 氣管、支氣管和肺癌
- 2 上消化相關癌 ● 肝和肝內膽管癌
- 3 下消化相關癌 ● 結腸、直腸和肛門癌

相同疾病(癌症)N年後存活比例

存活率
- 痊癒 ● ＞5 年
  - 85%

明確證據 ● 一類
高風險 ● 二A類
低風險 ● 二B類
證據不足 ● 三類
沒有致癌性 ● 四類
｝致癌物

癌症基因 ● 病毒感染

與呼吸道癌症有關
- 砷
- 砷化合物
- 石綿
- 戴奧辛
｝化學物質

黃樟素
亞硝酸鹽
黃麴毒素
｝食物

惡性改變 ● 長期暴露 ● 致癌因素

與血液癌症有關
- X光
- 放射性同位素
｝物理因素
- 皮膚癌
- 紫外線
｝紫外線

與性器官癌症有關
- 荷爾蒙 30～40%

乳癌
大腸癌
甲狀腺癌
｝遺傳基因

年齡
性別
種族
｝宿主
｝危險因素

環境

十大警訊

調整生活型態
注意職業傷害
｝初級

早期發現
早期治療
｝次級
｝預防與控制

正常細胞→癌細胞 ● 1 開始期
＋腫瘤基因
加強開始期

可停止變化 ● ▲可逆 ● 2 助長期
抗癌物質 ● 逆轉因子

維生素 A、C、E、β 胡蘿蔔素

－骨髓功能
- 出血 ● 貧血
- 白血球減少 ｝血球異常
- ＋凝血活素 ● 凝血
- ＋骨癌
- ＋肝Ca
- ＋胰Ca
｝血鈣過高

血糖過低 ｝電解質異常

發燒 ● 感染
惡病質症候群
疼痛

形成機轉

臨床症狀 ● 3 進行期

轉移擴散

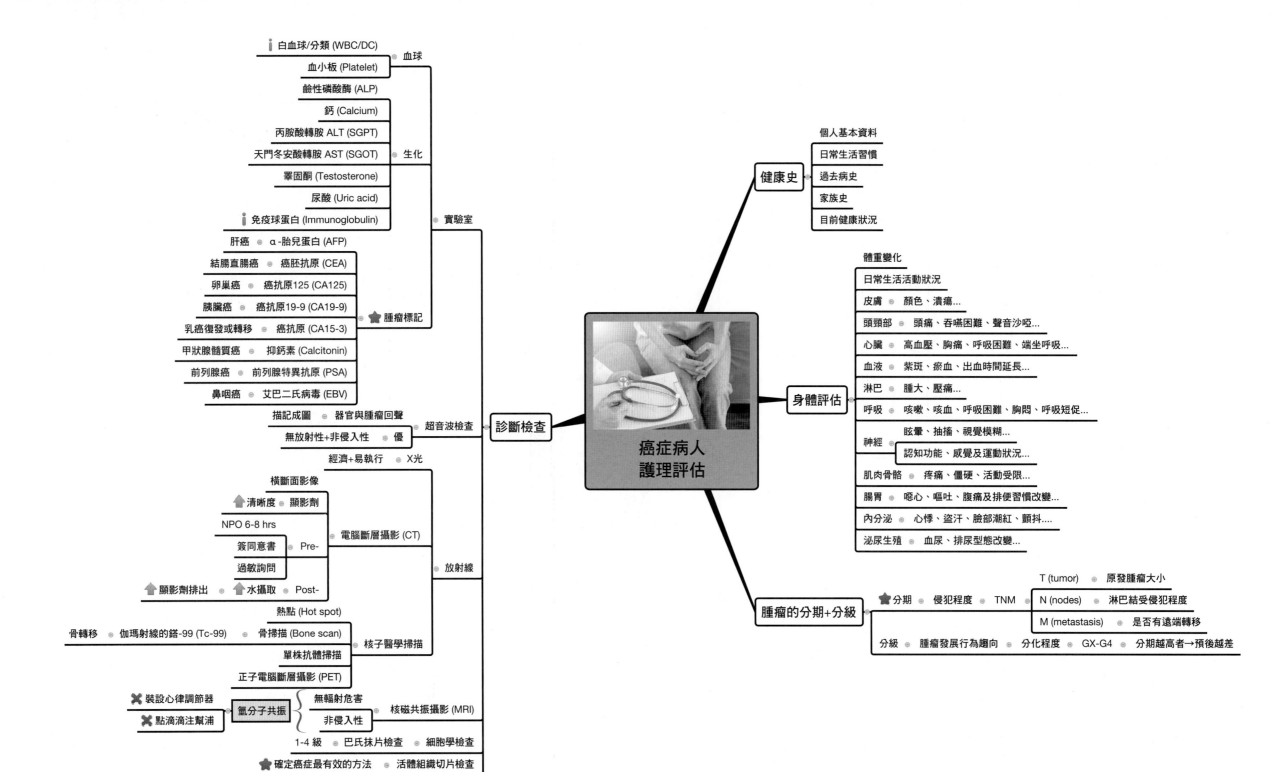

白血球/分類 (WBC/DC)
血小板 (Platelet)　○ 血球

鹼性磷酸酶 (ALP)
鈣 (Calcium)
丙胺酸轉胺 ALT (SGPT)
天門冬安酸轉胺 AST (SGOT)　○ 生化
睪固酮 (Testosterone)
尿酸 (Uric acid)
免疫球蛋白 (Immunoglobulin)

○ 實驗室

肝癌　○ α-胎兒蛋白 (AFP)
結腸直腸癌　○ 癌胚抗原 (CEA)
卵巢癌　○ 癌抗原125 (CA125)
胰臟癌　○ 癌抗原19-9 (CA19-9)
乳癌復發或轉移　○ 癌抗原 (CA15-3)　★ 腫瘤標記
甲狀腺髓質癌　○ 抑鈣素 (Calcitonin)
前列腺癌　○ 前列腺特異抗原 (PSA)
鼻咽癌　○ 艾巴二氏病毒 (EBV)

描記成圖　○ 器官與腫瘤回聲
無放射性+非侵入性　○ 優　○ 超音波檢查　○ 診斷檢查

經濟+易執行　○ X光

橫斷面影像
↑清晰度　○ 顯影劑
NPO 6-8 hrs
簽同意書　○ Pre-
過敏詢問
↑顯影劑排出　○ ↑水攝取　○ Post-　○ 電腦斷層攝影 (CT)　○ 放射線

熱點 (Hot spot)
骨轉移　○ 伽瑪射線的鎝-99 (Tc-99)　○ 骨掃描 (Bone scan)
單株抗體掃描　○ 核子醫學掃描
正子電腦斷層攝影 (PET)

✖ 裝設心律調節器
✖ 點滴滴注幫浦　氫分子共振　無輻射危害　非侵入性　○ 核磁共振攝影 (MRI)

1-4 級　○ 巴氏抹片檢查　○ 細胞學檢查
★ 確定癌症最有效的方法　○ 活體組織切片檢查

預後較佳　○ 正常反應　○ 過敏　○ 陽性
免疫能力不足　○ 陰性　○ 二硝基氯苯 (DNCB)　○ 測試免疫系統　○ 抗原皮膚試驗

癌症病人
護理評估

健康史
個人基本資料
日常生活習慣
過去病史
家族史
目前健康狀況

身體評估
體重變化
日常生活活動狀況
皮膚　○ 顏色、潰瘍...
頭頸部　○ 頭痛、吞嚥困難、聲音沙啞...
心臟　○ 高血壓、胸痛、呼吸困難、端坐呼吸...
血液　○ 紫斑、瘀血、出血時間延長...
淋巴　○ 腫大、壓痛...
呼吸　○ 咳嗽、咳血、呼吸困難、胸悶、呼吸短促...
神經　○ 眩暈、抽搐、視覺模糊...
　　　　認知功能、感覺及運動狀況...
肌肉骨骼　○ 疼痛、僵硬、活動受限...
腸胃　○ 噁心、嘔吐、腹痛及排便習慣改變...
內分泌　○ 心悸、盜汗、臉部潮紅、顫抖....
泌尿生殖　○ 血尿、排尿型態改變...

腫瘤的分期+分級
★ 分期　○ 侵犯程度　○ TNM
T (tumor)　○ 原發腫瘤大小
N (nodes)　○ 淋巴結受侵犯程度
M (metastasis)　○ 是否有遠端轉移
分級　○ 腫瘤發展行為趨向　○ 分化程度　○ GX-G4　○ 分期越高者→預後越差

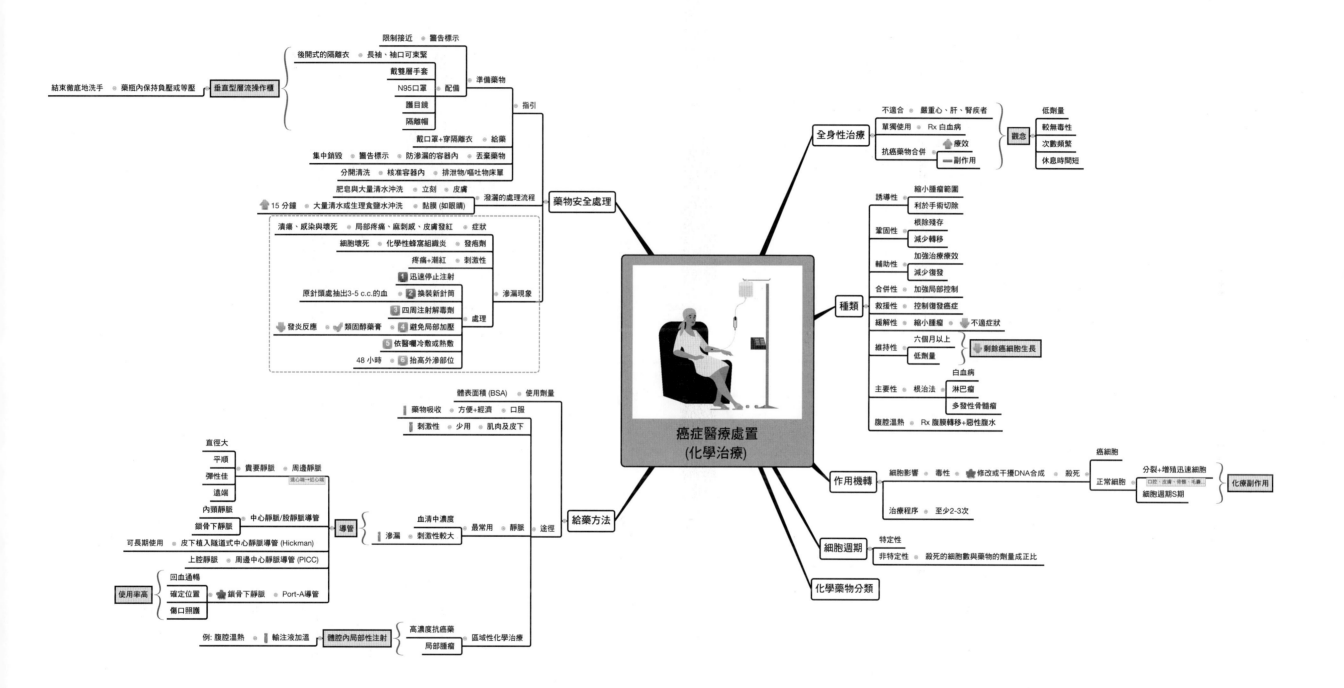

結束徹底地洗手 ● 藥瓶內保持負壓或等壓 ● **垂直型層流操作櫃**

限制接近 ● 警告標示
後開式的隔離衣 ● 長袖、袖口可束緊
戴雙層手套
N95口罩 ● 配備 ● 準備藥物 ● 指引
護目鏡
隔離帽

戴口罩+穿隔離衣 ● 給藥
集中銷毀 ● 警告標示 ● 防滲漏的容器內 ● 丟棄藥物
分開清洗 ● 核准容器內 ● 排泄物/嘔吐物床單
肥皂與大量清水沖洗 ● 立刻 ● 皮膚
15分鐘 ● 大量清水或生理食鹽水沖洗 ● 黏膜 (如眼睛) ● 潑灑的處理流程

藥物安全處理

潰瘍、感染與壞死 ● 局部疼痛、麻刺感、皮膚發紅 ● 症狀
細胞壞死 ● 化學性蜂窩組織炎 ● 發疱劑
疼痛+潮紅 ● 刺激性
1 迅速停止注射
原針頭處抽出3-5 c.c.的血 ● 2 換裝新針筒
3 四周注射解毒劑 ● 處理 ● 滲漏現象
發炎反應 ● 類固醇藥膏 ● 4 避免局部加壓
5 依醫囑冷敷或熱敷
48 小時 ● 6 抬高外滲部位

**癌症醫療處置
(化學治療)**

全身性治療
不適合 ● 嚴重心、肝、腎疾者
單獨使用 ● Rx 白血病
抗癌藥物合併 ● 療效 ● 觀念
副作用
低劑量
較無毒性
次數頻繁
休息時間短

種類
誘導性 ● 縮小腫瘤範圍
利於手術切除
鞏固性 ● 根除殘存
減少轉移
輔助性 ● 加強治療療效
減少復發
合併性 ● 加強局部控制
救援性 ● 控制復發癌症
緩解性 ● 縮小腫瘤 ● 不適症狀
維持性 ● 六個月以上
低劑量 ● 剩餘癌細胞生長
主要性 ● 根治法 ● 白血病
淋巴瘤
多發性骨髓瘤
腹腔溫熱 ● Rx 腹膜轉移+惡性腹水

作用機轉
細胞影響 ● 毒性 ● 修改或干擾DNA合成 ● 殺死
治療程序 ● 至少2-3次
癌細胞
正常細胞 ● 分裂+增殖迅速細胞 ● 化療副作用
口腔、皮膚、骨髓、毛囊...
細胞週期S期

細胞週期
特定性
非特定性 ● 殺死的細胞數與藥物的劑量成正比

化學藥物分類

給藥方法
體表面積 (BSA) ● 使用劑量
藥物吸收 ● 方便+經濟 ● 口服
刺激性 ● 少用 ● 肌肉及皮下
血清中濃度 ● 最常用 ● 靜脈 ● 途徑
滲漏 ● 刺激性較大

直徑大
平順
彈性佳 ● 貴要靜脈 ● 周邊靜脈
遠端
遠心端→近心端
內頸靜脈
鎖骨下靜脈 ● 中心靜脈/股靜脈導管 ● 導管
可長期使用 ● 皮下植入隧道式中心靜脈導管 (Hickman)
上腔靜脈 ● 周邊中心靜脈導管 (PICC)
回血通暢
確定位置 ● 鎖骨下靜脈 ● Port-A導管
傷口照護
使用率高

例: 腹腔溫熱 ● 輸注液加溫 ● **體腔內局部性注射**
高濃度抗癌藥 ● 區域性化學治療
局部腫瘤

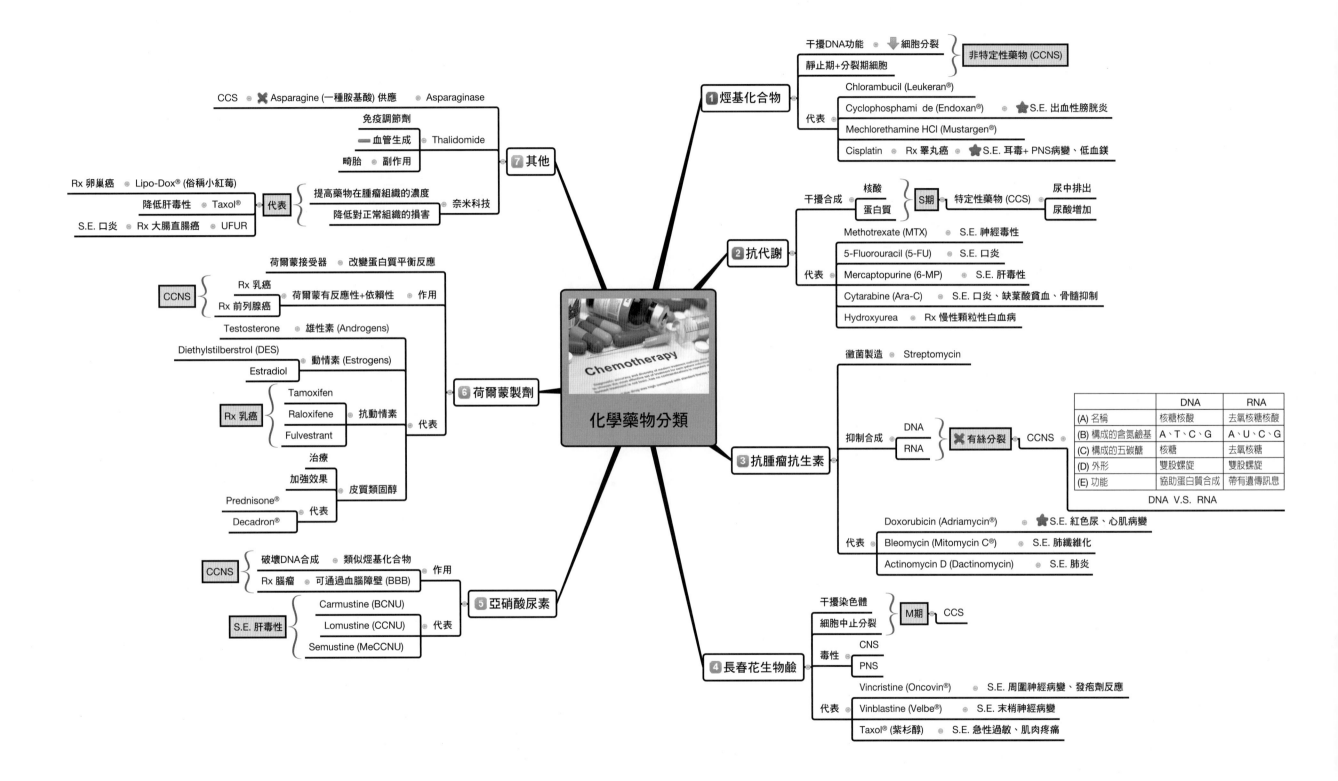

干擾DNA功能 ● ↓細胞分裂 ● 非特定性藥物 (CCNS)
靜止期+分裂期細胞
代表
Chlorambucil (Leukeran®)
Cyclophosphami de (Endoxan®) ● ★ S.E. 出血性膀胱炎
Mechlorethamine HCl (Mustargen®)
Cisplatin ● Rx 睪丸癌 ● ★S.E. 耳毒+ PNS病變、低血鎂
① 烴基化合物

CCS ● ✖ Asparagine (一種胺基酸) 供應 ● Asparaginase
免疫調節劑
━ 血管生成 ● Thalidomide
畸胎 ● 副作用
⑦ 其他

Rx 卵巢癌 ● Lipo-Dox® (俗稱小紅莓)
降低肝毒性 ● Taxol® 代表
S.E. 口炎 ● Rx 大腸直腸癌 ● UFUR
提高藥物在腫瘤組織的濃度
降低對正常組織的損害 奈米科技

荷爾蒙接受器 ● 改變蛋白質平衡反應
Rx 乳癌
CCNS
Rx 前列腺癌
荷爾蒙有反應性+依賴性 ● 作用
Testosterone ● 雄性素 (Androgens)
Diethylstilberstrol (DES)
Estradiol ━ 動情素 (Estrogens)
Tamoxifen
Rx 乳癌 Raloxifene ● 抗動情素 代表
Fulvestrant
治療
加強效果
Prednisone® 代表 ● 皮質類固醇
Decadron®
⑥ 荷爾蒙製劑

化學藥物分類

干擾合成 核酸
蛋白質 S期 ● 特定性藥物 (CCS) 尿中排出
尿酸增加
Methotrexate (MTX) ● S.E. 神經毒性
5-Fluorouracil (5-FU) ● S.E. 口炎
代表 Mercaptopurine (6-MP) ● S.E. 肝毒性
Cytarabine (Ara-C) ● S.E. 口炎、缺葉酸貧血、骨髓抑制
Hydroxyurea ● Rx 慢性顆粒性白血病
② 抗代謝

黴菌製造 ● Streptomycin

抑制合成 DNA
RNA ● ✖ 有絲分裂 ● CCNS

	DNA	RNA
(A) 名稱	核糖核酸	去氧核糖核酸
(B) 構成的含氮鹼基	A、T、C、G	A、U、C、G
(C) 構成的五碳醣	核糖	去氧核糖
(D) 外形	雙股螺旋	雙股螺旋
(E) 功能	協助蛋白質合成	帶有遺傳訊息
DNA V.S. RNA		

Doxorubicin (Adriamycin®) ● ★S.E. 紅色尿、心肌病變
代表 Bleomycin (Mitomycin C®) ● S.E. 肺纖維化
Actinomycin D (Dactinomycin) ● S.E. 肺炎
③ 抗腫瘤抗生素

破壞DNA合成 ● 類似烴基化合物
CCNS
Rx 腦瘤 ● 可通過血腦障壁 (BBB) 作用
Carmustine (BCNU)
S.E. 肝毒性 Lomustine (CCNU) ● 代表
Semustine (MeCCNU)
⑤ 亞硝酸尿素

干擾染色體
細胞中止分裂 M期 CCS
毒性 CNS
PNS
Vincristine (Oncovin®) ● S.E. 周圍神經病變、發疱劑反應
代表 Vinblastine (Velbe®) ● S.E. 末梢神經病變
Taxol® (紫杉醇) ● S.E. 急性過敏、肌肉疼痛
④ 長春花生物鹼

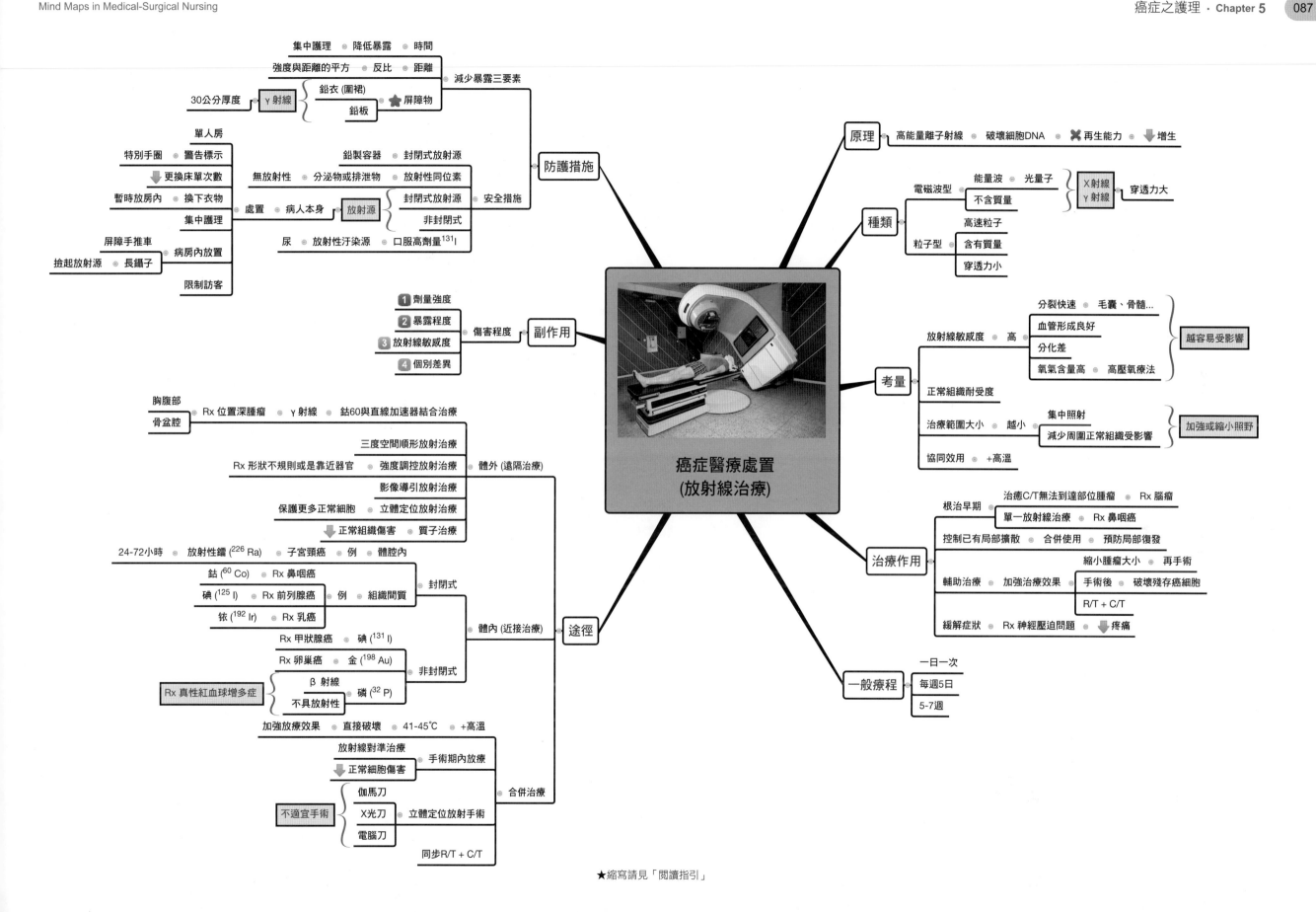

防護措施

- 減少暴露三要素
  - 時間 ● 集中護理 ● 降低暴露
  - 距離 ● 反比 ● 強度與距離的平方
  - ★屏障物
    - 鉛衣 (圍裙)
    - 鉛板
  - γ射線 ● 30公分厚度
- 安全措施
  - 封閉式放射源 ● 鉛製容器
  - 放射性同位素 ● 無放射性 ● 分泌或排泄物
  - 病人本身 ● 處置
    - 封閉式放射源
    - 非封閉式
  - 放射源
- 病房內放置
  - 單人房
  - 警告標示 ● 特別手圈
  - ⬇更換床單次數
  - 暫時放房內 ● 換下衣物
  - 集中護理
  - 限制訪客
  - 長鑷子 ● 屏障手推車 ● 撿起放射源
- 尿 ● 放射性汙染源 ● 口服高劑量[131]I

原理

高能量離子射線 ● 破壞細胞DNA ● ✖再生能力 ● ⬇增生

種類

- 電磁波型
  - 能量波 ● 光量子
  - 不含質量
  - X射線 / γ射線 ● 穿透力大
- 粒子型
  - 高速粒子
  - 含有質量
  - 穿透力小

考量

- 放射線敏感度 ● 高
  - 分裂快速 ● 毛囊、骨髓...
  - 血管形成良好
  - 分化差
  - 氧氣含量高 ● 高壓氧療法
  - 越容易受影響
- 正常組織耐受度
- 治療範圍大小 ● 越小
  - 集中照射
  - 減少周圍正常組織受影響
  - 加強或縮小照野
- 協同效用 ● +高溫

副作用

- 傷害程度
  - 1 劑量強度
  - 2 暴露程度
  - 3 放射線敏感度
  - 4 個別差異

治療作用

- 根治早期
  - 治癒C/T無法到達部位腫瘤 ● Rx腦瘤
  - 單一放射線治療 ● Rx鼻咽癌
- 控制已有局部擴散 ● 合併使用 ● 預防局部復發
- 輔助治療 ● 加強治療效果
  - 縮小腫瘤大小 ● 再手術
  - 手術後 ● 破壞殘存癌細胞
  - R/T + C/T
- 緩解症狀 ● Rx神經壓迫問題 ● ⬇疼痛

途徑

- 體外 (遠隔治療)
  - Rx位置深腫瘤 ● γ射線 ● 鈷60與直線加速器結合治療
    - 胸腹部
    - 骨盆腔
  - 三度空間順形放射治療
  - Rx形狀不規則或是靠近器官 ● 強度調控放射治療
  - 影像導引放射治療
  - 保護更多正常細胞 ● 立體定位放射治療
  - ⬇正常組織傷害 ● 質子治療
- 體內 (近接治療)
  - 封閉式
    - 體腔內 ● 例 ● 子宮頸癌 ● 放射性鐳 (^{226}Ra) ● 24-72小時
    - 組織間質 ● 例
      - 鈷 (^{60}Co) ● Rx鼻咽癌
      - 碘 (^{125}I) ● Rx前列腺癌
      - 銥 (^{192}Ir) ● Rx乳癌
  - 非封閉式
    - Rx甲狀腺癌 ● 碘 (^{131}I)
    - Rx卵巢癌 ● 金 (^{198}Au)
    - β射線 ● 磷 (^{32}P) ● 不具放射性
    - Rx真性紅血球增多症
- 合併治療
  - +高溫 ● 加強放療效果 ● 直接破壞 ● 41-45℃
  - 手術期內放療 ● 放射線對準治療 ● ⬇正常細胞傷害
  - 立體定位放射手術
    - 伽馬刀
    - X光刀
    - 電腦刀
    - 不適宜手術
  - 同步R/T + C/T

一般療程

- 一日一次
- 每週5日
- 5-7週

癌症醫療處置
(放射線治療)

★縮寫請見「閱讀指引」

癌症醫療處置1.2.3.4（多科多樣式治療）

消滅·控制·減輕症狀

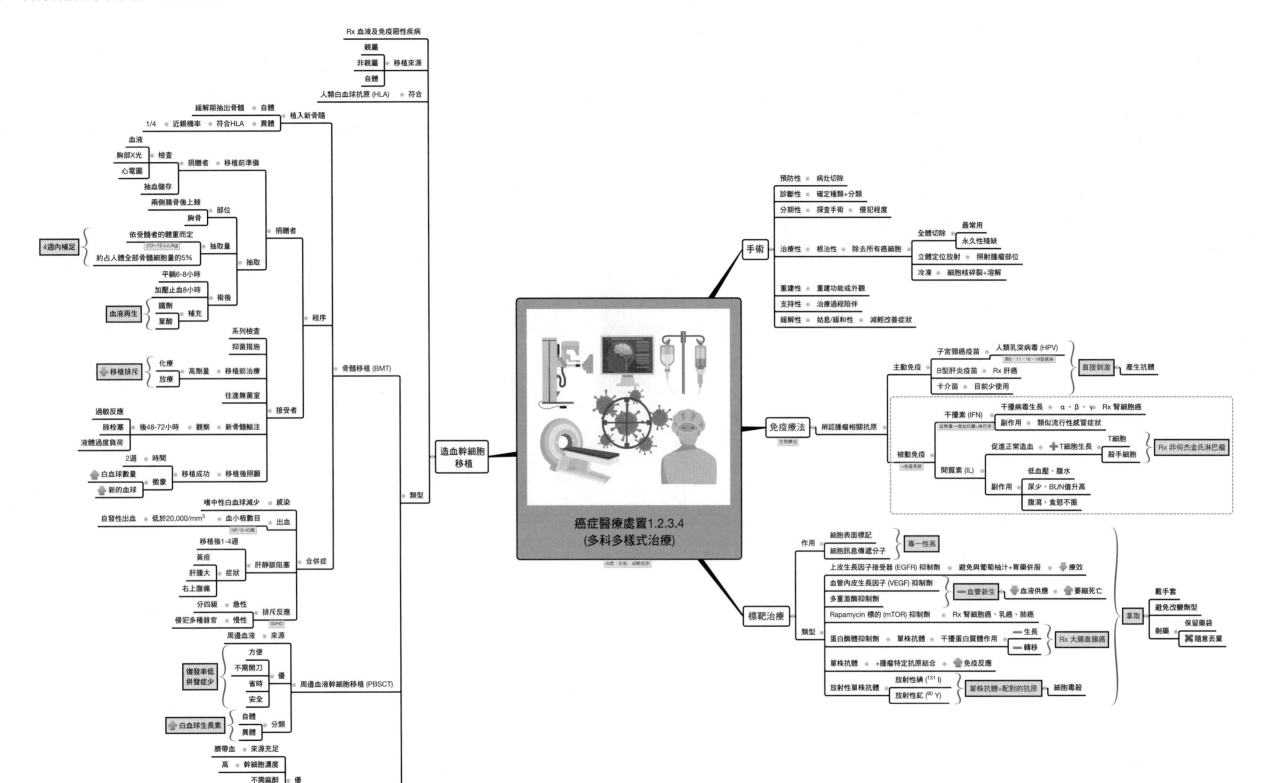

手術
- 預防性 ● 病灶切除
- 診斷性 ● 確定種類+分類
- 分期性 ● 探查手術 ● 侵犯程度
- 治療性 ● 根治性 ● 除去所有癌細胞
  - 全體切除 ● 最常用 ● 永久性殘缺
  - 立體定位放射 ● 照射腫瘤部位
  - 冷凍 ● 細胞核碎裂+溶解
- 重建性 ● 重建功能或外觀
- 支持性 ● 治療過程陪伴
- 緩解性 ● 姑息/緩和性 ● 減輕改善症狀

免疫療法（辨認腫瘤相關抗原）生物療法
- 主動免疫
  - 子宮頸癌疫苗 ● 人類乳突病毒 (HPV) ● 第6、11、16、18型感染
  - B型肝炎疫苗 ● Rx 肝癌
  - 卡介苗 ● 目前少使用
  - 直接刺激 ● 產生抗體
- 被動免疫 +免疫系統
  - 干擾素 (IFN) ● 干擾病毒生長 ● α、β、γ ● Rx 腎細胞癌
    - 低劑量→增加抗體、淋巴球
    - 副作用 ● 類似流行性感冒症狀
  - 間質素 (IL)
    - 促進正常造血 ● T細胞生長 ● T細胞、殺手細胞 ● Rx 非何杰金氏淋巴瘤
    - 副作用 ● 低血壓、腹水 / 尿少、BUN值升高 / 腹瀉、食慾不振

標靶治療
- 作用
  - 細胞表面標記
  - 細胞訊息傳遞分子 ● 專一性高
- 類型
  - 上皮生長因子接受器 (EGFR) 抑制劑 ● 避免與葡萄柚汁+胃藥併服 ● 療效
  - 血管內皮生長因子 (VEGF) 抑制劑
  - 多重激酶抑制劑 ● 血管新生 ● 血液供應 ● 萎縮死亡
  - Rapamycin 標的 (mTOR) 抑制劑 ● Rx 腎細胞癌、乳癌、肺癌
  - 蛋白酶體抑制劑 ● 單株抗體 ● 干擾蛋白質作用 ● 生長 / 轉移 ● Rx 大腸直腸癌
  - 單株抗體 ● +腫瘤特定抗原結合 ● 免疫反應
  - 放射性單株抗體 ● 放射性碘 (^{131}I) / 放射性釔 (^{90}Y) ● 單株抗體+配對的抗原 ● 細胞毒殺
    - 拿取 ● 戴手套 ● 避免改變劑型 / 保留藥袋
    - 刺藥 ● 隨意丟棄

造血幹細胞移植
- Rx 血液及免疫惡性疾病
- 移植來源 ● 親屬 / 非親屬 / 自體
- 人類白血球抗原 (HLA) ● 符合
- 類型
  - ### 骨髓移植 (BMT)
    - 植入新骨髓 ● 緩解期抽出骨髓（自體）/ 符合HLA（異體）
      - 近親機率 1/4
    - 移植前準備
      - 捐贈者 ● 檢查 ● 血液 / 胸部X光 / 心電圖 / 抽血儲存
    - 程序
      - 捐贈者
        - 部位 ● 兩側腸骨後上棘 / 胸骨
        - 抽取量 ● 依受惠者的體重而定 (10~15 c.c./kg) ● 約占人體全部骨髓細胞量的5%
        - 抽取
        - 術後 ● 平躺6-8小時 / 加壓止血8小時
        - 補充 ● 鐵劑 / 葉酸（血液再生）
        - 4週內補足
      - 接受者
        - 系列檢查
        - 抑菌措施
        - 移植前治療 ● 高劑量（化療 / 放療）移植排斥
        - 住進無菌室
        - 新骨髓輸注
        - 觀察 後48-72小時 ● 過敏反應 / 肺栓塞 / 液體過度負荷
        - 移植成功 ● 2週時間 ● 徵象 ● 白血球數量 / 新的血球
        - 移植後照顧
    - 合併症
      - 血小板數目 ● 低於20,000/mm³ (NR 15-40萬) ● 嗜中性白血球減少→感染 / 自發性出血 / 出血
      - 肝靜脈阻塞 ● 移植後1-4週 ● 症狀 ● 黃疸 / 肝腫大 / 右上腹痛
      - 排斥反應 ● 急性（分四級）/ 慢性（侵犯多種器官）GVHD
  - ### 周邊血液幹細胞移植 (PBSCT)
    - 來源 ● 周邊血液
    - 優 ● 方便 / 不需開刀 / 省時 / 安全（復發率低併發症少）
    - 分類 ● 自體 / 異體
    - 白血球生長素
  - ### 臍帶血幹細胞移植 (CBT)
    - 來源 ● 臍帶血 ● 來源充足
    - 優 ● 幹細胞濃度高 / 不需麻醉 / 配型要求低 / 較少排斥
    - 缺 ● 感染 / 出血 / 收集量有限 / 儲存費用高

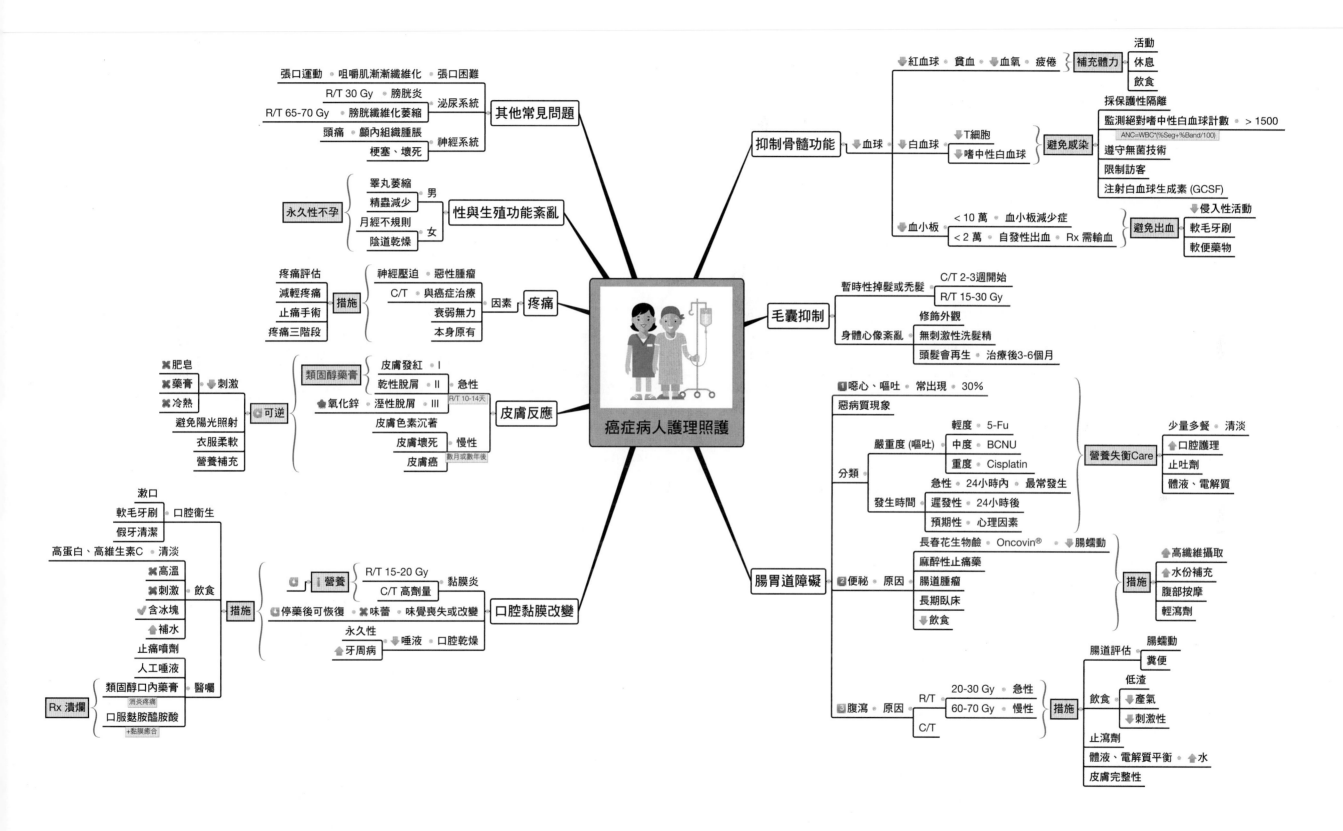

★ Gy 輻射劑量

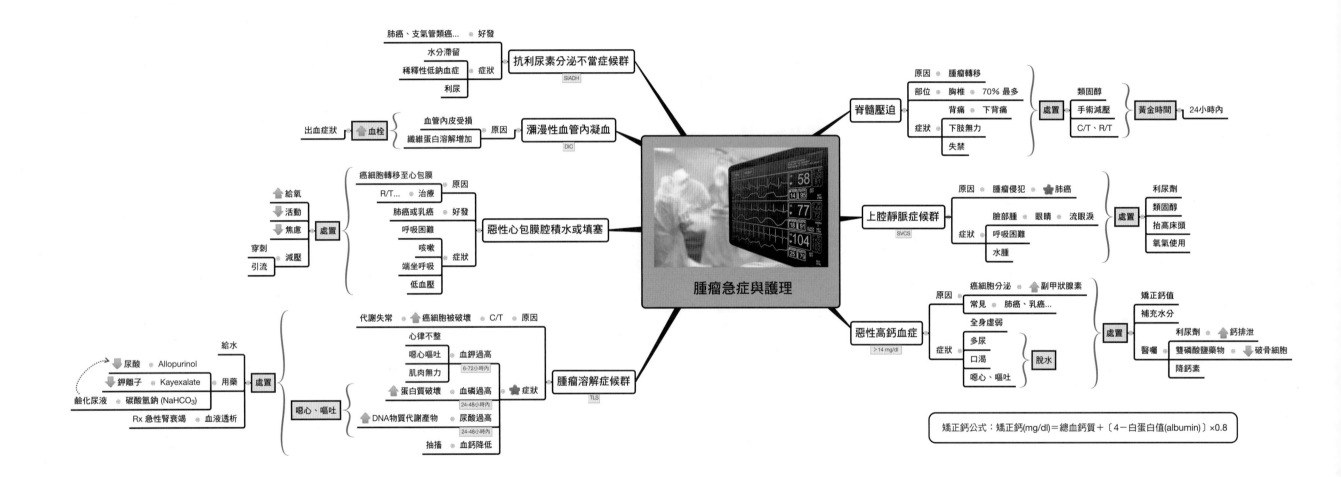

抗利尿素分泌不當症候群 SIADH
- 好發 ● 肺癌、支氣管類癌...
- 症狀
  - 水分滯留
  - 稀釋性低鈉血症
  - 利尿

瀰漫性血管內凝血 DIC
- 原因
  - 血管內皮受損 ↑ 血栓 ● 出血症狀
  - 纖維蛋白溶解增加

惡性心包膜腔積水或填塞
- 原因 ● 癌細胞轉移至心包膜
- 治療 ● R/T...
- 好發 ● 肺癌或乳癌
- 症狀
  - 呼吸困難
  - 咳嗽
  - 端坐呼吸
  - 低血壓
- 處置
  - ↑ 給氧
  - ↓ 活動
  - ↓ 焦慮
  - 減壓
    - 穿刺
    - 引流

腫瘤溶解症候群 TLS
- 原因 ● 代謝失常 ↑ 癌細胞被破壞 ● C/T
- 症狀
  - 血鉀過高
    - 心律不整
    - 噁心嘔吐
    - 肌肉無力
    6-72小時內
  - 血磷過高 ↑ 蛋白質破壞
    24-48小時內
  - 尿酸過高 ↑ DNA物質代謝產物
    24-48小時內
  - 血鈣降低 ● 抽搐
- 處置
  - 給水
  - 用藥
    - ↓ 尿酸 ● Allopurinol
    - ↓ 鉀離子 ● Kayexalate
    - 鹼化尿液 ● 碳酸氫鈉 (NaHCO₃)
  - Rx 急性腎衰竭 ● 血液透析
  - 噁心、嘔吐

腫瘤急症與護理

脊髓壓迫
- 原因 ● 腫瘤轉移
- 部位 ● 胸椎 ● 70% 最多
- 症狀
  - 背痛 ● 下背痛
  - 下肢無力
  - 失禁
- 處置
  - 類固醇
  - 手術減壓 ● 黃金時間 ● 24小時內
  - C/T、R/T

上腔靜脈症候群 SVCS
- 原因 ● 腫瘤侵犯 ● 肺癌
- 症狀
  - 臉部腫 ● 眼睛 ● 流眼淚
  - 呼吸困難
  - 水腫
- 處置
  - 利尿劑
  - 類固醇
  - 抬高床頭
  - 氧氣使用

惡性高鈣血症 > 14 mg/dl
- 原因 ● 癌細胞分泌 ↑ 副甲狀腺素
- 症狀
  - 常見 ● 肺癌、乳癌...
  - 全身虛弱
  - 多尿
  - 口渴
  - 噁心、嘔吐
  - 脫水
- 處置
  - 矯正鈣值
  - 補充水分
  - 利尿劑 ↑ 鈣排泄
  - 醫囑
    - 雙磷酸鹽藥物 ↓ 破骨細胞
    - 降鈣素

矯正鈣公式：矯正鈣(mg/dl)＝總血鈣質＋〔4－白蛋白值(albumin)〕×0.8

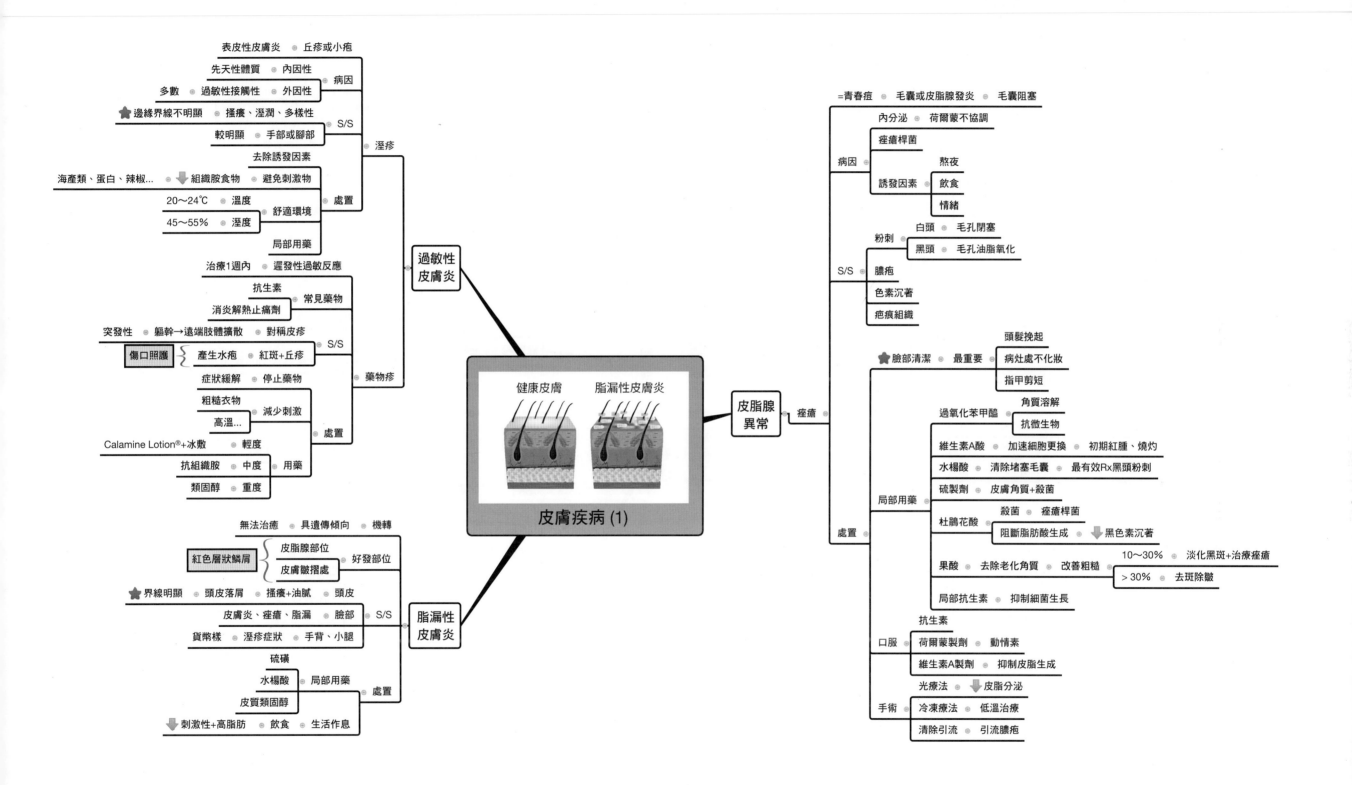

皮膚疾病 (1)（健康皮膚　脂漏性皮膚炎）

過敏性皮膚炎

濕疹
- 病因
  - 內因性 ● 先天性體質
  - 外因性 ● 過敏性接觸性 ● 多數
  - 表皮性皮膚炎 ● 丘疹或小疱
- S/S
  - ★邊緣界線不明顯 ● 搔癢、溼潤、多樣性
  - 較明顯 ● 手部或腳部
- 處置
  - 去除誘發因素
  - 避免刺激物 ● 組織胺食物↓ ● 海產類、蛋白、辣椒...
  - 舒適環境 ● 溫度 ● 20～24℃ ● 濕度 ● 45～55%
  - 局部用藥

藥物疹
- S/S
  - 遲發性過敏反應 ● 治療1週內
  - 常見藥物 ● 抗生素 ● 消炎解熱止痛劑
  - 對稱皮疹 ● 突發性 ● 軀幹→遠端肢體擴散
  - 紅斑+丘疹 ● 產生水疱 ● 傷口照護
- 處置
  - 停止藥物 ● 症狀緩解
  - 減少刺激 ● 粗糙衣物 ● 高溫...
  - 用藥
    - 輕度 ● Calamine Lotion®+冰敷
    - 中度 ● 抗組織胺
    - 重度 ● 類固醇

脂漏性皮膚炎
- 機轉 ● 具遺傳傾向 ● 無法治癒
- 好發部位 ● 皮脂腺部位 ● 皮膚皺摺處（紅色層狀鱗屑）
- S/S
  - 頭皮 ● 搔癢+油膩 ● 頭皮落屑 ● ★界線明顯
  - 臉部 ● 皮膚炎、痤瘡、脂漏
  - 手背、小腿 ● 溼疹症狀 ● 貨幣樣
- 處置
  - 局部用藥 ● 硫磺 ● 水楊酸 ● 皮質類固醇
  - 飲食 ● 刺激性+高脂肪↓
  - 生活作息

皮脂腺異常 ● 痤瘡
- =青春痘 ● 毛囊或皮脂腺發炎 ● 毛囊阻塞
- 病因
  - 內分泌 ● 荷爾蒙不協調
  - 痤瘡桿菌
  - 誘發因素 ● 熬夜 ● 飲食 ● 情緒
- S/S
  - 粉刺 ● 白頭 ● 毛孔閉塞 ● 黑頭 ● 毛孔油脂氧化
  - 膿疱
  - 色素沉著
  - 疤痕組織
- 處置
  - ★臉部清潔 ● 最重要 ● 頭髮挽起 ● 病灶處不化妝 ● 指甲剪短
  - 局部用藥
    - 過氧化苯甲醯 ● 角質溶解 ● 抗微生物
    - 維生素A酸 ● 加速細胞更換 ● 初期紅腫、燒灼
    - 水楊酸 ● 清除堵塞毛囊 ● 最有效Rx黑頭粉刺
    - 硫製劑 ● 皮膚角質+殺菌
    - 杜鵑花酸 ● 殺菌 ● 痤瘡桿菌 ● 阻斷脂肪酸生成 ● 黑色素沉著↓
    - 果酸 ● 去除老化角質 ● 改善粗糙 ● 10～30% ● 淡化黑斑+治療痤瘡 ● ＞30% ● 去斑除皺
    - 局部抗生素 ● 抑制細菌生長
  - 口服
    - 抗生素
    - 荷爾蒙製劑 ● 動情素
    - 維生素A製劑 ● 抑制皮脂生成
  - 手術
    - 光療法 ● 皮脂分泌↓
    - 冷凍療法 ● 低溫治療
    - 清除引流 ● 引流膿疱

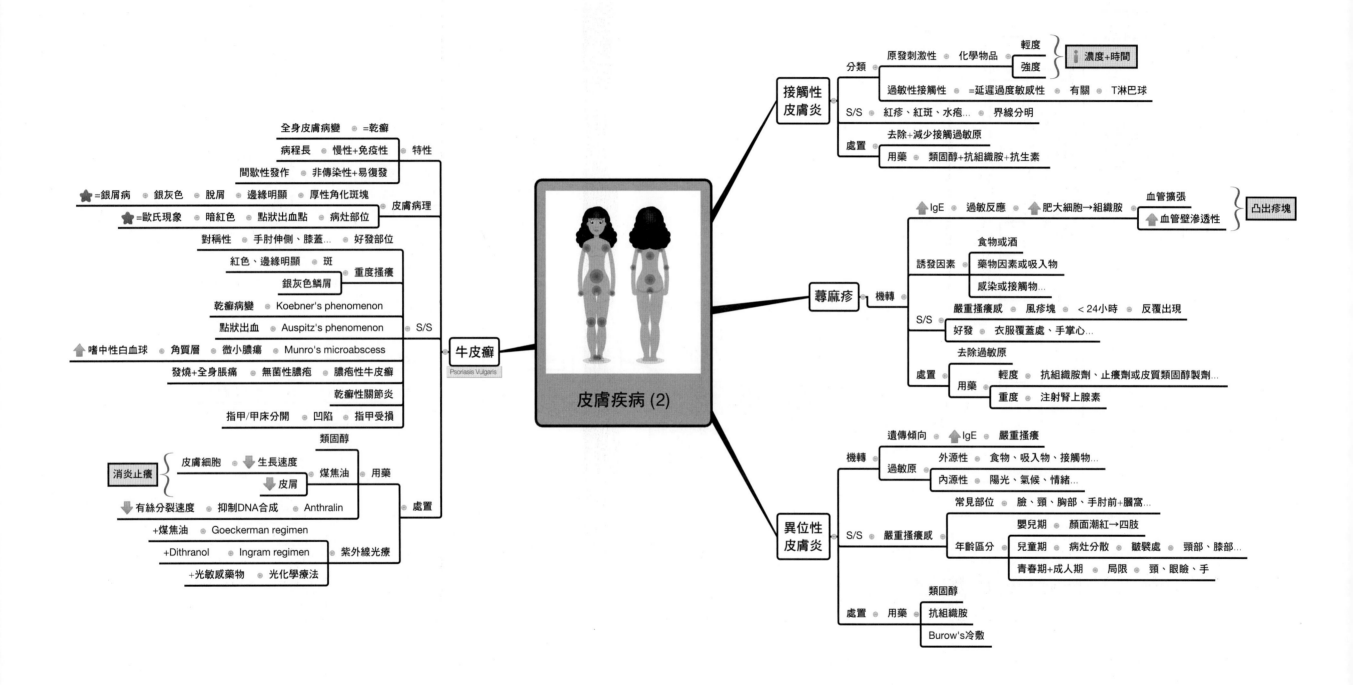

接觸性皮膚炎
- 分類
  - 原發刺激性 ● 化學物品
    - 輕度
    - 強度 ｝ 濃度+時間
  - 過敏性接觸性 ● =延遲過度敏感性 ● 有關 ● T淋巴球
- S/S ● 紅疹、紅斑、水疱... ● 界線分明
- 處置
  - 去除+減少接觸過敏原
  - 用藥 ● 類固醇+抗組織胺+抗生素

牛皮癬 Psoriasis Vulgaris
- 特性
  - 全身皮膚病變 ● =乾癬
  - 病程長 ● 慢性+免疫性
  - 間歇性發作 ● 非傳染性+易復發
- 皮膚病理
  - ★=銀屑病 ● 銀灰色 ● 脫屑 ● 邊緣明顯 ● 厚性角化斑塊
  - ★=歐氏現象 ● 暗紅色 ● 點狀出血點 ● 病灶部位
- S/S
  - 好發部位 ● 對稱性 ● 手肘伸側、膝蓋...
  - 斑 ● 紅色、邊緣明顯
    - 重度搔癢
    - 銀灰色鱗屑
  - Koebner's phenomenon ● 乾癬病變
  - Auspitz's phenomenon ● 點狀出血
  - Munro's microabscess ● 微小膿瘍 ● 角質層 ● ⬆嗜中性白血球
  - 膿疱性牛皮癬 ● 無菌性膿疱 ● 發燒+全身脹痛
  - 乾癬性關節炎
  - 指甲受損 ● 凹陷 ● 指甲/甲床分開
- 處置
  - 用藥
    - 類固醇
    - 煤焦油
    - Anthralin ● 抑制DNA合成 ● ⬇有絲分裂速度
      ｛ 消炎止癢 ｛ 皮膚細胞 ● ⬇生長速度 ⬇皮屑 ｝
  - 紫外線光療
    - Goeckerman regimen ● +煤焦油
    - Ingram regimen ● +Dithranol
    - 光化學療法 ● +光敏感藥物

皮膚疾病 (2)

蕁麻疹
- 機轉
  - ⬆IgE ● 過敏反應 ● ⬆肥大細胞→組織胺
    - 血管擴張
    - ⬆血管壁滲透性 ｝ 凸出疹塊
  - 誘發因素
    - 食物或酒
    - 藥物因素或吸入物
    - 感染或接觸物...
- S/S
  - 嚴重搔癢感 ● 風疹塊 ● <24小時 ● 反覆出現
  - 好發 ● 衣服覆蓋處、手掌心...
- 處置
  - 去除過敏原
  - 用藥
    - 輕度 ● 抗組織胺劑、止癢劑或皮質類固醇製劑...
    - 重度 ● 注射腎上腺素

異位性皮膚炎
- 機轉
  - 遺傳傾向 ● ⬆IgE ● 嚴重搔癢
  - 過敏原
    - 外源性 ● 食物、吸入物、接觸物...
    - 內源性 ● 陽光、氣候、情緒...
- S/S ● 嚴重搔癢感
  - 常見部位 ● 臉、頸、胸部、手肘前+膕窩...
  - 年齡區分
    - 嬰兒期 ● 顏面潮紅→四肢
    - 兒童期 ● 病灶分散 ● 皺褶處 ● 頸部、膝部...
    - 青春期+成人期 ● 局限 ● 頸、眼瞼、手
- 處置 ● 用藥
  - 類固醇
  - 抗組織胺
  - Burow's冷敷

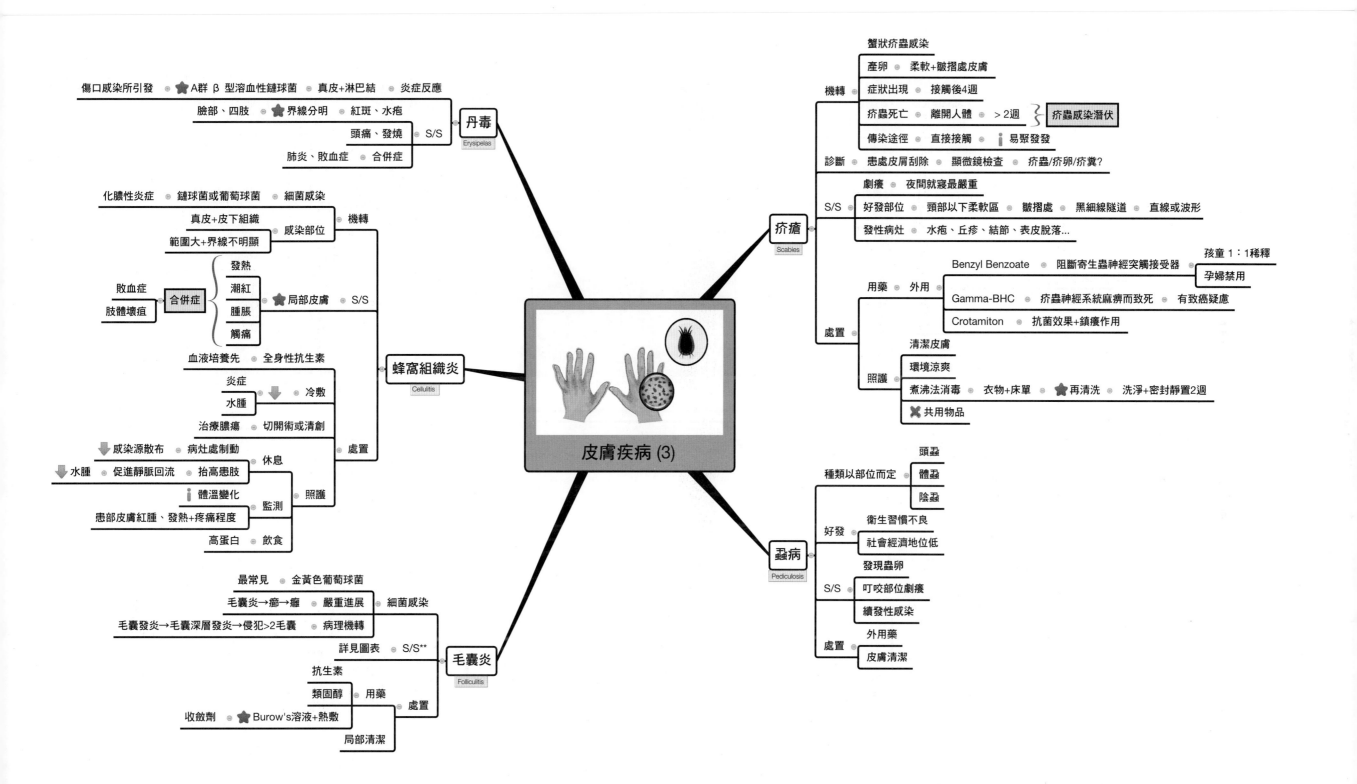

傷口感染所引發　●　★A群 β 型溶血性鏈球菌　●　真皮+淋巴結　●　炎症反應

臉部、四肢　●　★界線分明　●　紅斑、水疱

頭痛、發燒　●　S/S

肺炎、敗血症　●　合併症

丹毒
Erysipelas

化膿性炎症　●　鏈球菌或葡萄球菌　●　細菌感染

真皮+皮下組織

範圍大+界線不明顯　●　感染部位　●　機轉

發熱

潮紅

腫脹

觸痛　●　★局部皮膚　●　S/S

敗血症

肢體壞疽　●　合併症

血液培養先　●　全身性抗生素

炎症　●　↓　●　冷敷

水腫

治療膿瘍　●　切開術或清創

感染源散布　●　病灶處制動　●　處置

↓水腫　●　促進靜脈回流　●　抬高患肢　●　休息

i 體溫變化

患部皮膚紅腫、發熱+疼痛程度　●　監測

高蛋白　●　飲食　●　照護

蜂窩組織炎
Cellulitis

最常見　●　金黃色葡萄球菌

毛囊炎→癤→癰　●　嚴重進展　●　細菌感染

毛囊發炎→毛囊深層發炎→侵犯>2毛囊　●　病理機轉

詳見圖表　●　S/S**

抗生素

類固醇　●　用藥　●　處置

收斂劑　●　★Burow's溶液+熱敷

局部清潔

毛囊炎
Folliculitis

皮膚疾病 (3)

蟹狀疥蟲感染

產卵　●　柔軟+皺摺處皮膚

症狀出現　●　接觸後4週　●　機轉

疥蟲死亡　●　離開人體　●　>2週　}　疥蟲感染潛伏

傳染途徑　●　直接接觸　●　i 易聚發發

診斷　●　患處皮屑刮除　●　顯微鏡檢查　●　疥蟲/疥卵/疥糞?

劇癢　●　夜間就寢最嚴重

好發部位　●　頸部以下柔軟區　●　皺摺處　●　黑細線隧道　●　直線或波形　●　S/S

發性病灶　●　水疱、丘疹、結節、表皮脫落...

孩童 1:1稀釋

Benzyl Benzoate　●　阻斷寄生蟲神經突觸接受器

孕婦禁用

Gamma-BHC　●　疥蟲神經系統麻痹而致死　●　有致癌疑慮　●　外用　●　用藥

Crotamiton　●　抗菌效果+鎮癢作用

清潔皮膚

環境涼爽

煮沸法消毒　●　衣物+床單　●　★再清洗　●　洗淨+密封靜置2週　●　照護　●　處置

✖ 共用物品

疥瘡
Scabies

頭蝨

種類以部位而定　●　體蝨

陰蝨

衛生習慣不良

好發　●　社會經濟地位低

發現蟲卵

叮咬部位劇癢　●　S/S

續發性感染

外用藥　●　處置

皮膚清潔

蝨病
Pediculosis

★縮寫請見「閱讀指引」

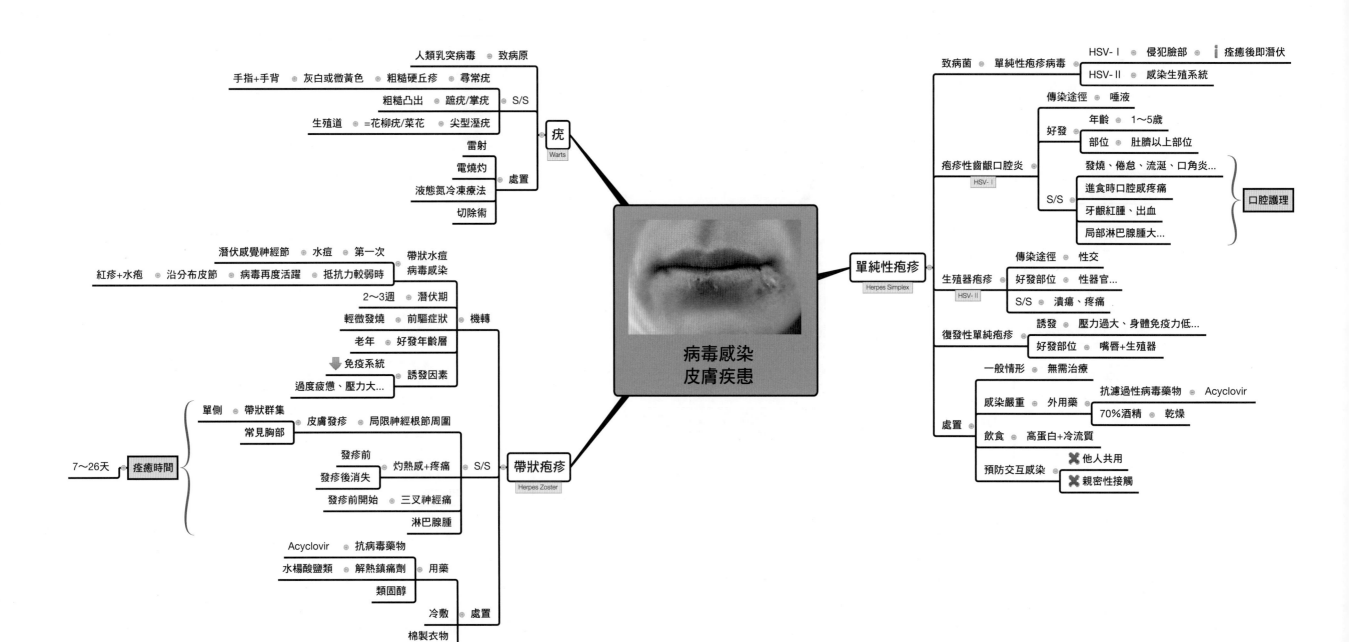

人類乳突病毒 ● 致病原

手指+手背 ● 灰白或微黃色 ● 粗糙硬丘疹 ● 尋常疣

粗糙凸出 ● 蹠疣/掌疣 ─ S/S

生殖道 ● =花柳疣/菜花 ● 尖型溼疣

疣 Warts

雷射
電燒灼
液態氮冷凍療法 ● 處置
切除術

潛伏感覺神經節 ● 水痘 ● 第一次 ─ 帶狀水痘病毒感染

紅疹+水疱 ● 沿分布皮節 ● 病毒再度活躍 ● 抵抗力較弱時

2～3週 ● 潛伏期
輕微發燒 ● 前驅症狀 ─ 機轉
老年 ● 好發年齡層
↓ 免疫系統
過度疲憊、壓力大... ● 誘發因素

單側 ● 帶狀群集
常見胸部 ● 皮膚發疹 ● 局限神經根節周圍

發疹前 ● 灼熱感+疼痛 ─ S/S
發疹後消失
發疹前開始 ● 三叉神經痛
淋巴腺腫

7～26天 ● 痊癒時間

Acyclovir ● 抗病毒藥物
水楊酸鹽類 ● 解熱鎮痛劑 ─ 用藥
類固醇
冷敷 ● 處置
棉製衣物
復發 ● 預防
接觸傳染

帶狀疱疹 Herpes Zoster

病毒感染
皮膚疾患

單純性疱疹 Herpes Simplex

致病菌 ● 單純性疱疹病毒
HSV-I ● 侵犯臉部 ● ┋ 痊癒後即潛伏
HSV-II ● 威染生殖系統

傳染途徑 ● 唾液
好發 ─ 年齡 ● 1～5歲
部位 ● 肚臍以上部位

疱疹性齒齦口腔炎 HSV-I
發燒、倦怠、流涎、口角炎...
進食時口腔感疼痛
牙齦紅腫、出血 ─ S/S
局部淋巴腺腫大...
口腔護理

生殖器疱疹 HSV-II
傳染途徑 ● 性交
好發部位 ● 性器官...
S/S ● 潰瘍、疼痛

復發性單純疱疹
誘發 ● 壓力過大、身體免疫力低...
好發部位 ● 嘴唇+生殖器

一般情形 ● 無需治療
威染嚴重 ● 外用藥 ─ 抗濾過性病毒藥物 ● Acyclovir
70%酒精 ● 乾燥
飲食 ● 高蛋白+冷流質 ─ 處置
預防交互威染 ─ ✖ 他人共用
✖ 親密性接觸

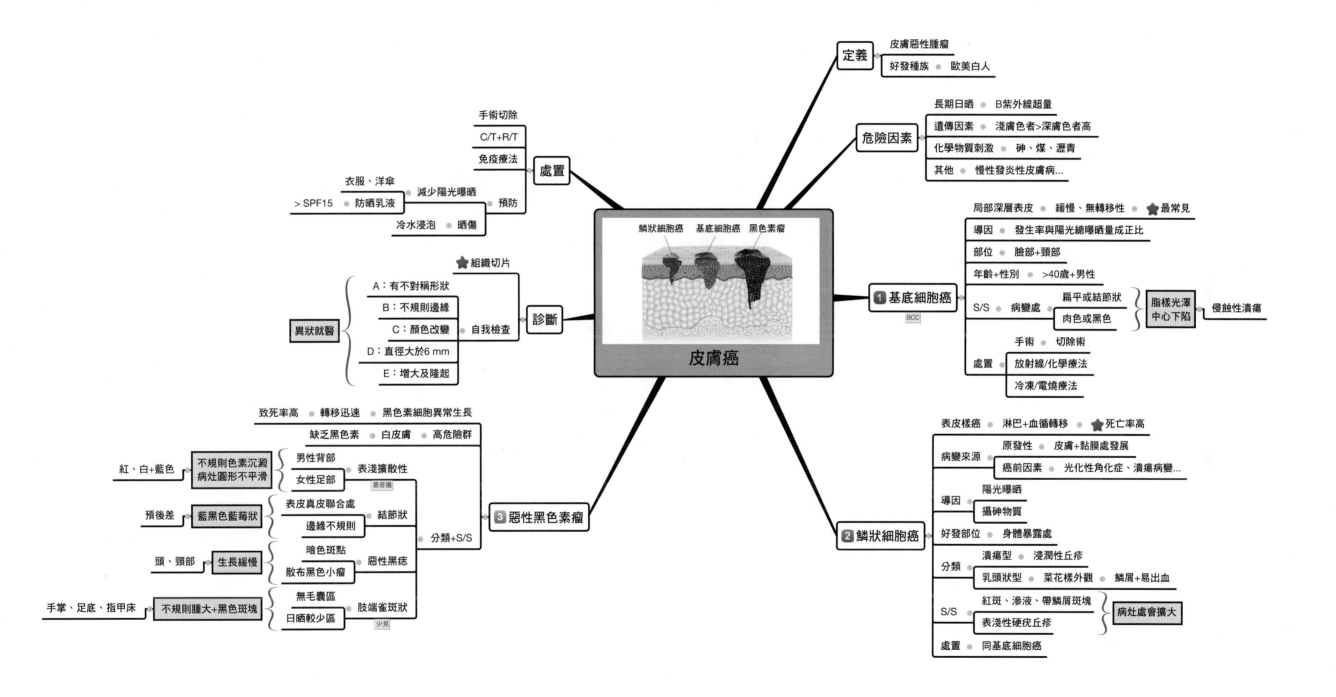

定義
- 皮膚惡性腫瘤
- 好發種族 ● 歐美白人

危險因素
- 長期日晒 ● B紫外線超量
- 遺傳因素 ● 淺膚色者>深膚色者高
- 化學物質刺激 ● 砷、煤、瀝青
- 其他 ● 慢性發炎性皮膚病...

處置
- 手術切除
- C/T+R/T
- 免疫療法
- 預防 ── 減少陽光曝晒 ── 衣服、洋傘
  - 防晒乳液 ── > SPF15
- 晒傷 ● 冷水浸泡

診斷
- 組織切片 ★
- 自我檢查 ── 異狀就醫
  - A：有不對稱形狀
  - B：不規則邊緣
  - C：顏色改變
  - D：直徑大於6 mm
  - E：增大及隆起

中央圖：皮膚癌
鱗狀細胞癌　基底細胞癌　黑色素瘤
BCC

❶ 基底細胞癌
- 局部深層表皮 ● 緩慢、無轉移性 ● ★最常見
- 導因 ● 發生率與陽光總曝晒量成正比
- 部位 ● 臉部+頸部
- 年齡+性別 ● >40歲+男性
- S/S ● 病變處 ── 扁平或結節狀 ── 脂樣光澤中心下陷 ── 侵蝕性潰瘍
  - 肉色或黑色
- 處置 ── 手術 ● 切除術
  - 放射線/化學療法
  - 冷凍/電燒療法

❷ 鱗狀細胞癌
- 表皮樣癌 ● 淋巴+血循轉移 ● ★死亡率高
- 病變來源 ── 原發性 ● 皮膚+黏膜處發展
  - 癌前因素 ● 光化性角化症、潰瘍病變...
- 導因 ── 陽光曝晒
  - 攝砷物質
- 好發部位 ● 身體暴露處
- 分類 ── 潰瘍型 ● 浸潤性丘疹
  - 乳頭狀型 ● 菜花樣外觀 ● 鱗屑+易出血
- S/S ── 紅斑、滲液、帶鱗屑斑塊 ── 病灶處會擴大
  - 表淺性硬疣丘疹
- 處置 ● 同基底細胞癌

❸ 惡性黑色素瘤
- 致死率高 ● 轉移迅速 ● 黑色素細胞異常生長
- 缺乏黑色素 ● 白皮膚 ● 高危險群
- 分類+S/S
  - 男性背部 / 女性足部 ── 表淺擴散性 【最普遍】
    - 不規則色素沉澱病灶圓形不平滑 ── 紅、白+藍色
  - 表皮真皮聯合處 / 邊緣不規則 ── 結節狀
    - 藍黑色藍莓狀 ── 預後差
  - 暗色斑點 / 散布黑色小瘤 ── 惡性黑痣
    - 生長緩慢 ── 頭、頸部
  - 無毛囊區 / 日晒較少區 ── 肢端雀斑狀 【少見】
    - 不規則腫大+黑色斑塊 ── 手掌、足底、指甲床

★ SPF 防曬係數

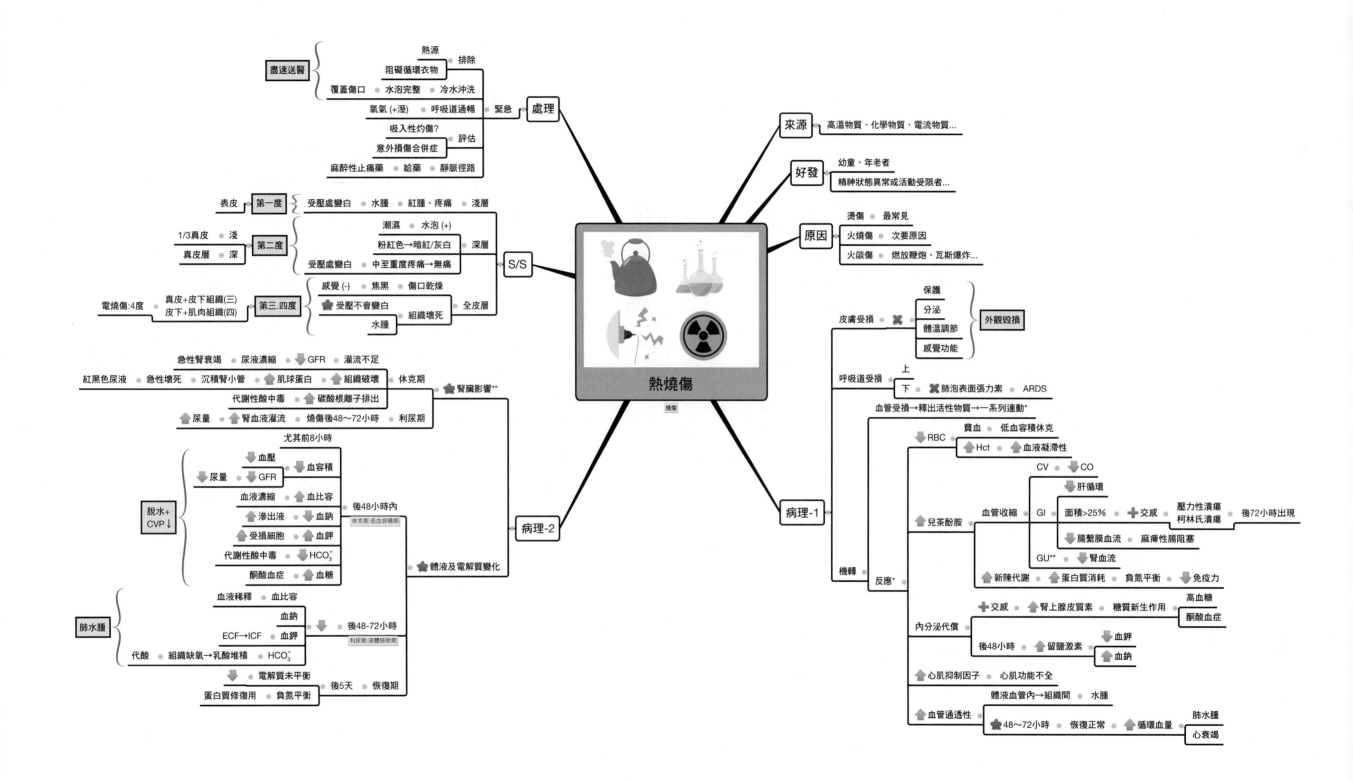

熱燒傷

燒傷

處理
- 盡速送醫
  - 熱源 ● 排除
  - 阻礙循環衣物
  - 覆蓋傷口 ● 水泡完整 ● 冷水沖洗
- 氧氣(+溼) ● 呼吸道通暢 ● 緊急
- 吸入性灼傷? ● 評估
- 意外損傷合併症
- 麻醉性止痛藥 ● 給藥 ● 靜脈徑路

來源 ● 高溫物質、化學物質、電流物質...

好發
- 幼童、年老者
- 精神狀態異常或活動受限者...

原因
- 燙傷 ● 最常見
- 火燒傷 ● 次要原因
- 火燄傷 ● 燃放鞭炮、瓦斯爆炸...

S/S
- 表皮 **第一度** ● 受壓處變白 ● 水腫 ● 紅腫、疼痛 ● 淺層
- 1/3真皮 ● 淺 / 真皮層 ● 深 **第二度**
  - 潮濕 ● 水泡(+)
  - 粉紅色→暗紅/灰白 ● 深層
  - 受壓處變白 ● 中至重度疼痛→無痛
- 真皮+皮下組織(三) / 皮下+肌肉組織(四) **第三.四度** ● 電燒傷:4度
  - 感覺(-) ● 焦黑 ● 傷口乾燥
  - ★ 受壓不會變白 ● 全皮層
  - 水腫 ● 組織壞死

病理-2
- 腎臟影響**
  - 急性腎衰竭 ● 尿液濃縮 → GFR ● 灌流不足 休克期
  - 紅黑色尿液 ● 急性壞死 ● 沉積腎小管 ● 肌球蛋白 ● 組織破壞
  - 代謝性酸中毒 ● 碳酸根離子排出
  - 尿量 ● 腎血液灌流 ● 燒傷後48～72小時 ● 利尿期
- 體液及電解質變化
  - 脫水+CVP↓ (尤其前8小時)
    - 血壓 ● 血容積
    - 尿量 → GFR
    - 血液濃縮 ● 血比容
    - 滲出液 ● 血鈉
    - 受損細胞 ● 血鉀
    - 代謝性酸中毒 ● HCO₃⁻
    - 酮酸血症 ● 血糖
    - 後48小時內 休克期:低血容積期
  - 肺水腫
    - 血液稀釋 ● 血比容
    - 血鈉 / 血鉀 ● 後48-72小時 利尿期:液體移除期
    - ECF→ICF
    - 代酸 ● 組織缺氧→乳酸堆積 ● HCO₃⁻
    - 電解質未平衡
    - 蛋白質修復用 ● 負氮平衡 ● 後5天 ● 恢復期

病理-1
- 皮膚受損 ✕ 保護 / 分泌 / 體溫調節 / 感覺功能 → 外觀毀損
- 呼吸道受損 上
  - 下 ✕ 肺泡表面張力素 ● ARDS
- 機轉
  - 血管受損→釋出活性物質→一系列連動*
  - 反應*
    - RBC ↓ 貧血 ● 低血容量休克
    - Hct ↑ ● 血液凝滯性 ↑
    - 兒茶酚胺 ↑
      - CV ● CO
      - 肝循環 ↓
      - 血管收縮 GI ● 面積>25% ➕交感 ● 壓力性潰瘍 / 柯林氏潰瘍 ● 後72小時出現
      - 腸繫膜血流 ↓ ● 麻痺性腸阻塞
      - GU** ● 腎血流 ↓
    - 新陳代謝 ↑ ● 蛋白質消耗 ● 負氮平衡 ● 免疫力 ↓
  - 內分泌代償
    - ➕交感 ● 腎上腺皮質素 ● 糖質新生作用 ● 高血糖 / 酮酸血症
    - 後48小時 ● 留鹽激素 ↑ ● 血鉀 / 血鈉
  - 心肌抑制因子 ↑ ● 心肌功能不全
  - 血管通透性 ↑ ● 體液血管內→組織間 ● 水腫
    - ★ 48～72小時 ● 恢復正常 ● 循環血量 ↑ ● 肺水腫 / 心衰竭

★ ECF 細胞外液；ICF 細胞內液；ARDS 成人呼吸窘迫症候群

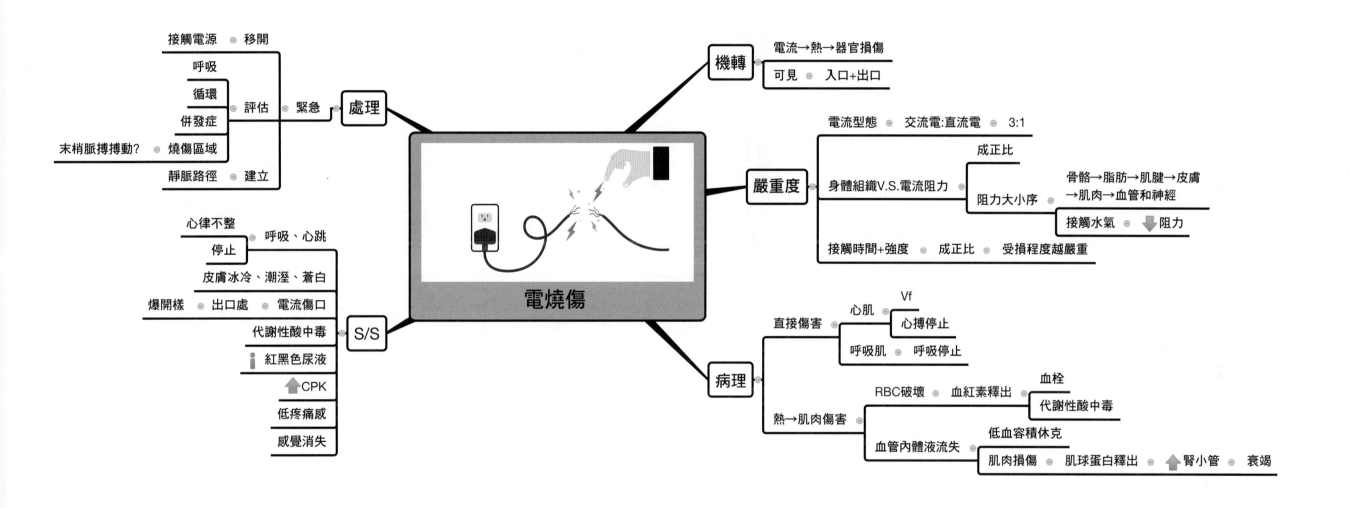

處理

緊急
- 評估
  - 接觸電源 · 移開
  - 呼吸
  - 循環
  - 併發症
  - 燒傷區域　末梢脈搏搏動?
  - 靜脈路徑 · 建立

S/S
- 呼吸、心跳停止
  - 心律不整
- 皮膚冰冷、潮溼、蒼白
- 電流傷口 · 出口處　爆開樣
- 代謝性酸中毒
- 紅黑色尿液
- ↑CPK
- 低疼痛感
- 感覺消失

機轉
- 電流→熱→器官損傷
- 可見 · 入口+出口

嚴重度
- 電流型態 · 交流電:直流電 · 3:1
- 身體組織 V.S.電流阻力
  - 成正比
  - 阻力大小序
    - 骨骼→脂肪→肌腱→皮膚→肌肉→血管和神經
    - 接觸水氣 · ↓阻力
- 接觸時間+強度 · 成正比 · 受損程度越嚴重

病理
- 直接傷害
  - 心肌　Vf
    - 心搏停止
  - 呼吸肌 · 呼吸停止
- 熱→肌肉傷害
  - RBC破壞 · 血紅素釋出
    - 血栓
    - 代謝性酸中毒
  - 血管內體液流失
    - 低血容積休克
    - 肌肉損傷 · 肌球蛋白釋出 · ↑腎小管 · 衰竭

★ CPK 肌酸磷化酶

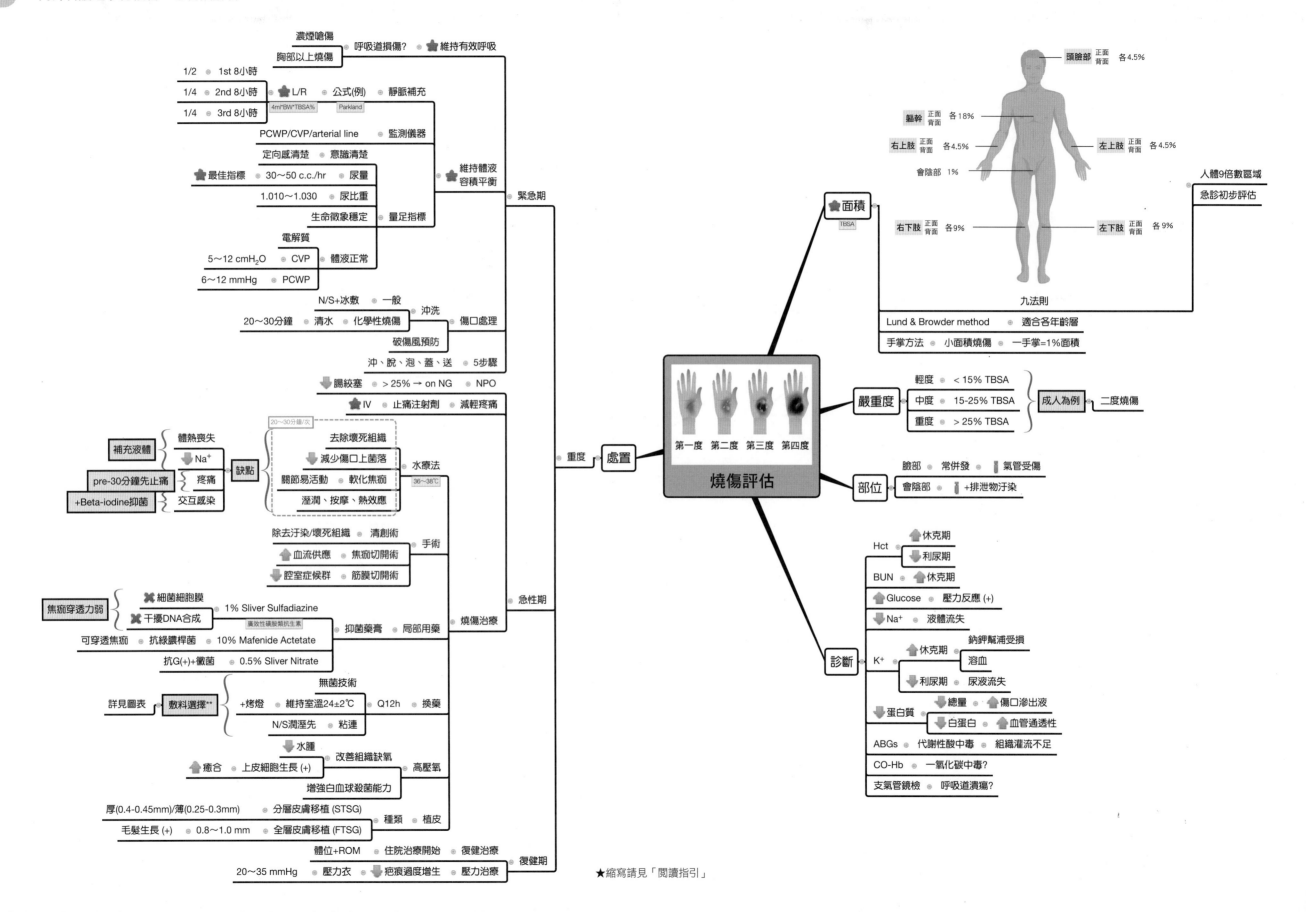

濃煙嗆傷
胸部以上燒傷　呼吸道損傷?　★維持有效呼吸

1/2　1st 8小時
1/4　2nd 8小時　★L/R　公式(例)　靜脈補充
1/4　3rd 8小時　4ml*BW*TBSA%　Parkland

PCWP/CVP/arterial line　監測儀器

定向感清楚　意識清楚
★最佳指標　30～50 c.c./hr　尿量
1.010～1.030　尿比重
生命徵象穩定　量足指標

電解質
5～12 cmH₂O　CVP　體液正常
6～12 mmHg　PCWP

維持體液容積平衡　緊急期

N/S+冰敷　一般
20～30分鐘　清水　化學性燒傷　沖洗　傷口處理
破傷風預防
沖、脫、泡、蓋、送　5步驟

★腸絞塞　> 25% → on NG　NPO
★IV　止痛注射劑　減輕疼痛

補充液體　體熱喪失
★Na⁺
pre-30分鐘先止痛　疼痛　缺點
+Beta-iodine抑菌　交互感染

20～30分鐘/次
去除壞死組織
★減少傷口上菌落
關節易活動　軟化焦痂　水療法　36～38℃
濕潤、按摩、熱效應

除去汙染/壞死組織　清創術
★血流供應　焦痂切開術　手術
★腔室症候群　筋膜切開術

焦痂穿透力弱　✖細菌細胞膜
✖干擾DNA合成　1% Sliver Sulfadiazine
廣效性磺胺類抗生素
可穿透焦痂　抗綠膿桿菌　10% Mafenide Actetate　抑菌藥膏　局部用藥　燒傷治療　急性期
抗G(+)+黴菌　0.5% Sliver Nitrate

無菌技術
詳見圖表　敷料選擇**　+烤燈　維持室溫24±2℃　Q12h　換藥
N/S潤溼先　粘連

★水腫
★癒合　上皮細胞生長 (+)　改善組織缺氧　高壓氧
增強白血球殺菌能力

厚(0.4-0.45mm)/薄(0.25-0.3mm)　分層皮膚移植 (STSG)
毛髮生長 (+)　0.8～1.0 mm　全層皮膚移植 (FTSG)　種類　植皮

體位+ROM　住院治療開始　復健治療
20～35 mmHg　壓力衣　★疤痕過度增生　壓力治療　復健期

重度　處置

頭臉部　正面　各4.5%
背面

軀幹　正面　各18%
背面

右上肢　正面　各4.5%　　左上肢　正面　各4.5%
背面　　　　　　　　　　背面

會陰部 1%

右下肢　正面　各9%　　左下肢　正面　各9%
背面　　　　　　　　　背面

人體9倍數區域
急診初步評估

★面積　TBSA
九法則
Lund & Browder method　適合各年齡層
手掌方法　小面積燒傷　一手掌=1%面積

第一度　第二度　第三度　第四度
燒傷評估

輕度　< 15% TBSA
中度　15-25% TBSA　成人為例　二度燒傷
重度　> 25% TBSA　嚴重度

臉部　常併發　▮氣管受傷
會陰部　★+排泄物汙染　部位

★休克期
Hct　★利尿期
BUN　★休克期
★Glucose　壓力反應 (+)
★Na⁺　液體流失
鈉鉀幫浦受損
★休克期　溶血
K⁺　★利尿期　尿液流失　診斷
★總量　★傷口滲出液
★蛋白質　★白蛋白　★血管通透性
ABGs　代謝性酸中毒　組織灌流不足
CO-Hb　一氧化碳中毒?
支氣管鏡檢　呼吸道潰瘍?

★縮寫請見「閱讀指引」

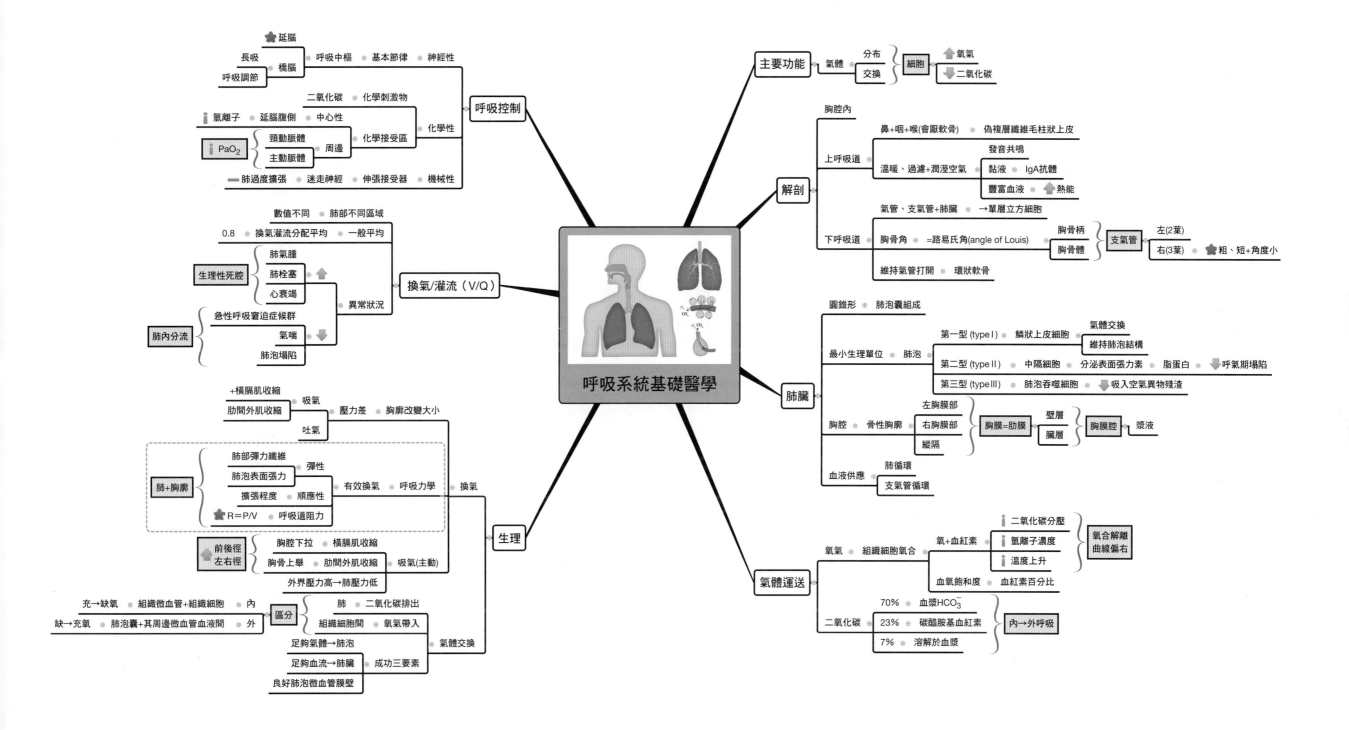

中央主題：呼吸系統基礎醫學

呼吸控制
- 呼吸中樞 ● 基本節律 ● 神經性
  - 延腦
  - 橋腦 ● 長吸、呼吸調節
- 化學刺激物 ● 二氧化碳
- 化學性
  - 中心性 ● 延腦腹側 ● 氫離子↑
  - 化學接受區
    - 周邊 ● 頸動脈體、主動脈體 ● PaO₂↓
- 機械性 ● 伸張接受器 ● 迷走神經 ● 肺過度擴張—

換氣/灌流（V/Q）
- 一般平均 ● 換氣灌流分配平均 ● 0.8
- 肺部不同區域 ● 數值不同
- 異常狀況
  - 生理性死腔 ● 肺氣腫、肺栓塞、心衰竭 ↑
  - 肺內分流 ● 急性呼吸窘迫症候群、氣喘、肺泡塌陷 ↓

生理
- 換氣
  - 呼吸力學
    - 胸廓改變大小 ● 壓力差
      - 吸氣 ● +橫膈肌收縮、肋間外肌收縮
      - 吐氣
    - 有效換氣
      - 彈性 ● 肺部彈力纖維、肺泡表面張力
      - 順應性 ● 擴張程度
      - 呼吸道阻力 ● R＝P/V ★
  - 吸氣(主動)
    - 橫膈肌收縮 ● 胸腔下拉
    - 肋間外肌收縮 ● 胸骨上舉
    - 前後徑、左右徑
    - 外界壓力高→肺壓力低
- 氣體交換
  - 區分
    - 內 ● 組織微血管+組織細胞 ● 充→缺氧
    - 外 ● 肺泡囊+其周邊微血管血液間 ● 缺→充氧
  - 肺 ● 二氧化碳排出
  - 組織細胞間 ● 氧氣帶入
  - 成功三要素
    - 足夠氣體→肺泡
    - 足夠血流→肺臟
    - 良好肺泡微血管膜壁

主要功能
- 氣體 ● 分布、交換 ● 細胞 ● 氧氣↑、二氧化碳↓

解剖
- 上呼吸道（胸腔內）
  - 鼻+咽+喉(會厭軟骨) ● 偽複層纖維毛柱狀上皮
  - 溫暖、過濾+潤溼空氣
    - 發音共鳴
    - 黏液 ● IgA抗體
    - 豐富血液 ● 熱能↑
- 下呼吸道
  - 氣管、支氣管+肺臟 ● →單層立方細胞
  - 胸骨角 ● =路易氏角(angle of Louis)
    - 胸骨柄、胸骨體 ● 支氣管
      - 左(2葉)
      - 右(3葉) ● 粗、短+角度小
  - 維持氣管打開 ● 環狀軟骨

肺臟
- 圓錐形 ● 肺泡囊組成
- 最小生理單位 ● 肺泡
  - 第一型 (type I) ● 鱗狀上皮細胞 ● 氣體交換、維持肺泡結構
  - 第二型 (type II) ● 中隔細胞 ● 分泌表面張力素 ● 脂蛋白 ● 呼氣期塌陷↓
  - 第三型 (type III) ● 肺泡吞噬細胞 ● 吸入空氣異物殘渣↓
- 胸腔 ● 骨性胸廓
  - 左胸膜部、右胸膜部、縱隔
  - 胸膜=肋膜 ● 壁層、臟層 ● 胸膜腔 ● 漿液
- 血液供應 ● 肺循環、支氣管循環

氣體運送
- 氧氣 ● 組織細胞氧合
  - 氧+血紅素
    - 二氧化碳分壓↑
    - 氫離子濃度↑
    - 溫度上升↑
    - 氧合解離曲線偏右
  - 血氧飽和度 ● 血紅素百分比
- 二氧化碳
  - 70% ● 血漿HCO₃⁻
  - 23% ● 碳醯胺基血紅素
  - 7% ● 溶解於血漿
  - 內→外呼吸

★ R=P/F 呼吸道阻力＝呼吸道間壓／受測者吹入管內的氣流

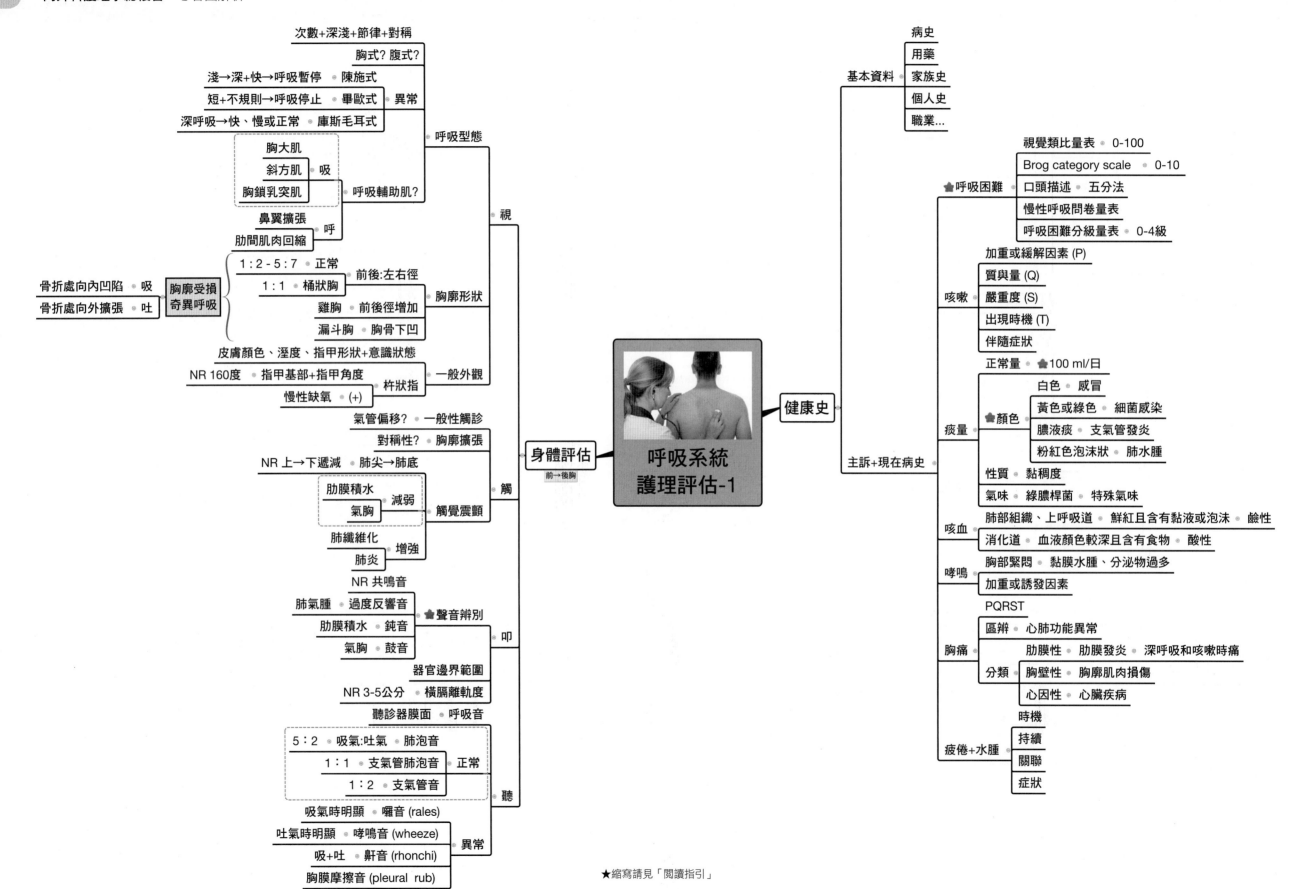

次數+深淺+節律+對稱

胸式? 腹式?

淺→深+快→呼吸暫停 • 陳施式

短+不規則→呼吸停止 • 畢歐式 ── 異常

深呼吸→快、慢或正常 • 庫斯毛耳式

呼吸型態

胸大肌

斜方肌 • 吸

胸鎖乳突肌 • 呼吸輔助肌?

鼻翼擴張 • 呼

肋間肌肉回縮

骨折處向內凹陷 • 吸 ── 胸廓受損 奇異呼吸 ── 1:2-5:7 正常 • 前後:左右徑 ── 胸廓形狀

骨折處向外擴張 • 吐 ── 1:1 • 桶狀胸

雞胸 • 前後徑增加

漏斗胸 • 胸骨下凹

皮膚顏色、溼度、指甲形狀+意識狀態 ── 一般外觀

NR 160度 • 指甲基部+指甲角度 ── 杵狀指

慢性缺氧 • (+)

視

氣管偏移? • 一般性觸診

對稱性? • 胸廓擴張

NR 上→下遞減 • 肺尖→肺底

身體評估
前→後胸

肋膜積水 減弱

氣胸 • 觸覺震顫

觸

肺纖維化 增強

肺炎

NR 共鳴音

肺氣腫 • 過度反響音

肋膜積水 • 鈍音 ── 聲音辨別

氣胸 • 鼓音

叩

器官邊界範圍

NR 3-5公分 • 橫膈離軌度

聽診器膜面 • 呼吸音

5:2 • 吸氣:吐氣 • 肺泡音

1:1 • 支氣管肺泡音 正常

1:2 • 支氣管音

聽

吸氣時明顯 • 囉音 (rales)

吐氣時明顯 • 哮鳴音 (wheeze)

吸+吐 • 鼾音 (rhonchi) 異常

胸膜摩擦音 (pleural rub)

呼吸系統 護理評估-1

健康史

基本資料

病史

用藥

家族史

個人史

職業...

視覺類比量表 • 0-100

Brog category scale • 0-10

呼吸困難 口頭描述 • 五分法

慢性呼吸問卷量表

呼吸困難分級量表 • 0-4級

加重或緩解因素 (P)

質與量 (Q)

咳嗽 嚴重度 (S)

出現時機 (T)

伴隨症狀

正常量 100 ml/日

白色 • 感冒

黃色或綠色 • 細菌感染

痰量 顏色 膿液痰 • 支氣管炎

粉紅色泡沫狀 • 肺水腫

性質 • 黏稠度

氣味 • 綠膿桿菌 • 特殊氣味

咳血 肺部組織、上呼吸道 • 鮮紅且含有黏液或泡沫 • 鹼性

消化道 • 血液顏色較深且含有食物 • 酸性

主訴+現在病史

哮鳴 胸部緊悶 • 黏膜水腫、分泌物過多

加重或誘發因素

PQRST

區辨 • 心肺功能異常

胸痛 肋膜性 • 肋膜發炎 • 深呼吸和咳嗽時痛

分類 胸壁性 • 胸廓肌肉損傷

心因性 • 心臟疾病

時機

持續

疲倦+水腫 關聯

症狀

★縮寫請見「閱讀指引」

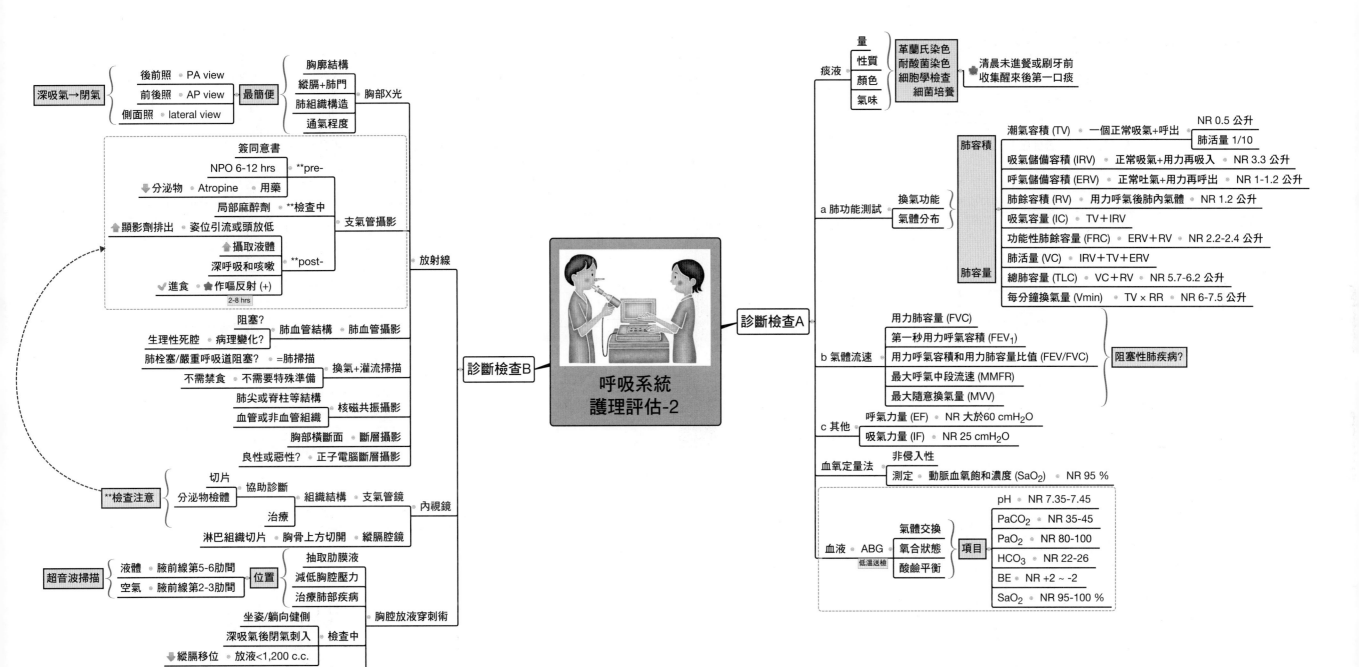

呼吸系統 護理評估-2

診斷檢查B

放射線

- 胸部X光 · 最簡便
  - 深吸氣→閉氣
    - 後前照 · PA view
    - 前後照 · AP view
    - 側面照 · lateral view
  - 胸廓結構
  - 縱膈+肺門
  - 肺組織構造
  - 通氣程度

- 支氣管攝影
  - **pre-
    - 簽同意書
    - NPO 6-12 hrs
    - ⬇分泌物 · Atropine · 用藥
    - 局部麻醉劑
  - **檢查中
    - 姿位引流或頭放低
  - **post-
    - ⬆顯影劑排出
    - ⬆攝取液體
    - 深呼吸和咳嗽
    - ✔進食 · ⬆作嘔反射 (+)
    - 2-8 hrs

- 肺血管攝影 · 肺血管結構
- 肺掃描 · 生理性死腔 · 病理變化? · 阻塞? · 肺栓塞/嚴重呼吸道阻塞? ·=肺掃描
  - 換氣+灌流掃描
- 核磁共振攝影 · 不需禁食 · 不需要特殊準備 · 肺尖或脊柱等結構 · 血管或非血管組織
- 斷層攝影 · 胸部橫斷面
- 正子電腦斷層攝影 · 良性或惡性?

**檢查注意

內視鏡

- 支氣管鏡 · 組織結構
  - 切片 · 協助診斷
  - 分泌物檢體
  - 治療
- 縱膈腔鏡 · 淋巴組織切片 · 胸骨上方切開

超音波掃描
- 液體 · 腋前線第5-6肋間
- 空氣 · 腋前線第2-3肋間

胸腔放液穿刺術
- 位置
  - 抽取肋膜液
  - 減低胸腔壓力
  - 治療肺部疾病
- 檢查中
  - 坐姿/躺向健側
  - 深吸氣後閉氣刺入
  - ⬇縱膈移位 · 放液<1,200 c.c.
- 檢查後
  - 至少1hr · ⬆臥向健側

診斷檢查A

痰液
- 量
- 性質
- 顏色
- 氣味
- 革蘭氏染色 / 耐酸菌染色 / 細胞學檢查 / 細菌培養
- ⬆清晨未進餐或刷牙前收集醒來後第一口痰

a 肺功能測試
- 換氣功能
- 氣體分布
- 肺容積
  - 潮氣容積 (TV) · 一個正常吸氣+呼出 · NR 0.5 公升 · 肺活量 1/10
  - 吸氣儲備容積 (IRV) · 正常吸氣+用力再吸入 · NR 3.3 公升
  - 呼氣儲備容積 (ERV) · 正常吐氣+用力再呼出 · NR 1-1.2 公升
  - 肺餘容積 (RV) · 用力呼氣後肺內氣體 · NR 1.2 公升
- 肺容量
  - 吸氣容量 (IC) · TV+IRV
  - 功能性肺餘容量 (FRC) · ERV+RV · NR 2.2-2.4 公升
  - 肺活量 (VC) · IRV+TV+ERV
  - 總肺容量 (TLC) · VC+RV · NR 5.7-6.2 公升
  - 每分鐘換氣量 (Vmin) · TV × RR · NR 6-7.5 公升

b 氣體流速
- 用力肺容量 (FVC)
- 第一秒用力呼氣容積 (FEV$_1$)
- 用力呼氣容積和用力肺容量比值 (FEV/FVC)
- 最大呼氣中段流速 (MMFR)
- 最大隨意換氣量 (MVV)

阻塞性肺疾病?

c 其他
- 呼氣力量 (EF) · NR 大於60 cmH$_2$O
- 吸氣力量 (IF) · NR 25 cmH$_2$O

血氧定量法
- 非侵入性
- 測定 · 動脈血氧飽和濃度 (SaO$_2$) · NR 95 %

血液 · ABG
低溫送檢
- 氣體交換
- 氧合狀態
- 酸鹼平衡
- 項目
  - pH · NR 7.35-7.45
  - PaCO$_2$ · NR 35-45
  - PaO$_2$ · NR 80-100
  - HCO$_3$ · NR 22-26
  - BE · NR +2 ~ -2
  - SaO$_2$ · NR 95-100 %

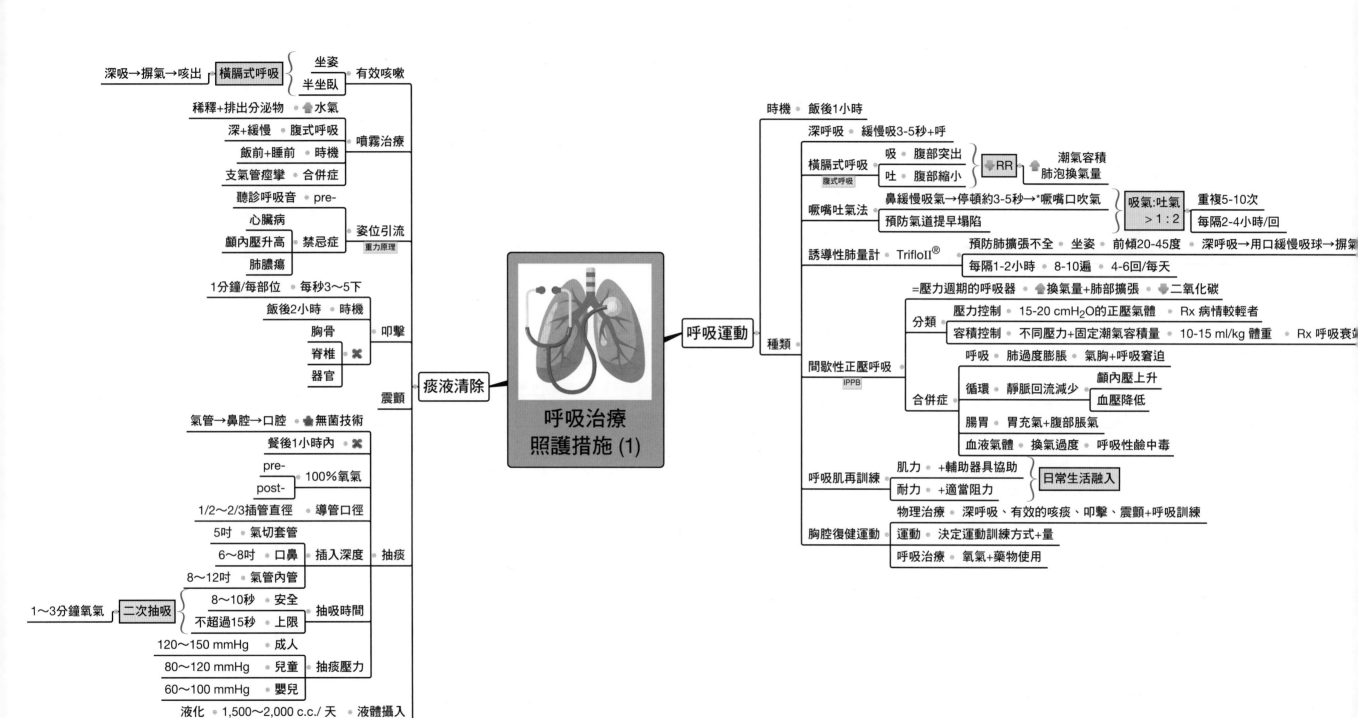

深吸→摒氣→咳出 ‧ **橫膈式呼吸**
坐姿
半坐臥 有效咳嗽

稀釋+排出分泌物 ‧ 🔊水氣
深+緩慢 ‧ 腹式呼吸
飯前+睡前 ‧ 時機 噴霧治療
支氣管痙攣 ‧ 合併症
聽診呼吸音 ‧ pre-
心臟病
顱內壓升高 ‧ 禁忌症
肺膿瘍
重力原理 姿位引流

1分鐘/每部位 ‧ 每秒3～5下
飯後2小時 ‧ 時機
胸骨
脊椎 ✖
器官 叩擊

震顫

痰液清除

呼吸治療
照護措施 (1)

呼吸運動

氣管→鼻腔→口腔 ‧ 🔊無菌技術
餐後1小時內 ✖
pre-
post- 100%氧氣
1/2～2/3插管直徑 ‧ 導管口徑
5吋 ‧ 氣切套管
6～8吋 ‧ 口鼻 插入深度
8～12吋 ‧ 氣管內管
8～10秒 ‧ 安全
不超過15秒 ‧ 上限 抽吸時間
120～150 mmHg ‧ 成人
80～120 mmHg ‧ 兒童 抽痰壓力
60～100 mmHg ‧ 嬰兒
液化 ‧ 1,500～2,000 c.c./ 天 ‧ 液體攝入
抽痰

1～3分鐘氧氣 ‧ **二次抽吸**

時機 ‧ 飯後1小時
深呼吸 ‧ 緩慢吸3-5秒+呼
橫膈式呼吸 吸 ‧ 腹部突出
吐 ‧ 腹部縮小 ⬇RR 潮氣容積
⬆肺泡換氣量
腹式呼吸
嘟嘴吐氣法 鼻緩慢吸氣→停頓約3-5秒→*嘟嘴口吹氣 吸氣:吐氣 重複5-10次
＞1：2 每隔2-4小時/回
預防氣道提早塌陷
誘導性肺量計 ‧ TrifloII® 預防肺擴張不全 ‧ 坐姿 ‧ 前傾20-45度 ‧ 深呼吸→用口緩慢吸球→摒氣
每隔1-2小時 ‧ 8-10遍 ‧ 4-6回/每天
=壓力週期的呼吸器 ‧ ⬆換氣量+肺部擴張 ‧ 二氧化碳
分類 壓力控制 ‧ 15-20 cmH_2O的正壓氣體 ‧ Rx 病情較輕者
容積控制 ‧ 不同壓力+固定潮氣容積量 ‧ 10-15 ml/kg 體重 ‧ Rx 呼吸衰竭
間歇性正壓呼吸 呼吸 ‧ 肺過度膨脹 ‧ 氣胸+呼吸窘迫
循環 ‧ 靜脈回流減少 顱內壓上升
血壓降低
IPPB 合併症 腸胃 ‧ 胃充氣+腹部脹氣
血液氣體 ‧ 換氣過度 ‧ 呼吸性鹼中毒
呼吸肌再訓練 肌力 ‧ +輔助器具協助 **日常生活融入**
耐力 ‧ +適當阻力
物理治療 ‧ 深呼吸、有效的咳痰、叩擊、震顫+呼吸訓練
胸腔復健運動 運動 ‧ 決定運動訓練方式+量
呼吸治療 ‧ 氧氣+藥物使用

時機
種類

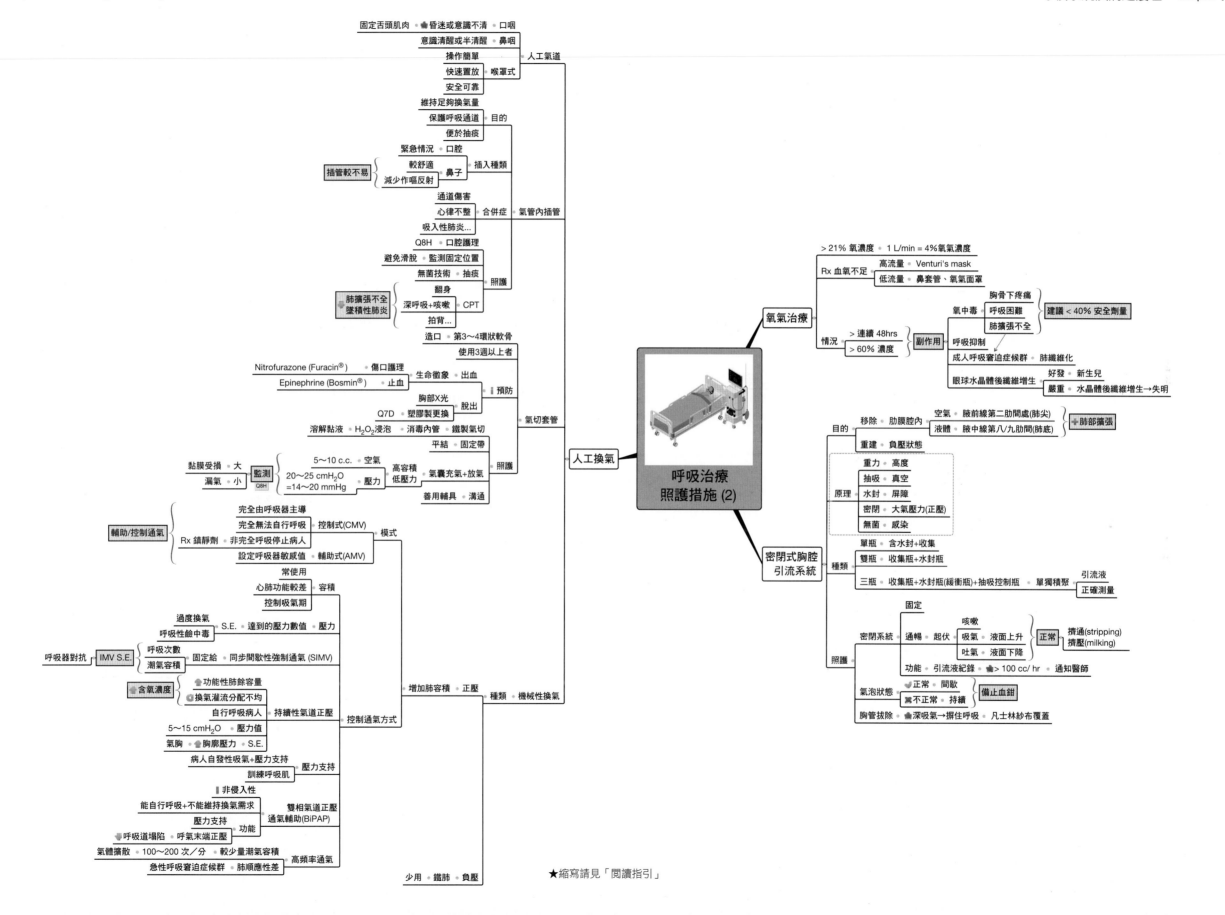

呼吸治療照護措施 (2)

人工換氣
- 人工氣道
  - 口咽 · 昏迷或意識不清 · 固定舌頭肌肉
  - 鼻咽 · 意識清醒或半清醒
  - 喉罩式
    - 操作簡單
    - 快速置放
    - 安全可靠
  - 目的
    - 維持足夠換氣量
    - 保護呼吸通道
    - 便於抽痰
  - 氣管內插管
    - 插入種類
      - 口腔 · 緊急情況
      - 鼻子 · 較舒適 · 減少作嘔反射 · 插管較不易
    - 合併症
      - 通道傷害
      - 心律不整
      - 吸入性肺炎...
    - 照護
      - 口腔護理 · Q8H
      - 監測固定位置 · 避免滑脫
      - 抽痰 · 無菌技術
      - CPT
        - 翻身
        - 深呼吸+咳嗽
        - 拍背... · 肺擴張不全 墜積性肺炎
  - 氣切套管
    - 造口 · 第3～4環狀軟骨
    - 傷口護理 · Nitrofurazone (Furacin®)
    - 止血 · Epinephrine (Bosmin®)
    - 預防
      - 出血 · 生命徵象 · 使用3週以上者
      - 脫出 · 胸部X光
      - 塑膠製更換 · Q7D
    - 鐵製氣切 · 消毒內管 · H₂O₂浸泡 · 溶解黏液
    - 照護
      - 固定帶 · 平結
      - 氣囊充氣+放氣 · 高容積低壓力
        - 空氣 · 5～10 c.c.
        - 壓力 · 20～25 cmH₂O =14～20 mmHg
      - 溝通 · 善用輔具
    - 監測 Q8H
      - 大 · 黏膜受損
      - 小 · 漏氣
  - 機械性換氣
    - 模式
      - 輔助/控制通氣
        - 控制式(CMV) · 完全由呼吸器主導 · 完全無法自行呼吸
        - Rx 鎮靜劑 · 非完全呼吸停止病人
        - 輔助式(AMV) · 設定呼吸器敏感值
      - 正壓
        - 容積
          - 常使用
          - 心肺功能較差
          - 控制吸氣期
          - 壓力 · S.E. · 達到的壓力數值 · 過度換氣 · 呼吸性鹼中毒
          - 同步間歇性強制通氣 (SIMV) · 固定給 · 呼吸次數 潮氣容積
          - IMV S.E. · 呼吸器對抗
          - 含氧濃度
            - ⬆功能性肺餘容量
            - ⬆換氣灌流分配不均
          - 持續性氣道正壓 · 自行呼吸病人
            - 壓力值 · 5～15 cmH₂O
            - S.E. · 胸廓壓力 · 氣胸
          - 壓力支持 · 病人自發性吸氣+壓力支持 · 訓練呼吸肌
          - 非侵入性
          - 雙相氣道正壓通氣輔助(BiPAP) · 能自行呼吸+不能維持換氣需求
            - 壓力支持
            - 功能 · 呼氣末端正壓 · ⬇呼吸道塌陷
          - 高頻率通氣 · 氣體擴散 · 100～200 次／分 · 較少量潮氣容積
            - 肺順應性差 · 急性呼吸窘迫症候群
      - 負壓 · 鐵肺 · 少用
    - 增加肺容積
    - 種類
    - 控制通氣方式

- 氧氣治療
  - > 21% 氧濃度 · 1 L/min = 4%氧氣濃度
  - Rx 血氧不足
    - 高流量 · Venturi's mask
    - 低流量 · 鼻套管、氧氣面罩
  - 氧中毒
    - 胸骨下疼痛
    - 呼吸困難 · 建議 < 40% 安全劑量
    - 肺擴張不全
  - 情況
    - > 連續 48hrs
    - > 60% 濃度
  - 副作用
    - 呼吸抑制
    - 成人呼吸窘迫症候群 · 肺纖維化
    - 眼球水晶體後纖維增生
      - 好發 · 新生兒
      - 嚴重 · 水晶體後纖維增生→失明

- 密閉式胸腔引流系統
  - 目的
    - 移除 · 肋膜腔內
      - 空氣 · 腋前線第二肋間處(肺尖)
      - 液體 · 腋中線第八/九肋間(肺底) · ⊕肺部擴張
    - 重建 · 負壓狀態
  - 原理
    - 重力 · 高度
    - 抽吸 · 真空
    - 水封 · 屏障
    - 密閉 · 大氣壓力(正壓)
    - 無菌 · 感染
  - 種類
    - 單瓶 · 含水封+收集
    - 雙瓶 · 收集瓶+水封瓶
    - 三瓶 · 收集瓶+水封瓶(緩衝瓶)+抽吸控制瓶 · 單獨積聚
      - 引流液
      - 正確測量
  - 照護
    - 密閉系統
      - 固定
      - 通暢
        - 咳嗽
        - 吸氣 · 液面上升
        - 起伏 · 吐氣 · 液面下降 · 正常 · 擠通(stripping) 擠壓(milking)
      - 功能 · 引流液紀錄 · > 100 cc/ hr · 通知醫師
    - 氣泡狀態
      - ✓正常 · 間歇
      - ✗不正常 · 持續 · 備止血鉗
    - 胸管拔除 · 深吸氣→摒住呼吸 · 凡士林紗布覆蓋

★縮寫請見「閱讀指引」

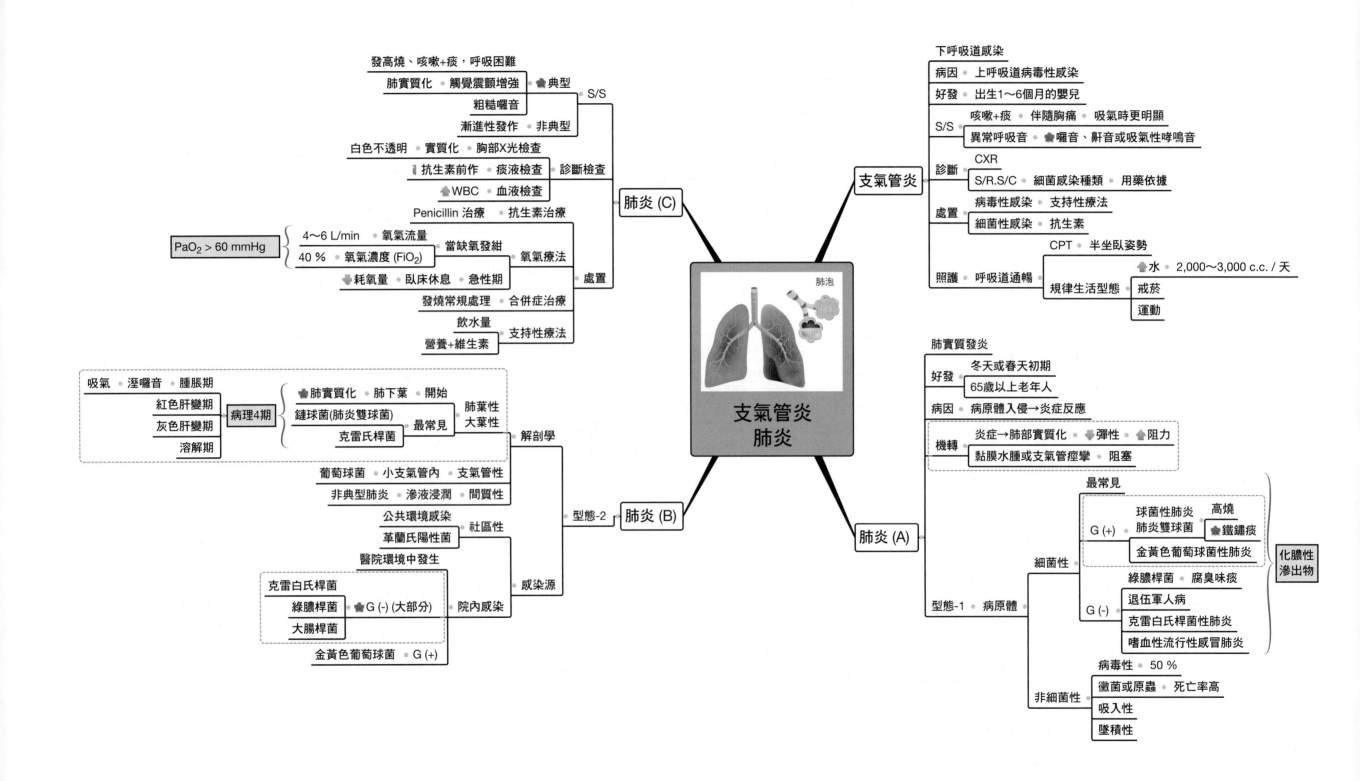

支氣管炎
肺炎

支氣管炎
- 下呼吸道感染
  - 病因・上呼吸道病毒性感染
  - 好發・出生1~6個月的嬰兒
  - S/S
    - 咳嗽+痰・伴隨胸痛・吸氣時更明顯
    - 異常呼吸音・囉音、鼾音或吸氣性哮鳴音
  - 診斷
    - CXR
    - S/R.S/C・細菌感染種類・用藥依據
  - 處置
    - 病毒性感染・支持性療法
    - 細菌性感染・抗生素
  - 照護・呼吸道通暢
    - CPT・半坐臥姿勢
    - 規律生活型態
      - 水・2,000~3,000 c.c. / 天
      - 戒菸
      - 運動

肺炎 (C)
- S/S
  - 典型
    - 發高燒、咳嗽+痰，呼吸困難
    - 肺實質化・觸覺震顫增強
    - 粗糙囉音
  - 非典型・漸進性發作
- 診斷檢查
  - 胸部X光檢查・實質化・白色不透明
  - 痰液檢查・抗生素前作
  - 血液檢查・WBC
- 處置
  - 抗生素治療・Penicillin 治療
  - 氧氣療法
    - 氧氣流量・4~6 L/min
    - 氧氣濃度 (FiO₂)・40 %・當缺氧發紺
    - 急性期・臥床休息・耗氧量
    - PaO₂ > 60 mmHg
  - 合併症治療・發燒常規處理
  - 支持性療法
    - 飲水量
    - 營養+維生素

肺炎 (B)
- 解剖學
  - 病理4期
    - 腫脹期・溼囉音・吸氣
    - 紅色肝變期
    - 灰色肝變期
    - 溶解期
  - 肺葉性
    - 開始・肺下葉・肺實質化
    - 大葉性・最常見・鏈球菌(肺炎雙球菌)
    - 克雷氏桿菌
  - 支氣管性・小支氣管內・葡萄球菌
  - 間質性・滲液浸潤・非典型肺炎
- 型態-2
  - 感染源
    - 社區性・革蘭氏陽性菌・公共環境感染
    - 院內感染・醫院環境中發生
      - G (-) (大部分)
        - 克雷白氏桿菌
        - 綠膿桿菌
        - 大腸桿菌
      - 金黃色葡萄球菌・G (+)

肺炎 (A)
- 肺實質發炎
  - 好發
    - 冬天或春天初期
    - 65歲以上老年人
  - 病因・病原體入侵→炎症反應
  - 機轉
    - 炎症→肺部實質化・彈性・阻力
    - 黏膜水腫或支氣管痙攣・阻塞
- 型態-1・病原體
  - 細菌性
    - G (+)・最常見
      - 球菌性肺炎・高燒
      - 肺炎雙球菌・鐵鏽痰
      - 金黃色葡萄球菌性肺炎
    - G (-)
      - 綠膿桿菌・腐臭味痰
      - 退伍軍人病
      - 克雷白氏桿菌性肺炎
      - 嗜血性流行性感冒肺炎
    - 化膿性滲出物
  - 非細菌性
    - 病毒性・50 %
    - 黴菌或原蟲・死亡率高
    - 吸入性
    - 墜積性

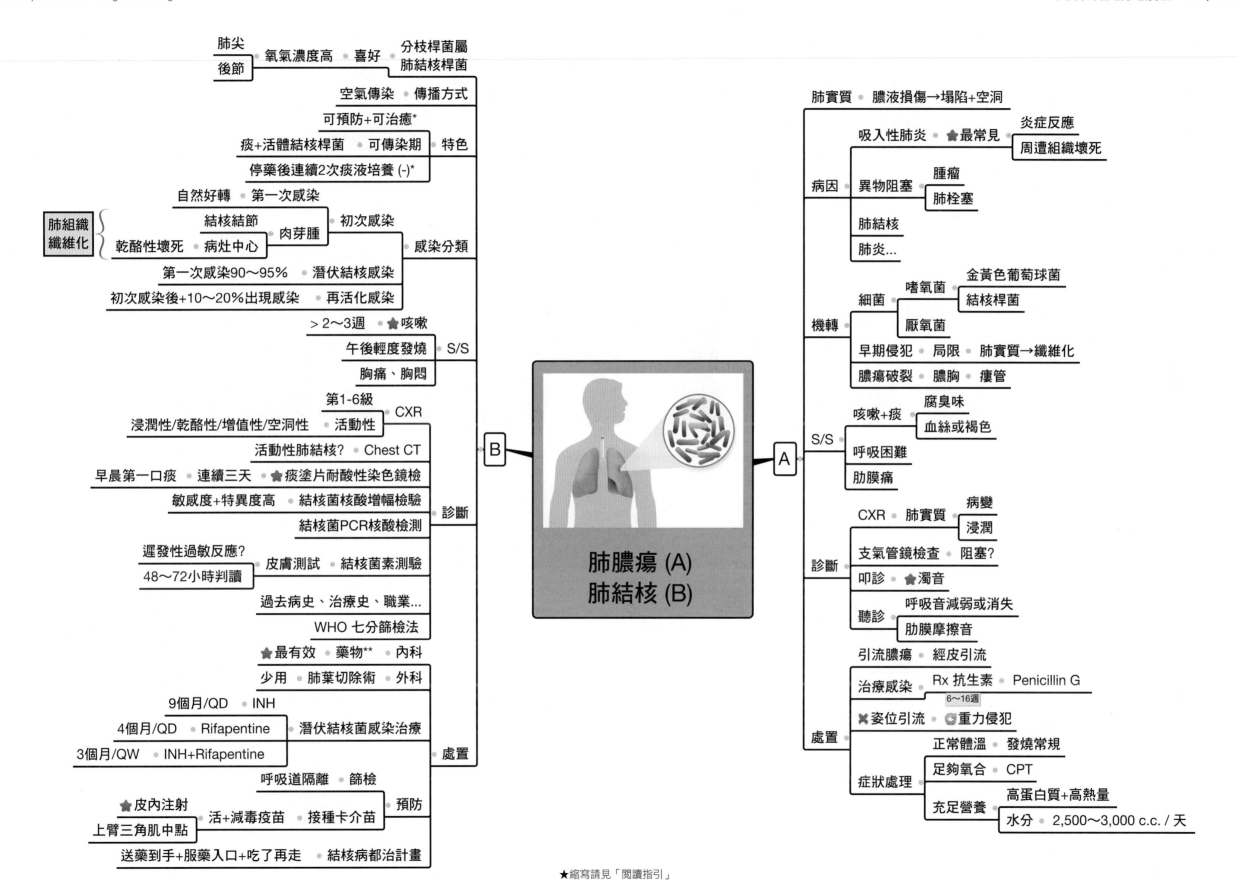

肺尖
後節 ─ 氧氣濃度高 ・ 喜好 ─ 分枝桿菌屬
肺結核桿菌

空氣傳染 ・ 傳播方式

可預防+可治癒*

痰+活體結核桿菌 ・ 可傳染期 ─ 特色

停藥後連續2次痰液培養 (-)*

自然好轉 ・ 第一次感染

肺組織
纖維化 { 結核結節 ─ 肉芽腫 ・ 初次感染
乾酪性壞死 ・ 病灶中心 ─ ┘

感染分類

第一次感染90～95% ・ 潛伏結核感染
初次感染後+10～20%出現感染 ・ 再活化感染

> 2～3週 ・ ★咳嗽

午後輕度發燒 ─ S/S

胸痛、胸悶

第1-6級
浸潤性/乾酪性/增值性/空洞性 ・ 活動性 ─ CXR

活動性肺結核？・ Chest CT

早晨第一口痰 ・ 連續三天 ★痰塗片耐酸性染色鏡檢

敏感度+特異度高 ・ 結核菌核酸增幅檢驗 ─ 診斷

結核菌PCR核酸檢測

遲發性過敏反應？
48～72小時判讀 皮膚測試 ・ 結核菌素測驗

過去病史、治療史、職業...

WHO 七分篩檢法

★最有效 ・ 藥物** ・ 內科

少用 ・ 肺葉切除術 ・ 外科

9個月/QD ・ INH
4個月/QD ・ Rifapentine ─ 潛伏結核菌感染治療 ─ 處置
3個月/QW ・ INH+Rifapentine

呼吸道隔離 ・ 篩檢

★皮內注射
上臂三角肌中點 活+減毒疫苗 ・ 接種卡介苗 ─ 預防

送藥到手+服藥入口+吃了再走 ・ 結核病都治計畫

B

A

肺實質 ・ 膿液損傷→塌陷+空洞

吸入性肺炎 ・ ★最常見 ─ 炎症反應
周遭組織壞死

病因 ─ 異物阻塞 ─ 腫瘤
肺栓塞

肺結核

肺炎...

金黃色葡萄球菌
嗜氧菌 ─ 結核桿菌
細菌 ─ ┘
機轉 ─ 厭氧菌

早期侵犯 ・ 局限 ・ 肺實質→纖維化

膿瘍破裂 ・ 膿胸 ・ 瘻管

咳嗽+痰 ─ 腐臭味
血絲或褐色

S/S ─ 呼吸困難

肋膜痛

CXR ・ 肺實質 ─ 病變
浸潤

支氣管鏡檢查 ・ 阻塞？

診斷 ─ 叩診 ・ ★濁音

聽診 ─ 呼吸音減弱或消失
肋膜摩擦音

引流膿瘍 ・ 經皮引流

治療感染 ─ Rx 抗生素 ・ Penicillin G
6～16週

✖姿位引流 ・ ⟳重力侵犯

處置

正常體溫 ・ 發燒常規

足夠氧合 ・ CPT

症狀處理 ─ 充足營養 ─ 高蛋白質+高熱量
水分 ・ 2,500～3,000 c.c. / 天

肺膿瘍 (A)
肺結核 (B)

★縮寫請見「閱讀指引」

項目	漏出液(Transudate)	滲出液(Exudate)
生成原因	體液靜壓增加或膠質滲透壓減少	微血管通透性增加、淋巴再吸收減少，常見於感染與腫瘤
外觀	淡黃澄清	混濁
比重	< 1.015	< 1.017
Rivalta試驗	(-)	(+)
總蛋白質(Total protein)：肋膜液／血清	< 0.5	> 0.5
乳酸脫氫酶(LDH)：肋膜液／血清	< 0.6	> 0.6
乳酸脫氫酶(LDH)：肋膜液	< 200 IU	> 200 IU
肋膜液膽固醇	< 55 mg/dL	> 55 mg/dL
與血清膽固醇之比值	< 0.3	> 0.3

Transudate V.S. Exudate

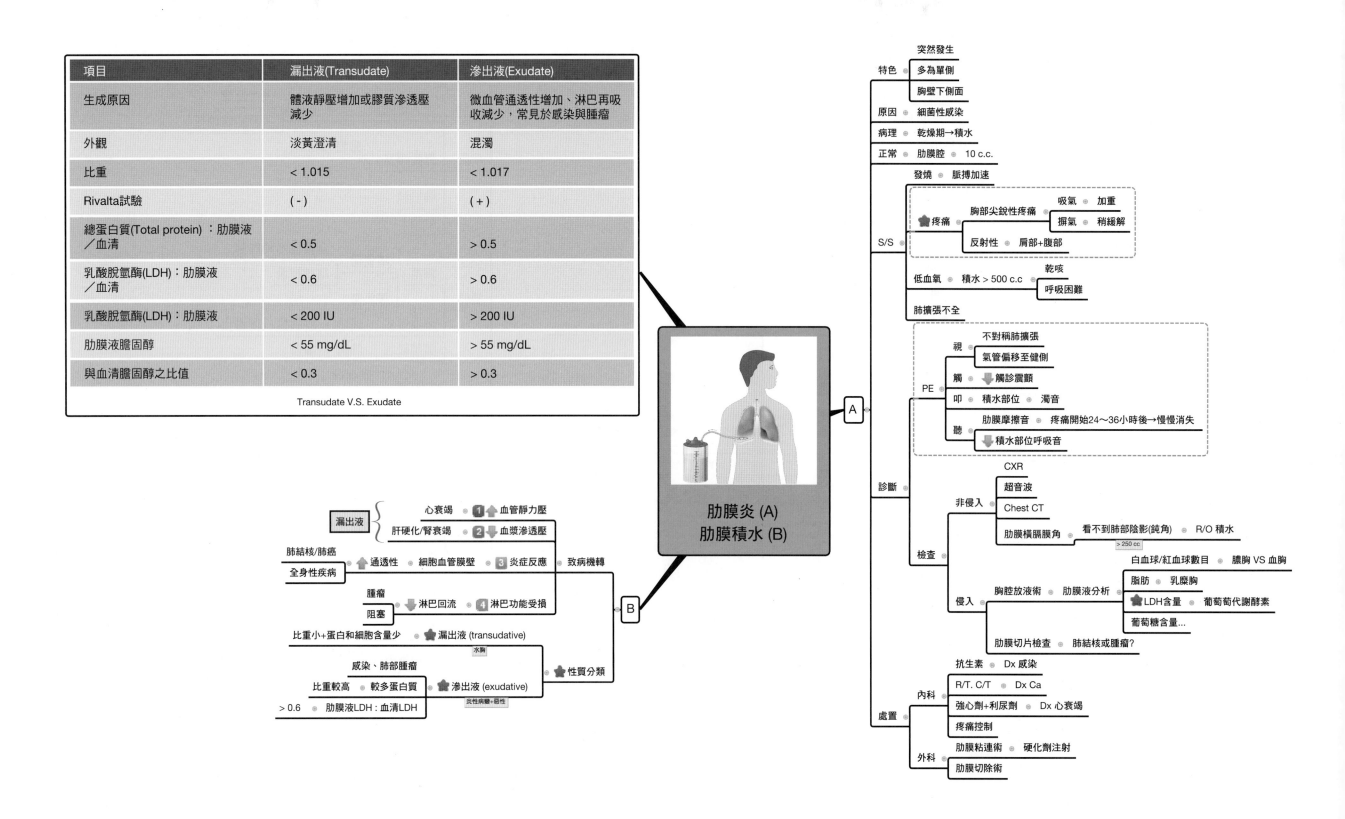

肋膜炎 (A)
肋膜積水 (B)

★縮寫請見「閱讀指引」

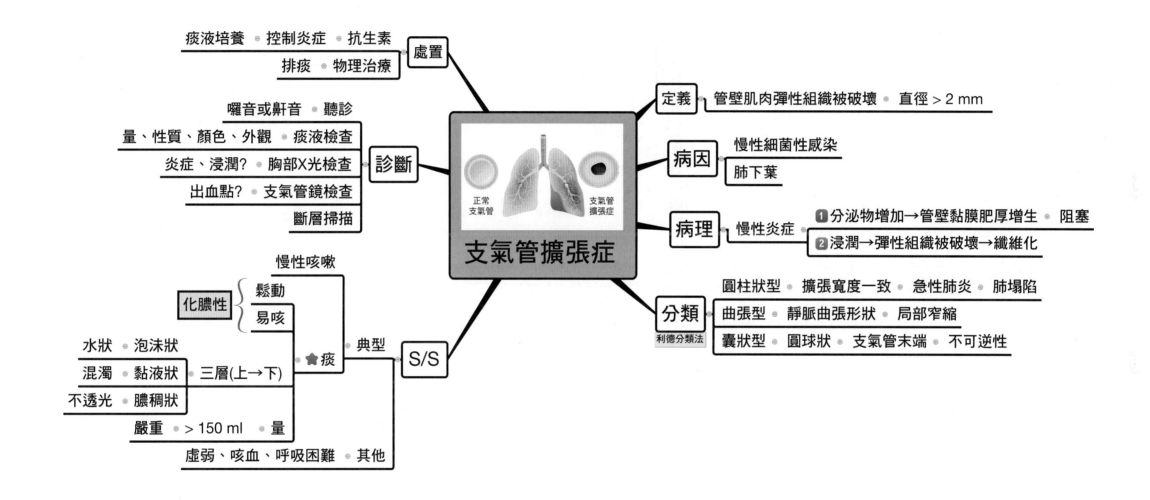

痰液培養　・控制炎症　・抗生素

排痰　・物理治療

處置

囉音或鼾音　・聽診

量、性質、顏色、外觀　・痰液檢查

炎症、浸潤?　・胸部X光檢查

出血點?　・支氣管鏡檢查

斷層掃描

診斷

定義　　管壁肌肉彈性組織被破壞　・直徑 > 2 mm

病因　　慢性細菌性感染

肺下葉

病理　　慢性炎症　　❶分泌物增加→管壁黏膜肥厚增生　・阻塞

❷浸潤→彈性組織被破壞→纖維化

支氣管擴張症

正常
支氣管　　　　支氣管
　　　　　　　擴張症

分類　　圓柱狀型　・擴張寬度一致　・急性肺炎　・肺塌陷

曲張型　・靜脈曲張形狀　・局部窄縮

利德分類法　囊狀型　・圓球狀　・支氣管末端　・不可逆性

慢性咳嗽

化膿性　　鬆動

易咳

水狀　・泡沫狀

混濁　・黏液狀　　三層(上→下)

不透光　・膿稠狀

嚴重　・ > 150 ml　・量

虛弱、咳血、呼吸困難　・其他

★痰　・典型

S/S

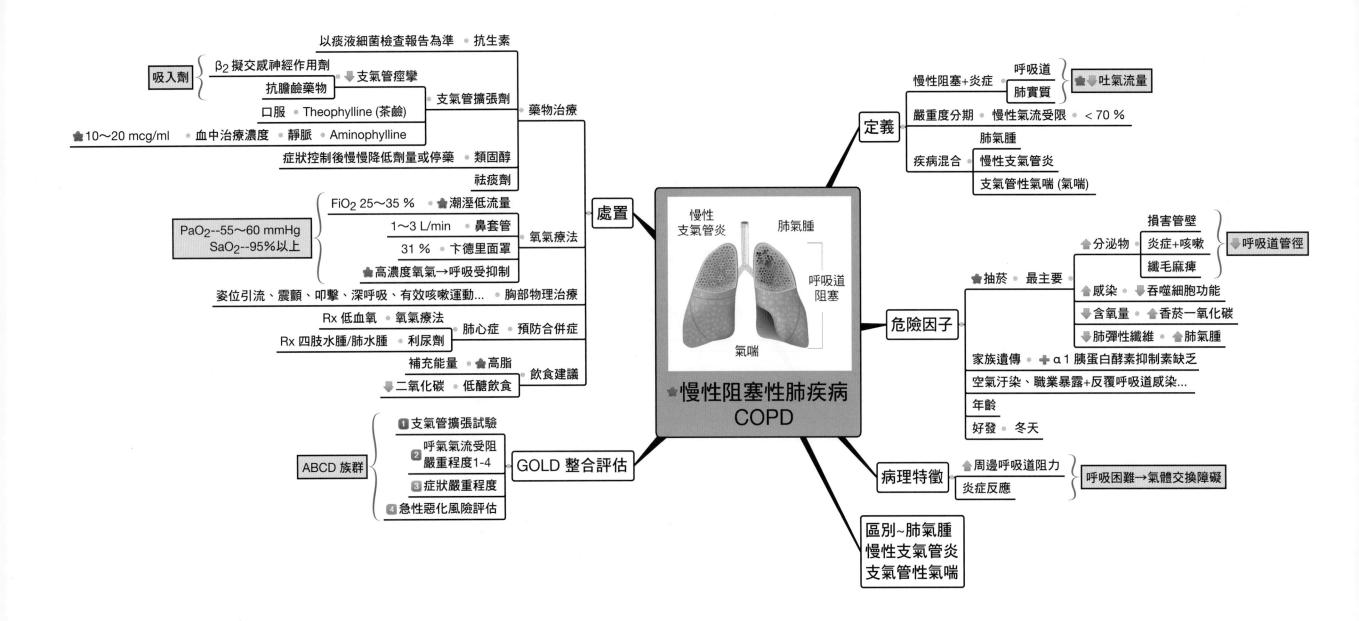

以痰液細菌檢查報告為準 • 抗生素

吸入劑 { β2 擬交感神經作用劑
抗膽鹼藥物 } • 支氣管痙攣
口服 • Theophylline (茶鹼) } • 支氣管擴張劑
♚10～20 mcg/ml 血中治療濃度 • 靜脈 • Aminophylline

症狀控制後慢慢降低劑量或停藥 • 類固醇
祛痰劑

藥物治療

PaO₂--55～60 mmHg
SaO₂--95％以上 {
FiO₂ 25～35 % • ⬇潮溼低流量
1～3 L/min • 鼻套管
31 % • 卡德里面罩
♚高濃度氧氣→呼吸受抑制
} 氧氣療法

姿位引流、震顫、叩擊、深呼吸、有效咳嗽運動... • 胸部物理治療
Rx 低血氧 • 氧氣療法
Rx 四肢水腫/肺水腫 • 利尿劑 } • 肺心症 • 預防合併症
補充能量 • ♚高脂
⬇二氧化碳 • 低醣飲食 } 飲食建議

處置

ABCD 族群 {
❶ 支氣管擴張試驗
❷ 呼氣氣流受阻 嚴重程度1-4
❸ 症狀嚴重程度
❹ 急性惡化風險評估
} GOLD 整合評估

♚慢性阻塞性肺疾病 COPD

慢性支氣管炎　肺氣腫　呼吸道阻塞　氣喘

定義 {
慢性阻塞+炎症 呼吸道
肺實質 } ♚⬇吐氣流量
嚴重度分期 • 慢性氣流受限 • < 70 %
疾病混合 {
肺氣腫
慢性支氣管炎
支氣管性氣喘 (氣喘)
}

危險因子 {
♚抽菸 • 最主要
⬆分泌物 • 炎症+咳嗽 } 損害管壁
纖毛麻痺 } ⬇呼吸道管徑
⬆感染 • 吞噬細胞功能
⬇含氧量 • ⬆香菸一氧化碳
⬇肺彈性纖維 • ⬆肺氣腫
家族遺傳 • ✚α1 胰蛋白酵素抑制素缺乏
空氣汙染、職業暴露+反覆呼吸道感染...
年齡
好發 • 冬天
}

病理特徵 {
⬆周邊呼吸道阻力
炎症反應 } 呼吸困難→氣體交換障礙

區別~肺氣腫
慢性支氣管炎
支氣管性氣喘

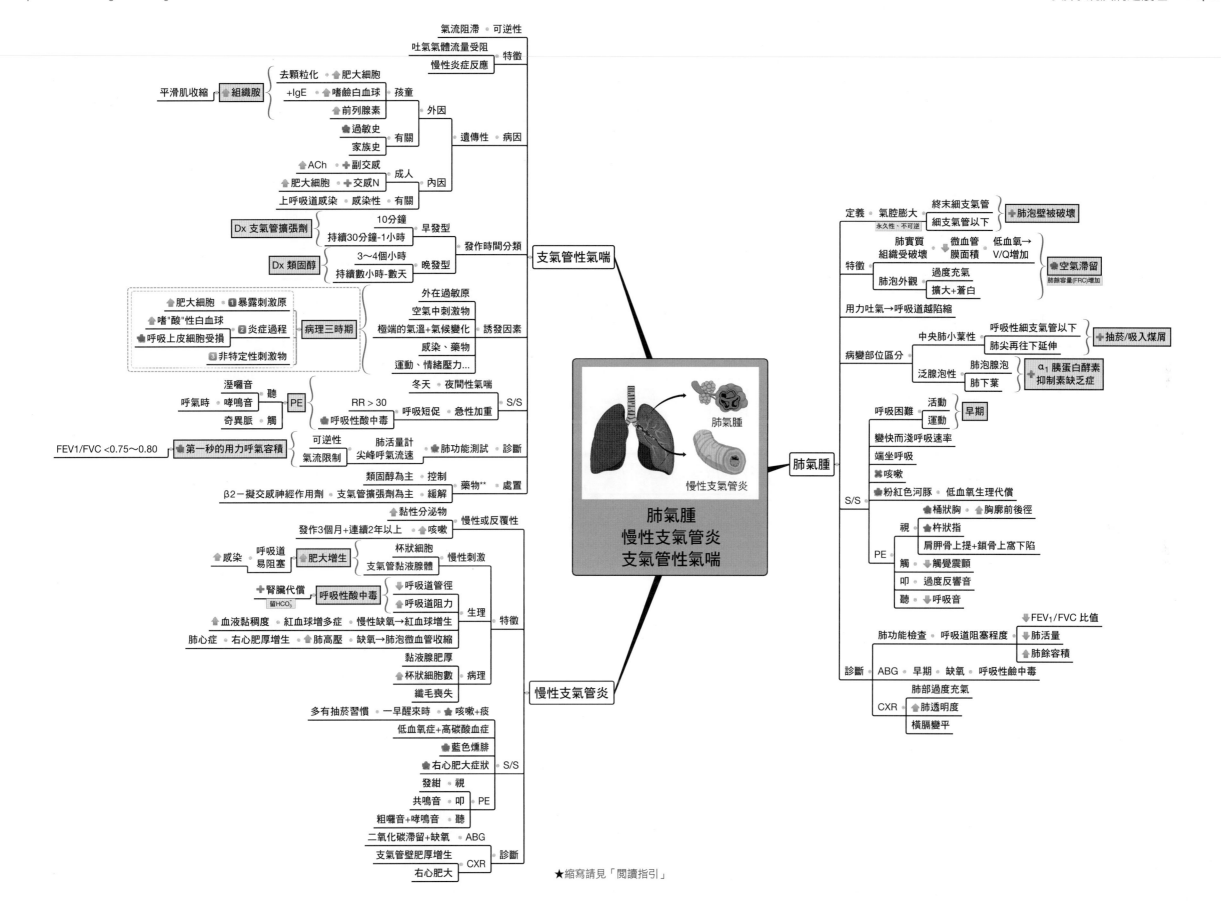

中心：肺氣腫／慢性支氣管炎／支氣管性氣喘

特徵
- 氣流阻滯 · 可逆性
- 吐氣氣體流量受阻
- 慢性炎症反應

支氣管性氣喘

病因
- 外因
  - 組織胺（平滑肌收縮）
    - 去顆粒化 · ⬆肥大細胞
    - +IgE · ⬆嗜鹼白血球（孩童）
    - ⬆前列腺素
  - 遺傳性
    - ⬆過敏史 · 有關
    - 家族史
- 內因（成人）
  - ⬆ACh · ⬇副交感
  - ⬆肥大細胞 · ⬇交感N
- 感染性 · 有關
  - 上呼吸道感染

發作時間分類
- 早發型：Dx 支氣管擴張劑
  - 10分鐘
  - 持續30分鐘-1小時
- 晚發型：Dx 類固醇
  - 3~4個小時
  - 持續數小時-數天

病理三時期
- ⬆肥大細胞 · ❶暴露刺激原
- ⬆嗜"酸"性白血球 · ❷炎症過程
- ⬇呼吸上皮細胞受損
- ❸非特定性刺激物

誘發因素
- 外在過敏原
- 空氣中刺激物
- 極端的氣溫+氣候變化
- 感染、藥物
- 運動、情緒壓力...

S/S
- 夜間性氣喘 · 冬天
- RR > 30
- 呼吸短促 · 急性加重
- ⬆呼吸性酸中毒
- PE
  - 聽：濕囉音、哮鳴音（呼氣時）
  - 觸：奇異脈

診斷 · 肺功能測試
- 第一秒的用力呼氣容積　$FEV1/FVC <0.75\sim0.80$
- 可逆性 · 氣流限制
- 肺活量計 · 尖峰呼氣流速

處置 · 藥物**
- 控制 · 類固醇為主
- 緩解 · β2-擬交感神經作用劑 · 支氣管擴張劑為主

慢性支氣管炎

特徵
- 慢性或反覆性
  - ⬆黏性分泌物
  - 發作3個月+連續2年以上 · ⬆咳嗽
- 慢性刺激
  - 感染 · 呼吸道易阻塞 · ⬆肥大增生
  - 杯狀細胞
  - 支氣管黏液腺體
- 生理
  - 呼吸性酸中毒 · ⬆腎臟代償（留 HCO_3^-）
  - ⬇呼吸道管徑
  - ⬆呼吸道阻力
  - ⬆血液黏稠度 · 紅血球增多症 · 慢性缺氧→紅血球增生
  - 肺心症 · 右心肥厚增生 · ⬆肺高壓 · 缺氧→肺泡微血管收縮

病理
- 黏液腺肥厚
- ⬆杯狀細胞數
- 纖毛喪失

S/S
- 多有抽菸習慣 · 一早醒來時 · ⬆咳嗽+痰
- 低血氧症+高碳酸血症
- ⬆藍色臃腫
- ⬆右心肥大症狀

PE
- 發紺 · 視
- 共鳴音 · 叩
- 粗囉音+哮鳴音 · 聽

診斷
- ABG · 二氧化碳滯留+缺氧
- CXR · 支氣管壁肥厚增生、右心肥大

肺氣腫

定義 · 氣腔膨大（永久性、不可逆）
- 終末細支氣管
- 細支氣管以下 · ⬆肺泡壁被破壞

特徵
- 肺實質組織受破壞 · ⬇微血管膜面積 · 低血氧→V/Q增加 · ⬆空氣滯留（肺餘容量(FRC)增加）
- 肺泡外觀 · 過度充氣 · 擴大+蒼白
- 用力吐氣→呼吸道越陷縮

病變部位區分
- 中央肺小葉性 · 呼吸性細支氣管以下 · 肺尖再往下延伸 · ⬆抽菸/吸入煤屑
- 泛腺泡性 · 肺泡腺泡、肺下葉 · α1胰蛋白酵素抑制素缺乏症

S/S
- 呼吸困難 · 活動、運動 · 早期
- 變快而淺呼吸速率
- 端坐呼吸
- ⬆咳嗽
- ⬆粉紅色河豚 · 低血氧生理代償

PE
- 視：桶狀胸 · ⬆胸廓前後徑、⬆杵狀指、肩胛骨上提+鎖骨上窩下陷
- 觸：⬇觸覺震顫
- 叩：過度反響音
- 聽：⬇呼吸音

診斷
- 肺功能檢查 · 呼吸道阻塞程度 · ⬇FEV_1/FVC 比值、⬇肺活量、⬆肺餘容積
- ABG · 早期 · 缺氧 · 呼吸性鹼中毒
- CXR · 肺部過度充氣、⬆肺透明度、橫膈變平

★縮寫請見「閱讀指引」

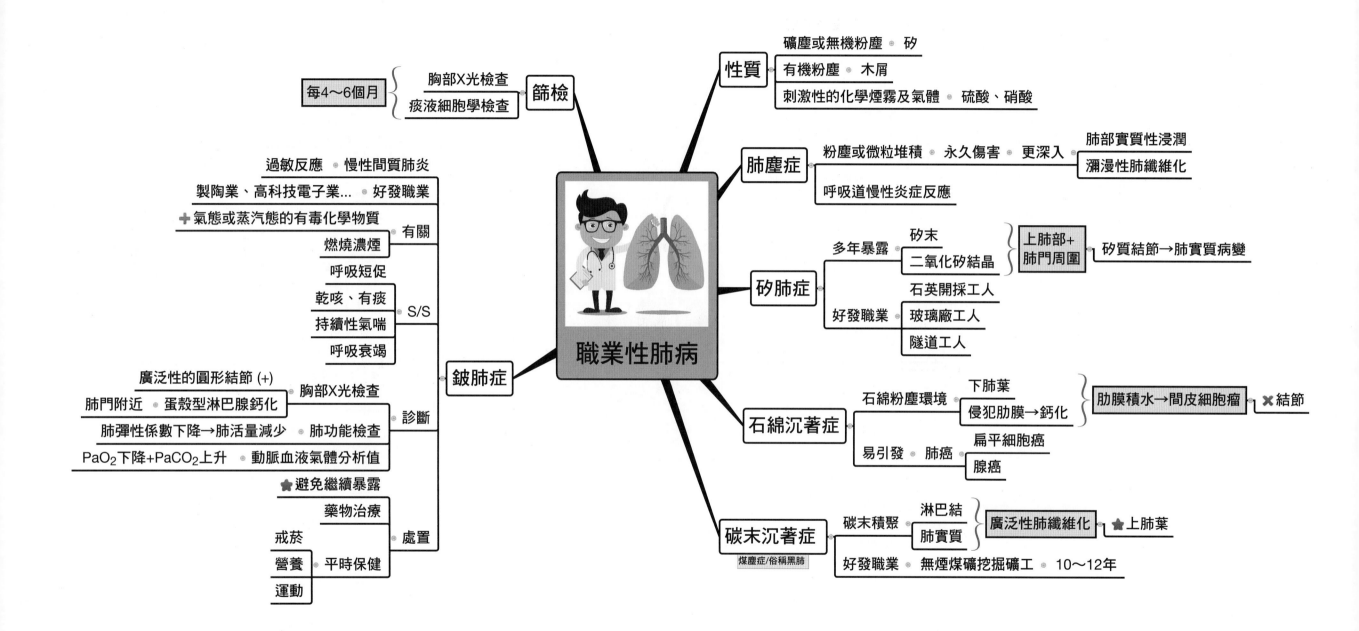

職業性肺病

篩檢
- 每4～6個月 { 胸部X光檢查 / 痰液細胞學檢查 }

性質
- 礦塵或無機粉塵 ● 矽
- 有機粉塵 ● 木屑
- 刺激性的化學煙霧及氣體 ● 硫酸、硝酸

肺塵症
- 粉塵或微粒堆積 ● 永久傷害 ● 更深入 { 肺部實質性浸潤 / 瀰漫性肺纖維化 }
- 呼吸道慢性炎症反應

矽肺症
- 多年暴露 { 矽末 / 二氧化矽結晶 } ● 上肺部＋肺門周圍 ● 矽質結節→肺實質病變
- 好發職業 { 石英開採工人 / 玻璃廠工人 / 隧道工人 }

石綿沉著症
- 石綿粉塵環境 { 下肺葉 / 侵犯肋膜→鈣化 } 肋膜積水→間皮細胞瘤 ● ✘結節
- 易引發 ● 肺癌 { 扁平細胞癌 / 腺癌 }

碳末沉著症
煤塵症/俗稱黑肺
- 碳末積聚 { 淋巴結 / 肺實質 } 廣泛性肺纖維化 ● ★上肺葉
- 好發職業 ● 無煙煤礦挖掘礦工 ● 10～12年

鈹肺症
- 有關
  - 過敏反應 ● 慢性間質肺炎
  - 製陶業、高科技電子業... ● 好發職業
  - ✚氣態或蒸汽態的有毒化學物質
  - 燃燒濃煙
- S/S
  - 呼吸短促
  - 乾咳、有痰
  - 持續性氣喘
  - 呼吸衰竭
- 診斷
  - 胸部X光檢查 { 廣泛性的圓形結節 (+) / 肺門附近 ● 蛋殼型淋巴腺鈣化 }
  - 肺功能檢查 ● 肺彈性係數下降→肺活量減少
  - 動脈血液氣體分析值 ● PaO$_2$下降＋PaCO$_2$上升
- 處置
  - ★避免繼續暴露
  - 藥物治療
  - 平時保健 { 戒菸 / 營養 / 運動 }

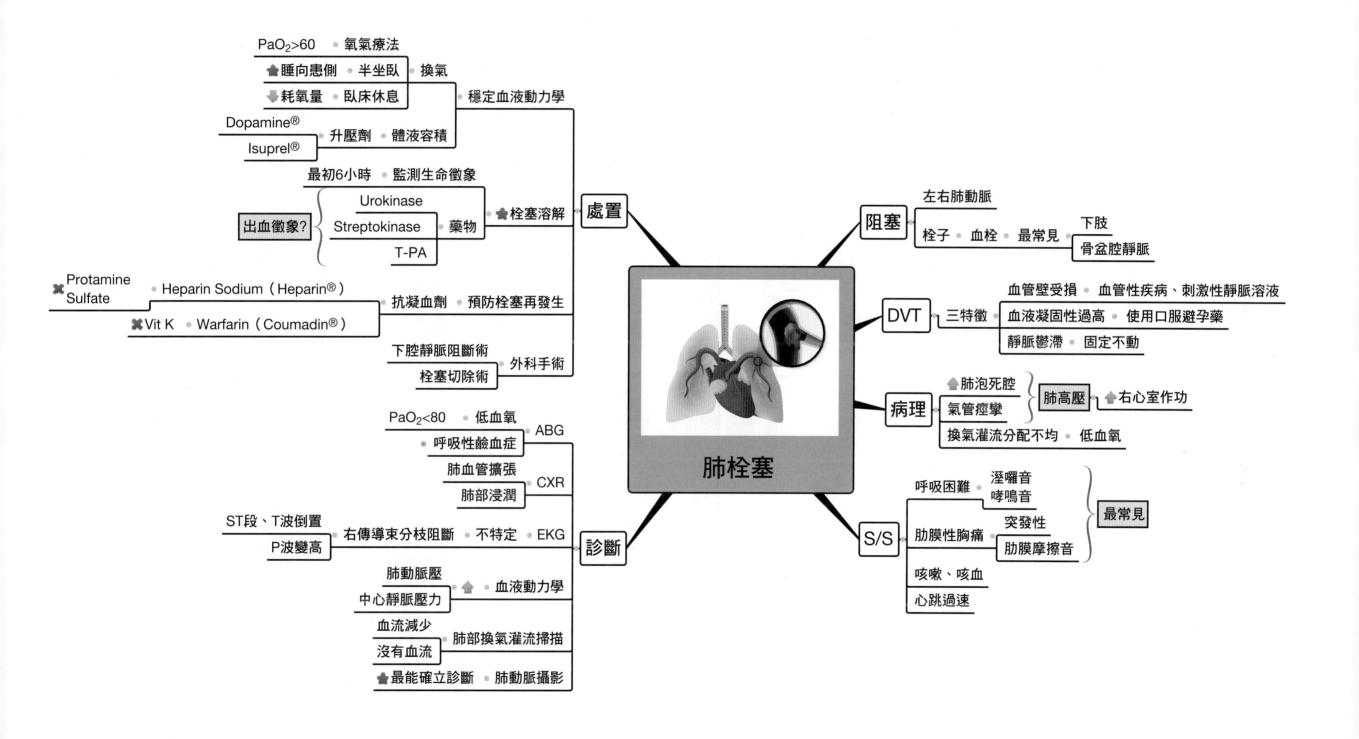

PaO₂>60　◦ 氧氣療法
🏠 睡向患側　半坐臥　◦ 換氣
⬇ 耗氧量　◦ 臥床休息

Dopamine®
Isuprel®　◦ 升壓劑　體液容積　穩定血液動力學

最初6小時　◦ 監測生命徵象
出血徵象?　Urokinase / Streptokinase / T-PA　藥物　◦ 🏠 栓塞溶解

處置

Protamine Sulfate ✖　◦ Heparin Sodium（Heparin®）　抗凝血劑　◦ 預防栓塞再發生
✖ Vit K　◦ Warfarin（Coumadin®）

下腔靜脈阻斷術
栓塞切除術　◦ 外科手術

肺栓塞

阻塞　左右肺動脈
栓子　◦ 血栓　◦ 最常見　下肢 / 骨盆腔靜脈

DVT　三特徵
血管壁受損　◦ 血管性疾病、刺激性靜脈溶液
血液凝固性過高　◦ 使用口服避孕藥
靜脈鬱滯　◦ 固定不動

病理
🏠 肺泡死腔
氣管痙攣　肺高壓　🏠 右心室作功
換氣灌流分配不均　◦ 低血氧

PaO₂<80　◦ 低血氧　ABG
◦ 呼吸性鹼血症
肺血管擴張　肺部浸潤　◦ CXR

ST段、T波倒置
P波變高　右傳導束分枝阻斷　◦ 不特定　◦ EKG

診斷

S/S
呼吸困難　溼囉音 / 哮鳴音
肋膜性胸痛　突發性 / 肋膜摩擦音　最常見
咳嗽、咳血
心跳過速

肺動脈壓
中心靜脈壓力　⬆　◦ 血液動力學
血流減少
沒有血流　◦ 肺部換氣灌流掃描
🏠 最能確立診斷　◦ 肺動脈攝影

★ DVT 深層靜脈栓塞

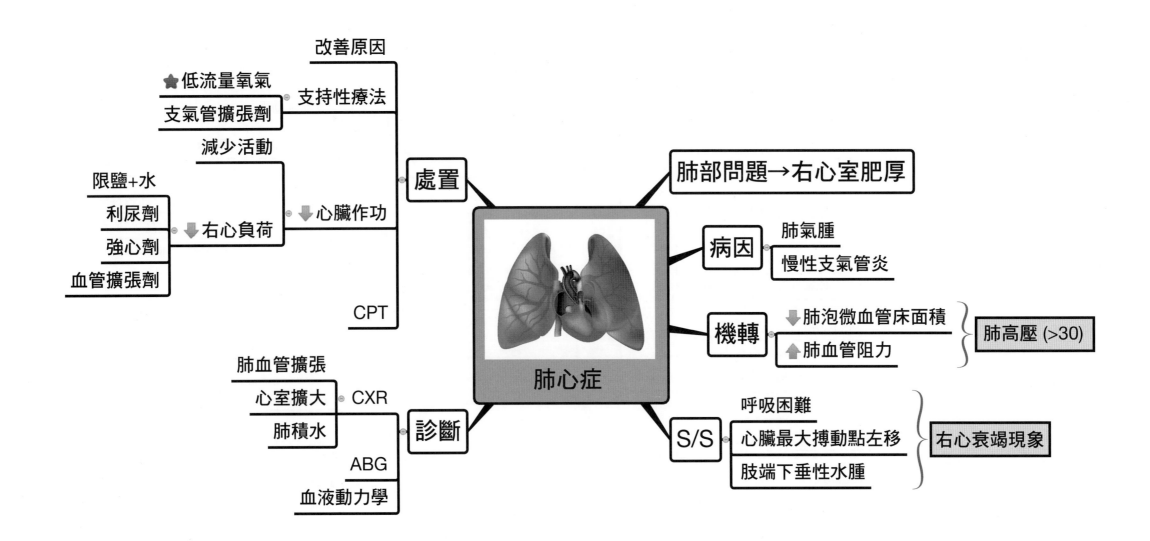

改善原因

★低流量氧氣
支氣管擴張劑

支持性療法

減少活動

限鹽+水
利尿劑
強心劑
血管擴張劑

⬇右心負荷

⬇心臟作功

處置

CPT

肺部問題→右心室肥厚

病因
　肺氣腫
　慢性支氣管炎

機轉
　⬇肺泡微血管床面積
　⬆肺血管阻力
　　　肺高壓 (>30)

肺心症

肺血管擴張
心室擴大
肺積水

CXR

診斷

ABG
血液動力學

S/S
　呼吸困難
　心臟最大搏動點左移
　肢端下垂性水腫
　　　右心衰竭現象

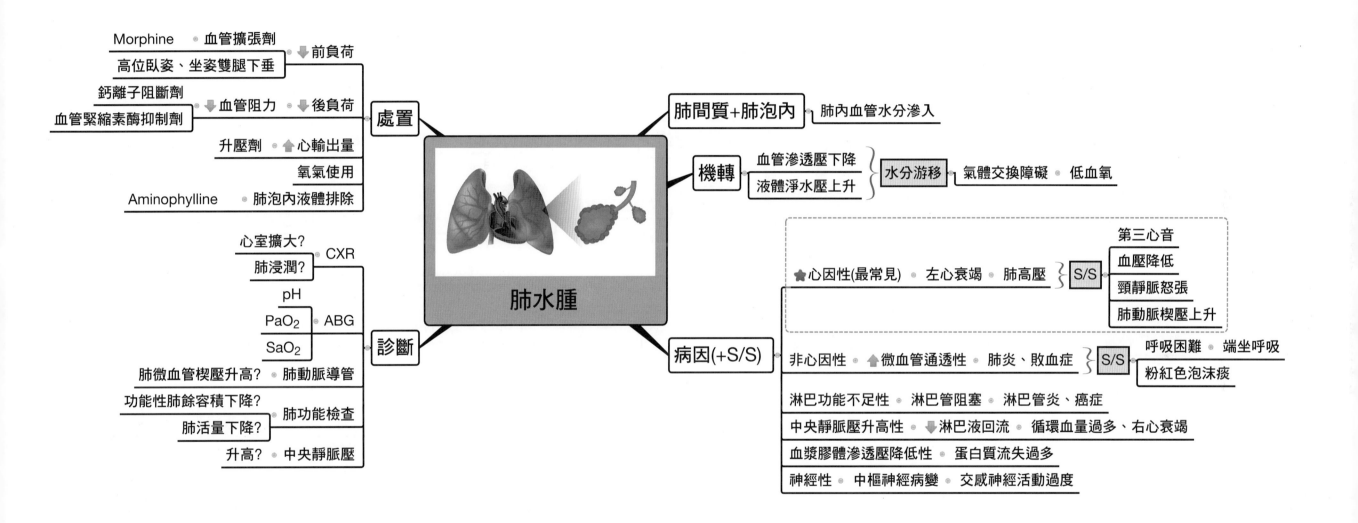

Morphine ● 血管擴張劑
高位臥姿、坐姿雙腿下垂 ⬇前負荷
鈣離子阻斷劑 ⬇血管阻力 ⬇後負荷
血管緊縮素酶抑制劑
升壓劑 ● ⬆心輸出量
氧氣使用
Aminophylline ● 肺泡內液體排除

處置

肺間質+肺泡內 ─ 肺內血管水分滲入

機轉 ─ 血管滲透壓下降 / 液體淨水壓上升 } 水分游移 ● 氣體交換障礙 ● 低血氧

肺水腫

心室擴大？
肺浸潤？ ● CXR
pH
PaO₂ ● ABG
SaO₂
肺微血管楔壓升高？ ● 肺動脈導管
功能性肺餘容積下降？ ● 肺功能檢查
肺活量下降？
升高？ ● 中央靜脈壓

診斷

病因(+S/S)

★心因性(最常見) ● 左心衰竭 ● 肺高壓 } S/S
第三心音
血壓降低
頸靜脈怒張
肺動脈楔壓上升

非心因性 ● ⬆微血管通透性 ● 肺炎、敗血症 } S/S
呼吸困難 ● 端坐呼吸
粉紅色泡沫痰

淋巴功能不足性 ● 淋巴管阻塞 ● 淋巴管炎、癌症
中央靜脈壓升高性 ● ⬇淋巴液回流 ● 循環血量過多、右心衰竭
血漿膠體滲透壓降低性 ● 蛋白質流失過多
神經性 ● 中樞神經病變 ● 交感神經活動過度

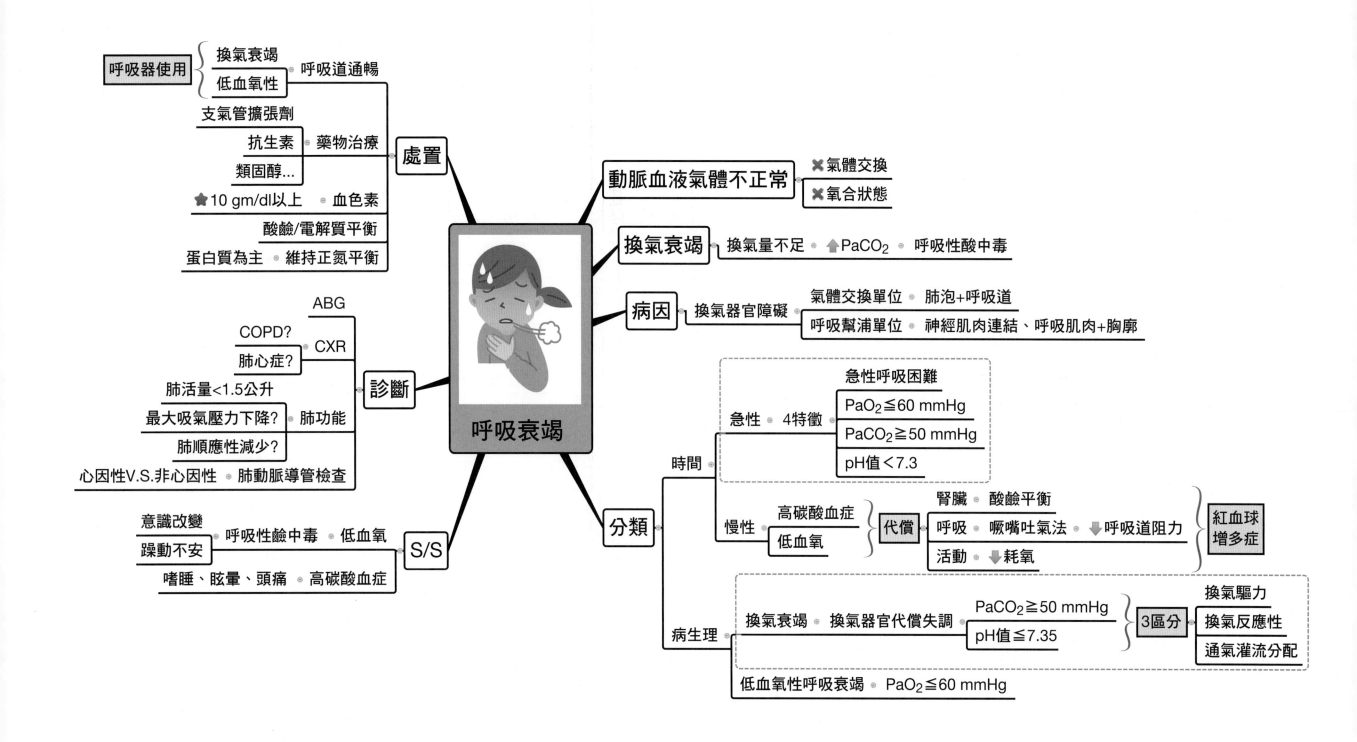

呼吸器使用
- 換氣衰竭
- 低血氧性

處置
- 呼吸道通暢
- 藥物治療
  - 支氣管擴張劑
  - 抗生素
  - 類固醇...
- 血色素 ・ ★10 gm/dl以上
- 酸鹼/電解質平衡
- 維持正氮平衡 ・ 蛋白質為主

診斷
- ABG
- CXR
  - COPD?
  - 肺心症?
- 肺功能
  - 肺活量<1.5公升
  - 最大吸氣壓力下降?
  - 肺順應性減少?
- 肺動脈導管檢查 ・ 心因性V.S.非心因性

S/S
- 低血氧 ・ 呼吸性鹼中毒
  - 意識改變
  - 躁動不安
- 高碳酸血症 ・ 嗜睡、眩暈、頭痛

呼吸衰竭

動脈血液氣體不正常
- ✖氣體交換
- ✖氧合狀態

換氣衰竭
- 換氣量不足 ・ ⬆PaCO₂ ・ 呼吸性酸中毒

病因
- 換氣器官障礙
  - 氣體交換單位 ・ 肺泡+呼吸道
  - 呼吸幫浦單位 ・ 神經肌肉連結、呼吸肌肉+胸廓

分類
- 時間
  - 急性 ・ 4特徵
    - 急性呼吸困難
    - PaO₂≦60 mmHg
    - PaCO₂≧50 mmHg
    - pH值<7.3
  - 慢性
    - 高碳酸血症
    - 低血氧
    - 代償
      - 腎臟 ・ 酸鹼平衡
      - 呼吸 ・ 噘嘴吐氣法 ・ ⬇呼吸道阻力
      - 活動 ・ ⬇耗氧
    - 紅血球增多症
- 病生理
  - 換氣衰竭 ・ 換氣器官代償失調
    - PaCO₂≧50 mmHg
    - pH值≦7.35
    - 3區分
      - 換氣驅力
      - 換氣反應性
      - 通氣灌流分配
  - 低血氧性呼吸衰竭 ・ PaO₂≦60 mmHg

★ COPD 慢性阻塞性肺病

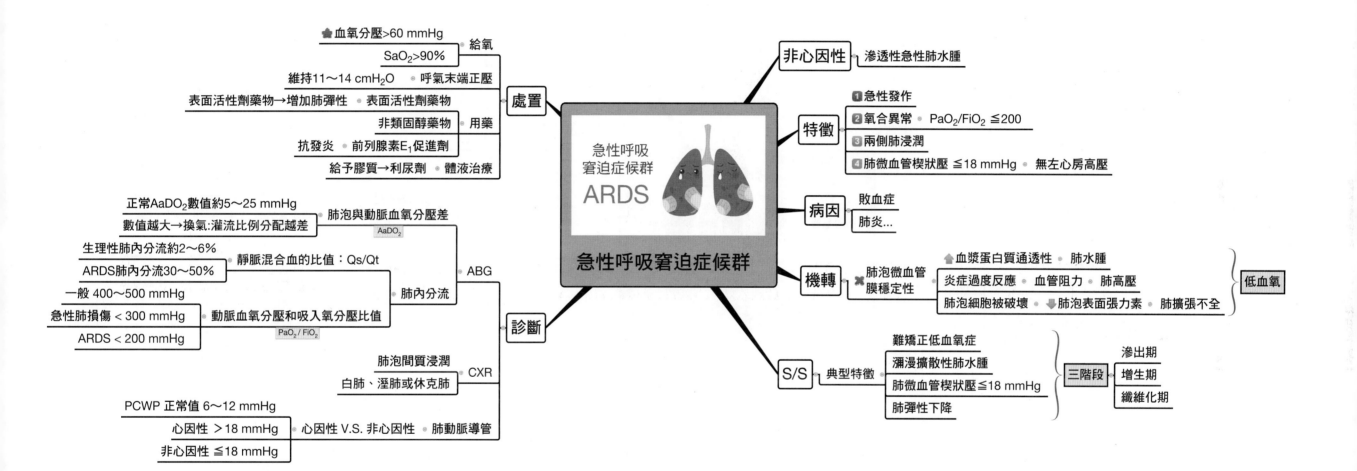

♠血氧分壓>60 mmHg — 給氧

SaO₂>90%

維持11～14 cmH₂O — 呼氣末端正壓

表面活性劑藥物→增加肺彈性 · 表面活性劑藥物

非類固醇藥物 — 用藥

抗發炎 · 前列腺素E₁促進劑

給予膠質→利尿劑 · 體液治療

處置

非心因性 · 滲透性急性肺水腫

特徵
❶急性發作
❷氧合異常 · PaO₂/FiO₂ ≦200
❸兩側肺浸潤
❹肺微血管楔狀壓 ≦18 mmHg · 無左心房高壓

急性呼吸
窘迫症候群
ARDS

急性呼吸窘迫症候群

病因 — 敗血症 / 肺炎...

機轉 ✖ 肺泡微血管膜穩定性
♠血漿蛋白質通透性 · 肺水腫
炎症過度反應 · 血管阻力 · 肺高壓
肺泡細胞被破壞 ♦肺泡表面張力素 · 肺擴張不全
低血氧

正常AaDO₂數值約5～25 mmHg — 肺泡與動脈血氧分壓差
數值越大→換氣:灌流比例分配越差 · AaDO₂

生理性肺內分流約2～6% — 靜脈混合血的比值：Qs/Qt
ARDS肺內分流30～50%

一般 400～500 mmHg — 動脈血氧分壓和吸入氧分壓比值
急性肺損傷 < 300 mmHg · PaO₂/FiO₂
ARDS < 200 mmHg

肺內分流

ABG

診斷

肺泡間質浸潤 — CXR
白肺、溼肺或休克肺

PCWP 正常值 6～12 mmHg
心因性 >18 mmHg · 心因性 V.S. 非心因性 · 肺動脈導管
非心因性 ≦18 mmHg

S/S · 典型特徵
難矯正低血氧症
瀰漫擴散性肺水腫
肺微血管楔狀壓≦18 mmHg
肺彈性下降
三階段
滲出期
增生期
纖維化期

★ Qs/Qt 肺內分流／心排血量

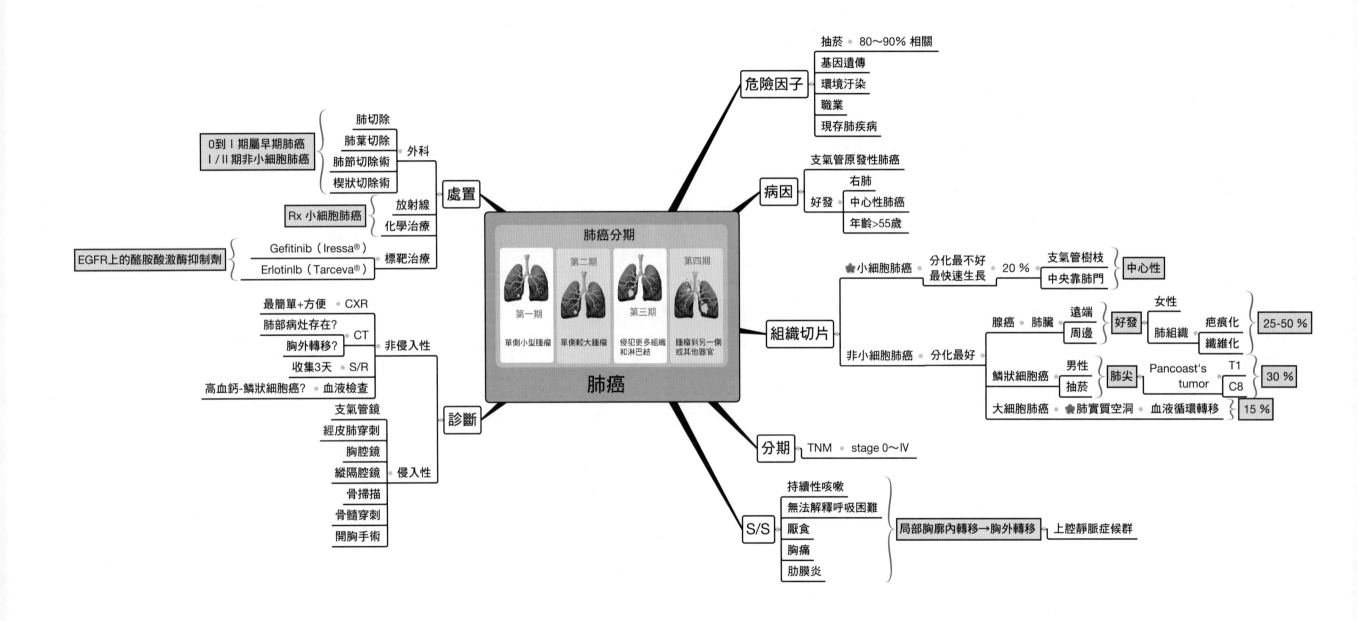

危險因子
- 抽菸　●　80～90% 相關
- 基因遺傳
- 環境汙染
- 職業
- 現存肺疾病

病因
- 支氣管原發性肺癌
- 好發
  - 右肺
  - 中心性肺癌
  - 年齡>55歲

組織切片
- ★小細胞肺癌　分化最不好　最快速生長　20 %　支氣管樹枝　中央靠肺門　｝中心性
- 非小細胞肺癌
  - 分化最好
    - 腺癌　●　肺臟
      - 遠端
      - 周邊 ｝好發
        - 女性
        - 肺組織
          - 疤痕化
          - 纖維化 ｝25-50 %
    - 鱗狀細胞癌
      - 男性
      - 抽菸 ｝肺尖　Pancoast's tumor　T1　C8 ｝30 %
  - 大細胞肺癌　★肺實質空洞　血液循環轉移 ｝15 %

分期
- TNM　●　stage 0～IV

S/S
- 持續性咳嗽
- 無法解釋呼吸困難
- 厭食
- 胸痛
- 肋膜炎 ｝局部胸廓內轉移→胸外轉移　上腔靜脈症候群

處置
- 外科
  - 肺切除
  - 肺葉切除
  - 肺節切除術
  - 楔狀切除術 〔0到I期屬早期肺癌 I/II期非小細胞肺癌〕
- 放射線 〔Rx 小細胞肺癌〕
- 化學治療
- 標靶治療
  - Gefitinib（Iressa®）
  - Erlotinlb（Tarceva®） 〔EGFR上的酪胺酸激酶抑制劑〕

診斷
- 非侵入性
  - 最簡單+方便　●　CXR
  - 肺部病灶存在?
  - 胸外轉移?　CT
  - 收集3天　●　S/R
  - 高血鈣-鱗狀細胞癌?　血液檢查
- 侵入性
  - 支氣管鏡
  - 經皮肺穿刺
  - 胸腔鏡
  - 縱隔腔鏡
  - 骨掃描
  - 骨髓穿刺
  - 開胸手術

肺癌分期
- 第一期　單側小型腫瘤
- 第二期　單側較大腫瘤
- 第三期　侵犯更多組織和淋巴結
- 第四期　腫瘤到另一側或其他器官

肺癌

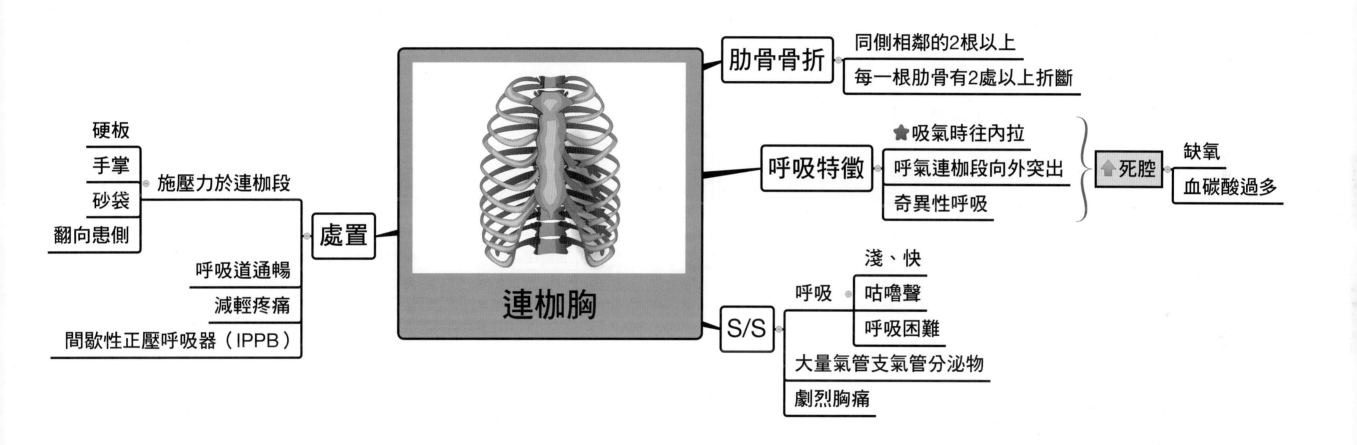

肋骨骨折
同側相鄰的2根以上
每一根肋骨有2處以上折斷

呼吸特徵
★ 吸氣時往內拉
呼氣連枷段向外突出
奇異性呼吸
⬆ 死腔
缺氧
血碳酸過多

硬板
手掌
砂袋
翻向患側
施壓力於連枷段

處置

連枷胸

呼吸道通暢
減輕疼痛
間歇性正壓呼吸器（IPPB）

S/S

呼吸
淺、快
咕嚕聲
呼吸困難

大量氣管支氣管分泌物

劇烈胸痛

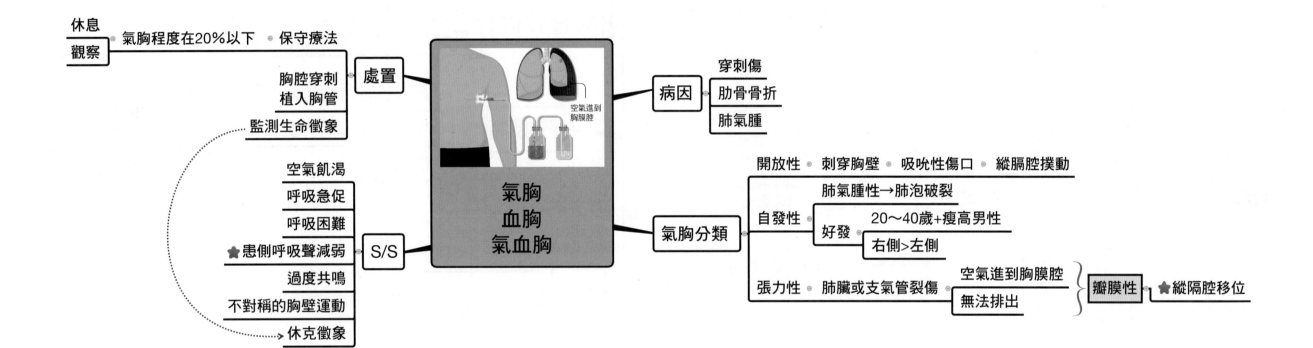

休息
觀察

氣胸程度在20%以下　保守療法

胸腔穿刺
植入胸管
　　　　　處置

監測生命徵象

空氣飢渴
呼吸急促
呼吸困難
★患側呼吸聲減弱　　S/S
過度共鳴
不對稱的胸壁運動
休克徵象

氣胸
血胸
氣血胸

病因　穿刺傷
　　　肋骨骨折
　　　肺氣腫

氣胸分類

開放性　刺穿胸壁　吸吮性傷口　縱膈腔撲動

自發性　肺氣腫性→肺泡破裂
　　　　好發　20～40歲+瘦高男性
　　　　　　　右側>左側

張力性　肺臟或支氣管裂傷　空氣進到胸膜腔
　　　　　　　　　　　　　　無法排出　　瓣膜性　★縱隔腔移位

空氣進到胸膜腔

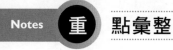

1. 呼吸系統評估：視診肺膿瘍病人胸部時，常出現胸部前後徑小；觸診肺氣腫病人胸部時，常出現觸覺震顫變弱；叩診肋膜積水病人胸部時，常出現濁音；聽診呼吸道狹窄病人胸部時，常出現喘鳴音 (stridor)。

2. 指甲與指甲床的角度超過 180 度，稱為杵狀指 (clubbing finger)。

3. 感染所造成之肋膜積水為滲出性，其液顏色較深、內含蛋白質 > 3 gm/dL、比重 > 1.018。

4. 肋膜積水是由肋膜腔內微血管滲透壓增加或淋巴回流量減少所致，觸診震顫在積水部位會明顯下降。

5. 二氧化碳為刺激呼吸中樞而影響呼吸之主要物質。

6. 連枷胸是肋骨骨折 1~2 根 /1~2 處創傷所導致，常出現淺快的奇異性呼吸型態、死腔增加；吸氣時患部向內膨出，胸腔產生的負壓，而吐氣時往外拉，治療主要著重於肺部再擴張。

7. 第一秒之用力吐氣量是最重要評估呼吸道阻塞嚴重度的指標。

8. 肺心症病人清除呼吸道分泌物之措施：教導深呼吸、咳嗽；執行胸部叩擊、震顫；限水；執行姿位引流。

9. 「支氣管擴張症」會出現大量化膿性濃稠痰液，且將痰液靜置於杯子內，會分成上層泡沫、中層清澈、下層濃稠。

10. 以鼻套管 4 L/min 所提供的氧氣濃度約 36% (21+4×4=37)。

11. 氣胸病人之患側胸部評估，聽診呼吸音消失。

12. 肋膜積水時，肺葉叩診會出現濁音及聽診時呼吸音減弱，胸部 X 光檢查結果肋膜橫膈角呈鈍角（積水達 > 250 c.c.）。

13. 右肺葉切除術後病人的姿勢擺位採左側臥或半坐臥，以利患側肺部擴張。

---

14. 肺炎病人接受抗生素治療，若病人體溫降低及濃痰減少，其表示抗生素已發揮作用。

15. 急性呼吸窘迫症候群 (ARDS) 的主要病變部位為肺泡微血管膜。

16. 有關急性呼吸窘迫症候群 (ARDS) 的診斷標準：急性發作、氧合指數 (PaO$_2$ /FiO$_2$) < 200 mmHg、胸部 X 光呈現雙側肺浸潤、肺微血管楔壓 ≦ 18 mmHg。

17. 急性呼吸窘迫症候群病人使用呼氣末正壓 (PEEP) 的目的：增加功能性肺餘容積、減少分流情形、減少胸內靜脈回流。

---

18. 肺氣腫病人常見的肺功能變化：肺總量 (TLC) 增加、肺活量 (VC) 下降、肺餘容積 (RV) 增加、第一秒用力呼氣容積 (FEV$_1$) 減少、呼氣期時間延長。

19. 肺氣腫造成氧氣供應減少的主要原因為氣體交換面積減少。

20. 肺氣腫病人會出現桶狀胸及換氣灌流比值會增加，易造成氣體交換障礙。

---

21. 大範圍肺栓塞 (massive pulmonary embolus) 影響血流動力學，造成肺泡死腔增加，氣管痙攣，肺高壓導致右心衰竭。

22. 肺栓塞之預防措施中最重要避免久坐以預防深部靜脈血栓。

23. 疑似肺栓塞病人時，最可能出現突然胸痛的症狀。

---

24. 慢性阻塞性肺疾病病人採用噘嘴呼吸的主要目的為：增加呼氣，促進二氧化碳的排出，改善肺部氧合、可預防呼吸道塌陷，促進吐氣、增加潮氣容積，減少呼吸速率，降低呼吸作功，以提升病人對呼吸的自我控制感。

25. 慢性阻塞性肺疾病病人居家使用氧氣之護理指導：有助降低肺血管阻力、適用於末期病人、可於夜間使用、較不容易引起氧依賴。

26. 當慢性阻塞性肺部疾病病人發生呼吸困難時，其護理措施可建議使用凡德里面罩 (Venturi's mask) (FiO$_2$ 25-35%) 或鼻導管給氧 (1~3 L/min)，其氧合狀態 PaO$_2$ 為 50 ～ 65 mmHg。

27. 慢性阻塞性肺部疾病病人的飲食指導：少量多餐、攝取適量的鈣、鉀離子、減少碳水化合物飲食、製作成易咀嚼的食物。

28. 慢性阻塞性肺部疾病病人使用 Aminophylline 治療，其主要作用為支氣管擴張；副作用為心律不整和低血壓；須注意靜脈注射速度不可超過 20～25 mg/min；血清治療濃度應維持在 10～20 μg/mL 之間。

29. 慢性阻塞性肺部疾病病人最早出現的肺功能變化為用力呼氣第一秒容積下降。

30. 評估慢性支氣管炎病人通氣有效性的最佳指標為 PaCO$_2$。

31. 慢性支氣管炎的病理變化，包括：杯狀細胞數目增加，分泌物增加、纖毛上皮細胞數目減少、肺的回縮力量增加、缺氧（常出現代謝性酸中毒）導致右心衰竭。

---

32. 氣喘病人常用藥物作用：使用吸入型乙二型交感神經興奮劑緩解支氣管痙攣；使用類固醇抑制呼吸道黏膜炎症反應；使用吸入型巨細胞抑制劑減輕呼吸道炎症程度；使用抗生素治療細菌感染。

33. 氣喘病人使用尖峰吐氣流量器 (peak flow meter) 的目的評估氣流阻塞程度；其護理指導包括：可以反應氣道狹窄的程度、尖峰吐氣流量落於紅色區段時，表示 PEFR < 60%，需立即就醫、每一次測量連續作 3 次，取其「最好」的數據作為記錄、測量時應深吸氣，然後用力吐氣。

34. 氣喘病人最典型的呼吸音為喘鳴 (wheeze)，其代表較小的呼吸道狹窄或阻塞。

---

35. 肺結核初期最常見的症狀為乾咳。為確診病人有無肺結核感染最準確的方式為「痰液培養」。

36. 常見治療肺結核常用藥物副作用：Ethambutol 會引起視神經炎、Streptomycin 會引起耳毒 / 腎毒、Pyrazinamide (PZA) 會引起高尿酸血症及肝毒性、Isoniazid (INH) 會引起周邊神經炎。

37. Isoniazid (INH)、Pyrazinamide (PZA)、Rifampin (RMP) 皆為肺結核治療藥物需監測肝功能。

38. 服用抗結核菌藥物 (Rifampin) 病人尿液之顏色為橙色。

39. 肺結核皮膚測試呈現陽性的病人，若同時有夜間盜汗及體重下降時，其顯示肺結核正處於活動期。

---

40. 皮下氣腫病人觸診時皮膚會出現周圍皮膚有輾軋音 (Crepitus)。

41. 病人放置兩條胸管，一條放置在第二肋間、另一條放置在肺底（腋中線第八及第九肋間處），其主要目的位置較低的胸管引流血水，位置較高的胸管引流氣體。使用胸腔水下引流系統之病人，發現水封瓶長玻管內液面的高度隨著呼吸上下移動，表示胸管引流功能正常。當發現胸腔術後病人的胸腔水下引流系統的水封瓶內出現大量氣泡時之處置，應立即檢查引流系統有無漏氣處。

42. 當病人的胸管與引流系統的接頭不慎鬆脫時，提供的立即處置應以止血鉗夾住胸管。

---

43. 氧合解離曲線發生移動時會引起所謂波爾效應 (Bohr effect)，這在正常成人生理作用上，向右移動促使更多的氧釋出。最容易使氧合血紅素解離曲線 (oxygen-hemoglobin dissociation curve) 右移的情況，包括：血液中 pH 值下降（酸）、血液中氫離子濃度增加、核心體溫上升、血液中二氧化碳濃度增加。

44. 肺部的右主支氣管較左主支氣管短、寬且較垂直，因此異物較易掉入右主支氣管。第一型肺泡細胞負責氣體交換；第二型肺泡細胞可產生表面活性劑。若潮氣容積 (tidal volume) 為 450 毫升，解剖性死腔為 150 毫升，每分鐘的呼吸頻率為 12 次，則每分鐘的肺泡通氣量為 3,600 毫升（公式為 (450-150)×12）。

45. 劇烈運動後，個體的呼吸會發生「呼吸變深而快」的反應。

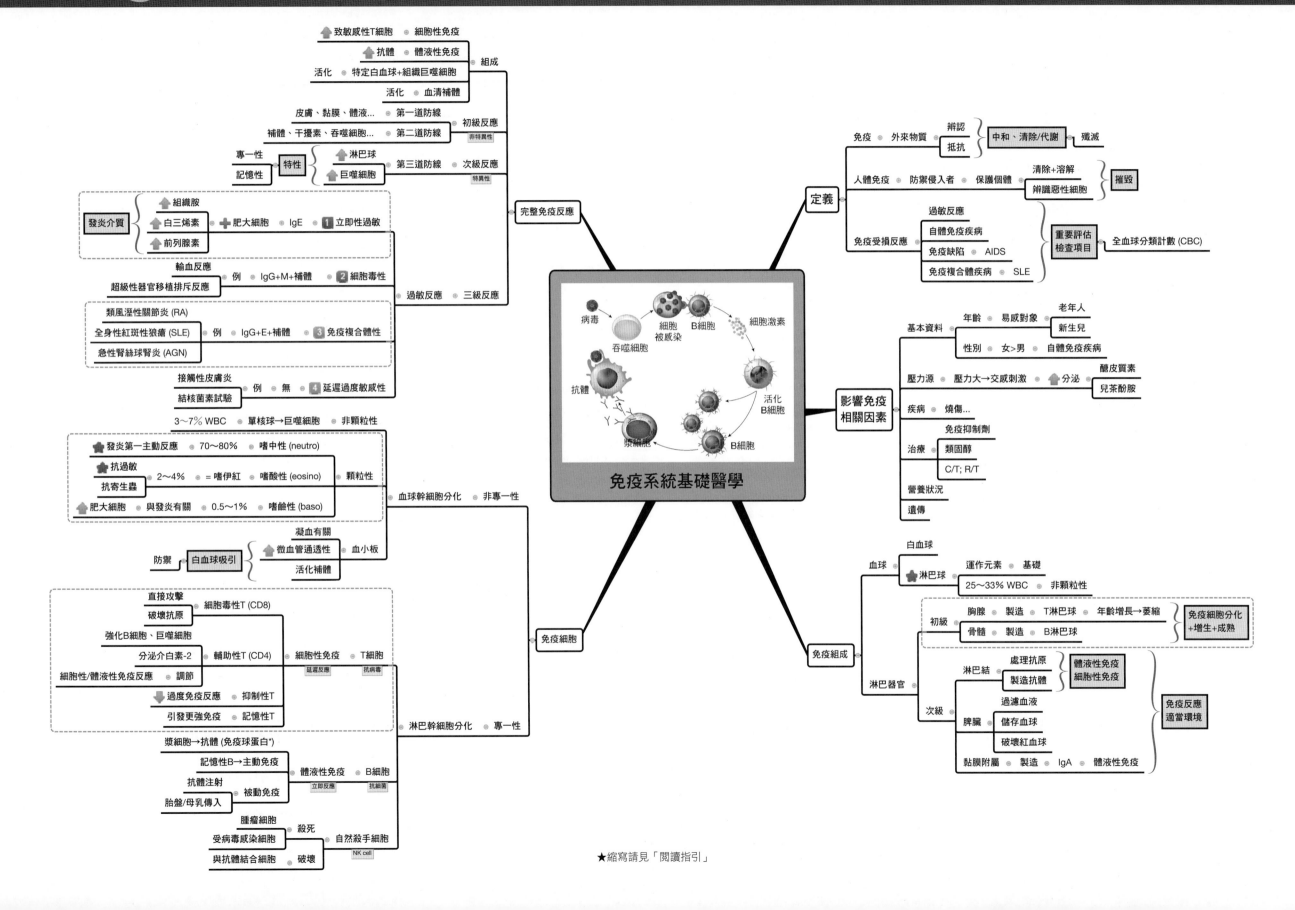

免疫系統基礎醫學

完整免疫反應
- 致敏感性T細胞 ● 細胞性免疫
- 抗體 ● 體液性免疫 ● 組成
- 活化 ● 特定白血球+組織巨噬細胞
- 活化 ● 血清補體
- 皮膚、黏膜、體液... ● 第一道防線 ● 初級反應
- 補體、干擾素、吞噬細胞... ● 第二道防線（非特異性）
- 專一性 / 記憶性 [特性]：淋巴球 ● 第三道防線 ● 次級反應 / 巨噬細胞（特異性）

過敏反應 ● 三級反應
- [發炎介質] 組織胺 / 白三烯素 / 前列腺素 ＋肥大細胞 ● IgE ● ① 立即性過敏
- 輸血反應 / 超級性器官移植排斥反應 ● 例 ● IgG+M+補體 ● ② 細胞毒性
- 類風溼性關節炎 (RA) / 全身性紅斑性狼瘡 (SLE) / 急性腎絲球腎炎 (AGN) ● 例 ● IgG+E+補體 ● ③ 免疫複合體性
- 接觸性皮膚炎 / 結核菌素試驗 ● 例 ● 無 ● ④ 延遲過度敏感性

血球幹細胞分化 ● 非專一性
- 3~7% WBC ● 單核球→巨噬細胞 ● 非顆粒性
- 發炎第一主動反應 ● 70~80% ● 嗜中性 (neutro)
- 抗過敏 / 抗寄生蟲 ● 2~4% ● ＝嗜伊紅 ● 嗜酸性 (eosino) ● 顆粒性
- 肥大細胞 ● 與發炎有關 ● 0.5~1% ● 嗜鹼性 (baso)
- 凝血有關 / 微血管通透性 / 活化補體 ● 血小板
- 防禦 [白血球吸引]

淋巴幹細胞分化 ● 專一性
- 直接攻擊 / 破壞抗原 / 強化B細胞、巨噬細胞 ● 細胞毒性T (CD8)
- 分泌介白素-2 ● 輔助性T (CD4) ● 細胞性免疫 ● T細胞（延遲反應 / 抗病毒）
- 細胞性/體液性免疫反應 ● 調節
- 過度免疫反應 ● 抑制性T
- 引發更強免疫 ● 記憶性T

免疫細胞
- 漿細胞→抗體（免疫球蛋白*）
- 記憶性B→主動免疫
- 抗體注射 / 胎盤/母乳傳入 ● 被動免疫
- 體液性免疫 ● B細胞（立即反應 / 抗細菌）
- 腫瘤細胞 / 受病毒感染細胞 ● 殺死 ● 自然殺手細胞 / 與抗體結合細胞 ● 破壞（NK cell）

定義
- 免疫 ● 外來物質 ● 辨認 / 抵抗 ● 中和、清除/代謝 ● 殲滅
- 人體免疫 ● 防禦侵入者 ● 保護個體 ● 清除+溶解 / 辨識惡性細胞 ● 摧毀
- 免疫受損反應 ● 過敏反應 / 自體免疫疾病 / 免疫缺陷 ● AIDS / 免疫複合體疾病 ● SLE ● 重要評估檢查項目 ● 全血球分類計數 (CBC)

影響免疫相關因素
- 基本資料 ● 年齡 ● 易感對象 ● 老年人 / 新生兒
- 性別 ● 女>男 ● 自體免疫疾病
- 壓力源 ● 壓力大→交感刺激 ● 分泌 ● 醣皮質素 / 兒茶酚胺
- 疾病 ● 燒傷...
- 治療 ● 免疫抑制劑 / 類固醇 / C/T; R/T
- 營養狀況
- 遺傳

免疫組成
- 血球 ● 白血球 / 淋巴球 ● 運作元素 ● 基礎 / 25~33% WBC ● 非顆粒性
- 淋巴器官
  - 初級 ● 胸腺 ● 製造 ● T淋巴球 ● 年齡增長→萎縮 / 骨髓 ● 製造 ● B淋巴球 ● 免疫細胞分化+增生+成熟
  - 次級 ● 淋巴結 ● 處理抗原 / 製造抗體 ● 體液性免疫/細胞性免疫
  - 脾臟 ● 過濾血液 / 儲存血球 / 破壞紅血球
  - 黏膜附屬 ● 製造 ● IgA ● 體液性免疫 ● 免疫反應適當環境

★縮寫請見「閱讀指引」

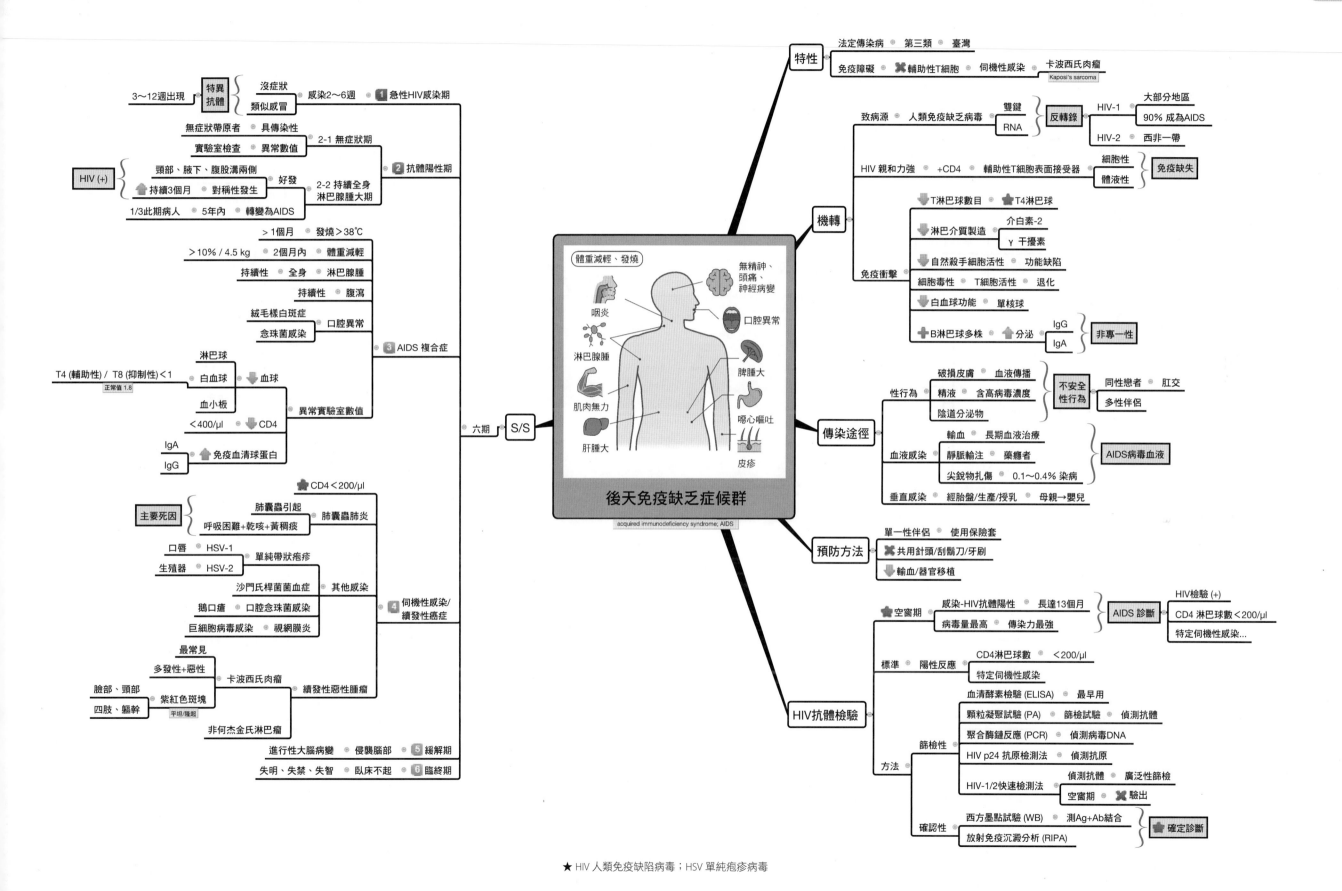

特性
- 法定傳染病 • 第三類 • 臺灣
- 免疫障礙 ✖ 輔助性T細胞 • 伺機性感染 • 卡波西氏肉瘤 Kaposi's sarcoma

機轉
- 致病源 • 人類免疫缺乏病毒 • 雙鏈／RNA • 反轉錄
  - HIV-1 • 大部分地區 • 90% 成為AIDS
  - HIV-2 • 西非一帶
- HIV 親和力強 • +CD4 • 輔助性T細胞表面接受器 • 細胞性／體液性 • 免疫缺失
- 免疫衝擊
  - ↓T淋巴球數目 ↑T4淋巴球
  - ↓淋巴介質製造 • 介白素-2／γ干擾素
  - ↓自然殺手細胞活性 • 功能缺陷
  - 細胞毒性 • T細胞活性 • 退化
  - ↓白血球功能 • 單核球
  - ↑B淋巴球多株 • ↑分泌 IgG／IgA • 非專一性

傳染途徑
- 性行為 • 破損皮膚 • 血液傳播／精液 • 含高病毒濃度／陰道分泌物 • 不安全性行為 • 同性戀者 • 肛交／多性伴侶
- 血液感染 • 輸血 • 長期血液治療／靜脈輸注 • 藥癮者／尖銳物扎傷 • 0.1～0.4% 染病 • AIDS病毒血液
- 垂直感染 • 經胎盤/生產/授乳 • 母親→嬰兒

預防方法
- 單一性伴侶 • 使用保險套
- ✖ 共用針頭/刮鬍刀/牙刷
- ↓輸血/器官移植

HIV抗體檢驗
- ★空窗期 • 感染-HIV抗體陽性 • 長達13個月 • AIDS診斷
  - 病毒量最高 • 傳染力最強
  - AIDS診斷：HIV檢驗(+)／CD4 淋巴球數<200/µl／特定伺機性感染...
- 標準 • 陽性反應 • CD4淋巴球數 <200/µl／特定伺機性感染
- 方法
  - 篩檢性
    - 血清酵素檢驗 (ELISA) • 最早用
    - 顆粒凝聚試驗 (PA) • 篩檢試驗 • 偵測抗體
    - 聚合酶鏈反應 (PCR) • 偵測病毒DNA
    - HIV p24 抗原檢測法 • 偵測抗原
    - HIV-1/2快速檢測法 • 偵測抗體 • 廣泛性篩檢／空窗期 ✖ 驗出
  - 確認性
    - 西方墨點試驗 (WB) • 測Ag+Ab結合 • 確定診斷
    - 放射免疫沉澱分析 (RIPA)

S/S（六期）

1 急性HIV感染期
- 特異抗體 • 3～12週出現／沒症狀／類似感冒 • 感染2～6週

2 抗體陽性期
- 2-1 無症狀期 • 無症狀帶原者 • 具傳染性／實驗室檢查 • 異常數值
- 2-2 持續全身淋巴腺腫大期
  - HIV (+) • 頸部、腋下、腹股溝兩側／↑持續3個月 • 對稱性發生 • 好發／1/3此期病人 • 5年內 • 轉變為AIDS

3 AIDS 複合症
- >1個月 • 發燒>38℃
- >10% / 4.5 kg • 2個月內 • 體重減輕
- 持續性 • 全身 • 淋巴腺腫
- 持續性 • 腹瀉
- 口腔異常 • 絨毛樣白斑症／念珠菌感染
- 異常實驗室數值
  - T4 (輔助性) / T8 (抑制性) <1 正常值1.8
  - 白血球 • 淋巴球／↓血球／血小板
  - <400/µl ↓CD4
  - ↑免疫血清球蛋白 • IgA／IgG

4 伺機性感染/續發性癌症
- 🌸CD4 <200/µl
- 主要死因 • 肺囊蟲肺炎 • 肺囊蟲引起／呼吸困難+乾咳+黃稠痰
- 單純帶狀疱疹 • 口唇 • HSV-1／生殖器 • HSV-2
- 其他感染 • 沙門氏桿菌菌血症／鵝口瘡 • 口腔念珠菌感染／巨細胞病毒感染 • 視網膜炎
- 續發性惡性腫瘤
  - 卡波西氏肉瘤 • 最常見／多發性+惡性／臉部、頸部、四肢、軀幹／紫紅色斑塊 平坦/隆起
  - 非何杰金氏淋巴瘤

5 緩解期 • 進行性大腦病變 • 侵襲腦部

6 臨終期 • 失明、失禁、失智 • 臥床不起

中央圖標示
- 體重減輕、發燒
- 無精神、頭痛、神經病變
- 咽炎
- 口腔異常
- 淋巴腺腫
- 脾腫大
- 肌肉無力
- 噁心嘔吐
- 肝腫大
- 皮疹
- 後天免疫缺乏症候群
- acquired immunodeficiency syndrome; AIDS

★ HIV 人類免疫缺陷病毒；HSV 單純疱疹病毒

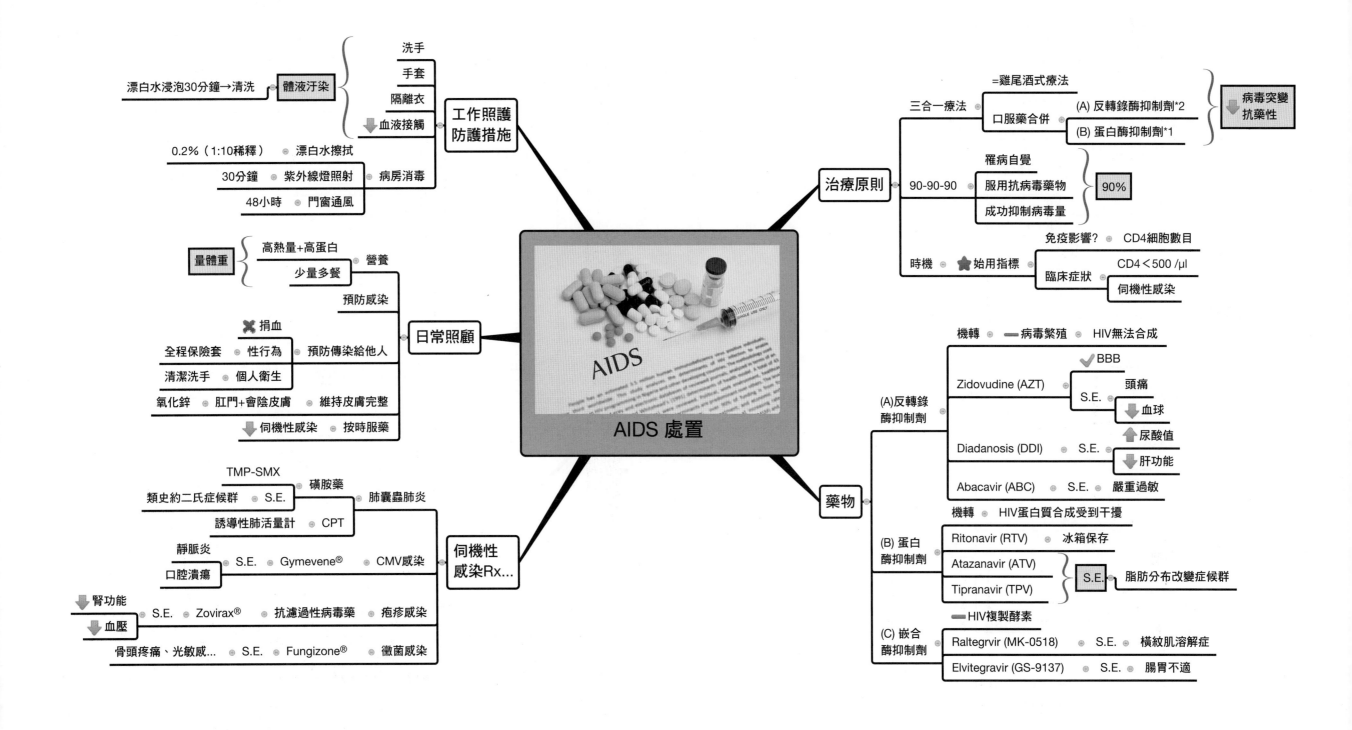

工作照護防護措施
- 體液汙染
  - 洗手
  - 手套
  - 隔離衣
  - 血液接觸 ← 漂白水浸泡30分鐘→清洗 抗藥性
- 病房消毒
  - 漂白水擦拭 ● 0.2%（1:10稀釋）
  - 紫外線燈照射 ● 30分鐘
  - 門窗通風 ● 48小時

治療原則
- 三合一療法 — =雞尾酒式療法
  - 口服藥合併
    - (A) 反轉錄酶抑制劑*2
    - (B) 蛋白酶抑制劑*1
    - 病毒突變抗藥性
- 90-90-90
  - 罹病自覺
  - 服用抗病毒藥物
  - 成功抑制病毒量
  - 90%
- 時機 ● ★ 始用指標
  - 免疫影響？ ● CD4細胞數目
  - 臨床症狀 — CD4＜500 /μl
  - 伺機性感染

日常照顧
- 營養 ● 量體重
  - 高熱量+高蛋白
  - 少量多餐
- 預防感染
  - 預防傳染給他人
    - 捐血 ✖
    - 性行為 ● 全程保險套
  - 個人衛生 ● 清潔洗手
  - 維持皮膚完整 ● 肛門+會陰皮膚 ● 氧化鋅
  - 按時服藥 ● 伺機性感染

藥物
- (A)反轉錄酶抑制劑
  - 機轉 — 病毒繁殖 ● HIV無法合成
  - Zidovudine (AZT)
    - BBB ✔
    - S.E.
      - 頭痛
      - 血球 ↓
  - Diadanosis (DDI) ● S.E.
    - 尿酸值 ↑
    - 肝功能 ↓
  - Abacavir (ABC) ● S.E. ● 嚴重過敏
- (B) 蛋白酶抑制劑
  - 機轉 ● HIV蛋白質合成受到干擾
  - Ritonavir (RTV) ● 冰箱保存
  - Atazanavir (ATV)
  - Tipranavir (TPV)
    - S.E. ● 脂肪分布改變症候群
- (C) 嵌合酶抑制劑
  - — HIV複製酵素
  - Raltegrvir (MK-0518) ● S.E. ● 橫紋肌溶解症
  - Elvitegravir (GS-9137) ● S.E. ● 腸胃不適

伺機性感染Rx...
- 肺囊蟲肺炎
  - 磺胺藥 ● S.E. ● 類史約二氏症候群 — TMP-SMX
  - CPT ● 誘導性肺活量計
- CMV感染
  - Gymevene® ● S.E.
    - 靜脈炎
    - 口腔潰瘍
- 疱疹感染
  - 抗濾過性病毒藥 ● Zovirax® ● S.E.
    - 腎功能 ↓
    - 血壓 ↓
- 黴菌感染
  - Fungizone® ● S.E. ● 骨頭疼痛、光敏感...

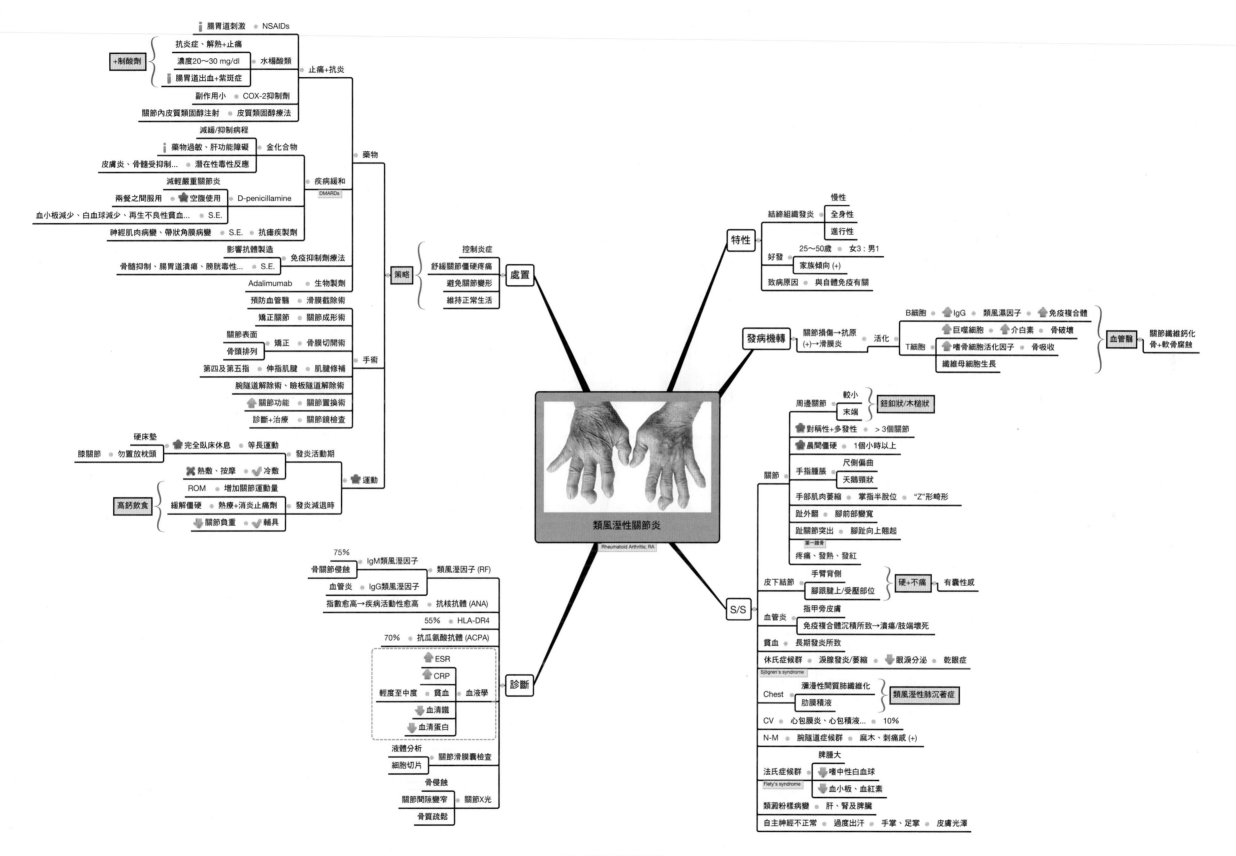

中心主題：類風濕性關節炎（Rheumatoid Arthritis; RA）

特性
- 結締組織發炎：慢性、全身性、進行性
- 好發：25～50歲 • 女3：男1；家族傾向 (+)
- 致病原因 • 與自體免疫有關

發病機轉
- 關節損傷→抗原 (+)→滑膜炎 • 活化
  - B細胞：↑IgG 類風濕因子 • ↑免疫複合體
  - ↑巨噬細胞 ↑介白素 • 骨破壞
  - T細胞：↑嗜骨細胞活化因子 • 骨吸收；纖維母細胞生長
  - 血管醫：關節纖維鈣化、骨+軟骨腐蝕

S/S
- 關節
  - 周邊關節：較小、末端 • 鈕釦狀/木槌狀
  - ★對稱性+多發性 • ＞3個關節
  - ★晨間僵硬 • 1個小時以上
  - 手指腫脹：尺側偏曲、天鵝頸狀
  - 手部肌肉萎縮 • 掌指半脫位 • "Z"形畸形
  - 趾外翻 • 腳前部變寬
  - 趾關節突出 • 腳趾向上翹起
  - 第一蹠骨：疼痛、發熱、發紅
- 皮下結節：手臂背側、腳跟腱上/受壓部位 • 硬+不痛 • 有囊性感
- 血管炎：指甲旁皮膚；免疫複合體沉積所致→潰瘍/肢端壞死
- 貧血 • 長期發炎所致
- 休氏症候群（Sjögren's syndrome）：淚腺發炎/萎縮 • ↓眼淚分泌 • 乾眼症
- Chest：瀰漫性間質肺纖維化、肋膜積液 • 類風濕性肺塵著症
- CV：心包膜炎、心包積液... • 10%
- N-M：腕隧道症候群 • 麻木、刺痛感 (+)
- 法氏症候群（Flety's syndrome）：脾腫大、↑嗜中性白血球、↓血小板、血紅素
- 類澱粉樣病變 • 肝、腎及脾臟
- 自主神經不正常 • 過度出汗 • 手掌、足掌 • 皮膚光澤

診斷
- 75%：骨關節侵蝕 • IgM類風濕因子；血管炎 • IgG類風濕因子 • 類風濕因子 (RF)
- 指數愈高→疾病活動性愈高 • 抗核抗體 (ANA)
- 55% • HLA-DR4
- 70% • 抗瓜氨酸抗體 (ACPA)
- 血液學：↑ESR、↑CRP、輕度至中度 • 貧血、↓血清鐵、↓血清蛋白
- 關節滑膜囊檢查：液體分析、細胞切片
- 關節X光：骨侵蝕、關節間隙變窄、骨質疏鬆

處置
- 藥物
  - 止痛+抗炎
    - 腸胃道刺激 • NSAIDs
    - 抗炎症、解熱+止痛／+制酸劑
    - 濃度20～30 mg/dl • 水楊酸類
    - ↓腸胃道出血+紫斑症
    - 副作用小 • COX-2抑制劑
    - 關節內皮質類固醇注射 • 皮質類固醇療法
  - 疾病緩和（DMARDs）
    - 減緩/抑制病程
    - ↓藥物過敏、肝功能障礙／金化合物
    - 皮膚炎、骨髓受抑制... • 潛在性毒性反應
    - 減輕嚴重關節炎
    - 兩餐之間服用 ★空腹使用 • D-penicillamine
    - 血小板減少、白血球減少、再生不良性貧血... • S.E.
    - 神經肌肉病變、帶狀角膜病變 • S.E. • 抗瘧疾製劑
    - 影響抗體製造／免疫抑制劑療法
    - 骨髓抑制、腸胃道潰瘍、膀胱毒性... • S.E.
    - Adalimumab • 生物製劑
- 策略
  - 控制炎症
  - 舒緩關節僵硬疼痛
  - 避免關節變形
  - 維持正常生活
- 手術
  - 預防血管翳 • 滑膜截除術
  - 矯正關節 • 關節成形術
  - 關節表面、骨頭排列／矯正 • 骨膜切開術
  - 第四及第五指／伸指肌腱 • 肌腱修補
  - 腕隧道解除術、瞼板隧道解除術
  - ↑關節功能 • 關節置換術
  - 診斷+治療 • 關節鏡檢查
- 運動
  - 發炎活動期
    - 硬床墊／勿置放枕頭 • 膝關節
    - ★完全臥床休息 • 等長運動
    - ★熱敷、按摩 ✓冷敷
  - 發炎減退時
    - ROM • 增加關節運動量
    - 緩解僵硬 • 熱療+消炎止痛劑
    - ↓關節負重 • ↓輔具
    - 高鈣飲食

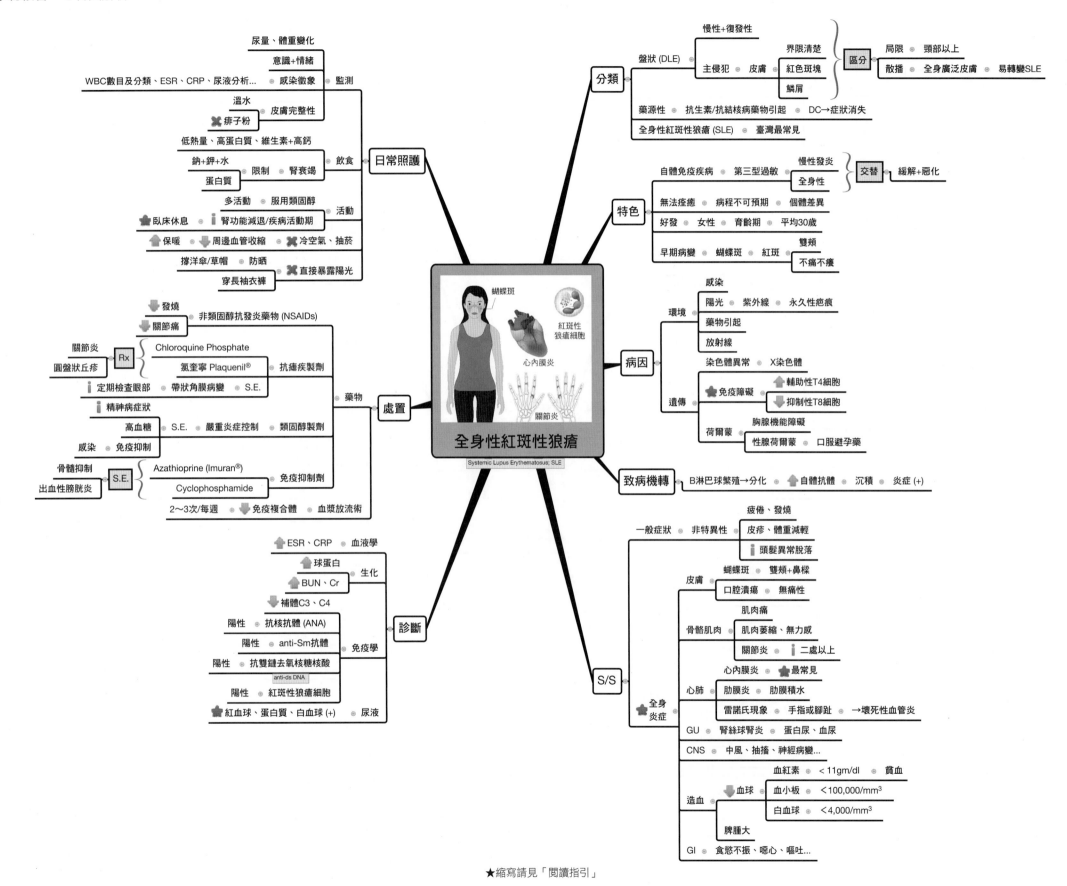

全身性紅斑性狼瘡 (Systemic Lupus Erythematosus; SLE)

分類
- 盤狀 (DLE)
  - 慢性+復發性
  - 主侵犯　皮膚
    - 界限清楚
    - 紅色斑塊
    - 鱗屑
  - 區分
    - 局限　頸部以上
    - 散播　全身廣泛皮膚　易轉變SLE
- 藥源性　抗生素/抗結核病藥物引起　DC→症狀消失
- 全身性紅斑性狼瘡 (SLE)　臺灣最常見

特色
- 自體免疫疾病　第三型過敏
  - 慢性發炎
  - 全身性
  - 交替　緩解+惡化
- 無法痊癒　病程不可預期　個體差異
- 好發　女性　育齡期　平均30歲
- 早期病變　蝴蝶斑　紅斑
  - 雙頰
  - 不痛不癢

病因
- 環境
  - 感染
  - 陽光　紫外線　永久性疤痕
  - 藥物引起
  - 放射線
- 遺傳
  - 染色體異常　X染色體
  - 免疫障礙
    - 輔助性T4細胞
    - 抑制性T8細胞
  - 荷爾蒙
    - 胸腺機能障礙
    - 性腺荷爾蒙　口服避孕藥

致病機轉　B淋巴球繁殖→分化　自體抗體　沉積　炎症 (+)

S/S
- 一般症狀　非特異性
  - 疲倦、發燒
  - 皮疹、體重減輕
  - 頭髮異常脫落
- 全身炎症
  - 皮膚
    - 蝴蝶斑　雙頰+鼻樑
    - 口腔潰瘍　無痛性
  - 骨骼肌肉
    - 肌肉痛
    - 肌肉萎縮、無力感
    - 關節炎　二處以上
  - 心肺
    - 心內膜炎　最常見
    - 肋膜炎　肋膜積水
    - 雷諾氏現象　手指或腳趾　→壞死性血管炎
  - GU　腎絲球腎炎　蛋白尿、血尿
  - CNS　中風、抽搐、神經病變...
  - 造血
    - 血球
      - 血紅素　<11gm/dl　貧血
      - 血小板　<100,000/mm^3
      - 白血球　<4,000/mm^3
    - 脾腫大
  - GI　食慾不振、噁心、嘔吐...

診斷
- 血液學　ESR、CRP
- 生化
  - 球蛋白
  - BUN、Cr
  - 補體C3、C4
- 免疫學
  - 抗核抗體 (ANA)　陽性
  - anti-Sm抗體　陽性
  - 抗雙鏈去氧核糖核酸 (anti-ds DNA)　陽性
  - 紅斑性狼瘡細胞　陽性
- 尿液　紅血球、蛋白質、白血球 (+)

處置
- 藥物
  - 發燒　關節痛　非類固醇抗發炎藥物 (NSAIDs)
  - Rx
    - 關節炎
    - 圓盤狀丘疹
    - Chloroquine Phosphate
    - 氫奎寧 Plaquenil®　抗瘧疾製劑
    - 定期檢查眼部　帶狀角膜病變　S.E.
  - 精神病症狀
  - 類固醇製劑　嚴重炎症控制　S.E.
    - 高血糖
    - 感染　免疫抑制
  - S.E.
    - 骨髓抑制
    - 出血性膀胱炎
  - 免疫抑制劑
    - Azathioprine (Imuran®)
    - Cyclophosphamide
  - 2~3次/每週　免疫複合體　血漿放流術

日常照護
- 監測
  - 尿量、體重變化
  - 意識+情緒
  - 感染徵象　WBC數目及分類、ESR、CRP、尿液分析...
- 皮膚完整性
  - 溫水
  - 痱子粉
- 飲食
  - 低熱量、高蛋白質、維生素+高鈣
  - 限制　腎衰竭
    - 鈉+鉀+水
    - 蛋白質
- 活動
  - 多活動　服用類固醇
  - 臥床休息　腎功能減退/疾病活動期
- 保暖　周邊血管收縮　冷空氣、抽菸
- 防曬　直接暴露陽光
  - 撐洋傘/草帽
  - 穿長袖衣褲

★縮寫請見「閱讀指引」

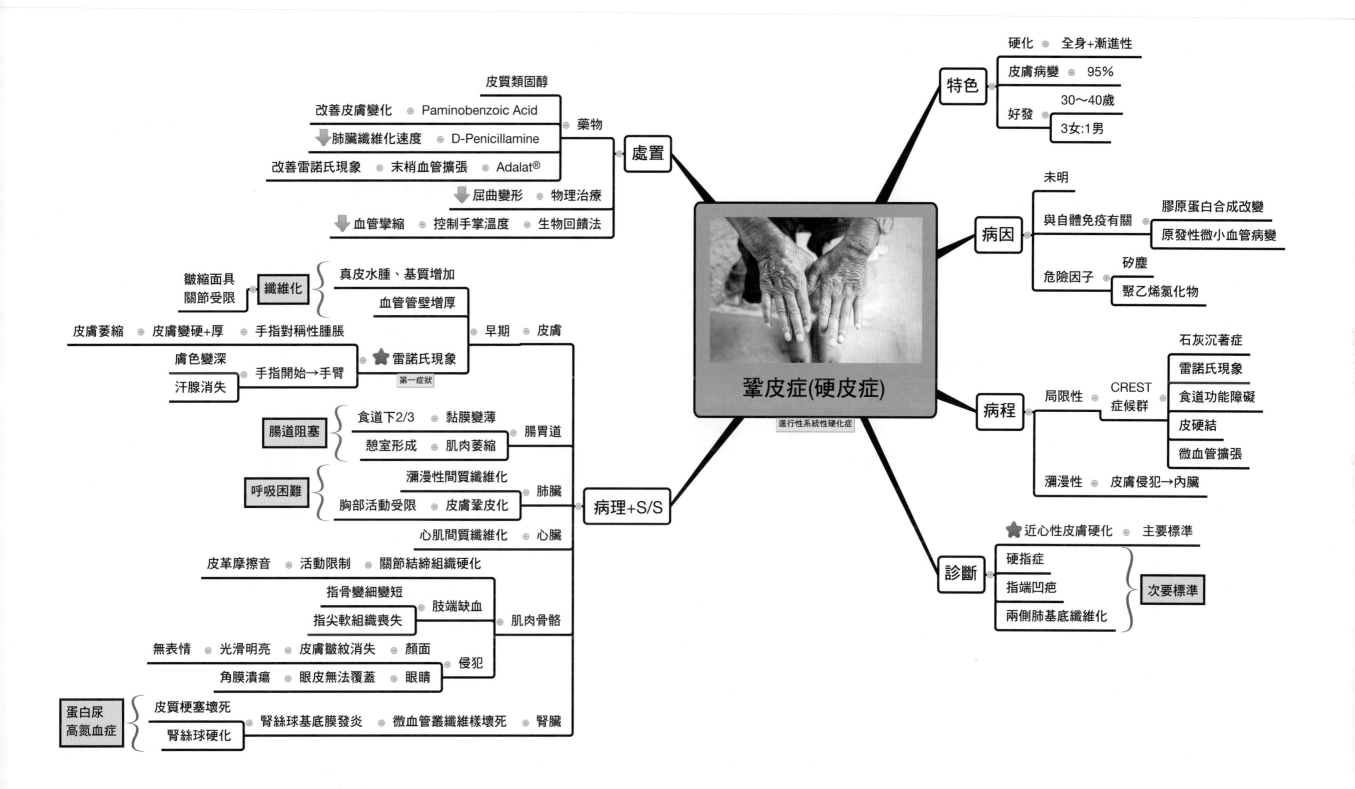

鞏皮症(硬皮症)

進行性系統性硬化症

特色
- 硬化 ◉ 全身+漸進性
- 皮膚病變 ◉ 95%
- 好發
  - 30～40歲
  - 3女:1男

病因
- 未明
- 與自體免疫有關
  - 膠原蛋白合成改變
  - 原發性微小血管病變
- 危險因子
  - 矽塵
  - 聚乙烯氯化物

病程
- 局限性 — CREST症候群
  - 石灰沉著症
  - 雷諾氏現象
  - 食道功能障礙
  - 皮硬結
  - 微血管擴張
- 瀰漫性 ◉ 皮膚侵犯→內臟

診斷
- ★近心性皮膚硬化 ◉ 主要標準
- 硬指症
- 指端凹疤
- 兩側肺基底纖維化
  - 次要標準

處置
- 藥物
  - 皮質類固醇
  - 改善皮膚變化 ◉ Paminobenzoic Acid
  - ⬇肺臟纖維化速度 ◉ D-Penicillamine
  - 改善雷諾氏現象 ◉ 末梢血管擴張 ◉ Adalat®
  - ⬇屈曲變形 ◉ 物理治療
  - ⬇血管攣縮 ◉ 控制手掌溫度 ◉ 生物回饋法

病理+S/S
- 皮膚
  - 早期
    - 纖維化
      - 真皮水腫、基質增加
      - 血管管壁增厚
      - ★雷諾氏現象
    - 皺縮面具 / 關節受限
    - 皮膚萎縮 ◉ 皮膚變硬+厚 ◉ 手指對稱性腫脹
    - 膚色變深 / 汗腺消失 ◉ 手指開始→手臂
    - 第一症狀
- 腸胃道
  - 腸道阻塞
    - 食道下2/3 ◉ 黏膜變薄
    - 憩室形成 ◉ 肌肉萎縮
- 肺臟
  - 呼吸困難
    - 瀰漫性間質纖維化
    - 胸部活動受限 ◉ 皮膚鞏皮化
- 心臟 ◉ 心肌間質纖維化
- 肌肉骨骼
  - 皮革摩擦音 ◉ 活動限制 ◉ 關節結締組織硬化
  - 指骨變細變短 / 指尖軟組織喪失 ◉ 肢端缺血
- 侵犯
  - 顏面 ◉ 皮膚皺紋消失 ◉ 光滑明亮 ◉ 無表情
  - 眼睛 ◉ 眼皮無法覆蓋 ◉ 角膜潰瘍
- 腎臟
  - 蛋白尿 / 高氮血症
  - 皮質梗塞壞死 / 腎絲球硬化 ◉ 腎絲球基底膜發炎 ◉ 微血管叢纖維樣壞死

★縮寫請見「閱讀指引」

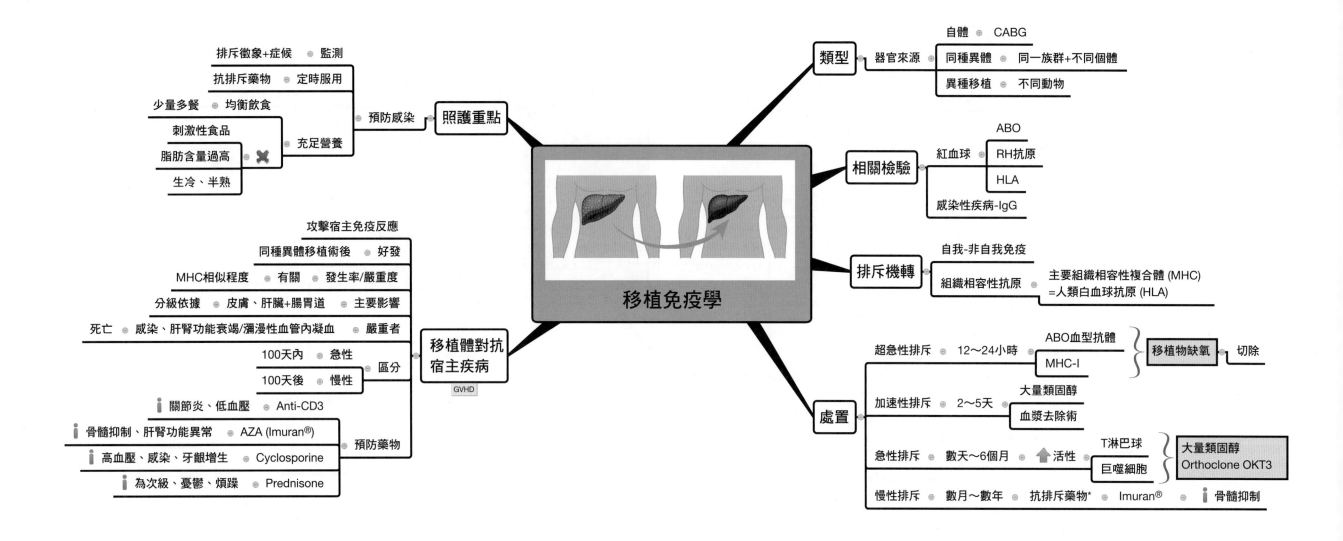

移植免疫學

類型
- 器官來源
  - 自體 ◎ CABG
  - 同種異體 ◎ 同一族群+不同個體
  - 異種移植 ◎ 不同動物

相關檢驗
- 紅血球
  - ABO
  - RH抗原
  - HLA
- 感染性疾病-IgG

排斥機轉
- 自我-非自我免疫
- 組織相容性抗原 ── 主要組織相容性複合體 (MHC) =人類白血球抗原 (HLA)

處置
- 超急性排斥 ◎ 12～24小時
  - ABO血型抗體
  - MHC-I
  - } 移植物缺氧 ── 切除
- 加速性排斥 ◎ 2～5天
  - 大量類固醇
  - 血漿去除術
- 急性排斥 ◎ 數天～6個月 ▲ 活性
  - T淋巴球
  - 巨噬細胞
  - } 大量類固醇 Orthoclone OKT3
- 慢性排斥 ◎ 數月～數年 ◎ 抗排斥藥物* ◎ Imuran® ◎ ↑骨髓抑制

照護重點
- 監測 ◎ 排斥徵象+症候
- 定時服用 ◎ 抗排斥藥物
- 預防感染
- 充足營養
  - 均衡飲食 ◎ 少量多餐
  - ✖ 刺激性食品 / 脂肪含量過高 / 生冷、半熟

移植體對抗宿主疾病
GVHD
- 攻擊宿主免疫反應
- 好發 ◎ 同種異體移植術後
- 發生率/嚴重度 ◎ 有關 ◎ MHC相似程度
- 主要影響 ◎ 皮膚、肝臟+腸胃道 ◎ 分級依據
- 嚴重者 ◎ 感染、肝腎功能衰竭/瀰漫性血管內凝血 ◎ 死亡
- 區分
  - 急性 ◎ 100天內
  - 慢性 ◎ 100天後
- 預防藥物
  - Anti-CD3 ◎ ↑關節炎、低血壓
  - AZA (Imuran®) ◎ ↑骨髓抑制、肝腎功能異常
  - Cyclosporine ◎ ↑高血壓、感染、牙齦增生
  - Prednisone ◎ ↑為次級、憂鬱、煩躁

★ CABG 冠狀動脈旁路移植術；HLA 人類白血球抗原

1. 第一型過敏反應是立即性過敏反應，會引起血管擴張、黏膜水腫、平滑肌收縮；第一次接觸過敏原時，由於特定 B 淋巴球結合，IgE 產生較少，因此臨床症狀較輕微；病理變化是肥大細胞去顆粒化反應，意指會釋放組織胺及白三烯素 (Leukotriene)。

2. 第一型過敏反應 (Type I hypersensitivity)：肥大細胞 (mast cell) 被過敏原刺激後，釋出組織胺 (histamine)、前列腺素 (prostaglandins)、白三烯素 (leukotrienes) 等物質造成氣管收縮，血管擴張；過敏性鼻炎以減敏療法 (desensitization) 治療可降低 IgE 但增加 IgG 的製造，以達到減少肥大細胞被過敏原刺激，所需時間長達一至兩年；避免接觸過敏原是最直接避免發生第一型過敏反應最好的方法；皮膚敏感測試 (skin test) 及測量血中總 IgE 與各過敏原專一性 IgE 是常用之檢測病患是否有第一型過敏疾病的方法。

3. 溶血性輸血引起的屬第二型過敏反應，是 IgG、IgM 免疫球蛋白與補體結合，活化補體系統所致。

4. 手錶帶（含鎳成分）引起之過敏為第四型過敏反應 (hypersensitivity)，同接觸性皮膚炎，屬延遲型過敏反應。

5. 身體免疫影響因素：新生兒及 1 歲以下的嬰兒，因淋巴未完全發展而易受感染；老年人因荷爾蒙分泌減少、胸腺功能退化，使得免疫力下降；蛋白質攝取不足會造成淋巴組織萎縮，受感染機率會增加；睡眠不足或考試壓力會降低免疫力。

6. 免疫球蛋白特性：IgG 可通過胎盤；影響 B 細胞分化的是 IgD；IgA 可透過母乳提供新生兒免疫保護能力；感染細菌或病毒後最先出現的抗體是 IgM。

7. 過敏性疾病的實驗室檢查：血清 IgE 的濃度上升；C3、C4 補體下降；嗜伊紅球（嗜酸性球）上升；白血球上升。

8. 急性溶血性輸血反應處置：密切監測生命徵象、輸血需中斷、收集血液及尿液標本送檢、記錄輸出入量。

9. 免疫反應之身體屏障：陰道有乳酸桿菌，可防止一般致病菌感染；皮膚和黏膜是身體防禦致病微生物的第一道防線；胃酸及消化酶是屬於非特異性免疫反應；由口攝入的生物體，會被胃酸、消化酶分解及破壞。

10. 細胞性免疫主導細胞為 T 細胞，主要作用為防禦及辨識，其形成免疫反應所需時間，較體液性免疫反應時間長。T 細胞須藉由主要組織相容複合物為媒介。

11. 後天免疫缺乏症候群常見之伺機性感染：肺囊蟲肺炎 (pneumocystis jiroveci pneumonia) 感染、巨細胞病毒 (cytomegalovirus) 感染、人類乳突病毒 (human papillomavirus) 感染。

12. 有關後天免疫缺乏症候群傳染途徑的護理指導：血液、精液中含大量病毒、不會透過眼淚或汗水傳染、空窗期的病人傳染力最強。

13. 有關後天免疫缺乏症候群臨床表徵：發燒狀況出現晚間持續發汗數天至數週、呼吸功能減退，持續乾咳兩週以上、因腹瀉造成水及電解質不平衡、肺囊蟲肺炎是病人致死的主因。

14. 愛滋病病人之護理指導：提高病人服藥的遵從性，是預防治療失敗的重要措施；病人宜採少量多餐，並採高熱量、高蛋白；盡量避免侵入性治療；刷牙後用漱口水以減少念珠菌感染。

15. HIV 感染者 CD4 小於 200/μL 時，易發生伺機性感染；首次感染 HIV 後 2 ～ 4 星期，50% 以上的病人會出現短暫類似感冒的症狀；卡波西氏肉瘤是愛滋病最常見的惡性腫瘤。

16. 後天免疫是一種經由與特定病原體接觸後，產生能識別並針對特定病原體啟動的免疫反應；主動性後天免疫是人體接觸病原體後，製造抗體或淋巴球而產生的免疫能力；注射含抗體的血清或免疫球蛋白是屬於被動性後天免疫；經母體胎盤傳給胎兒或嬰兒，經由母乳獲得之免疫力屬於被動性後天免疫。

17. 類風溼性關節炎 (Rheumatoid Arthritis) 是一種結締組織的自體免疫疾病，病變非侷限在關節部位，女性發生率約為男性的 2 ～ 3 倍、30 ～ 50 歲是發生的高峰期、冬天的發生率高於夏天；規律治療有 60% 的治癒機率。其疼痛處置：教導放鬆技巧，有助減緩疼痛；教導活動之間應休息，以防關節過度負荷；教導急性期冷敷可以減緩疼痛。

18. 類風溼性關節炎的臨床表徵可能出現疲累、倦怠、厭食等症狀，症狀通常是兩側對稱性地發生；受侵犯的關節一段時間不活動就會僵硬，特別是晨間起床時；開始活動關節時會產生疼痛，後來連在休息時也會痛。

19. 全身性紅斑性狼瘡病人之照護：服用氯奎寧 (plaquenil) 藥物，應每 4 ～ 6 個月檢查眼睛與視力；服用免疫抑制劑，可以幫助延緩狼瘡性腎炎的惡化；服用抗感染藥物，可以預防因藥物抑制免疫功能而出現的感染現象。

20. 全身性紅斑性狼瘡的臨床表徵為關節腫脹壓痛及活動時疼痛、雙頰蝴蝶斑、心內膜炎。

21. 全身性紅斑性狼瘡女性病人，於類固醇藥物治療後症狀緩解已 1 年之護理指導：類固醇藥物治療的目的為降低炎症反應；避免服用口服避孕藥；避免直接暴露於陽光下。

22. 全身性紅斑性狼瘡的診斷檢查結果：抗 DNA 抗體升高、抗核抗體 (ANA) 效價大於 80、紅血球沉降率 (ESR) 增加、C3 和 C4 補體下降。

23. 藥物誘發性狼瘡可能由於某些抗生素或抗結核病藥物引起；通常於藥物停用後消失；可能會有漿膜炎、發燒、紅疹等症狀。

24. 全身性紅斑性狼瘡的處置，目前無法治癒，只能降低炎症反應和損傷，可使用非類固醇類抗炎症藥物減輕關節疼痛，使用類固醇治療全身性症狀的急性惡化。

25. 全身性紅斑性狼瘡的護理措施：提供高蛋白、高維生素及高鐵的均衡飲食；若腎臟受到侵犯，應採低鈉、低鉀、限制蛋白的飲食；在關節炎症的急性期應予冷敷。

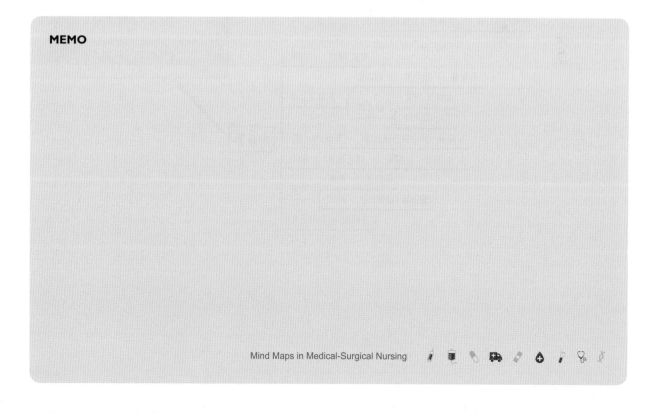

MEMO

Mind Maps in Medical-Surgical Nursing

泌尿系統基礎醫學

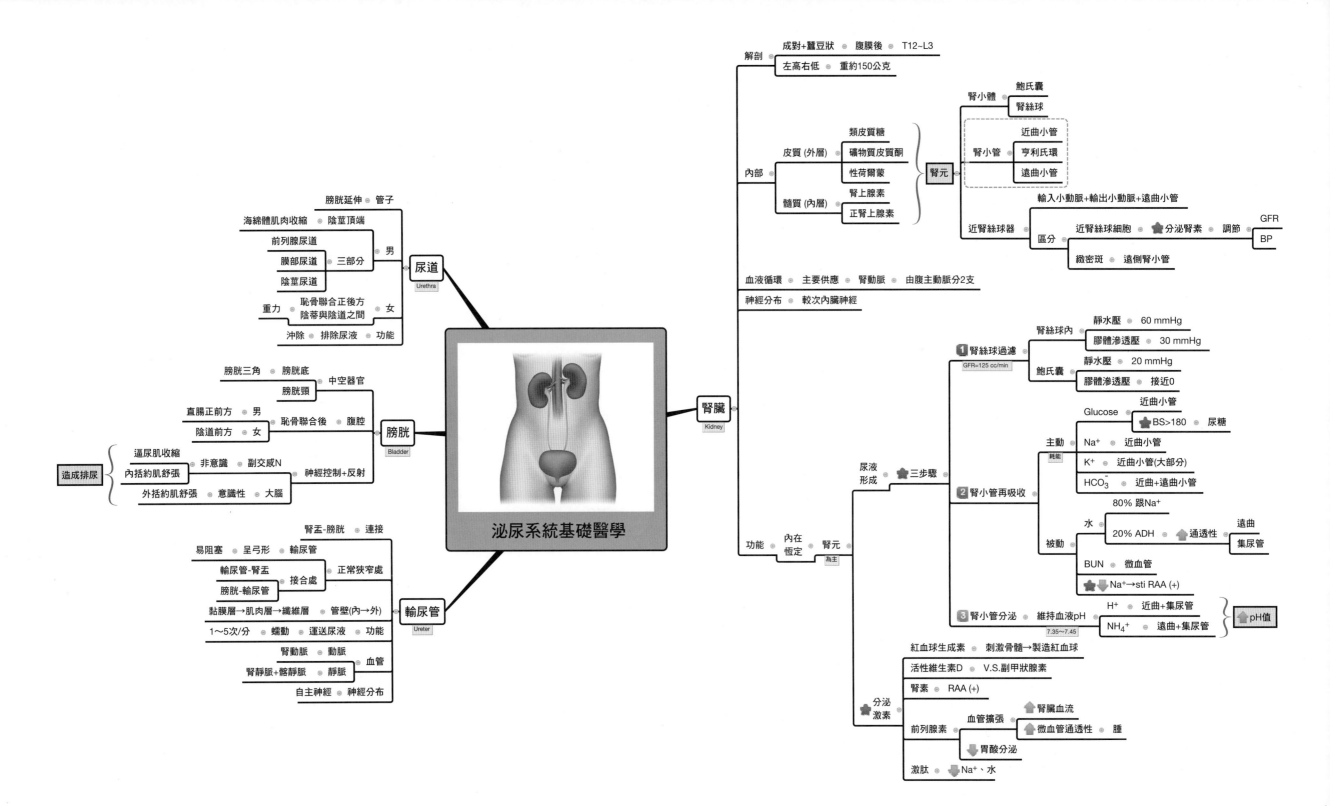

腎臟 (Kidney)

- 解剖
  - 成對+蠶豆狀 ● 腹膜後 ● T12~L3
  - 左高右低 ● 重約150公克
- 內部
  - 皮質 (外層)
    - 類皮質糖
    - 礦物質皮質酮
    - 性荷爾蒙
  - 髓質 (內層)
    - 腎上腺素
    - 正腎上腺素
  - 腎元
    - 腎小體
      - 鮑氏囊
      - 腎絲球
    - 腎小管
      - 近曲小管
      - 亨利氏環
      - 遠曲小管
    - 近腎絲球器
      - 輸入小動脈+輸出小動脈+遠曲小管
      - 區分
        - 近腎絲球細胞 ● ★分泌腎素 ● 調節 ● GFR／BP
        - 緻密斑 ● 遠側腎小管
- 血液循環 ● 主要供應 ● 腎動脈 ● 由腹主動脈分2支
- 神經分布 ● 較次內臟神經
- 功能
  - 內在恆定 ● 腎元 ● 為主
    - 尿液形成 ● ★三步驟
      - **1** 腎絲球過濾（GFR=125 cc/min）
        - 腎絲球內
          - 靜水壓 ● 60 mmHg
          - 膠體滲透壓 ● 30 mmHg
        - 鮑氏囊
          - 靜水壓 ● 20 mmHg
          - 膠體滲透壓 ● 接近0
      - **2** 腎小管再吸收
        - 主動（耗能）
          - Glucose ● 近曲小管 ● ★$BS>180$ ● 尿糖
          - Na^+ ● 近曲小管
          - K^+ ● 近曲小管(大部分)
          - HCO_3^- ● 近曲+遠曲小管
        - 被動
          - 水 ● 80% 跟Na^+ ／ 20% ADH ● ⬆通透性 ● 遠曲+集尿管
          - BUN ● 微血管
          - ★Na^+→sti RAA (+)
      - **3** 腎小管分泌 ● 維持血液pH（7.35~7.45）
        - H^+ ● 近曲+集尿管
        - NH_4^+ ● 遠曲+集尿管
        - ⬆pH值
  - 分泌激素
    - 紅血球生成素 ● 刺激骨髓→製造紅血球
    - 活性維生素D ● V.S.副甲狀腺素
    - 腎素 ● RAA (+)
    - 前列腺素
      - ⬆腎臟血流
      - 血管擴張 ● ⬆微血管通透性 ● 腫
      - ⬇胃酸分泌
    - 激肽 ● ⬇Na^+、水

尿道 (Urethra)

- 膀胱延伸 ● 管子
- 海綿體肌肉收縮 ● 陰莖頂端
- 男 ● 三部分
  - 前列腺尿道
  - 膜部尿道
  - 陰莖尿道
- 女
  - 恥骨聯合正後方
  - 陰蒂與陰道之間
  - 重力
- 沖除 ● 排除尿液 ● 功能

膀胱 (Bladder)

- 膀胱三角 ● 膀胱底
- 膀胱頸
- 中空器官
- 男 ● 直腸正前方
- 女 ● 陰道前方
- 恥骨聯合後 ● 腹腔
- 神經控制+反射
  - 造成排尿
    - 逼尿肌收縮
    - 內括約肌舒張 ● 非意識 ● 副交感N
    - 外括約肌舒張 ● 意識性 ● 大腦

輸尿管 (Ureter)

- 腎盂-膀胱 ● 連接
- 易阻塞 ● 呈弓形 ● 輸尿管
- 正常狹窄處 ● 接合處
  - 輸尿管-腎盂
  - 膀胱-輸尿管
- 黏膜層→肌肉層→纖維層 ● 管壁(內→外)
- 1~5次/分 ● 蠕動 ● 運送尿液 ● 功能
- 血管
  - 腎動脈 ● 動脈
  - 腎靜脈+髂靜脈 ● 靜脈
- 自主神經 ● 神經分布

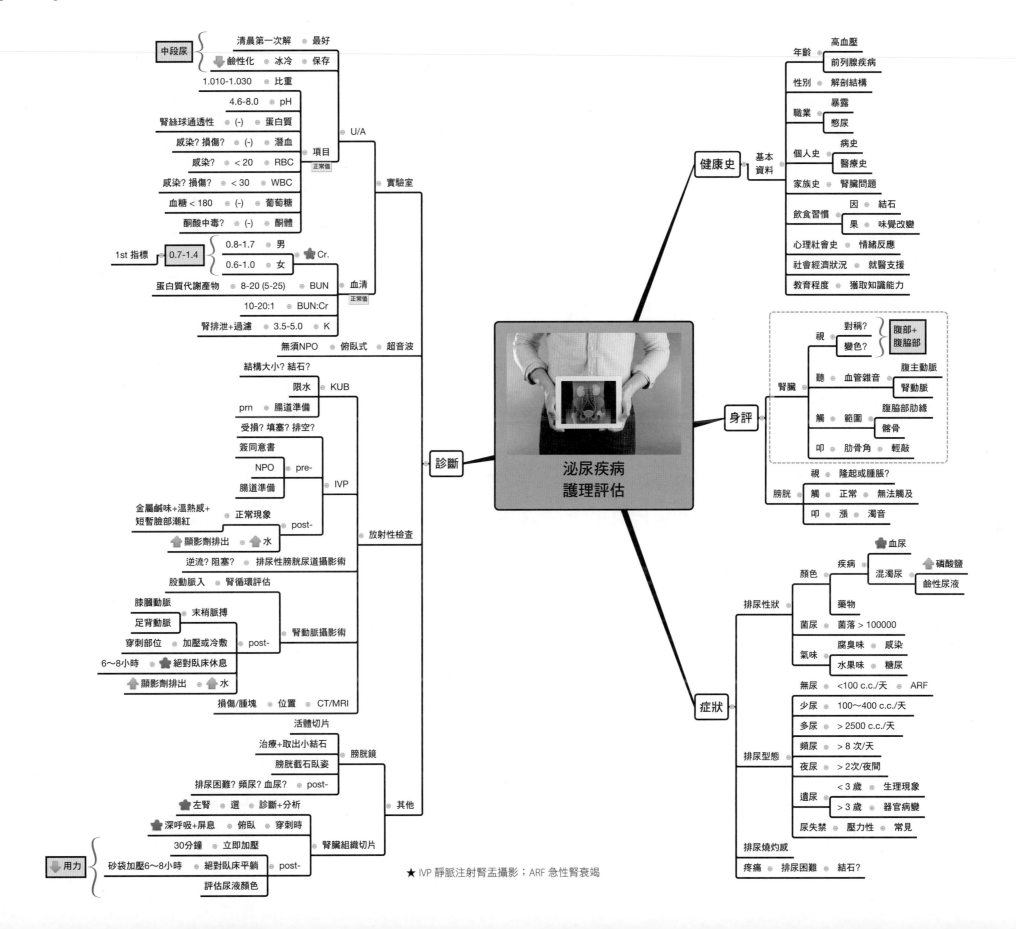

中段尿 — 清晨第一次解 ● 最好
⬇ 鹼性化 ● 冰冷 ● 保存

1.010-1.030 ● 比重
4.6-8.0 ● pH
腎絲球通透性 ● (-) ● 蛋白質
感染? 損傷? ● (-) ● 潛血
感染? ● < 20 ● RBC   項目   ● U/A
感染? 損傷? ● < 30 ● WBC   正常值
血糖 < 180 ● (-) ● 葡萄糖
酮酸中毒? ● (-) ● 酮體   ● 實驗室

1st 指標 0.7-1.4   0.8-1.7 ● 男   ✿ Cr.
                      0.6-1.0 ● 女
蛋白質代謝產物 ● 8-20 (5-25) ● BUN   ● 血清
                 10-20:1 ● BUN:Cr   正常值
腎排泄+過濾 ● 3.5-5.0 ● K

無須NPO ● 俯臥式 ● 超音波

結構大小? 結石? ● 結石?
限水 ● KUB
prn ● 腸道準備

受損? 填塞? 排空?
簽同意書
NPO ● pre-
腸道準備 ● IVP

金屬鹹味+溫熱感+
短暫臉部潮紅 ● 正常現象
⬆ 顯影劑排出 ● ⬆ 水 ● post-   ● 放射性檢查
逆流? 阻塞? ● 排尿性膀胱尿道攝影術

股動脈入 ● 腎循環評估
膝膕動脈
足背動脈 ● 末梢脈搏
穿刺部位 ● 加壓或冷敷   ● post- ● 腎動脈攝影術
6～8小時 ● ✿ 絕對臥床休息
⬆ 顯影劑排出 ● ⬆ 水

損傷/腫塊 ● 位置 ● CT/MRI

活體切片
治療+取出小結石
膀胱截石臥姿   ● 膀胱鏡
排尿困難? 頻尿? 血尿? ● post-

✿ 左腎 ● 選 ● 診斷+分析   ● 其他
✿ 深呼吸+屏息 ● 俯臥 ● 穿刺時
30分鐘 ● 立即加壓
⬇ 用力 砂袋加壓6～8小時 ● 絕對臥床平躺 ● post- ● 腎臟組織切片
評估尿液顏色

● 診斷

**泌尿疾病
護理評估**

● 健康史 — 基本資料
年齡 — 高血壓 / 前列腺疾病
性別 ● 解剖結構
職業 — 暴露 / 憋尿
個人史 — 病史 / 醫療史
家族史 ● 腎臟問題
飲食習慣 — 因 ● 結石 / 果 ● 味覺改變
心理社會史 ● 情緒反應
社會經濟狀況 ● 就醫支援
教育程度 ● 獲取知識能力

● 身評
腎臟 — 視 — 對稱? / 變色? 腹部+腹脇部
       聽 — 血管雜音 — 腹主動脈 / 腎動脈
       觸 ● 範圍 — 腹脇部肋緣 / 髂骨
       叩 ● 肋骨角 ● 輕敲
膀胱 — 視 ● 隆起或腫脹?
       觸 ● 正常 ● 無法觸及
       叩 ● 漲 ● 濁音

● 症狀
排尿性狀 —
顏色 — 疾病 — ⬆ 血尿 / 混濁尿 — ⬆ 磷酸鹽 / 鹼性尿液
       藥物
菌尿 ● 菌落 > 100000
氣味 — 腐臭味 ● 感染 / 水果味 ● 糖尿

排尿型態 —
無尿 ● <100 c.c./天 ● ARF
少尿 ● 100～400 c.c./天
多尿 ● > 2500 c.c./天
頻尿 ● > 8 次/天
夜尿 ● > 2次/夜間
遺尿 — < 3 歲 ● 生理現象 / > 3 歲 ● 器官病變
尿失禁 ● 壓力性 ● 常見

排尿燒灼感
疼痛 ● 排尿困難 ● 結石?

★ IVP 靜脈注射腎盂攝影；ARF 急性腎衰竭

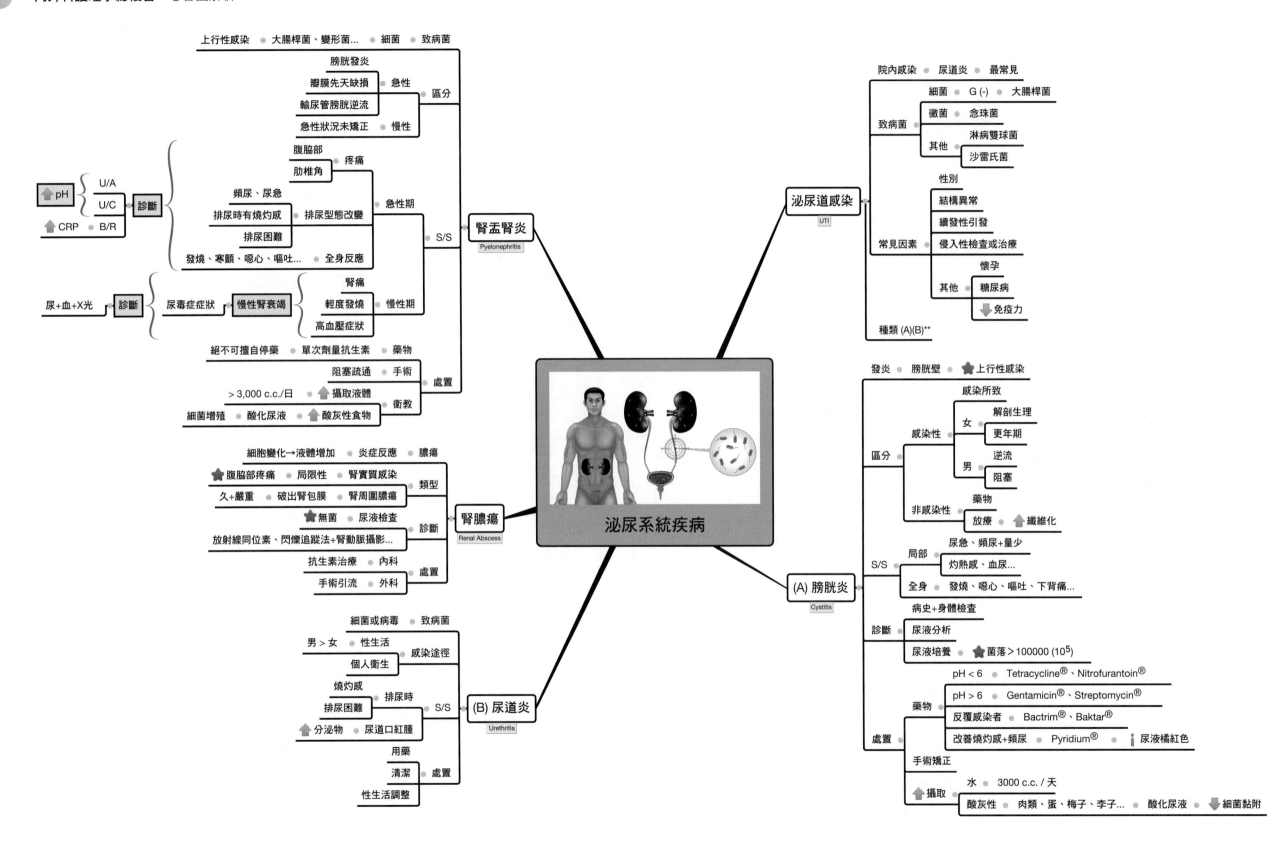

泌尿系統疾病

泌尿道感染 UTI

- 院內感染 ● 尿道炎 ● 最常見
- 致病菌
  - 細菌 ● G (-) ● 大腸桿菌
  - 黴菌 ● 念珠菌
  - 其他
    - 淋病雙球菌
    - 沙雷氏菌
- 常見因素
  - 性別
  - 結構異常
  - 續發性引發
  - 侵入性檢查或治療
  - 其他
    - 懷孕
    - 糖尿病
    - ⬇免疫力
- 種類 (A)(B)**

腎盂腎炎 Pyelonephritis

- 致病菌 ● 細菌 ● 大腸桿菌、變形菌... ● 上行性感染
- 區分
  - 急性 ● 膀胱發炎 ● 瓣膜先天缺損 ● 輸尿管膀胱逆流
  - 慢性 ● 急性狀況未矯正
- S/S
  - 急性期
    - 疼痛 ● 腹脇部 ● 肋椎角
    - 排尿型態改變 ● 頻尿、尿急 ● 排尿時有燒灼感 ● 排尿困難
    - 全身反應 ● 發燒、寒顫、噁心、嘔吐...
  - 慢性期
    - 腎痛
    - 輕度發燒
    - 高血壓症狀
- 處置
  - 藥物 ● 單次劑量抗生素 ● 絕不可擅自停藥
  - 手術 ● 阻塞疏通
  - 衛教 ● ⬆攝取液體 ● > 3,000 c.c./日 ● ⬆酸灰性食物 ● 酸化尿液 ● 細菌增殖

診斷
- U/A
- U/C ● ⬆pH
- B/R ● ⬆CRP

診斷（慢性腎衰竭）
- 尿+血+X光
- 尿毒症症狀

腎膿瘍 Renal Abscess

- 膿瘍 ● 炎症反應 ● 細胞變化→液體增加
- 類型
  - 腎實質感染 ● 局限性 ● ★腹脇部疼痛
  - 腎周圍膿瘍 ● 破出腎包膜 ● 久+嚴重
- 診斷
  - 尿液檢查 ● ★無菌
  - 放射線同位素、閃爍追蹤法+腎動脈攝影...
- 處置
  - 內科 ● 抗生素治療
  - 外科 ● 手術引流

(B) 尿道炎 Urethritis

- 致病菌 ● 細菌或病毒
- 感染途徑 ● 性生活 ● 男 > 女 ● 個人衛生
- S/S
  - 排尿時 ● 燒灼感 ● 排尿困難
  - 尿道口紅腫 ● ⬆分泌物
- 處置
  - 用藥
  - 清潔
  - 性生活調整

(A) 膀胱炎 Cystitis

- 發炎 ● 膀胱壁 ● ★上行性感染
- 區分
  - 感染性 ● 感染所致
    - 女 ● 解剖生理 ● 更年期
    - 男 ● 逆流 ● 阻塞
  - 非感染性
    - 藥物
    - 放療 ● ⬆纖維化
- S/S
  - 局部 ● 尿急、頻尿+量少 ● 灼熱感、血尿...
  - 全身 ● 發燒、噁心、嘔吐、下背痛...
- 診斷
  - 病史+身體檢查
  - 尿液分析
  - 尿液培養 ● ★菌落 > 100000 (10^5)
- 處置
  - 藥物
    - pH < 6 ● Tetracycline®、Nitrofurantoin®
    - pH > 6 ● Gentamicin®、Streptomycin®
    - 反覆感染者 ● Bactrim®、Baktar®
    - 改善燒灼感+頻尿 ● Pyridium® ● ⚡尿液橘紅色
  - 手術矯正
  - ⬆攝取
    - 水 ● 3000 c.c. / 天
    - 酸灰性 ● 肉類、蛋、梅子、李子... ● 酸化尿液 ● ⬇細菌黏附

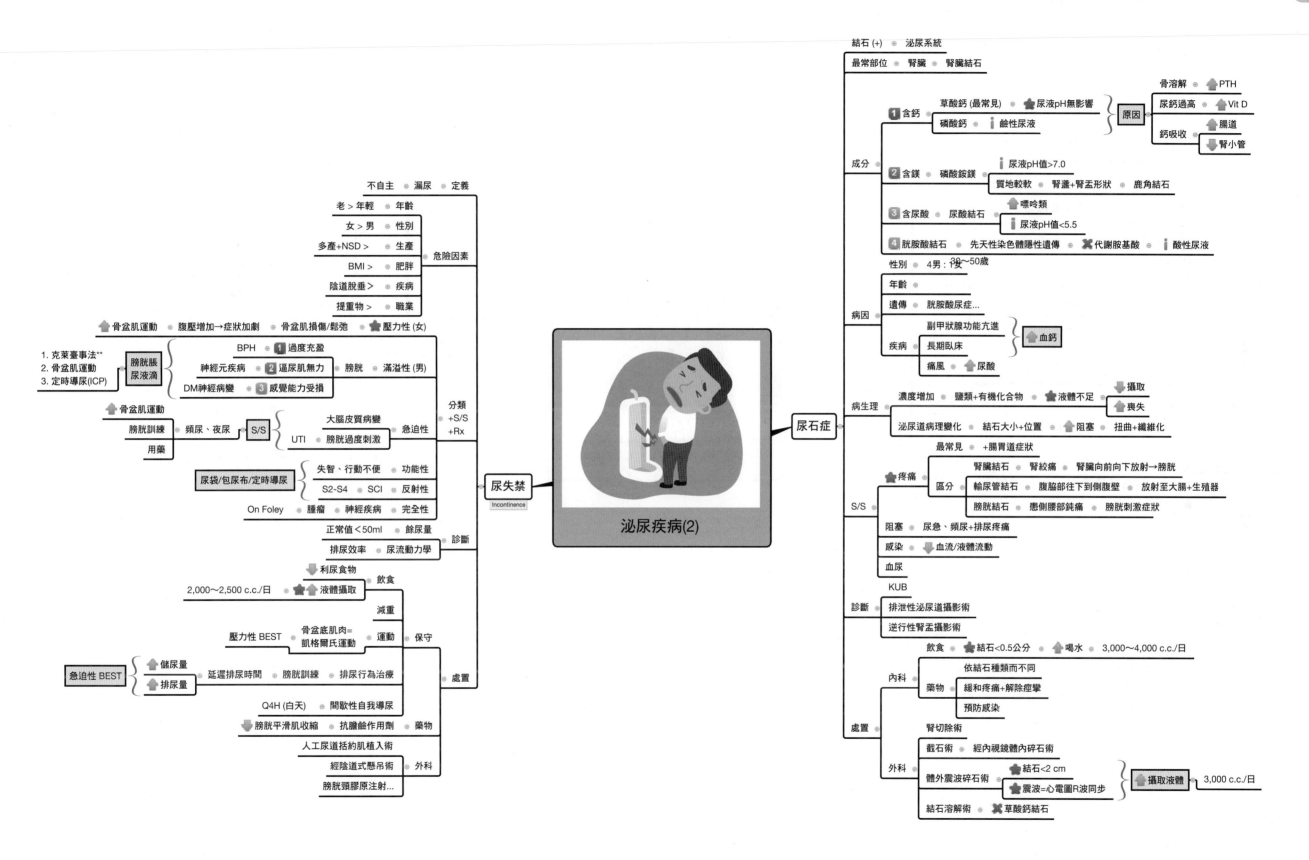

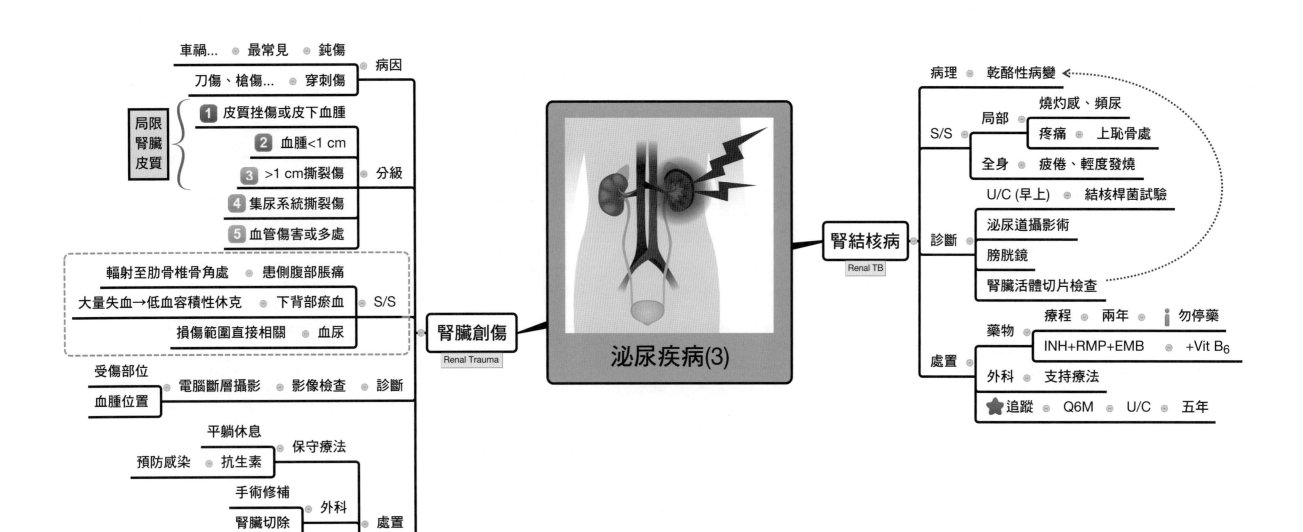

泌尿疾病(3)

腎臟創傷 (Renal Trauma)

- 病因
  - 鈍傷 ◦ 最常見 ◦ 車禍...
  - 穿刺傷 ◦ 刀傷、槍傷...
- 分級
  - 局限腎臟皮質
    - 1 皮質挫傷或皮下血腫
    - 2 血腫<1 cm
    - 3 >1 cm 撕裂傷
  - 4 集尿系統撕裂傷
  - 5 血管傷害或多處
- S/S
  - 患側腹部脹痛 ◦ 輻射至肋骨椎骨角處
  - 下背部瘀血 ◦ 大量失血→低血容積性休克
  - 血尿 ◦ 損傷範圍直接相關
- 診斷
  - 影像檢查 ◦ 電腦斷層攝影
    - 受傷部位
    - 血腫位置
- 處置
  - 保守療法
    - 平躺休息
    - 抗生素 ◦ 預防感染
  - 外科
    - 手術修補
    - 腎臟切除
  - ★ 觀察排尿型態
    - 澄清度
    - 顏色
    - 尿量

腎結核病 (Renal TB)

- 病理 ◦ 乾酪性病變
- S/S
  - 局部
    - 燒灼感、頻尿
    - 疼痛 ◦ 上恥骨處
  - 全身 ◦ 疲倦、輕度發燒
- 診斷
  - U/C (早上) ◦ 結核桿菌試驗
  - 泌尿道攝影術
  - 膀胱鏡
  - 腎臟活體切片檢查
- 處置
  - 藥物
    - 療程 ◦ 兩年 ◦ ⓘ 勿停藥
    - INH+RMP+EMB ◦ +Vit B_6
  - 外科 ◦ 支持療法
  - ★ 追蹤 ◦ Q6M ◦ U/C ◦ 五年

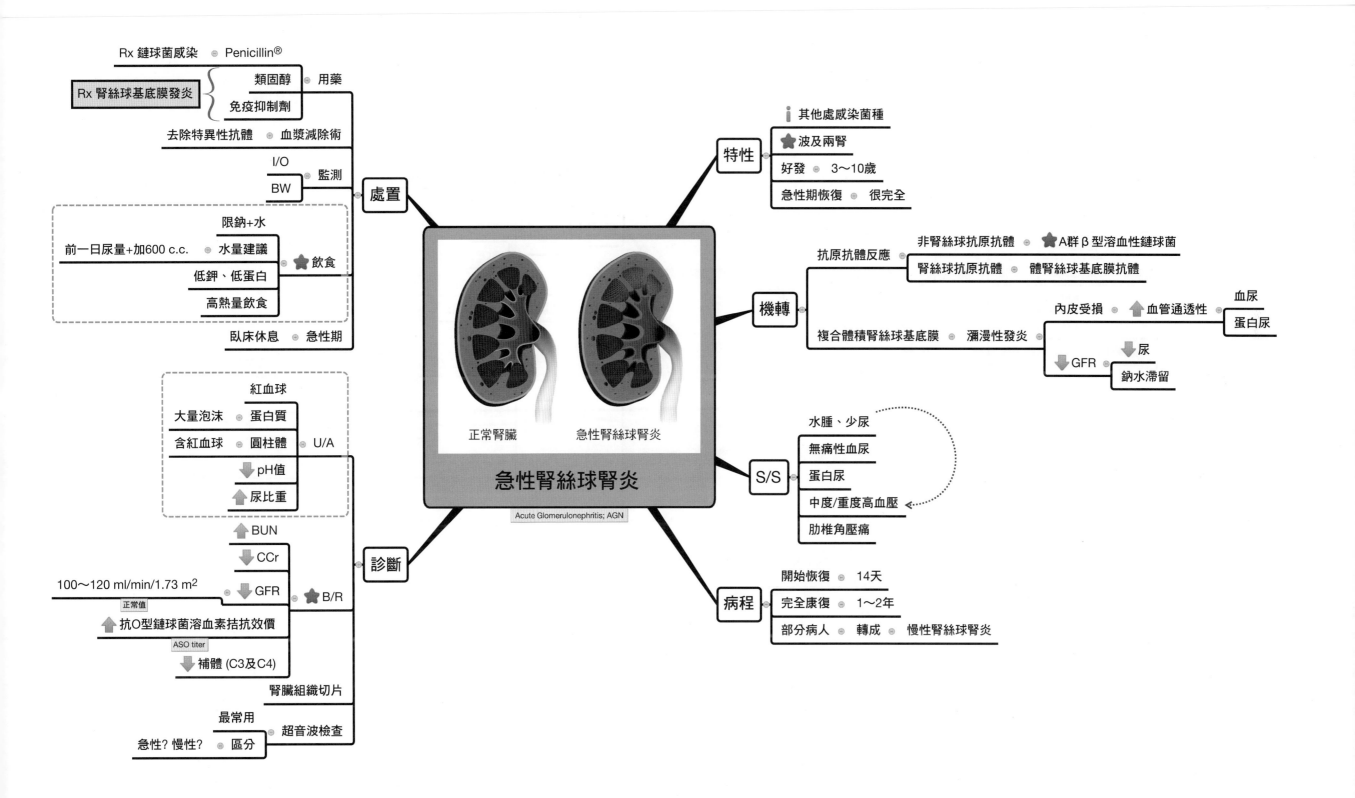

Rx 鏈球菌感染 ◉ Penicillin®

Rx 腎絲球基底膜發炎 { 類固醇 ◉ 用藥
免疫抑制劑

去除特異性抗體 ◉ 血漿減除術

I/O
BW } ◉ 監測 } ◉ 處置

限鈉＋水
前一日尿量＋加600 c.c. ◉ 水量建議
低鉀、低蛋白 } ★ 飲食
高熱量飲食

臥床休息 ◉ 急性期

特性
其他處感染菌種
★ 波及兩腎
好發 ◉ 3～10歲
急性期恢復 ◉ 很完全

機轉
抗原抗體反應 { 非腎絲球抗原抗體 ◉ ★ A群β型溶血性鏈球菌
腎絲球抗原抗體 ◉ 體腎絲球基底膜抗體
複合體積腎絲球基底膜 ◉ 瀰漫性發炎

內皮受損 ◉ ⬆血管通透性 { 血尿
蛋白尿
⬇GFR { ⬇尿
鈉水滯留

紅血球
大量泡沫 ◉ 蛋白質
含紅血球 ◉ 圓柱體 } ◉ U/A
⬇pH值
⬆尿比重

⬆BUN
⬇CCr
100～120 ml/min/1.73 m² ⬇GFR } ★ B/R
正常值
⬆抗O型鏈球菌溶血素拮抗效價
ASO titer
⬇補體 (C3及C4)

腎臟組織切片

最常用
急性? 慢性? ◉ 區分 } ◉ 超音波檢查

} ◉ 診斷

急性腎絲球腎炎
Acute Glomerulonephritis; AGN

正常腎臟　　急性腎絲球腎炎

S/S
水腫、少尿
無痛性血尿
蛋白尿
中度/重度高血壓
肋椎角壓痛

病程
開始恢復 ◉ 14天
完全康復 ◉ 1～2年
部分病人 ◉ 轉成 ◉ 慢性腎絲球腎炎

★ CCr 肌酸酐廓清率

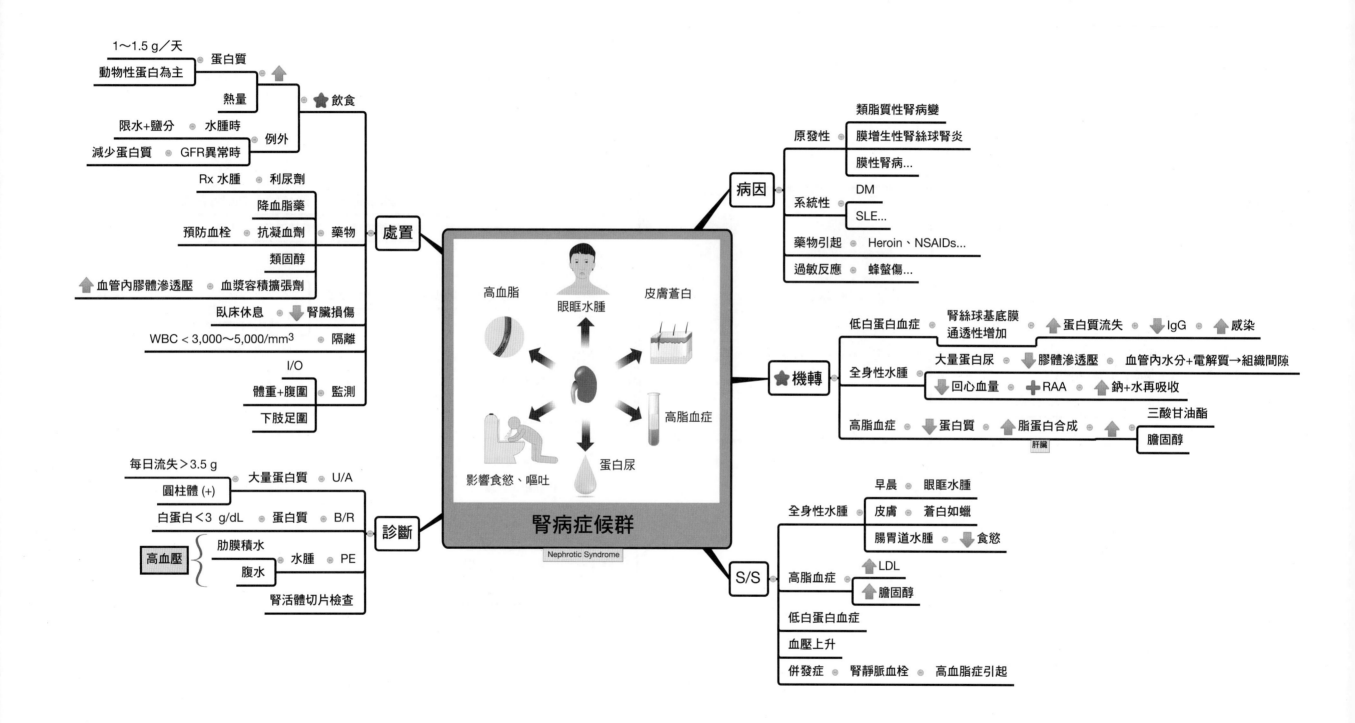

1～1.5 g／天

動物性蛋白為主 ● 蛋白質

熱量

限水+鹽分 ● 水腫時

減少蛋白質 ● GFR異常時 ● 例外

★ 飲食

Rx 水腫 ● 利尿劑

降血脂藥

預防血栓 ● 抗凝血劑 ● 藥物

類固醇

⬆血管內膠體滲透壓 ● 血漿容積擴張劑

臥床休息 ● ⬇腎臟損傷

WBC < 3,000～5,000/mm³ ● 隔離

I/O

體重+腹圍 ● 監測

下肢足圍

處置

病因

原發性
- 類脂質性腎病變
- 膜增生性腎絲球腎炎
- 膜性腎病...

系統性
- DM
- SLE...

藥物引起 ● Heroin、NSAIDs...

過敏反應 ● 蜂螫傷...

★ 機轉

低白蛋白血症 ● 腎絲球基底膜通透性增加 ● ⬆蛋白質流失 ● ⬇IgG ● ⬆感染

全身性水腫 ● 大量蛋白尿 ● ⬇膠體滲透壓 ● 血管內水分+電解質→組織間隙

⬇回心血量 ● ➕RAA ● ⬆鈉+水再吸收

高脂血症 ● ⬇蛋白質 ● ⬆脂蛋白合成 ● ⬆
肝臟
- 三酸甘油酯
- 膽固醇

高血脂

皮膚蒼白

眼眶水腫

高脂血症

影響食慾、嘔吐

蛋白尿

腎病症候群

Nephrotic Syndrome

每日流失＞3.5 g

圓柱體 (+) ● 大量蛋白質 ● U/A

白蛋白＜3 g/dL ● 蛋白質 ● B/R

高血壓 { 肋膜積水
腹水 } ● 水腫 ● PE

腎活體切片檢查

診斷

S/S

全身性水腫
- 早晨 ● 眼眶水腫
- 皮膚 ● 蒼白如蠟
- 腸胃道水腫 ● ⬇食慾

高脂血症 ● ⬆LDL ● ⬆膽固醇

低白蛋白血症

血壓上升

併發症 ● 腎靜脈血栓 ● 高血脂症引起

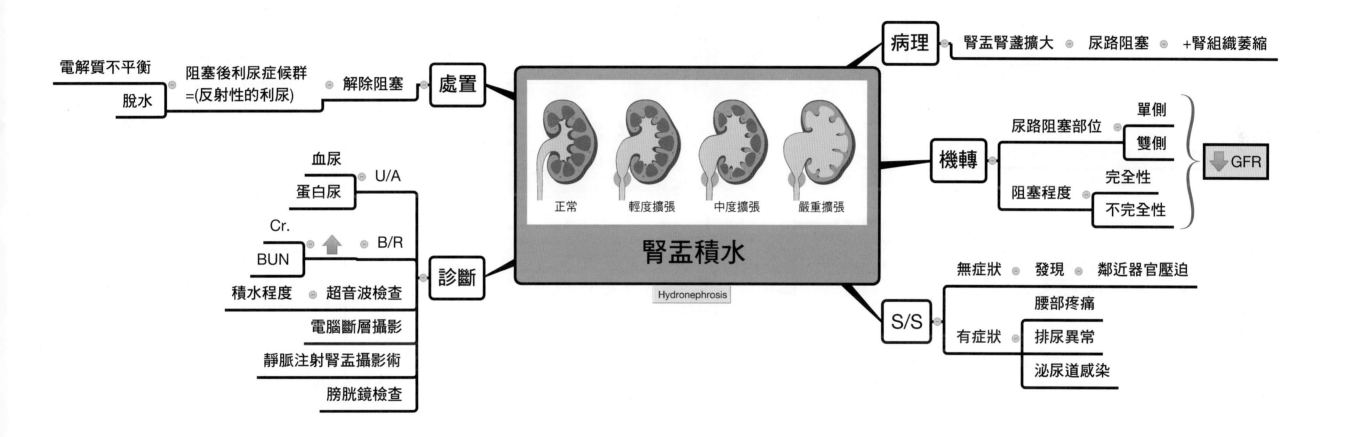

病理　腎盂腎盞擴大　尿路阻塞　+腎組織萎縮

電解質不平衡
脫水
阻塞後利尿症候群 =(反射性的利尿)
解除阻塞
處置

機轉
尿路阻塞部位　單側　雙側
阻塞程度　完全性　不完全性
⬇GFR

血尿
蛋白尿　U/A
Cr.　⬆　B/R
BUN
積水程度　超音波檢查
電腦斷層攝影
靜脈注射腎盂攝影術
膀胱鏡檢查
診斷

腎盂積水
正常　輕度擴張　中度擴張　嚴重擴張
Hydronephrosis

S/S
無症狀　發現　鄰近器官壓迫
有症狀　腰部疼痛　排尿異常　泌尿道感染

★縮寫請見「閱讀指引」

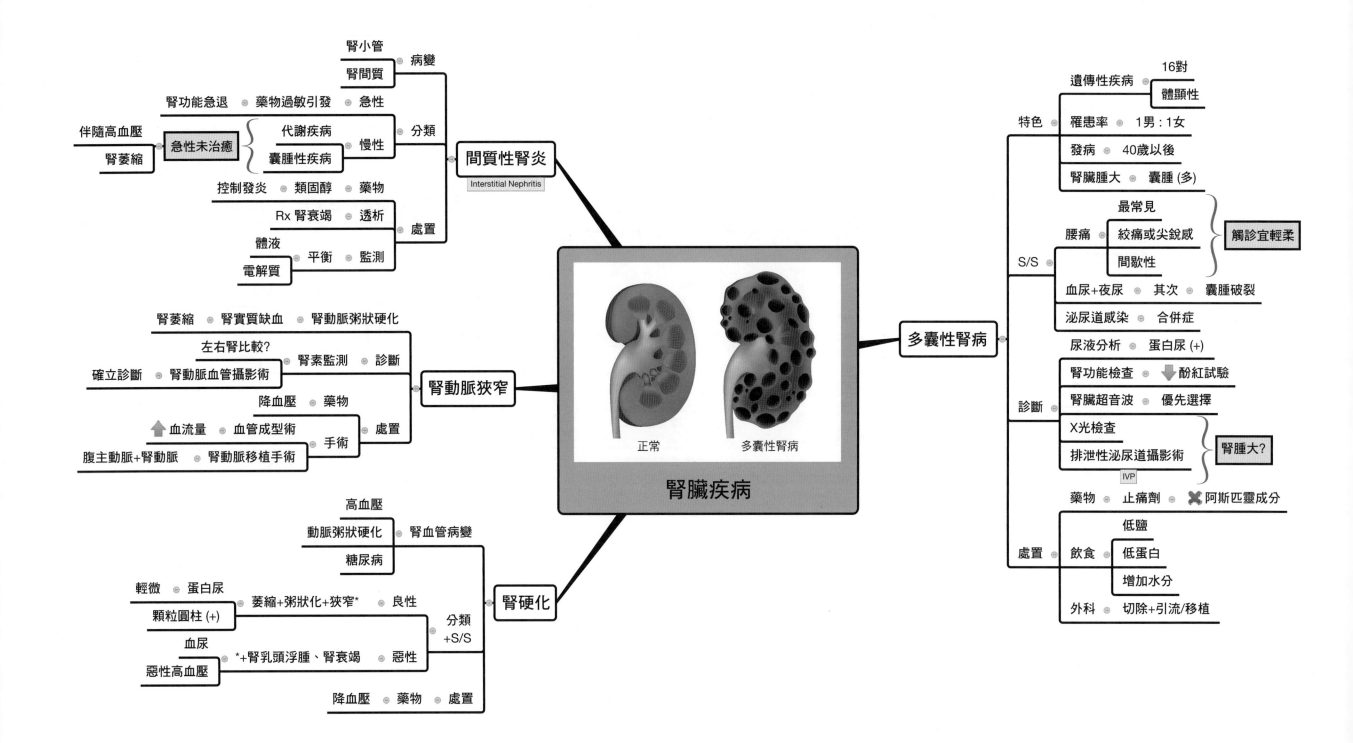

腎小管
腎間質　◎ 病變

腎功能急退　◎ 藥物過敏引發　◎ 急性

伴隨高血壓　　代謝疾病
腎萎縮　　急性未治癒　{　　　◎ 慢性　◎ 分類
　　　　　囊腫性疾病

控制發炎　◎ 類固醇　◎ 藥物
Rx 腎衰竭　◎ 透析　◎ 處置
體液
　　◎ 平衡　◎ 監測
電解質

間質性腎炎
Interstitial Nephritis

腎萎縮　◎ 腎實質缺血　◎ 腎動脈粥狀硬化
左右腎比較?　　腎素監測　◎ 診斷
確立診斷　◎ 腎動脈血管攝影術
降血壓　◎ 藥物
↑血流量　◎ 血管成型術　◎ 處置
腹主動脈+腎動脈　◎ 腎動脈移植手術　◎ 手術

腎動脈狹窄

高血壓
動脈粥狀硬化　◎ 腎血管病變
糖尿病

輕微　◎ 蛋白尿
顆粒圓柱 (+)　　萎縮+粥狀化+狹窄*　◎ 良性
血尿　　　　　　　　　　　　　　◎ 分類 +S/S
惡性高血壓　*+腎乳頭浮腫、腎衰竭　◎ 惡性
降血壓　◎ 藥物　◎ 處置

腎硬化

腎臟疾病
正常　　多囊性腎病

16對
遺傳性疾病　　體顯性
特色　　罹患率　1男:1女
發病　40歲以後
腎臟腫大　◎ 囊腫 (多)

最常見
S/S　腰痛　絞痛或尖銳感　　觸診宜輕柔
間歇性
血尿+夜尿　◎ 其次　◎ 囊腫破裂
泌尿道感染　◎ 合併症

尿液分析　◎ 蛋白尿 (+)
腎功能檢查　◎ ↓酚紅試驗
診斷　腎臟超音波　◎ 優先選擇
X光檢查
排泄性泌尿道攝影術　　腎腫大?
IVP

藥物　◎ 止痛劑　◎ ✖阿斯匹靈成分
低鹽
處置　飲食　低蛋白
增加水分
外科　◎ 切除+引流/移植

多囊性腎病

★縮寫請見「閱讀指引」

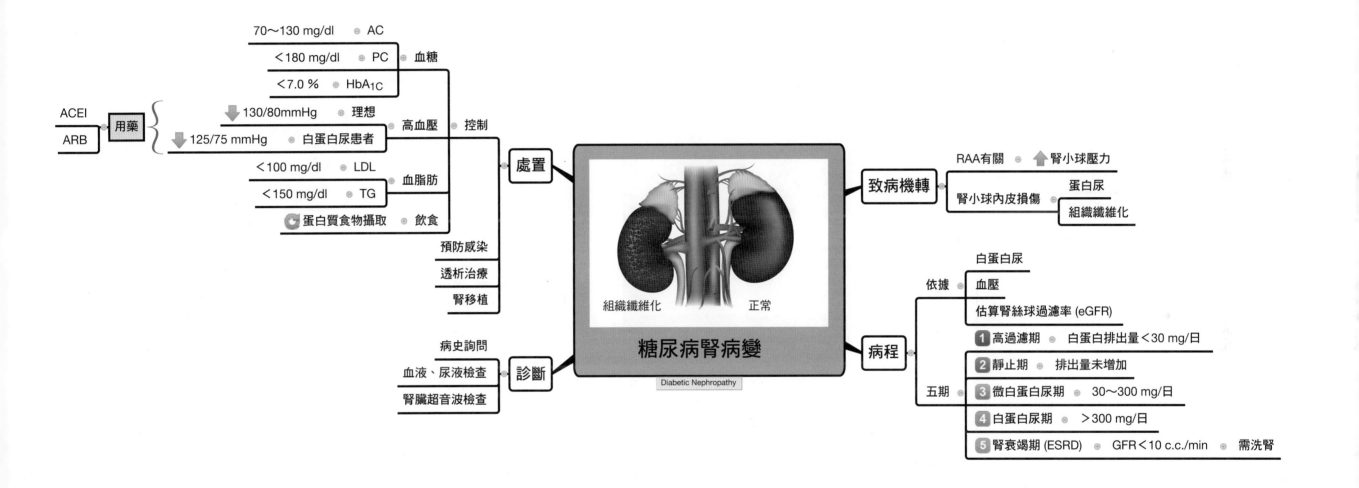

ACEI
ARB
用藥

70～130 mg/dl ● AC
＜180 mg/dl ● PC ｝血糖
＜7.0 % ● HbA$_{1C}$
⬇130/80mmHg ● 理想 ｝高血壓
⬇125/75 mmHg ● 白蛋白尿患者
＜100 mg/dl ● LDL ｝血脂肪
＜150 mg/dl ● TG
🕐蛋白質食物攝取 ● 飲食
控制

預防感染
透析治療
腎移植

處置

病史詢問
血液、尿液檢查
腎臟超音波檢查

診斷

糖尿病腎病變
組織纖維化　　　正常
Diabetic Nephropathy

致病機轉
RAA有關 ● ⬆腎小球壓力
腎小球內皮損傷
蛋白尿
組織纖維化

病程
依據
白蛋白尿
血壓
估算腎絲球過濾率 (eGFR)
五期
1 高過濾期 ● 白蛋白排出量＜30 mg/日
2 靜止期 ● 排出量未增加
3 微白蛋白尿期 ● 30～300 mg/日
4 白蛋白尿期 ● ＞300 mg/日
5 腎衰竭期 (ESRD) ● GFR＜10 c.c./min ● 需洗腎

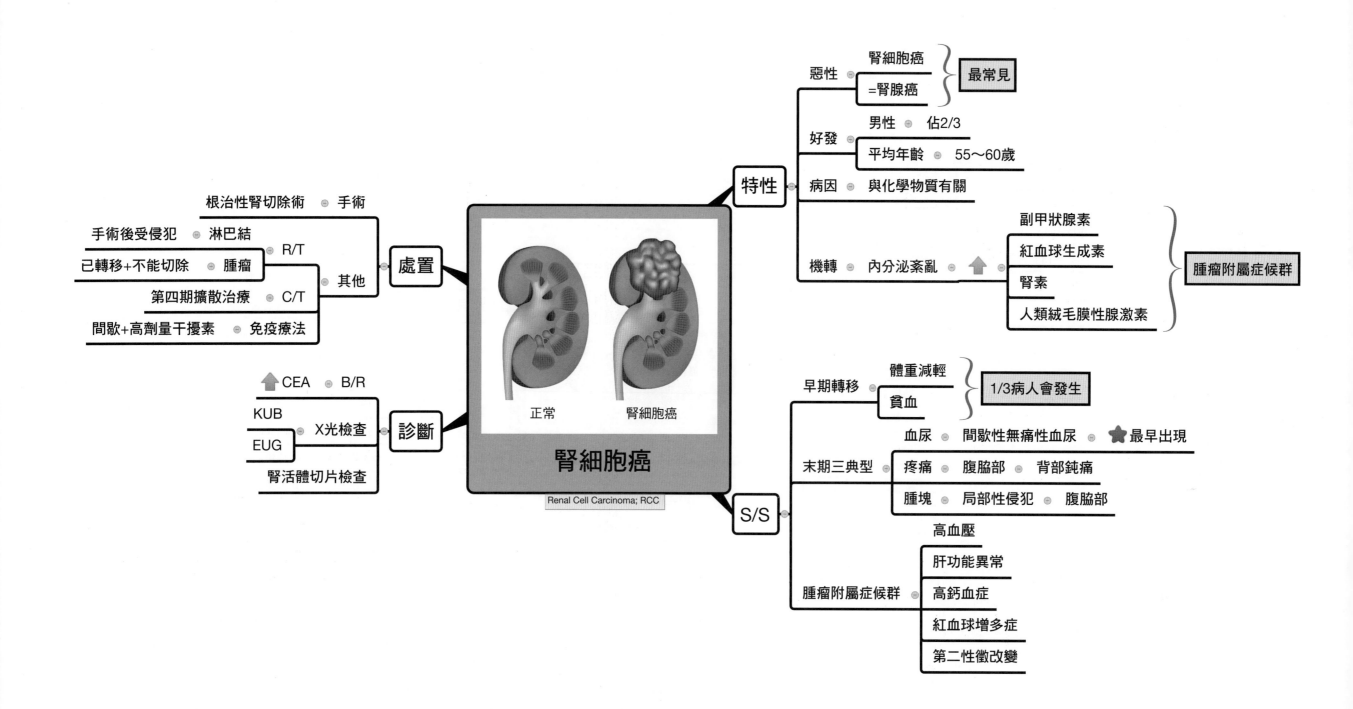

根治性腎切除術 ◉ 手術

手術後受侵犯 ◉ 淋巴結

已轉移+不能切除 ◉ 腫瘤 ┐ ◉ R/T

第四期擴散治療 ◉ C/T ┘ ◉ 其他

間歇+高劑量干擾素 ◉ 免疫療法

處置

🔺 CEA ◉ B/R

KUB ┐ ◉ X光檢查

EUG ┘

腎活體切片檢查

診斷

腎細胞癌

正常　　腎細胞癌

Renal Cell Carcinoma; RCC

特性

惡性 ◉ ┌ 腎細胞癌
　　　└ =腎腺癌 ┘ 最常見

好發 ◉ ┌ 男性 ◉ 佔2/3
　　　└ 平均年齡 ◉ 55～60歲

病因 ◉ 與化學物質有關

機轉 ◉ 內分泌紊亂 🔺 ┌ 副甲狀腺素
　　　　　　　　　　├ 紅血球生成素
　　　　　　　　　　├ 腎素　　　　　┤ 腫瘤附屬症候群
　　　　　　　　　　└ 人類絨毛膜性腺激素

S/S

早期轉移 ◉ ┌ 體重減輕 ┐
　　　　　　└ 貧血　　　┘ 1/3病人會發生

末期三典型 ◉ ┌ 血尿 ◉ 間歇性無痛性血尿 ◉ ⭐最早出現
　　　　　　　├ 疼痛 ◉ 腹脇部　背部鈍痛
　　　　　　　└ 腫塊 ◉ 局部性侵犯　腹脇部

腫瘤附屬症候群 ◉ ┌ 高血壓
　　　　　　　　　├ 肝功能異常
　　　　　　　　　├ 高鈣血症
　　　　　　　　　├ 紅血球增多症
　　　　　　　　　└ 第二性徵改變

★ EUG 排泄性泌尿道攝影術

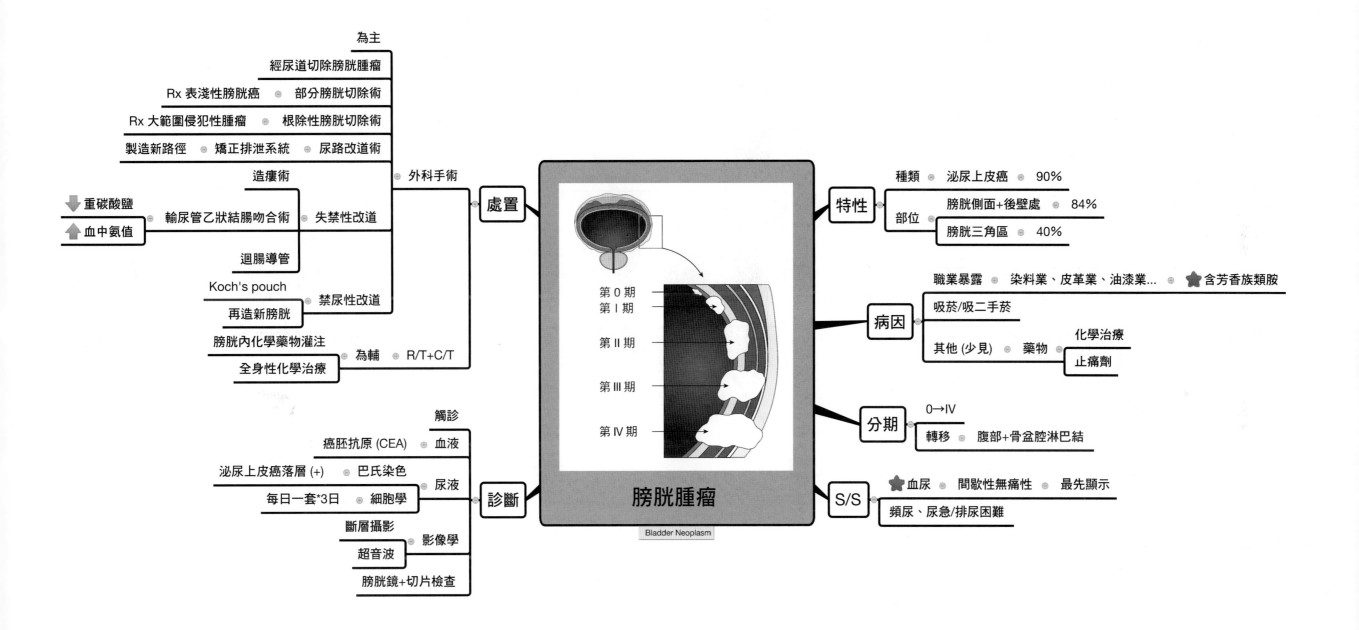

為主

經尿道切除膀胱腫瘤

Rx 表淺性膀胱癌　◉　部分膀胱切除術

Rx 大範圍侵犯性腫瘤　◉　根除性膀胱切除術

製造新路徑　◉　矯正排泄系統　◉　尿路改道術

造瘻術

⬇ 重碳酸鹽

輸尿管乙狀結腸吻合術　◉　失禁性改道　　◉　外科手術

⬆ 血中氨值

迴腸導管

Koch's pouch

再造新膀胱　　　　◉　禁尿性改道

膀胱內化學藥物灌注　　　　　　◉　為輔　◉　R/T+C/T

全身性化學治療

觸診

癌胚抗原 (CEA)　◉　血液

泌尿上皮癌落層 (+)　◉　巴氏染色

每日一套*3日　◉　細胞學　　◉　尿液　　◉　診斷

斷層攝影

超音波　　◉　影像學

膀胱鏡+切片檢查

處置

第 0 期
第 Ⅰ 期
第 Ⅱ 期
第 Ⅲ 期
第 Ⅳ 期

膀胱腫瘤

Bladder Neoplasm

特性　　種類　◉　泌尿上皮癌　　90%

部位　◉　膀胱側面+後壁處　　84%

膀胱三角區　　40%

職業暴露　◉　染料業、皮革業、油漆業...　　★ 含芳香族類胺

吸菸/吸二手菸　　◉　**病因**

其他 (少見)　◉　藥物　　化學治療

止痛劑

分期　◉　0→Ⅳ

轉移　◉　腹部+骨盆腔淋巴結

S/S　★ 血尿　◉　間歇性無痛性　◉　最先顯示

頻尿、尿急/排尿困難

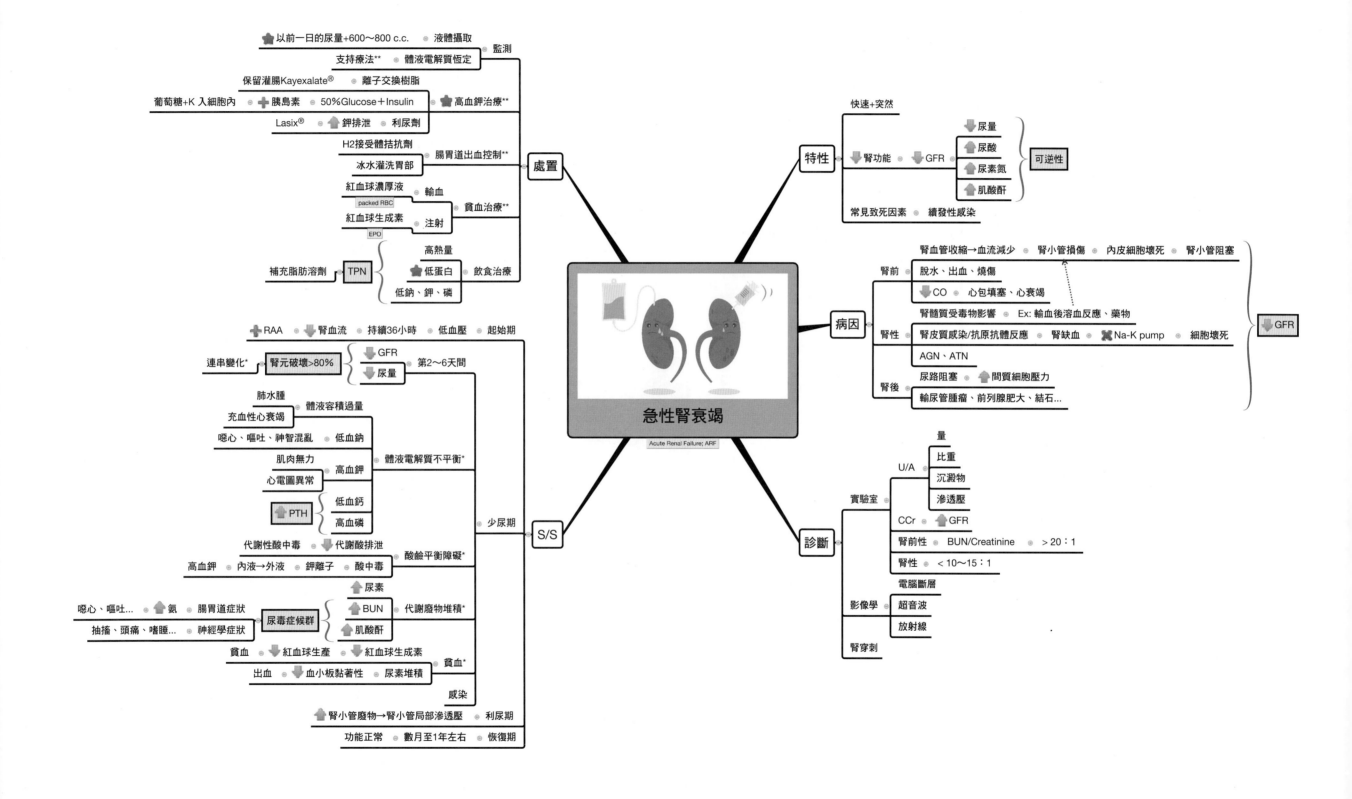

以前一日的尿量+600～800 c.c. ● 液體攝取 ● 監測
支持療法** ● 體液電解質恆定
保留灌腸Kayexalate® ● 離子交換樹脂
葡萄糖+K 入細胞內 ● ✚胰島素 ● 50%Glucose＋Insulin ● ⬆高血鉀治療**
Lasix® ● ⬆鉀排泄 ● 利尿劑
H2接受體拮抗劑 ● 腸胃道出血控制**
冰水灌洗胃部
紅血球濃厚液 ● 輸血
packed RBC
紅血球生成素 ● 注射 ● 貧血治療**
EPO
補充脂肪溶劑 ● TPN ┤ 高熱量
　　　　　　　　　　 ⬇低蛋白 ● 飲食治療
　　　　　　　　　　 低鈉、鉀、磷

處置

✚RAA ● ⬇腎血流 ● 持續36小時 ● 低血壓 ● 起始期
連串變化* ● 腎元破壞>80% ┤ ⬇GFR
　　　　　　　　　　　　　 ⬇尿量 ● 第2～6天間
肺水腫
充血性心衰竭 ● 體液容積過量
噁心、嘔吐、神智混亂 ● 低血鈉 ● 體液電解質不平衡*
肌肉無力
心電圖異常 ● 高血鉀
　　　　　 低血鈣
⬆PTH ┤
　　　　　 高血磷
代謝性酸中毒 ● 代謝酸排泄 ● 酸鹼平衡障礙*
高血鉀 ● 內液→外液 ● 鉀離子 ● 酸中毒
　　　　　　　⬆尿素
噁心、嘔吐... ● ⬆氨 ● 腸胃道症狀 ● 尿毒症候群 ┤ ⬆BUN ● 代謝廢物堆積*
抽搐、頭痛、嗜睡... ● 神經學症狀 　　　　　⬆肌酸酐
貧血 ● ⬇紅血球生產 ● ⬇紅血球生成素
出血 ● ⬇血小板黏著性 ● 尿素堆積 ● 貧血*
　　　　　　　　　　　　　　　 感染
⬆腎小管廢物→腎小管局部滲透壓 ● 利尿期
功能正常 ● 數月至1年左右 ● 恢復期

少尿期

S/S

快速+突然
⬇腎功能 ● ⬇GFR ┤ ⬇尿量
　　　　　　　　　 ⬆尿酸
　　　　　　　　　 ⬆尿素氮 ┤ 可逆性
　　　　　　　　　 ⬆肌酸酐
常見致死因素 ● 續發性感染

特性

急性腎衰竭
Acute Renal Failure; ARF

腎前 ┤ 腎血管收縮→血流減少 ● 腎小管損傷 ● 內皮細胞壞死 ● 腎小管阻塞
　　　 脫水、出血、燒傷
　　　 ⬇CO ● 心包填塞、心衰竭
腎髓質受毒物影響 ● Ex: 輸血後溶血反應、藥物
腎性 ┤ 腎皮質感染/抗原抗體反應 ● 腎缺血 ● ❌Na-K pump ● 細胞壞死
　　　 AGN、ATN
腎後 ┤ 尿路阻塞 ● ⬆間質細胞壓力
　　　 輸尿管腫瘤、前列腺肥大、結石...

病因

⬇GFR

診斷

　　　　　　　　　　　 量
　　　　　　　　　　　 比重
實驗室 ┤ U/A ┤ 沉澱物
　　　　　　　　　　　 滲透壓
　　　　 CCr ● ⬆GFR
　　　　 腎前性 ● BUN/Creatinine ● >20：1
　　　　 腎性 ● <10～15：1
　　　　　　　　 電腦斷層
影像學 ┤ 超音波
　　　　　　　　 放射線
腎穿刺

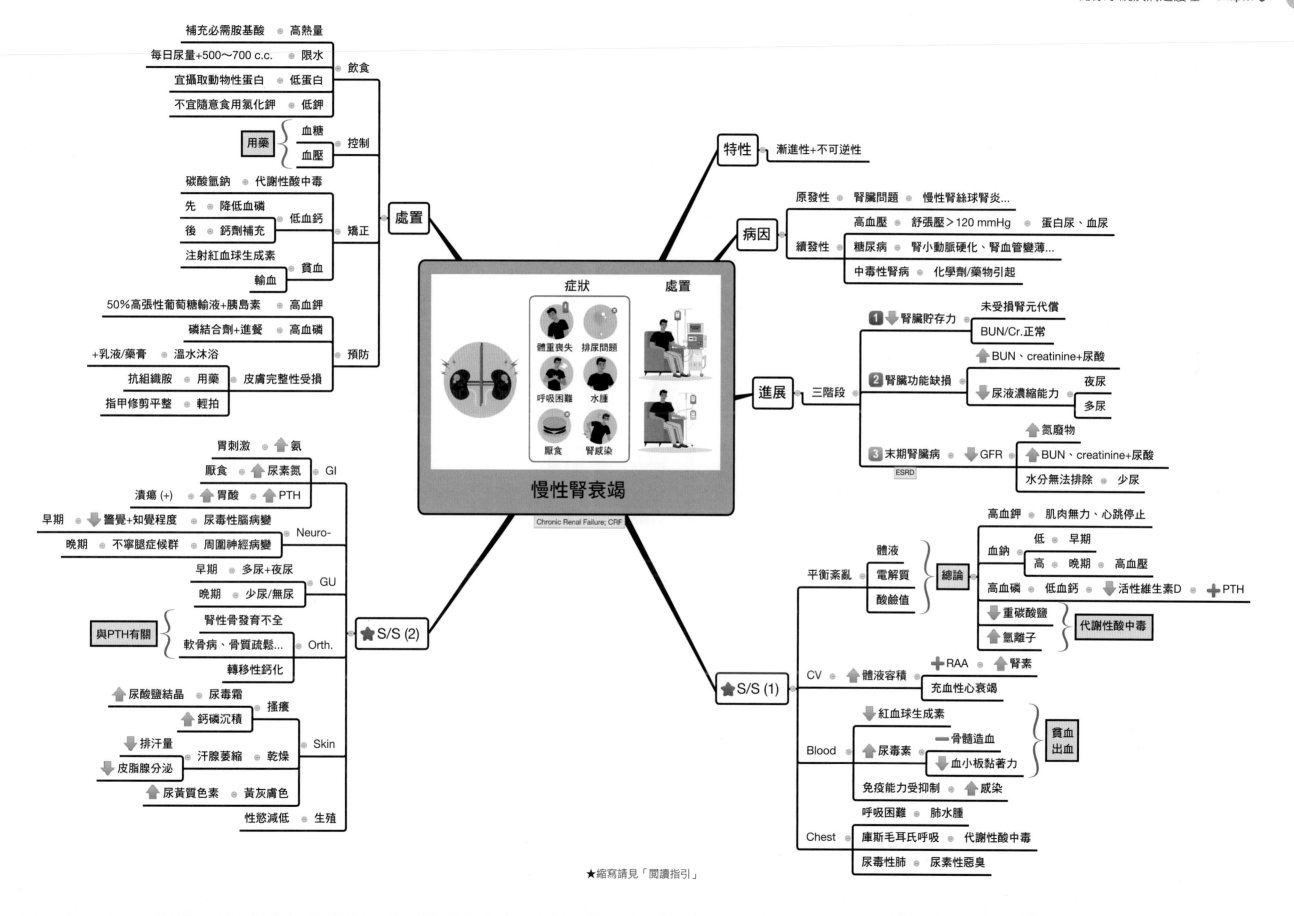

補充必需胺基酸 ◉ 高熱量

每日尿量+500〜700 c.c. ◉ 限水

宜攝取動物性蛋白 ◉ 低蛋白 — ◉ 飲食

不宜隨意食用氯化鉀 ◉ 低鉀

用藥 ⎰ 血糖 ⎱ 血壓 — ◉ 控制

碳酸氫鈉 ◉ 代謝性酸中毒

先 ◉ 降低血磷 ⎰ 低血鈣 — ◉ 矯正 — 處置

後 ◉ 鈣劑補充

注射紅血球生成素 ⎰ 貧血 ⎱ 輸血

50%高張性葡萄糖輸液+胰島素 ◉ 高血鉀

磷結合劑+進餐 ◉ 高血磷 — ◉ 預防

+乳液/藥膏 ◉ 溫水沐浴

抗組織胺 ◉ 用藥 — ◉ 皮膚完整性受損

指甲修剪平整 ◉ 輕拍

特性 ◉ 漸進性+不可逆性

病因 ◉ 原發性 ◉ 腎臟問題 ◉ 慢性腎絲球腎炎...

續發性 — 高血壓 ◉ 舒張壓＞120 mmHg ◉ 蛋白尿、血尿

糖尿病 ◉ 腎小動脈硬化、腎血管變薄...

中毒性腎病 ◉ 化學劑/藥物引起

1 ⬇腎臟貯存力 ◉ 未受損腎元代償 / BUN/Cr.正常

2 腎臟功能缺損 ◉ ⬆BUN、creatinine+尿酸

⬇尿液濃縮能力 ◉ 夜尿 / 多尿

3 末期腎臟病 ◉ ⬇GFR ◉ ⬆氮廢物 / ⬆BUN、creatinine+尿酸 / 水分無法排除 ◉ 少尿

ESRD

進展 ◉ 三階段

中央方塊：

症狀　處置

體重喪失　排尿問題

呼吸困難　水腫

厭食　腎感染

慢性腎衰竭

Chronic Renal Failure; CRF

胃刺激 ◉ ⬆氨

厭食 ◉ ⬆尿素氮 — ◉ GI

潰瘍 (+) ◉ ⬆胃酸 ◉ ⬆PTH

早期 ◉ ⬇警覺+知覺程度 ◉ 尿毒性腦病變 — ◉ Neuro-

晚期 ◉ 不寧腿症候群 ◉ 周圍神經病變

早期 ◉ 多尿+夜尿 — ◉ GU

晚期 ◉ 少尿/無尿

與PTH有關 ⎰ 腎性骨發育不全 ⎱ 軟骨病、骨質疏鬆... ◉ Orth.

轉移性鈣化

⬆尿酸鹽結晶 ◉ 尿毒霜

⬆鈣磷沉積 ◉ 搔癢

⬇排汗量 ⎰ 汗腺萎縮 ◉ 乾燥 — ◉ Skin

⬇皮脂腺分泌

⬆尿黃質色素 ◉ 黃灰膚色

性慾減低 ◉ 生殖

★S/S (2)

平衡紊亂 ⎰ 體液 / 電解質 / 酸鹼值 ⎱ ◉ 總論

高血鉀 ◉ 肌肉無力、心跳停止

血鈉 ⎰ 低 ◉ 早期 / 高 ◉ 晚期 ◉ 高血壓 ⎱

高血磷 ◉ 低血鈣 ◉ ⬇活性維生素D ◉ ➕PTH

⬇重碳酸鹽 ⎰ 代謝性酸中毒 ⎱ ⬆氫離子

CV ◉ ⬆體液容積 — ➕RAA ◉ ⬆腎素 / 充血性心衰竭

Blood — ⬇紅血球生成素 ⎰ 骨髓造血 ⎱ 貧血出血 — ⬆尿毒素 ◉ ➖骨髓造血 / ⬇血小板黏著力

免疫能力受抑制 ◉ ⬆感染

Chest — 呼吸困難 ◉ 肺水腫 / 庫斯毛耳氏呼吸 ◉ 代謝性酸中毒 / 尿毒性肺 ◉ 尿素性惡臭

★S/S (1)

★縮寫請見「閱讀指引」

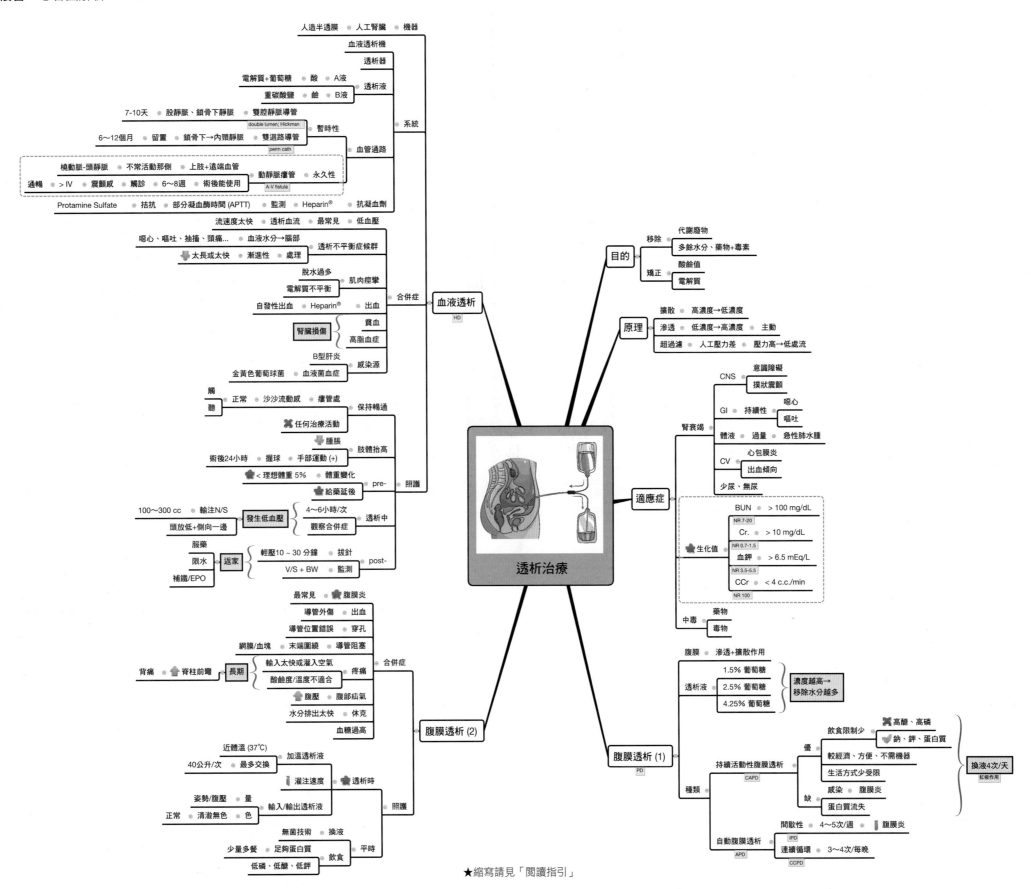

★縮寫請見「閱讀指引」

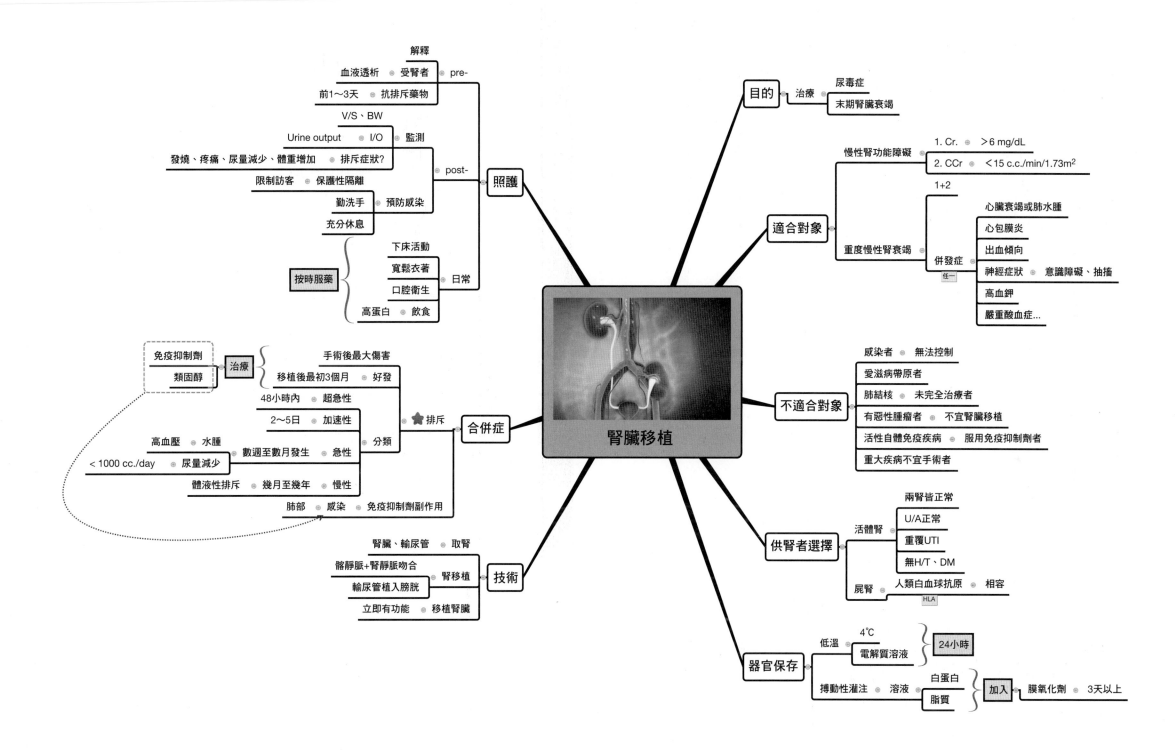

解釋

受腎者 ● pre-

血液透析 ●

前1～3天 ● 抗排斥藥物

V/S、BW

Urine output ● I/O ● 監測

發燒、疼痛、尿量減少、體重增加 ● 排斥症狀? ● post- ● 照護

限制訪客 ● 保護性隔離

勤洗手 ● 預防感染

充分休息

下床活動

寬鬆衣著 ● 日常

按時服藥

口腔衛生

高蛋白 ● 飲食

目的 ● 治療 ● 尿毒症
末期腎臟衰竭

適合對象

慢性腎功能障礙 ● 1. Cr. ● >6 mg/dL
2. CCr ● <15 c.c./min/1.73m²

1+2

重度慢性腎衰竭 ● 併發症 任一 ● 心臟衰竭或肺水腫
心包膜炎
出血傾向
神經症狀 ● 意識障礙、抽搐
高血鉀
嚴重酸血症...

免疫抑制劑 ● 治療
類固醇

手術後最大傷害

移植後最初3個月 ● 好發

48小時內 ● 超急性

2～5日 ● 加速性

高血壓 ● 水腫

<1000 cc./day ● 尿量減少 ● 數週至數月發生 ● 急性 ● 分類 ● ★排斥 ● 合併症

體液性排斥 ● 幾月至幾年 ● 慢性

肺部 ● 感染 ● 免疫抑制劑副作用

腎臟移植

不適合對象

感染者 ● 無法控制
愛滋病帶原者
肺結核 ● 未完全治療者
有惡性腫瘤者 ● 不宜腎臟移植
活性自體免疫疾病 ● 服用免疫抑制劑者
重大疾病不宜手術者

供腎者選擇

活體腎 ● 兩腎皆正常
U/A正常
重覆UTI
無H/T、DM

屍腎 ● 人類白血球抗原 HLA ● 相容

腎臟、輸尿管 ● 取腎

髂靜脈+腎靜脈吻合 ● 腎移植 ● 技術

輸尿管植入膀胱

立即有功能 ● 移植腎臟

器官保存

低溫 ● 4℃
電解質溶液 ● 24小時

搏動性灌注 ● 溶液 ● 白蛋白
脂質 ● 加入 ● 膜氧化劑 ● 3天以上

★縮寫請見「閱讀指引」

1. 泌尿道檢查之注意事項：酚紅試驗 (PSP test) 前一小時要飲水，以濃縮藥液；膀胱鏡檢前、後多攝取水分；靜脈注射腎盂攝影術前八小時限制水分攝取及清潔腸道；腎切片後注意血尿之發生。

2. 肌酸酐廓清率為檢測腎絲球過濾率的最佳指標。

3. 正常成年人，若膀胱容積壓力正常，最大尿流速低於 10 ml ／秒即顯示尿道出口有阻塞現象。

4. 前列腺肥大病人接受尿路動力學檢查之護理指導：主要目的是評估尿流大小及排尿力量；檢查前 2 小時要鼓勵病人多喝水以膨脹膀胱；有泌尿道感染者禁做；檢查後應鼓勵病人多喝水可預防泌尿道感染。

5. 末期腎疾病 (ESRD) 所造成的腎性貧血特色：紅血球存活期縮短；紅血球生成素缺乏；靜脈注射鐵劑可用於減少紅血球生成素之使用。其使用紅血球生成素 (EPO) 治療之準則：血清鐵蛋白應大於 200 ng/mL；運鐵蛋白飽和度應大於 20%；無惡性高血壓。液體攝取量的估計原則，以兩次透析間體重增加以不超過其乾體重 5% 為最適當。需接受透析治療的指標：CCr < 10 ml/min、serum creatinine > 10g/dL、BUN > 100 mg/dL、持續地噁心嘔吐。

6. 尿路結石最常發生的部位是腎臟，長期臥床、副甲狀腺亢進及有痛風的病人是尿路結石的高危險群。飲用過多的茶及果汁會增加尿液中的草酸鹽，草酸鈣結石是鈣結石最常見的一類。臨床表徵：突發性、尖銳的疼痛、血尿、噁心、嘔吐。尿液 pH 值與尿路結石成分的關係：尿酸（pH 酸）、磷酸鈣（pH 鹼）、胱胺酸（pH 酸）。草酸鈣較不受尿液 pH 值影響。預防尿路結石復發的護理指導：無特殊限制下每日喝水 3,000 ～ 4,000 ml。

7. 鹿角結石之特色：結石的部位是位於腎盞及腎盂處、結石之形成與尿路感染有關、結石的成分多為磷酸銨鎂結晶、疼痛為常見的症狀。

8. 急性腎衰竭的原因分類：腎前性 - 心輸出量降低、循環血液容積耗竭；腎性－腎絲球腎炎、紅斑性狼瘡；腎後性－前列腺肥大

9. 臨床上以 BUN/Creatinine 比值來判別腎前性與腎性急性腎衰竭：腎前性的比值大於 20~40：1 及腎性的比值小於 10~15：1。

10. 腎前性急性腎衰竭之檢驗數據：血液尿素氮與肌酸酐的比 > 20：1；尿鈉離子濃度 < 20 mEq/L；尿比重 > 1.015；尿滲透壓增加至 500 mOsm/L。

11. 血液透析不平衡症候群之特色：最常發生於最初幾次透析療程之後、可能因血液中尿素氮減少的速度比腦部快所致、會產生滲透壓不平衡，導致腦水腫、會出現神經症狀，如不安、意識程度降低、抽搐。

12. 血液透析時，最常造成感染的致病菌為金黃色葡萄球菌。

13. 下臂動靜脈瘻管術後之護理措施：手術部位應抬高，以防腫脹；觸診動靜脈瘻管有震顫感，表示血流通暢；不可在動靜脈瘻管處穿刺抽血或測量血壓。

14. 持續可攜帶式腹膜透析 (CAPD) 治療特色：對於大分子的清除率較血液透析佳；易造成蛋白質流失；透析中較少出現低血壓；較易造成三酸甘油酯增加。

15. 膀胱癌（移行上皮細胞癌為最多）與吸菸及大量使用止痛劑 (phenacetin) 有關；初期臨床表徵為無痛性血尿。常見之轉移方式是經由淋巴轉移至肺臟、肝臟及骨骼；其主要之診斷檢查為膀胱鏡及治療以外科切除為主，化學治療及放射治療為輔。當膀胱癌接受膀胱灌藥治療病人之護理措施：灌藥前病人先排空膀胱；化學藥物至少停留膀胱中 1~2 小時；建議病人灌藥後每 15 分鐘翻身一次；觀察病人有無出血性膀胱炎等合併症。BCG 可以直接灌注於膀胱內以治療膀胱癌。

16. 造成急性腎盂腎炎感染之細菌菌種最常見：大腸桿菌、變形菌、假單孢菌。

17. 腎盂腎炎疾病介紹：病因為細菌感染；糖尿病、尿路結石是其危險因子；C 反應蛋白質 (CRP) 值會增高；常見於下泌尿道上行性感染；急性期時應增加液體攝取量。臨床表徵有寒顫、高燒、頻尿、尿急、噁心、嘔吐。其身體評估會發現叩診肋骨脊柱角處疼痛。

18. 急性腎絲球腎炎，常由 β 型溶血性鏈球菌感染引起，侵犯雙側腎臟，是抗原抗體反應造成的疾病。補體活化後啟動炎症反應釋出組織胺等物質造成腎絲球破壞，C3 與 C4 補體值會下降其症狀會出現蛋白尿、血尿，腎絲球過濾率 (GFR) 會下降，需長期接受 Penicillin 治療。其護理指導：出現喉嚨痛或皮膚感染時應早期接受治療；採高碳水化合物、低蛋白飲食、低鈉及低鉀飲食、限制水分攝取；預防感染措施。急性發作時宜臥床休息。

19. 腎絲球過濾率算法（c.c. ／分鐘）尿液中 Cr.×24 小時尿量 / 血清中 Cr.×1440。

20. 慢性腎絲球腎炎病人之出院護理指導，需持續追蹤並控制高血壓，採少量多餐方式高醣、限鈉、限水及低鉀飲食，充分之休息及避免感染。

21. 腎病症候群典型的臨床表徵有低血鉀、水腫、蛋白尿、高血脂。其處置包含採用血管加壓素轉換酶抑制劑治療蛋白尿；運用利尿劑 furosemide (Lasix®) 控制水腫；需每日測量體重並測量腹圍或肢體周徑；使用抗凝劑預防腎靜脈血栓；鼓勵採正常蛋白攝取量與低鈉及鉀飲食補充營養。

22. 預防泌尿道感染復發護理指導：服用抗生素要完整療程；如廁後由前向後擦拭會陰部；沐浴以淋浴較佳；性交後立即排空膀胱。

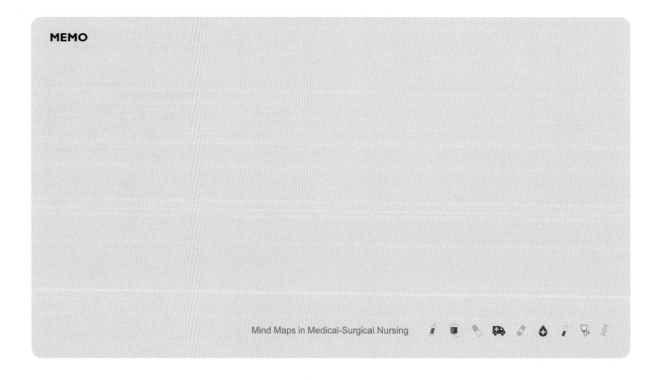

MEMO

Mind Maps in Medical-Surgical Nursing

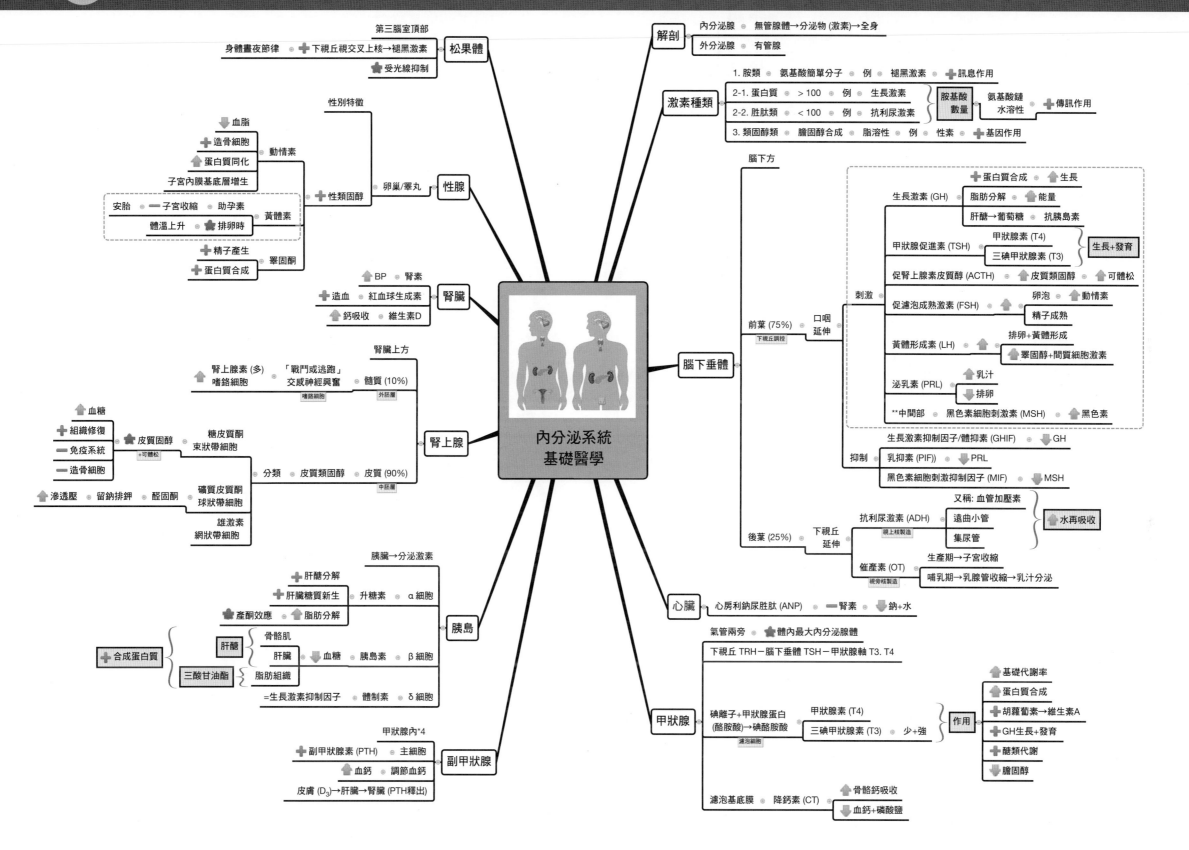

松果體
- 第三腦室頂部
- 身體晝夜節律　➕下視丘視交叉上核→褪黑激素
- ➕受光線抑制

解剖
- 內分泌腺　無管腺體→分泌物 (激素)→全身
- 外分泌腺　有管腺

激素種類
- 1. 胺類　氨基酸簡單分子　例　褪黑激素　➕訊息作用
- 2-1. 蛋白質　＞100　例　生長激素 ｝胺基酸數量
- 2-2. 胜肽類　＜100　例　抗利尿激素
- 氨基酸鏈 水溶性　➕傳訊作用
- 3. 類固醇類　膽固醇合成　脂溶性　例　性素　➕基因作用

性腺
- 性別特徵
- 卵巢/睪丸
  - ➕性類固醇
    - 動情素
      - ➖血脂
      - ➕造骨細胞
      - ⬆蛋白質同化
      - 子宮內膜基底層增生
    - 黃體素
      - 安胎　➖子宮收縮　助孕素
      - 體溫上升　⬆排卵時
    - 睪固酮
      - ➕精子產生
      - ➕蛋白質合成

腎臟
- ⬆BP　腎素
- ➕造血　紅血球生成素
- ⬆鈣吸收　維生素D

腎上腺
- 腎臟上方
  - 髓質 (10%)　外胚層
    - 腎上腺素 (多)嗜鉻細胞　「戰鬥或逃跑」交感神經興奮
  - 皮質 (90%)　中胚層
    - 分類　皮質類固醇
      - 皮質固酮 [+可體松]
        - ⬆血糖
        - ➕組織修復
        - ➖免疫系統
        - ➖造骨細胞
        - 糖皮質酮 束狀帶細胞
      - 礦質皮質酮 球狀帶細胞
        - ⬆滲透壓　留鈉排鉀　醛固酮
      - 雄激素 網狀帶細胞

胰島
- 胰臟→分泌激素
  - 升糖素　α細胞
    - ➕肝醣分解
    - ➕肝臟糖質新生
    - ⬆產酮效應　➕脂肪分解
  - 胰島素　β細胞
    - [肝醣] 骨骼肌/肝臟/脂肪組織　➖血糖
    - ➕合成蛋白質 [合成蛋白質]
    - [三酸甘油酯]
  - 體制素　δ細胞　=生長激素抑制因子

副甲狀腺
- 甲狀腺內*4
- ➕副甲狀腺素 (PTH)　主細胞
- ⬆血鈣　調節血鈣
- 皮膚 (D₃)→肝臟→腎臟 (PTH釋出)

腦下垂體
- 腦下方
- 前葉 (75%) [下視丘調控]
  - 口咽延伸
    - 刺激
      - 生長激素 (GH)
        - ➕蛋白質合成　⬆生長
        - 脂肪分解　⬆能量
        - 肝醣→葡萄糖　抗胰島素
      - 甲狀腺促進素 (TSH)
        - 甲狀腺素 (T4)
        - 三碘甲狀腺素 (T3)　｝生長+發育
      - 促腎上腺素皮質醇 (ACTH)　⬆皮質類固醇　➕可體松
      - 促濾泡成熟激素 (FSH)
        - 卵泡　⬆動情素
        - 精子成熟
      - 黃體形成素 (LH)
        - 排卵+黃體形成
        - ⬆睪固酮+間質細胞激素
      - 泌乳素 (PRL)
        - ⬆乳汁
        - ➖排卵
      - **中間部　黑色素細胞刺激素 (MSH)　⬆黑色素
    - 抑制
      - 生長激素抑制因子/體抑素 (GHIF)　➖GH
      - 乳抑素 (PIF)　➖PRL
      - 黑色素細胞刺激抑制因子 (MIF)　➖MSH
- 後葉 (25%)
  - 下視丘延伸
    - 抗利尿激素 (ADH) [視上核製造]
      - 又稱: 血管加壓素
      - 遠曲小管
      - 集尿管　｝⬆水再吸收
    - 催產素 (OT) [視旁核製造]
      - 生產期→子宮收縮
      - 哺乳期→乳腺管收縮→乳汁分泌

心臟
- 心房利鈉尿胜肽 (ANP)　➖腎素　➖鈉+水

甲狀腺
- 氣管兩旁　⬆體內最大內分泌腺體
- 下視丘 TRH－腦下垂體 TSH－甲狀腺軸 T3. T4
- 碘離子+甲狀腺蛋白 (酪胺酸)→碘酪胺酸 [濾泡細胞]
  - 甲狀腺素 (T4)
  - 三碘甲狀腺素 (T3)　少+強
  - 作用
    - ⬆基礎代謝率
    - ⬆蛋白質合成
    - ⬆胡蘿蔔素→維生素A
    - ⬆GH生長+發育
    - ⬆醣類代謝
    - ➖膽固醇
- 濾泡基底膜　降鈣素 (CT)
  - ⬆骨骼鈣吸收
  - ➖血鈣+磷酸鹽

內分泌系統 基礎醫學

★ MSH 促黑激素

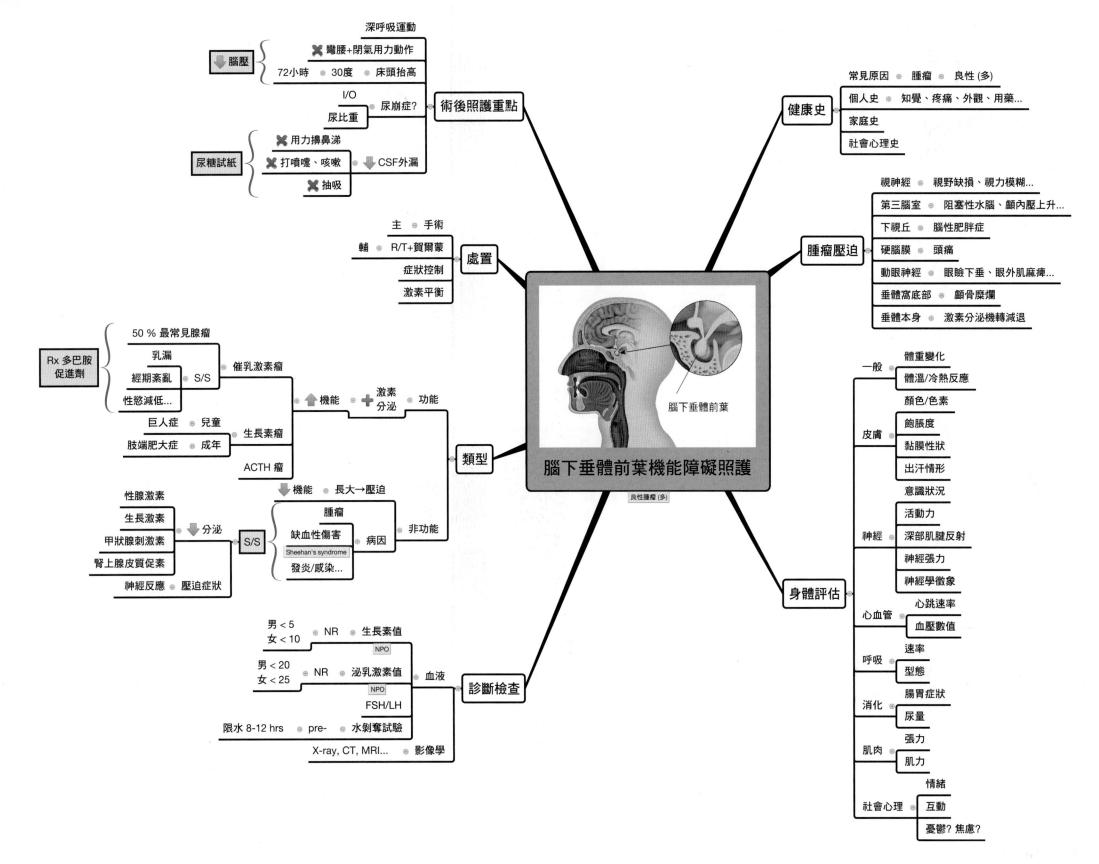

腦下垂體前葉機能障礙照護

良性腫瘤 (多)

腦下垂體前葉

術後照護重點

↓腦壓
- 深呼吸運動
- ✖ 彎腰+閉氣用力動作
- 72小時 ● 30度 ● 床頭抬高
- I/O
- 尿比重 ● 尿崩症?

尿糖試紙
- ✖ 用力擤鼻涕
- ✖ 打噴嚏、咳嗽 ● ↓CSF外漏
- ✖ 抽吸

處置
- 主 ● 手術
- 輔 ● R/T+賀爾蒙
- 症狀控制
- 激素平衡

類型

Rx 多巴胺促進劑
- 50% 最常見腺瘤
- 乳漏
- 經期紊亂 ● S/S ● 催乳激素瘤
- 性慾減低...
- 巨人症 ● 兒童
- 肢端肥大症 ● 成年 ● 生長素瘤
- ACTH 瘤

↑機能 ● 激素 ➕分泌 ● 功能

性腺激素
生長激素
甲狀腺刺激素 ● ↓分泌 ● S/S
腎上腺皮質促素
神經反應 ● 壓迫症狀

↓機能 ● 長大→壓迫
- 腫瘤
- 缺血性傷害 ● 病因
- Sheehan's syndrome
- 發炎/感染... ● 非功能

健康史
- 常見原因 ● 腫瘤 ● 良性 (多)
- 個人史 ● 知覺、疼痛、外觀、用藥...
- 家庭史
- 社會心理史

腫瘤壓迫
- 視神經 ● 視野缺損、視力模糊...
- 第三腦室 ● 阻塞性水腦、顱內壓上升...
- 下視丘 ● 腦性肥胖症
- 硬腦膜 ● 頭痛
- 動眼神經 ● 眼瞼下垂、眼外肌麻痺...
- 垂體窩底部 ● 顳骨糜爛
- 垂體本身 ● 激素分泌機轉減退

身體評估

一般
- 體重變化
- 體溫/冷熱反應

皮膚
- 顏色/色素
- 飽脹度
- 黏膜性狀
- 出汗情形

神經
- 意識狀況
- 活動力
- 深部肌腱反射
- 神經張力
- 神經學徵象

心血管
- 心跳速率
- 血壓數值

呼吸
- 速率
- 型態

消化
- 腸胃症狀
- 尿量

肌肉
- 張力
- 肌力

社會心理
- 情緒
- 互動
- 憂鬱? 焦慮?

診斷檢查

血液
- 男 < 5 / 女 < 10 ● NR ● 生長素值 [NPO]
- 男 < 20 / 女 < 25 ● NR ● 泌乳激素值 [NPO]
- FSH/LH
- 限水 8-12 hrs ● pre- ● 水剝奪試驗
- X-ray, CT, MRI... ● 影像學

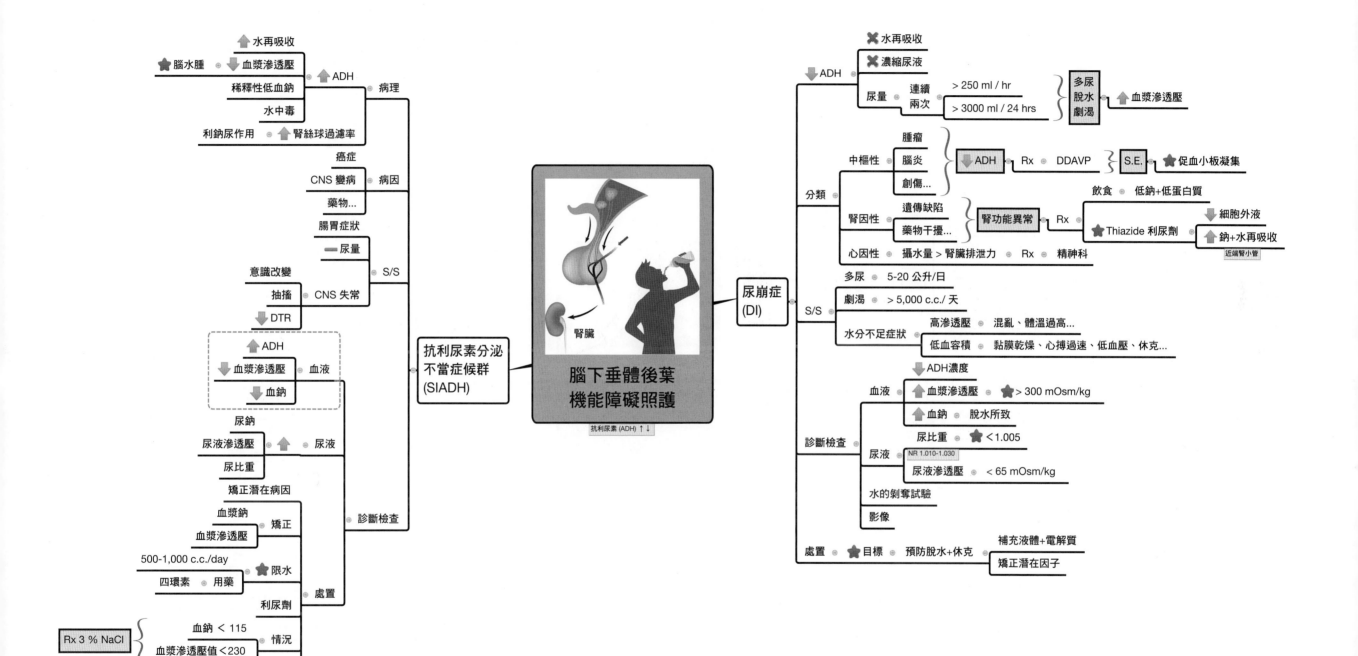

⬆ 水再吸收

★ 腦水腫　⬇ 血漿滲透壓　　⬆ ADH　　病理

稀釋性低血鈉

水中毒

利鈉尿作用　⬆ 腎絲球過濾率

癌症

CNS 變病　　病因

藥物...

腸胃症狀

━ 尿量

意識改變

抽搐　　CNS 失常　　S/S

⬇ DTR

⬆ ADH

⬇ 血漿滲透壓　　血液

⬇ 血鈉

尿鈉

尿液滲透壓　⬆　尿液

尿比重

矯正潛在病因

血漿鈉

血漿滲透壓　　矯正

500-1,000 c.c./day　　★ 限水

四環素　●　用藥　　處置

利尿劑

血鈉 < 115

Rx 3 % NaCl }　血漿滲透壓值 <230　　情況

高纖　　改善便秘

輕瀉劑

抗利尿素分泌
不當症候群
(SIADH)

● 診斷檢查

腦下垂體後葉
機能障礙照護

抗利尿素 (ADH) ↑ ↓

腎臟

尿崩症
(DI)

⬇ ADH

✖ 水再吸收

✖ 濃縮尿液

尿量　　連續
　　　　兩次　　> 250 ml / hr

　　　　　　　　> 3000 ml / 24 hrs

多尿
脫水
劇渴　　⬆ 血漿滲透壓

分類

中樞性　　腫瘤

腦炎　　⬇ ADH　　Rx　　DDAVP　　S.E.　　★ 促血小板凝集

創傷...

腎因性　　遺傳缺陷　　腎功能異常　　Rx

藥物干擾...

飲食　　低鈉+低蛋白質

心因性　　攝水量 > 腎臟排泄力　　Rx　　精神科

★ Thiazide 利尿劑　⬇ 細胞外液

⬆ 鈉+水再吸收

近端腎小管

S/S　　多尿　　5-20 公升/日

劇渴　　> 5,000 c.c./ 天

水分不足症狀　　高滲透壓　●　混亂、體溫過高...

低血容積　●　黏膜乾燥、心搏過速、低血壓、休克...

診斷檢查

血液　　⬇ ADH濃度

⬆ 血漿滲透壓　★ > 300 mOsm/kg

⬆ 血鈉　●　脫水所致

尿液　　尿比重　●　★ <1.005

NR 1.010-1.030

尿液滲透壓　●　< 65 mOsm/kg

水的剝奪試驗

影像

處置　★ 目標　●　預防脫水+休克　　補充液體+電解質

矯正潛在因子

★ DTR 深部肌腱反射

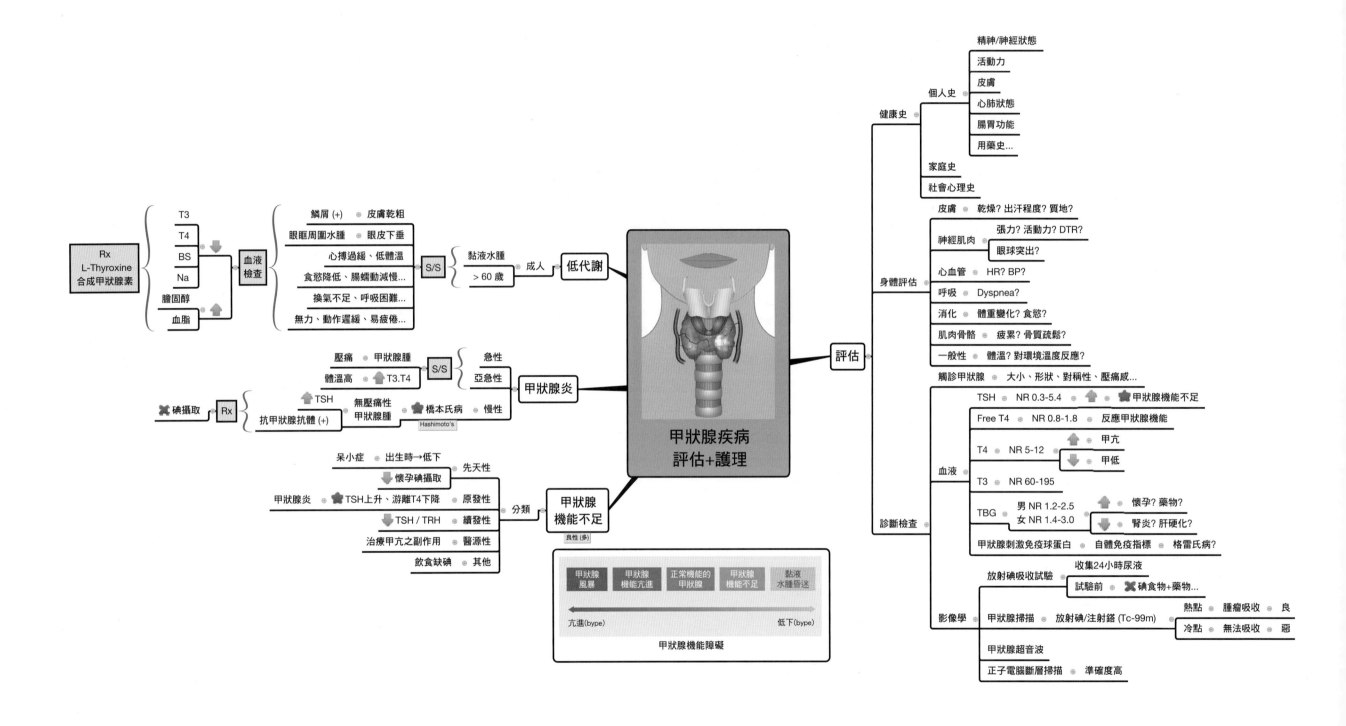

健康史
　個人史
　　精神/神經狀態
　　活動力
　　皮膚
　　心肺狀態
　　腸胃功能
　　用藥史...
　家庭史
　社會心理史

身體評估
　皮膚 ● 乾燥? 出汗程度? 質地?
　神經肌肉 ● 張力? 活動力? DTR?
　　　　　　　 眼球突出?
　心血管 ● HR? BP?
　呼吸 ● Dyspnea?
　消化 ● 體重變化? 食慾?
　肌肉骨骼 ● 疲累? 骨質疏鬆?
　一般性 ● 體溫? 對環境溫度反應?
　觸診甲狀腺 ● 大小、形狀、對稱性、壓痛感...

診斷檢查
　血液
　　TSH ● NR 0.3-5.4 ● ⬆ ● 甲狀腺機能不足
　　Free T4 ● NR 0.8-1.8 ● 反應甲狀腺機能
　　T4 ● NR 5-12 ● ⬆ ● 甲亢
　　　　　　　　　　　 ⬇ ● 甲低
　　T3 ● NR 60-195
　　TBG ● 男 NR 1.2-2.5
　　　　　女 NR 1.4-3.0 ● ⬆ ● 懷孕? 藥物?
　　　　　　　　　　　　　 ⬇ ● 腎炎? 肝硬化?
　　甲狀腺刺激免疫球蛋白 ● 自體免疫指標 ● 格雷氏病?
　影像學
　　放射碘吸收試驗
　　　收集24小時尿液
　　　試驗前 ● ✖ 碘食物+藥物...
　　甲狀腺掃描 ● 放射碘/注射鎝 (Tc-99m)
　　　熱點 ● 腫瘤吸收 ● 良
　　　冷點 ● 無法吸收 ● 惡
　　甲狀腺超音波
　　正子電腦斷層掃描 ● 準確度高

評估

甲狀腺疾病
評估+護理

低代謝
　S/S
　　鱗屑 (+) ● 皮膚乾粗
　　眼眶周圍水腫 ● 眼皮下垂
　　心搏過緩、低體溫
　　食慾降低、腸蠕動減慢...
　　換氣不足、呼吸困難...
　　無力、動作遲緩、易疲倦...
　黏液水腫 ● 成人
　　　　　　 > 60 歲
血液檢查
　T3
　T4
　BS
　Na ⬇
　膽固醇
　血脂 ⬆
Rx
L-Thyroxine
合成甲狀腺素

甲狀腺炎
　S/S
　　壓痛 ● 甲狀腺腫
　　體溫高 ● ⬆ T3.T4
　　急性
　　亞急性
　　慢性
　⬆ TSH
　抗甲狀腺抗體 (+)
　無壓痛性甲狀腺腫 ● ★ 橋本氏病 Hashimoto's
✖ 碘攝取 ● Rx

甲狀腺機能不足
　分類
　　先天性
　　　呆小症 ● 出生時→低下
　　　⬇ 懷孕碘攝取
　　原發性 ● 甲狀腺炎 ● ★ TSH上升、游離T4下降
　　續發性 ● ⬇ TSH / TRH
　　醫源性 ● 治療甲亢之副作用
　　其他 ● 飲食缺碘
良性 (多)

甲狀腺風暴 ── 甲狀腺機能亢進 ── 正常機能的甲狀腺 ── 甲狀腺機能不足 ── 黏液水腫昏迷
亢進(bype) ────────────────────────→ 低下(bype)
甲狀腺機能障礙

★ TRH 促甲狀腺釋放激素

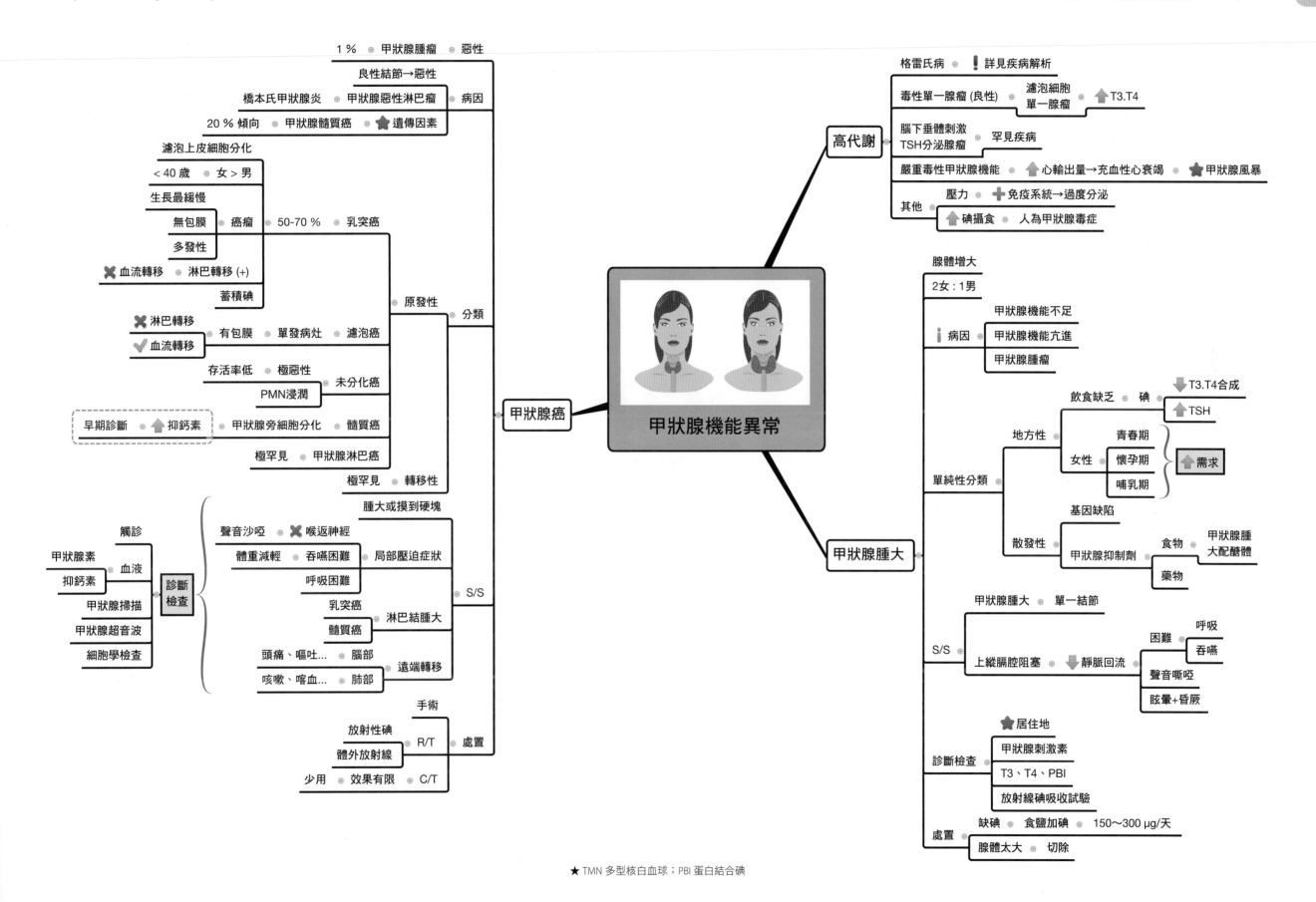

甲狀腺癌

- 分類
  - 原發性
    - 甲狀腺腫瘤
      - 惡性 ● 1 %
      - 病因
        - 良性結節→惡性
        - 甲狀腺惡性淋巴瘤 ● 橋本氏甲狀腺炎
        - 遺傳因素 ● 甲狀腺髓質癌 ● 20 % 傾向
    - 癌瘤
      - 乳突癌 ● 50-70 %
        - 濾泡上皮細胞分化
        - 女 > 男 ● < 40 歲
        - 生長最緩慢
        - 無包膜
        - 多發性
        - 淋巴轉移 (+) ● 血流轉移 ✖
        - 蓄積碘
      - 濾泡癌 ● 單發病灶 ● 有包膜
        - 淋巴轉移 ✖
        - 血流轉移 ✔
      - 未分化癌
        - 極惡性 ● 存活率低
        - PMN 浸潤
      - 髓質癌 ● 甲狀腺旁細胞分化
        - 抑鈣素 ● 早期診斷
      - 甲狀腺淋巴癌 ● 極罕見
    - 轉移性 ● 極罕見
- 診斷檢查
  - 觸診
  - 血液
    - 甲狀腺素
    - 抑鈣素
  - 甲狀腺掃描
  - 甲狀腺超音波
  - 細胞學檢查
  - S/S
    - 腫大或摸到硬塊
    - 局部壓迫症狀
      - 喉返神經 ✖ ● 聲音沙啞
      - 吞嚥困難 ● 體重減輕
      - 呼吸困難
    - 淋巴結腫大
      - 乳突癌
      - 髓質癌
    - 遠端轉移
      - 腦部 ● 頭痛、嘔吐…
      - 肺部 ● 咳嗽、喀血…
  - 處置
    - 手術
    - R/T
      - 放射性碘
      - 體外放射線
    - C/T ● 效果有限 ● 少用

甲狀腺機能異常

- 高代謝
  - 格雷氏病 ● ❗ 詳見疾病解析
  - 毒性單一腺瘤 (良性) ● 濾泡細胞 單一腺瘤 ● ⬆ T3.T4
  - 腦下垂體刺激 TSH 分泌腺瘤 ● 罕見疾病
  - 嚴重毒性甲狀腺機能 ● ⬆ 心輸出量→充血性心衰竭 ● ⭐ 甲狀腺風暴
  - 其他
    - 壓力 ● ➕ 免疫系統→過度分泌
    - ⬆ 碘攝食 ● 人為甲狀腺毒症
- 甲狀腺腫大
  - 腺體增大
    - 2 女：1 男
    - 病因
      - 甲狀腺機能不足
      - 甲狀腺機能亢進
      - 甲狀腺腫瘤
    - 單純性分類
      - 地方性
        - 飲食缺乏 ● 碘 ● ⬇ T3.T4 合成 ● ⬆ TSH
        - 女性
          - 青春期
          - 懷孕期 ⬆ 需求
          - 哺乳期
      - 散發性
        - 基因缺陷
        - 甲狀腺抑制劑
          - 食物 ● 甲狀腺腫 大配醣體
          - 藥物
  - S/S
    - 甲狀腺腫大 ● 單一結節
    - 上縱膈腔阻塞 ● ⬇ 靜脈回流
      - 困難
        - 呼吸
        - 吞嚥
      - 聲音嘶啞
      - 眩暈+昏厥
  - 診斷檢查
    - ⭐ 居住地
    - 甲狀腺刺激素
    - T3、T4、PBI
    - 放射線碘吸收試驗
  - 處置
    - 缺碘 ● 食鹽加碘 ● 150～300 µg/天
    - 腺體太大 ● 切除

★TMN 多型核白血球；PBI 蛋白結合碘

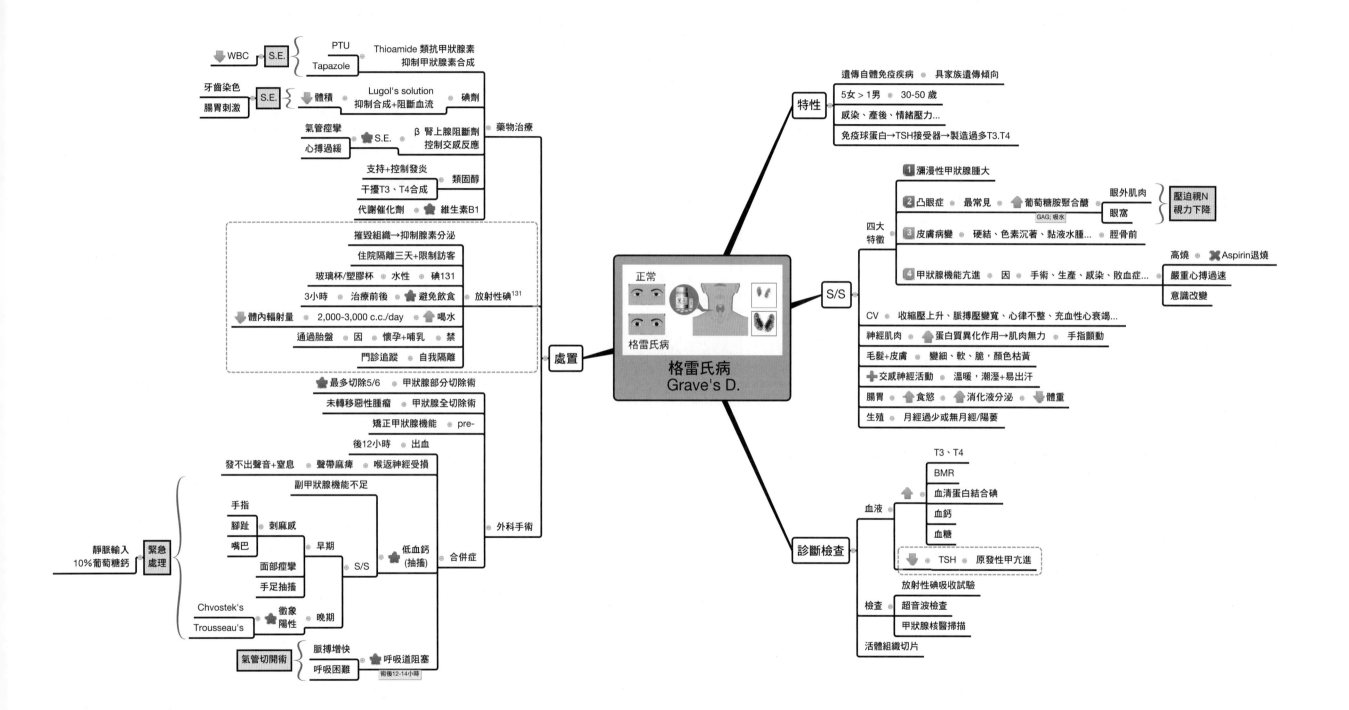

格雷氏病 Grave's D.

特性
- 遺傳自體免疫疾病 ● 具家族遺傳傾向
- 5女 > 1男 ● 30-50 歲
- 感染、產後、情緒壓力...
- 免疫球蛋白→TSH接受器→製造過多T3.T4

S/S
- 四大特徵
  - 1 瀰漫性甲狀腺腫大
  - 2 凸眼症 ● 最常見 ● 葡萄糖胺聚合醣（GAG; 吸水）→眼外肌肉／眼窩 → 壓迫視N／視力下降
  - 3 皮膚病變 ● 硬結、色素沉著、黏液水腫... ● 脛骨前
  - 4 甲狀腺機能亢進 ● 因 ● 手術、生產、感染、敗血症... → 高燒 ● ✘Aspirin退燒／嚴重心搏過速／意識改變
- CV ● 收縮壓上升、脈搏壓變寬、心律不整、充血性心衰竭...
- 神經肌肉 ● 蛋白質異化作用→肌肉無力 ● 手指顫動
- 毛髮+皮膚 ● 變細、軟、脆，顏色枯黃
- ✚交感神經活動 ● 溫暖，潮溼+易出汗
- 腸胃 ● ✚食慾 ● 消化液分泌 ● ⬇體重
- 生殖 ● 月經過少或無月經/陽萎

診斷檢查
- 血液
  - ✚ T3、T4 / BMR / 血清蛋白結合碘 / 血鈣 / 血糖
  - ⬇ TSH ● 原發性甲亢進
- 檢查
  - 放射性碘吸收試驗
  - 超音波檢查
  - 甲狀腺核醫掃描
- 活體組織切片

處置

藥物治療
- PTU / Tapazole ● Thioamide 類抗甲狀腺素 抑制甲狀腺素合成 ● S.E. ● ⬇WBC
- ⬇體積 ● Lugol's solution 抑制合成+阻斷血流 ● 碘劑 ● S.E. ● 牙齒染色／腸胃刺激
- β 腎上腺阻斷劑 控制交感反應 ● S.E. ● 氣管痙攣／心搏過緩
- 類固醇 ● 支持+控制發炎 ● 干擾T3、T4合成
- 維生素B1 ● 代謝催化劑

放射性碘[131]
- 摧毀組織→抑制腺素分泌
- 住院隔離三天+限制訪客
- 玻璃杯/塑膠杯 ● 水性 ● 碘131
- 3小時 ● 治療前後 ● 避免飲食
- ⬇體內輻射量 ● 2,000-3,000 c.c./day ● ✚喝水
- 通過胎盤 ● 因 ● 懷孕+哺乳 ● 禁
- 門診追蹤 ● 自我隔離

外科手術
- ✚最多切除5/6 ● 甲狀腺部分切除術
- 未轉移惡性腫瘤 ● 甲狀腺全切除術
- 矯正甲狀腺機能 ● pre-
- 合併症
  - 後12小時 ● 出血
  - 發不出聲音+窒息 ● 聲帶麻痺 ● 喉返神經受損
  - 副甲狀腺機能不足
  - 低血鈣（抽搐）
    - S/S
      - 早期 ● 刺麻感 ● 手指／腳趾／嘴巴
      - 面部痙攣／手足抽搐
      - 晚期
      - Chvostek's ／ Trousseau's ● 徵象 陽性
    - 緊急處理 ● 靜脈輸入 10%葡萄糖鈣
  - 氣管切開術 ● ✚呼吸道阻塞 ● 脈搏增快／呼吸困難（術後12-14小時）

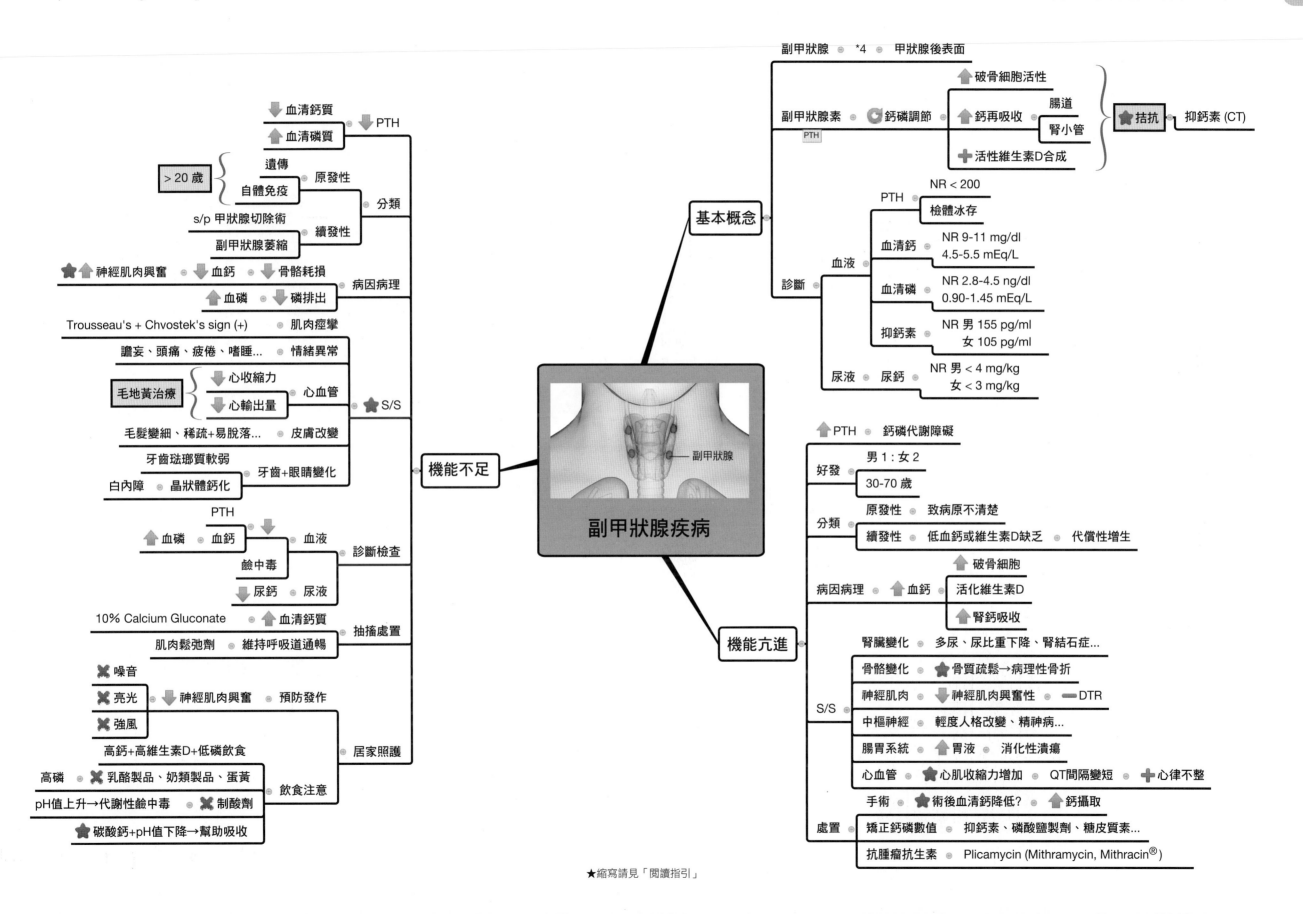

副甲狀腺 ◎ *4   甲狀腺後表面

副甲狀腺素 ◎ 鈣磷調節
- ⬆破骨細胞活性
- ⬆鈣再吸收 — 腸道／腎小管
- ➕活性維生素D合成

★拮抗 — 抑鈣素 (CT)

基本概念

診斷
- PTH — NR < 200 — 檢體冰存
- 血液
  - 血清鈣 — NR 9-11 mg/dl / 4.5-5.5 mEq/L
  - 血清磷 — NR 2.8-4.5 ng/dl / 0.90-1.45 mEq/L
  - 抑鈣素 — NR 男 155 pg/ml / 女 105 pg/ml
- 尿液 — 尿鈣 — NR 男 < 4 mg/kg / 女 < 3 mg/kg

機能不足

⬇血清鈣質 ⬆血清磷質 — ⬇PTH

> 20 歲
- 遺傳
- 自體免疫 ◎ 原發性
- s/p 甲狀腺切除術
- 副甲狀腺萎縮 ◎ 續發性

◎ 分類

病因病理
- ★⬆神經肌肉興奮 ◎ ⬇血鈣 ◎ ⬇骨骼耗損
- ⬆血磷 ⬇磷排出

★ S/S
- Trousseau's + Chvostek's sign (+) ◎ 肌肉痙攣
- 譫妄、頭痛、疲倦、嗜睡… ◎ 情緒異常
- 毛地黃治療 { ⬇心收縮力 ⬇心輸出量 } ◎ 心血管
- 毛髮變細、稀疏+易脫落… ◎ 皮膚改變
- 牙齒琺瑯質軟弱／白內障 ◎ 晶狀體鈣化 ◎ 牙齒+眼睛變化

診斷檢查
- ⬆血磷 ◎ 血鈣 PTH ⬇ ◎ 血液
- 鹼中毒
- ⬇尿鈣 ◎ 尿液

抽搐處置
- 10% Calcium Gluconate ◎ ⬆血清鈣質
- 肌肉鬆弛劑 ◎ 維持呼吸道通暢

居家照護
- 預防發作 ◎ ⬇神經肌肉興奮
  - ✖噪音
  - ✖亮光
  - ✖強風
- 飲食注意
  - 高鈣+高維生素D+低磷飲食
  - 高磷 ◎ ✖乳酪製品、奶類製品、蛋黃
  - pH值上升→代謝性鹼中毒 ◎ ✖制酸劑
  - ★碳酸鈣+pH值下降→幫助吸收

機能亢進

⬆PTH ◎ 鈣磷代謝障礙

好發
- 男 1：女 2
- 30-70 歲

分類
- 原發性 — 致病原不清楚
- 續發性 — 低血鈣或維生素D缺乏 ◎ 代償性增生

病因病理 ◎ ⬆血鈣
- ⬆破骨細胞
- 活化維生素D
- ⬆腎鈣吸收

S/S
- 腎臟變化 ◎ 多尿、尿比重下降、腎結石症…
- 骨骼變化 ◎ ★骨質疏鬆→病理性骨折
- 神經肌肉 ◎ ⬇神經肌肉興奮性 — DTR
- 中樞神經 ◎ 輕度人格改變、精神病…
- 腸胃系統 ◎ ⬆胃液 ◎ 消化性潰瘍
- 心血管 ◎ ★心肌收縮力增加 ◎ QT間隔變短 ◎ ➕心律不整

處置
- 手術 ◎ ★術後血清鈣降低? ◎ ⬆鈣攝取
- 矯正鈣磷數值 ◎ 抑鈣素、磷酸鹽製劑、糖皮質素…
- 抗腫瘤抗生素 ◎ Plicamycin (Mithramycin, Mithracin®)

副甲狀腺疾病

副甲狀腺

★縮寫請見「閱讀指引」

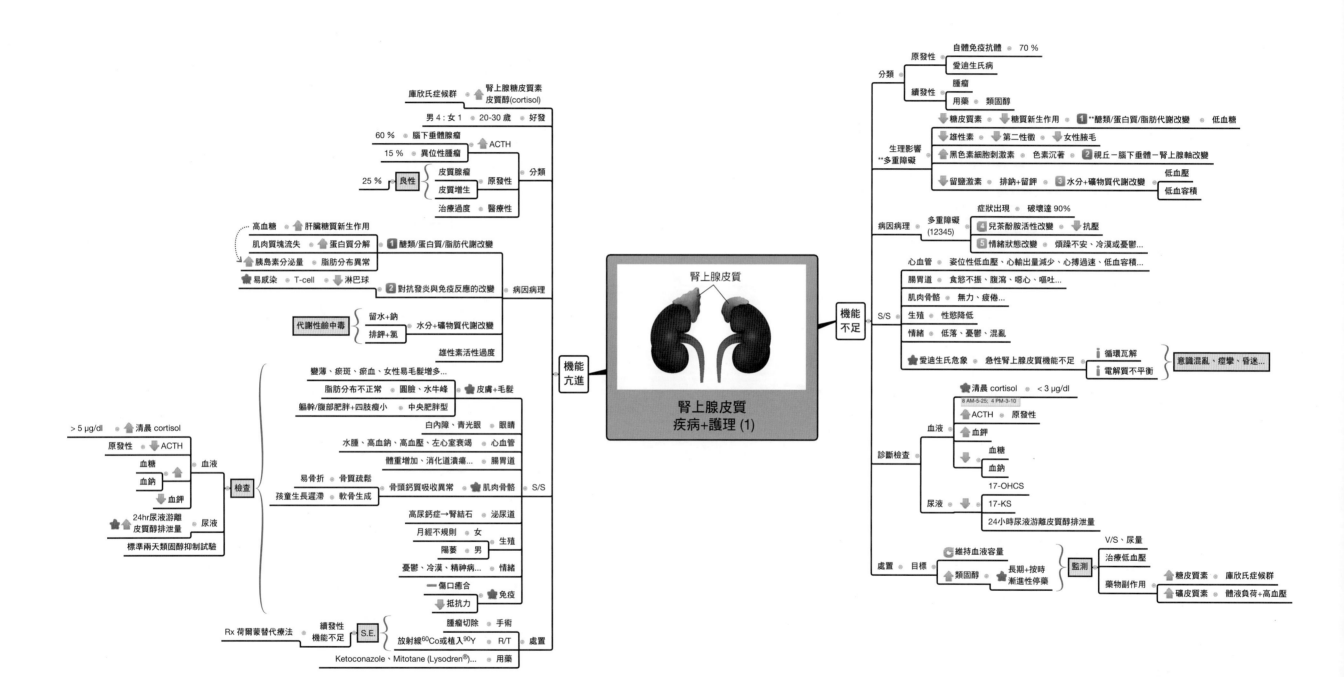

腎上腺皮質疾病+護理 (1)

腎上腺皮質

機能亢進

- 庫欣氏症候群 ● 腎上腺糖皮質素 皮質醇(cortisol)
- 男 4：女 1 ● 20-30 歲 ● 好發
- 60 % ● 腦下垂體腺瘤
  - 15 % ● 異位性腫瘤 ⬆ ACTH
  - 25 % 良性
    - 皮質腺瘤
    - 皮質增生 ● 原發性 ● 分類
    - 治療過度 ● 醫療性

- 病因病理
  - 高血糖 ⬆ 肝臟糖質新生作用
  - 肌肉質塊流失 ⬆ 蛋白質分解 ❶ 醣類/蛋白質/脂肪代謝改變
  - ⬆ 胰島素分泌量 ● 脂肪分布異常
  - 🦠 易感染 ● T-cell ⬇ 淋巴球 ❷ 對抗發炎與免疫反應的改變
  - 代謝性鹼中毒
    - 留水+鈉
    - 排鉀+氫 水分+礦物質代謝改變
    - 雄性素活性過度

- S/S
  - 變薄、瘀斑、瘀血、女性易毛髮增多... 🦠 皮膚+毛髮
  - 脂肪分布不正常 ● 圓臉、水牛峰
  - 軀幹/腹部肥胖+四肢瘦小 ● 中央肥胖型
  - 白內障、青光眼 ● 眼睛
  - 水腫、高血鈉、高血壓、左心室衰竭 ● 心血管
  - 體重增加、消化道潰瘍... ● 腸胃道
  - 易骨折 ● 骨質疏鬆 骨頭鈣質吸收異常 🦠 肌肉骨骼
  - 孩童生長遲滯 ● 軟骨生成
  - 高尿鈣症→腎結石 ● 泌尿道
  - 月經不規則 ● 女
  - 陽萎 ● 男 生殖
  - 憂鬱、冷漠、精神病... ● 情緒
  - ── 傷口癒合
  - ⬇ 抵抗力 免疫

- 檢查
  - > 5 μg/dl ● 🦠 清晨 cortisol
  - 原發性 ⬇ ACTH 血液
  - ⬆ 血糖
  - ⬆ 血鈉
  - ⬇ 血鉀
  - 🦠 24hr尿液游離 皮質醇排泄量 尿液
  - 標準兩天類固醇抑制試驗

- 處置
  - 腫瘤切除 ● 手術
  - 放射線⁶⁰Co或植入⁹⁰Y ● R/T
  - Ketoconazole、Mitotane (Lysodren®)... ● 用藥
  - Rx 荷爾蒙替代療法 續發性 機能不足 S.E.

機能不足

- 分類
  - 原發性
    - 自體免疫抗體 ● 70 %
    - 愛迪生氏病
  - 續發性
    - 腫瘤
    - 用藥 ● 類固醇

- 生理影響 **多重障礙
  - ⬇ 糖皮質素 ● ⬇ 糖質新生作用 ❶ **醣類/蛋白質/脂肪代謝改變 ● 低血糖
  - ⬇ 雄性素 ● ⬇ 第二性徵 ● ⬇ 女性腋毛
  - ⬆ 黑色素細胞刺激素 ● 色素沉著 ● ❷ 視丘－腦下垂體－腎上腺軸改變
  - ⬇ 留鹽激素 ● 排鈉+留鉀 ❸ 水分+礦物質代謝改變
    - 低血壓
    - 低血容積

- 病因病理
  - 多重障礙 (12345)
    - 症狀出現 ● 破壞達 90%
    - ❹ 兒茶酚胺活性改變 ● ⬇ 抗壓
    - ❺ 情緒狀態改變 ● 煩躁不安、冷漠或憂鬱...

- S/S
  - 心血管 ● 姿位性低血壓、心輸出量減少、心搏過速、低血容積...
  - 腸胃道 ● 食慾不振、腹瀉、噁心、嘔吐...
  - 肌肉骨骼 ● 無力、疲倦...
  - 生殖 ● 性慾降低
  - 情緒 ● 低落、憂鬱、混亂
  - 🦠 愛迪生氏象 ● 急性腎上腺皮質機能不足
    - ℹ 循環瓦解
    - ℹ 電解質不平衡 意識混亂、痙攣、昏迷...

- 診斷檢查
  - 🦠 清晨 cortisol ● < 3 μg/dl
    - 8 AM-5-25；4 PM-3-10
  - ⬆ ACTH ● 原發性 血液
  - ⬆ 血鉀
  - ⬇ 血糖
  - ⬇ 血鈉
  - 17-OHCS
  - ⬇ 17-KS 尿液
  - 24小時尿液游離皮質醇排泄量

- 處置
  - 目標 🅒 維持血液容量
    - 類固醇 長期+按時 漸進性停藥
  - 監測
    - V/S、尿量
    - 治療低血壓
    - 藥物副作用
      - ⬆ 糖皮質素 ● 庫欣氏症候群
      - ⬆ 礦皮質素 ● 體液負荷+高血壓

★ 17-OHCS 氫氧根腎上腺酮；17-KS 酮類固醇類

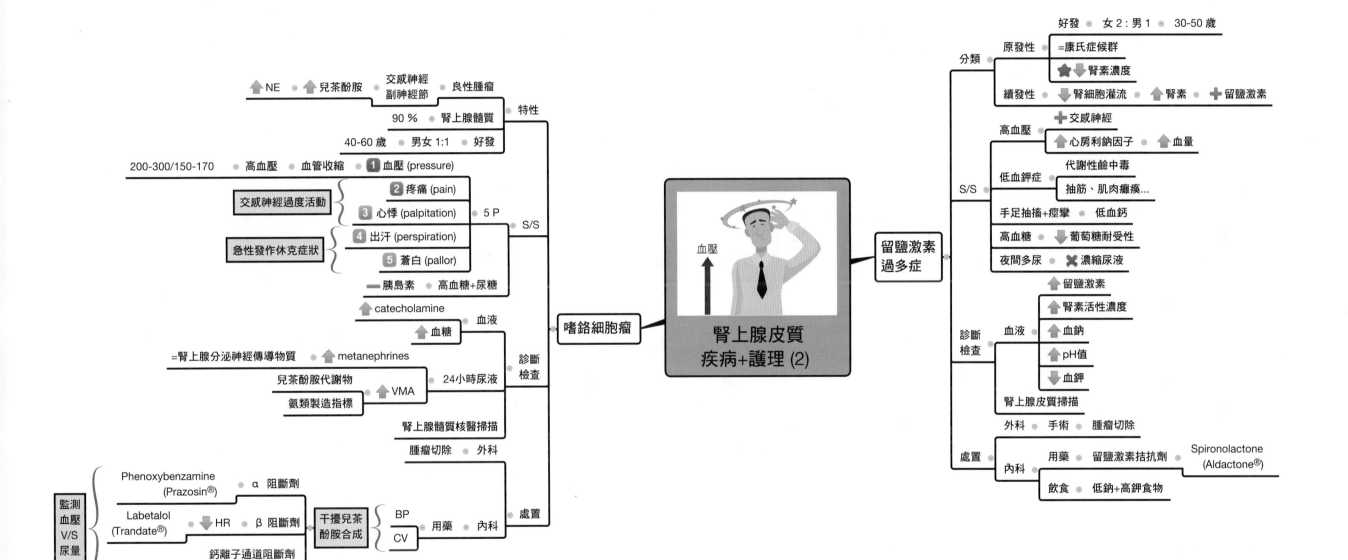

⬆ NE ● ⬆ 兒茶酚胺　交感神經
副神經節 ● 良性腫瘤

90 % ● 腎上腺髓質　特性

40-60 歲 ● 男女 1:1 ● 好發

200-300/150-170 ● 高血壓 ● 血管收縮 ● ❶ 血壓 (pressure)

交感神經過度活動 ⎱ ❷ 疼痛 (pain)
❸ 心悸 (palpitation)　5 P　S/S
急性發作休克症狀 ⎰ ❹ 出汗 (perspiration)
❺ 蒼白 (pallor)

━ 胰島素 ● 高血糖+尿糖

⬆ catecholamine
⬆ 血糖　血液

=腎上腺分泌神經傳導物質 ● ⬆ metanephrines
兒茶酚胺代謝物
氨類製造指標 ● ⬆ VMA　24小時尿液　診斷檢查

腎上腺髓質核醫掃描

腫瘤切除 ● 外科

監測血壓 V/S 尿量 ⎱ Phenoxybenzamine (Prazosin®)
α 阻斷劑
Labetalol (Trandate®) ● ⬇ HR ● β 阻斷劑　干擾兒茶酚胺合成 ⎱ BP
CV　用藥 ● 內科　處置
鈣離子通道阻斷劑
α-methyl-para-tyrosine

嗜鉻細胞瘤

腎上腺皮質疾病+護理 (2)　血壓

留鹽激素過多症

好發 ● 女 2：男 1 ● 30-50 歲
原發性 ● =康氏症候群
★ ⬇ 腎素濃度　分類
續發性 ● ⬇ 腎細胞灌流 ● ⬆ 腎素 ● ➕ 留鹽激素

➕ 交感神經
高血壓 ● ⬆ 心房利鈉因子 ● ⬆ 血量
低血鉀症 ● 代謝性鹼中毒
抽筋、肌肉癱瘓...　S/S
手足抽搐+痙攣 ● 低血鈣
高血糖 ● ⬇ 葡萄糖耐受性
夜間多尿 ● ✖ 濃縮尿液

⬆ 留鹽激素
⬆ 腎素活性濃度
血液 ● ⬆ 血鈉　診斷檢查
⬆ pH值
⬇ 血鉀
腎上腺皮質掃描

外科 ● 手術 ● 腫瘤切除
內科 ⎱ 用藥 ● 留鹽激素拮抗劑　Spironolactone (Aldactone®)　處置
飲食 ● 低鈉+高鉀食物

★ NE 正腎上腺素；VMA 香夾杏仁酸定量

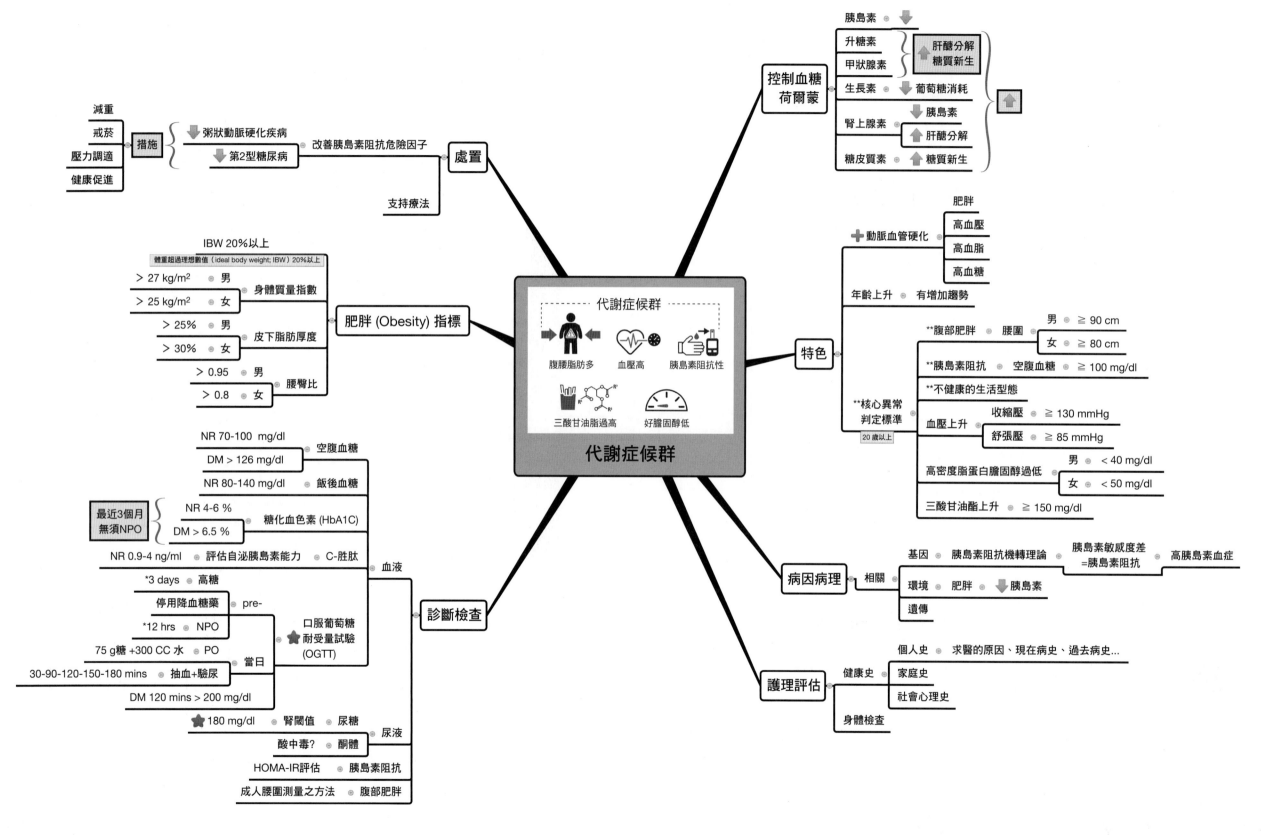

代謝症候群

控制血糖荷爾蒙
- 胰島素 ⬇
- 升糖素／甲狀腺素 → 肝醣分解 ⬆／糖質新生 ⬆
- 生長素 ⬇ 葡萄糖消耗 ⬆
- 腎上腺素 → ⬇ 胰島素／⬆ 肝醣分解
- 糖皮質素 → ⬆ 糖質新生

處置
- 措施
  - 減重
  - 戒菸
  - 壓力調適
  - 健康促進
- ⬇ 粥狀動脈硬化疾病／⬇ 第2型糖尿病 → 改善胰島素阻抗危險因子
- 支持療法

特色
- ＋ 動脈血管硬化
  - 肥胖
  - 高血壓
  - 高血脂
  - 高血糖
- 年齡上升 → 有增加趨勢
- **核心異常判定標準（20 歲以上）
  - **腹部肥胖 → 腰圍 → 男 ≧ 90 cm／女 ≧ 80 cm
  - **胰島素阻抗 → 空腹血糖 ≧ 100 mg/dl
  - **不健康的生活型態
  - 血壓上升 → 收縮壓 ≧ 130 mmHg／舒張壓 ≧ 85 mmHg
  - 高密度脂蛋白膽固醇過低 → 男 < 40 mg/dl／女 < 50 mg/dl
  - 三酸甘油酯上升 ≧ 150 mg/dl

肥胖 (Obesity) 指標
- IBW 20%以上（體重超過理想數值（ideal body weight; IBW）20%以上）
- 身體質量指數 → 男 > 27 kg/m²／女 > 25 kg/m²
- 皮下脂肪厚度 → 男 > 25%／女 > 30%
- 腰臀比 → 男 > 0.95／女 > 0.8

病因病理
- 相關
  - 基因 → 胰島素阻抗機轉理論 → 胰島素敏感度差＝胰島素阻抗 → 高胰島素血症
  - 環境 → 肥胖 → ⬇ 胰島素
  - 遺傳

護理評估
- 健康史
  - 個人史 → 求醫的原因、現在病史、過去病史…
  - 家庭史
  - 社會心理史
- 身體檢查

診斷檢查
- 血液
  - 空腹血糖 → NR 70-100 mg/dl／DM > 126 mg/dl
  - 飯後血糖 → NR 80-140 mg/dl
  - 糖化血色素 (HbA1C)（最近3個月無須NPO）→ NR 4-6 %／DM > 6.5 %
  - C-胜肽 → 評估自泌胰島素能力 NR 0.9-4 ng/ml
  - 口服葡萄糖耐受量試驗 (OGTT) ★
    - pre- → *3 days 高糖／停用降血糖藥／*12 hrs NPO
    - 當日 → 75 g糖 +300 CC 水 PO／30-90-120-150-180 mins 抽血+驗尿／DM 120 mins > 200 mg/dl
- 尿液
  - 尿糖 → 腎閾值 ★ 180 mg/dl
  - 酮體 → 酸中毒？
  - 胰島素阻抗 → HOMA-IR評估
  - 腹部肥胖 → 成人腰圍測量之方法

★縮寫請見「閱讀指引」

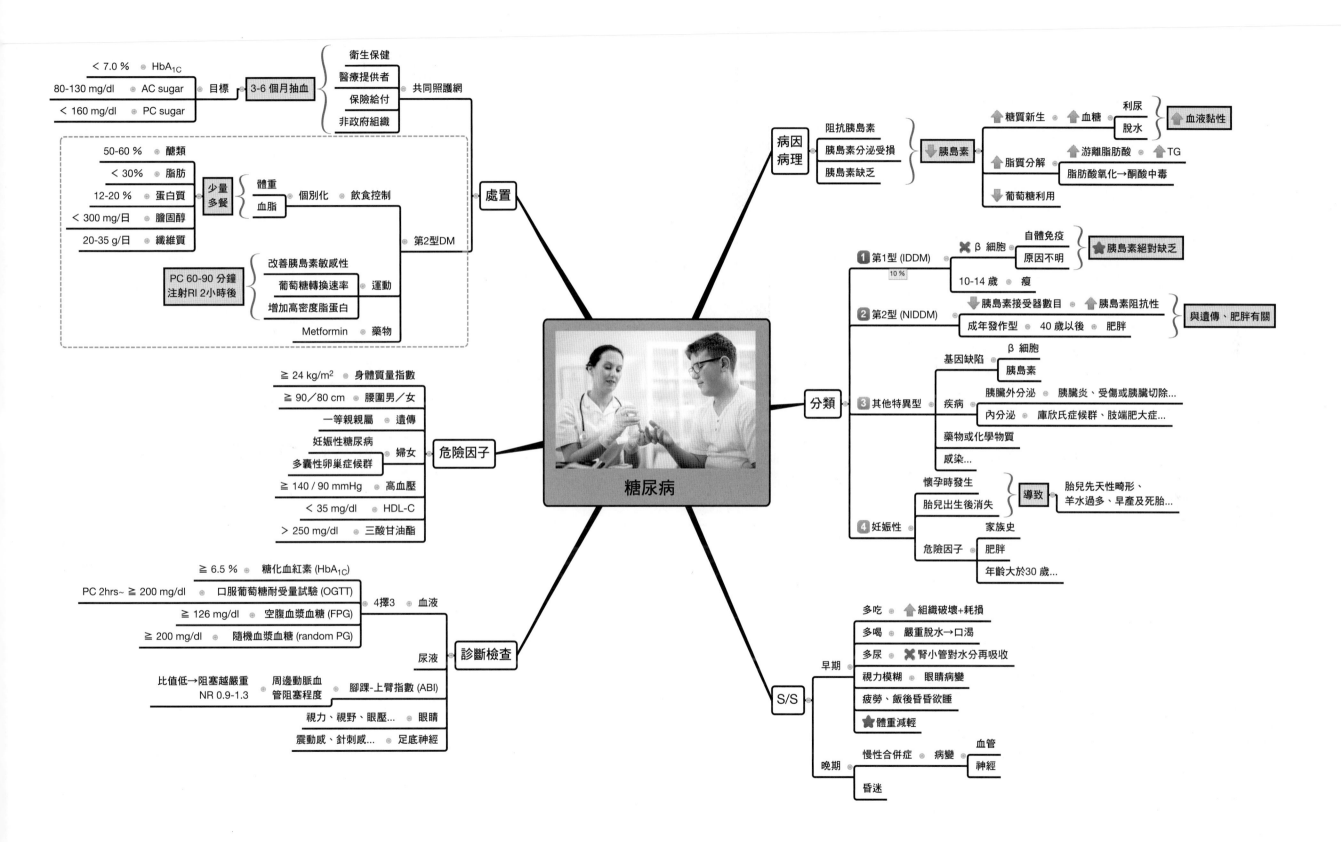

病因病理
- 阻抗胰島素
- 胰島素分泌受損
- 胰島素缺乏
- ⬇胰島素
  - ⬆糖質新生 ● ⬆血糖
    - 利尿
    - 脫水
    - ⬆血液黏性
  - ⬆脂質分解 ● ⬆游離脂肪酸 ● ⬆TG
    - 脂肪酸氧化→酮酸中毒
  - ⬇葡萄糖利用

處置
- 目標 ● 3-6 個月抽血
  - < 7.0 % ● HbA₁C
  - 80-130 mg/dl ● AC sugar
  - < 160 mg/dl ● PC sugar
- 共同照護網
  - 衛生保健
  - 醫療提供者
  - 保險給付
  - 非政府組織
- 飲食控制 ● 個別化
  - 少量多餐
    - 50-60 % ● 醣類
    - < 30% ● 脂肪
    - 12-20 % ● 蛋白質
    - < 300 mg/日 ● 膽固醇
    - 20-35 g/日 ● 纖維質
  - 體重
  - 血脂
- 第2型DM
  - 運動
    - 改善胰島素敏感性
    - 葡萄糖轉換速率
    - 增加高密度脂蛋白
  - 藥物 ● Metformin
  - PC 60-90 分鐘
    注射RI 2小時後

分類
1. 第1型 (IDDM)   10 %
   - ✖ β 細胞
     - 自體免疫
     - 原因不明
     - ⭐胰島素絕對缺乏
   - 10-14 歲 ● 瘦
2. 第2型 (NIDDM)
   - ⬇胰島素接受器數目 ● ⬆胰島素阻抗性
     - 與遺傳、肥胖有關
   - 成年發作型 ● 40 歲以後 ● 肥胖
3. 其他特異型
   - 基因缺陷 ● β 細胞 ● 胰島素
   - 疾病
     - 胰臟外分泌 ● 胰臟炎、受傷或胰臟切除...
     - 內分泌 ● 庫欣氏症候群、肢端肥大症...
   - 藥物或化學物質
   - 感染...
4. 妊娠性
   - 懷孕時發生
   - 胎兒出生後消失
     - 導致 ● 胎兒先天性畸形、羊水過多、早產及死胎...
   - 危險因子
     - 家族史
     - 肥胖
     - 年齡大於30 歲...

危險因子
- ≧ 24 kg/m² ● 身體質量指數
- ≧ 90／80 cm ● 腰圍男／女
- 一等親親屬 ● 遺傳
- 婦女
  - 妊娠性糖尿病
  - 多囊性卵巢症候群
- ≧ 140 / 90 mmHg ● 高血壓
- < 35 mg/dl ● HDL-C
- > 250 mg/dl ● 三酸甘油酯

診斷檢查
- 血液 ● 4擇3
  - ≧ 6.5 % ● 糖化血紅素 (HbA₁C)
  - PC 2hrs~ ≧ 200 mg/dl ● 口服葡萄糖耐受量試驗 (OGTT)
  - ≧ 126 mg/dl ● 空腹血漿血糖 (FPG)
  - ≧ 200 mg/dl ● 隨機血漿血糖 (random PG)
- 尿液
  - 周邊動脈血管阻塞程度 ● 腳踝-上臂指數 (ABI)
    - 比值低→阻塞越嚴重 NR 0.9-1.3
  - 眼睛 ● 視力、視野、眼壓...
  - 足底神經 ● 震動感、針刺感...

S/S
- 早期
  - 多吃 ● ⬆組織破壞+耗損
  - 多喝 ● 嚴重脫水→口渴
  - 多尿 ● ✖腎小管對水分再吸收
  - 視力模糊 ● 眼睛病變
  - 疲勞、飯後昏昏欲睡
  - ⭐體重減輕
- 晚期
  - 慢性合併症 ● 病變
    - 血管
    - 神經
  - 昏迷

糖尿病

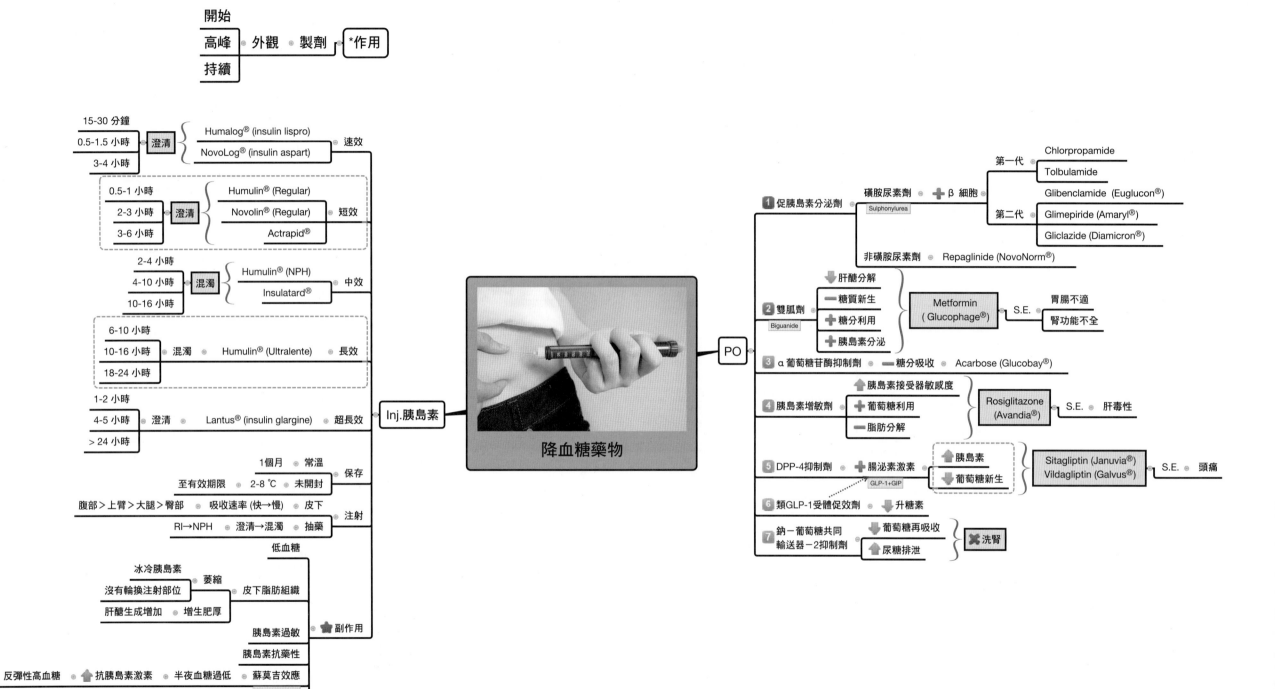

開始
高峰 ● 外觀 ● 製劑 ● *作用
持續

15-30 分鐘
0.5-1.5 小時 澄清 Humalog® (insulin lispro) ● 速效
3-4 小時 NovoLog® (insulin aspart)

0.5-1 小時 Humulin® (Regular)
2-3 小時 澄清 Novolin® (Regular) ● 短效
3-6 小時 Actrapid®

2-4 小時 Humulin® (NPH)
4-10 小時 混濁 ● 中效
10-16 小時 Insulatard®

6-10 小時
10-16 小時 混濁 ● Humulin® (Ultralente) ● 長效
18-24 小時

1-2 小時
4-5 小時 ● 澄清 ● Lantus® (insulin glargine) ● 超長效
> 24 小時

Inj.胰島素

降血糖藥物

PO

1促胰島素分泌劑 ● 磺胺尿素劑 ＋ β 細胞 第一代 Chlorpropamide
Sulphonylurea Tolbulamide
第二代 Glibenclamide (Euglucon®)
Glimepiride (Amaryl®)
Gliclazide (Diamicron®)

非磺胺尿素劑 ● Repaglinide (NovoNorm®)

2雙胍劑 ⬇肝醣分解
Biguanide ➖糖質新生 Metformin
➕糖分利用 (Glucophage®) ● S.E. 胃腸不適
➕胰島素分泌 腎功能不全

3α 葡萄糖苷酶抑制劑 ➖糖分吸收 ● Acarbose (Glucobay®)

4胰島素增敏劑 ⬆胰島素接受器敏感度
➕葡萄糖利用 Rosiglitazone
➖脂肪分解 (Avandia®) S.E. 肝毒性

5DPP-4抑制劑 ➕腸泌素激素 ⬆胰島素 Sitagliptin (Januvia®)
GLP-1+GIP ⬇葡萄糖新生 Vildagliptin (Galvus®) S.E. 頭痛

6類GLP-1受體促效劑 ⬇升糖素

7鈉－葡萄糖共同 ⬇葡萄糖再吸收
輸送器－2抑制劑 ⬆尿糖排泄 ❌洗腎

1個月 ● 常溫
至有效期限 ● 2-8 ℃ ● 未開封 保存
腹部＞上臂＞大腿＞臀部 ● 吸收速率 (快→慢) ● 皮下 注射
RI→NPH ● 澄清→混濁 ● 抽藥

低血糖
冰冷胰島素 萎縮
沒有輪換注射部位 ● 皮下脂肪組織
肝醣生成增加 ● 增生肥厚
胰島素過敏 ⬆副作用
胰島素抗藥性
反彈性高血糖 ● ⬆抗胰島素激素 ● 半夜血糖過低 ● 蘇莫吉效應
Somogyi effect
與生長素有關 ● 清晨高血糖現象 ● 黎明現象

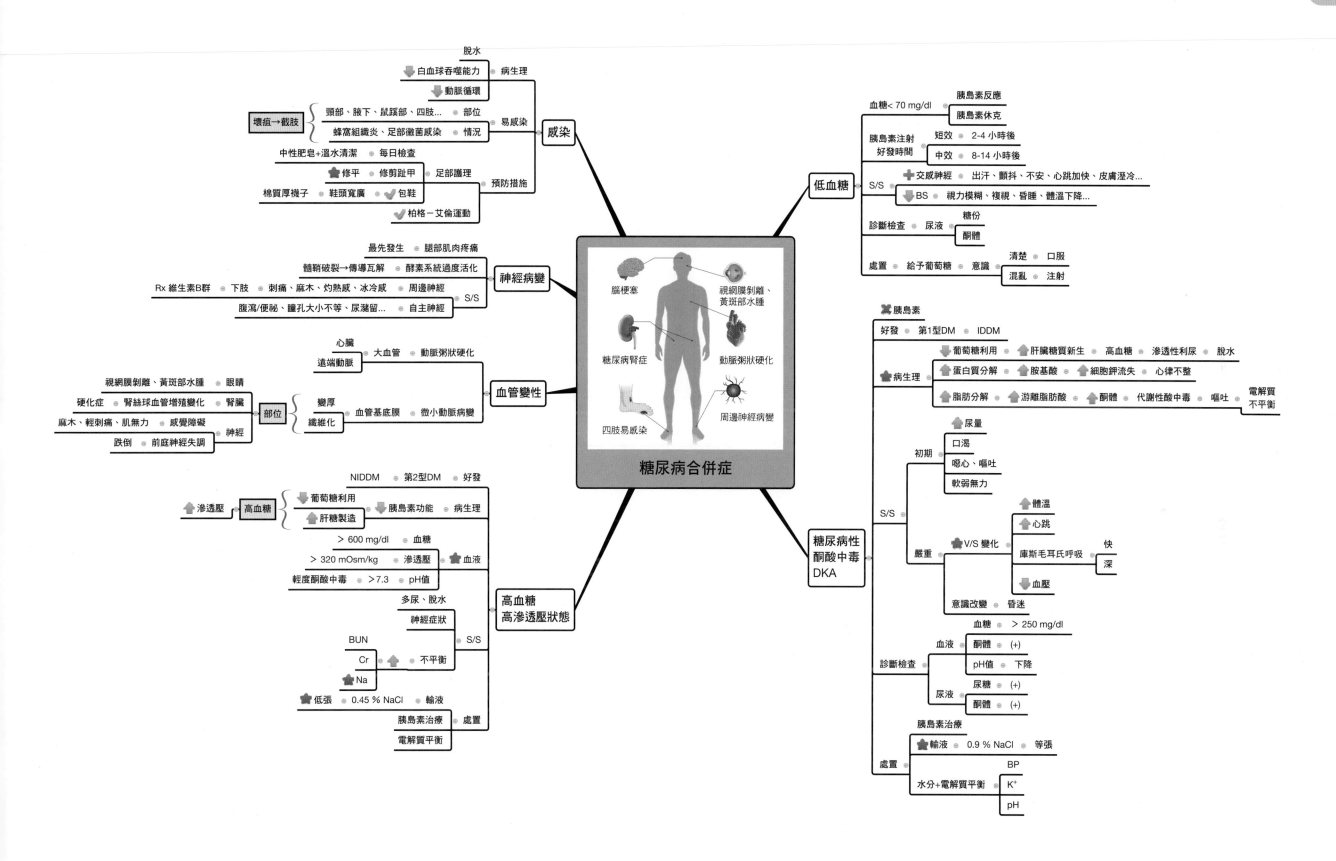

糖尿病合併症

感染
- 病生理：脫水、白血球吞噬能力↓、動脈循環↓
- 易感染
  - 部位：頸部、腋下、鼠蹊部、四肢…
  - 情況：蜂窩組織炎、足部黴菌感染
  - 壞疽→截肢
- 預防措施
  - 足部護理
    - 每日檢查：中性肥皂+溫水清潔
    - 修剪趾甲：修平
    - 包鞋：棉質厚襪子、鞋頭寬廣
    - 柏格－艾倫運動

神經病變
- 酵素系統過度活化
  - 最先發生：腿部肌肉疼痛
  - 髓鞘破裂→傳導瓦解
- S/S（Rx 維生素B群）
  - 周邊神經：下肢、刺痛、麻木、灼熱感、冰冷感
  - 自主神經：腹瀉/便祕、瞳孔大小不等、尿滯留…

血管變性
- 大血管：動脈粥狀硬化
  - 心臟
  - 遠端動脈
- 微小動脈病變：血管基底膜
  - 變厚
  - 纖維化
- 部位
  - 眼睛：視網膜剝離、黃斑部水腫
  - 腎臟：硬化症、腎絲球血管增殖變化
  - 感覺障礙：麻木、輕刺痛、肌無力
  - 神經：跌倒、前庭神經失調

高血糖高滲透壓狀態
- 高血糖：滲透壓↑
  - 病生理：葡萄糖利用↓、胰島素功能↓、肝糖製造↑
  - 好發：NIDDM、第2型DM
- 血液
  - 血糖：＞600 mg/dl
  - 滲透壓：＞320 mOsm/kg
  - pH值：＞7.3、輕度酸中毒
- S/S
  - 多尿、脫水
  - 神經症狀
  - 不平衡：BUN、Cr↑、Na↑
- 處置
  - 輸液：低張↑、0.45 % NaCl
  - 胰島素治療
  - 電解質平衡

低血糖
- 血糖＜70 mg/dl：胰島素反應、胰島素休克
- 胰島素注射好發時間：短效 2-4 小時後、中效 8-14 小時後
- S/S
  - 交感神經↑：出汗、顫抖、不安、心跳加快、皮膚濕冷…
  - BS↓：視力模糊、複視、昏睡、體溫下降…
- 診斷檢查：尿液（糖份、酮體）
- 處置：給予葡萄糖
  - 意識：清楚 口服；混亂 注射

糖尿病性酮酸中毒 DKA
- 胰島素↓
- 好發：第1型DM、IDDM
- 病生理
  - 葡萄糖利用↓、肝臟糖質新生↑、高血糖、滲透性利尿、脫水
  - 蛋白質分解↑、胺基酸↑、細胞鉀流失↑、心律不整
  - 脂肪分解↑、游離脂肪酸↑、酮體↑、代謝性酸中毒、嘔吐、電解質不平衡
- S/S
  - 初期：尿量↑、口渴、噁心、嘔吐、軟弱無力
  - 嚴重：V/S 變化：體溫↑、心跳↑、庫斯毛耳氏呼吸（快、深）、血壓↓
    - 意識改變：昏迷
- 診斷檢查
  - 血液：血糖＞250 mg/dl、酮體 (+)、pH值 下降
  - 尿液：尿糖 (+)、酮體 (+)
- 處置
  - 胰島素治療
  - 輸液：0.9 % NaCl 等張
  - 水分+電解質平衡：BP、K⁺、pH

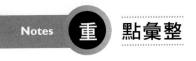

◯ 內分泌失調

	分泌不足	分泌過多
生長激素 (GH)	孩童期：侏儒症 (Dwarfism)	孩童期：巨人症 (Gigantism) 成年時：肢端肥大症 (Acromegaly)
抗利尿激素 (ADH)	尿崩症 (DI)	抗利尿激素分泌不當症候群 (SIADH)
甲狀腺激素 (T3/T4)	孩童期：呆小症 (Cretinism) 成年時：黏液水腫 (Myxedema)	格雷氏病 (Grave's disease)
	甲狀腺腫 (Goiter) 結合 TSH 接受器→亢進；TSH ↑→低下	
副甲狀腺素 (PTH)	血鈣降低 (神經肌肉過度興奮)	囊狀纖維性骨炎 (Osteitis fibrosa cystica) （高血鈣）
維生素 D	佝僂病 (Rickets)	─
留鹽激素 (Aldosterone)	留鹽激素過低症（高血鉀、H^+→酸中毒）	康氏症候群 (Conn's syndrome) （低血鉀、高血鈉）
促腎上腺皮質素 (ACTH)	愛迪生氏病 (Addison's disease)	庫欣氏症候群 (Cushing syndrome)
雄性素 (Androgen)	男性化現象	女性陰毛、腋毛減少；男性症狀不明顯
胰島素 (Insulin)	糖尿病 (DM)、血糖過高	低血糖
腎上腺素 (Epi)/ 正腎上腺素 (NE)	─	嗜鉻細胞瘤 (Pheochromocytoma)（高血壓、高血糖）

1. 下視丘位於腦下垂體之上，是間腦的一小部分，受到蝶骨蝶鞍部分的保護；會分泌調節因子（激素）來刺激或抑制腦下垂體前葉激素的分泌；下視丘分泌的調節因子直接由血管叢送達目的地。

2. 內分泌腺體及激素簡述：
   - 胰臟 α 細胞－升糖素；β 細胞－胰島素
   - 腎上腺髓質－腎上腺素
   - 腎上腺皮質－皮質類固醇（糖皮質固酮－可體松；礦物皮質酮－留鹽激素；雄性激素）
   - 腦下垂體前葉－生長素；促腎上腺皮質激素；甲狀腺刺激素；催乳素；濾泡刺激素；黃體生成激素
   - 腦下垂體後葉－抗利尿激素；催產素
   - 甲狀腺－降鈣素
   - 副甲狀腺－升鈣素

3. 副甲狀腺機能亢進病人之護理指導：降低攝取乳製品、鼓勵攝取低鈣、高纖食物及蔓越莓。

4. 有關副甲狀腺機能亢進病人之臨床表徵：(1) 便祕；(2) 高血鈣；(3) 骨質疏鬆；(4) 心律不整；(5) 低血磷。

5. 甲狀腺機能亢進症之臨床表徵：眼球突出、甲狀腺腫、食慾增加、心搏過速。甲狀腺切除後可能發生的合併症：(1) 低血鈣；(2) 高血磷；(3) 喉返神經受損。其護理措施：(1) 注意有無聲音嘶啞（因為聲帶受損之故）須深呼吸、咳嗽運動；(3) 喝冷開水減輕傷口不適；(4) 觀察口部刺麻感（低血鈣症狀）；(5) 依醫囑服用飽和碘化鉀溶液，可以抑制甲狀腺素的合成；(6) 依醫囑服用飽和碘化鉀溶液，可與果汁一起服用；(7) 甲狀腺切除手術後一週內應評估病人有無 Chvostek's 及 Trousseau's 徵象；(8) 病人易出現多汗，應提供舒適而清涼的環境；(9) 預防甲狀腺切除後傷口縫合處過度牽扯及減輕傷口腫脹不適之姿勢，可採半坐臥，頭頸部以枕頭支托固定。

6. 有關甲狀腺風暴的之臨床表徵：T3、T4 上升、體溫過高、譫妄、游離甲狀腺素上升、心搏過速、臉部潮紅。

7. 甲狀腺功能低下病人的飲食指導：低脂肪、低熱量、低膽固醇、高纖維。

8. 抗利尿激素分泌不當症候群 (SIADH)
   - 臨床症狀：體液容積擴大、體液低張、尿比重增加，而出現水中毒症狀；補充高張氯化鈉溶液，以矯正低血鈉症狀；症狀往往是慢慢出現，最常出現的是中樞神經及腸胃症狀。
   - 護理措施：遵守與執行限制液體措施；密切監測血壓、中心靜脈壓及血漿滲透壓的變化；監測有無出現肌肉抽搐或昏迷等中樞神經傷害；預防與低血鈉有關的潛在性傷害；禁止多喝水；採取高鈉及高纖維飲食；給予高張性輸液。

9. 尿崩症 (DI) 臨床表徵：尿液滲透壓低於 65 mOsm/kg、多尿、煩渴、尿比重 <1.005、低血容積休克。

- 照護與處置：腎原性尿崩症可透過限制飲食鹽分攝取，以緩解症狀；使用鼻噴劑型 DDAVP(desmopressin) 是補充抗利尿素最佳給藥途徑；增加每日水分攝取量，可避免出現代償性體液調節作用；需要密集監測生命徵象、每日體重變化、尿比重、電解質。

- 出院護理指導：教導自我注射藥物的方法；告知隨身攜帶識別卡；教導維持與測量體液狀態的方式。

10. 庫欣氏症候群症狀之病理機轉：肌肉無力是蛋白質過度分解、造成肌肉質塊流失所致；水腫特徵因礦物皮質醇活化，導致水分與鈉離子滯留；傷口癒合慢是因皮質醇分泌上升，造成淋巴球下降；高血糖：肝臟糖質新生作用增加，刺激胰島素分泌增加。其診斷檢查最具特異性為 24 小時尿液游離皮質醇排泄量。庫欣氏症患者傷口不易癒合的主要原因是與抑制發炎反應有關。

11. 有關長期服用 prednisolone 的護理指導：在飯後服用或合併制酸劑使用；鼓勵採高蛋白、低醣及高鉀飲食；遭遇重大壓力時，應告知醫師調整劑量；告知病情穩定後，可依醫囑漸進式停藥。

12. 愛迪生氏病 (Addison's disease) 病理生理機轉：糖皮質固醇過少、留鹽激素過少、雄性素不足。其愛迪生氏危機出現的症狀：(1) 高血鉀；(2) 低血壓；(3) 低血糖；(4) 低血容積；(5) 體溫上升；(6) 痙攣。

13. 糖尿病

- 酮酸中毒病人的臨床表徵：昏迷、呼吸快而深 (Kussmaul's 呼吸)、血清有效滲透壓 300 mOsm/kg、血糖值 400 mg/dL。

- 皮下注射胰島素吸收速率之比較，其合宜敘述為：腹部＞上臂＞大腿＞臀部；運動肢體＞非運動肢體；注射處不動＞注射處局部活動；體溫下降＜體溫升高。

- 糖尿病人足部照護：不可用刀片自行切除腳部硬繭或雞眼；不可用浮石輕輕將硬繭或雞眼磨光；修剪指甲，需剪平型；洗澡前先以前臂或手肘測試水溫。

- 糖尿病視網膜病變，會造成病人失明。通常與血糖控制不良有關。容易導致視網膜血管損傷或阻塞，亦可能導致牽引性視網膜剝離。

- 糖尿病病人飲食控制原則：膽固醇每日攝取量 300mg、蛋白質占每日總熱量 12 ～ 20%、脂肪占每日總熱量的 ＜ 30%、碳水化合物占每日總熱量的 50 ～ 60%、纖維質 20~30 克。

14. 生長激素分泌過多會導致肢端肥大症，其症狀葡萄糖耐受性降低、多汗症、多毛症、關節痛。若腫瘤侷限於蝶鞍中，則採放射線治療，也可進行蝶骨腺瘤切除術或使用 Octreotide (Sandostatin) 可縮小腫瘤。

15. 胰島素具有的作用：促進肝糖的合成、促進脂肪合成、促進細胞攝取葡萄糖、抑制肌肉釋出胺基酸。

16. 血漿中鈉離子濃度的調節主要受醛固酮與抗利尿激素荷爾蒙的影響。

17. 哺乳婦女常不易再度懷孕，主要因催乳素過高 (prolactin) 所致。

18. 能促進糖質新生 (gluconeogenesis)，增加血糖濃度的激素：升糖素 (glucagon)、生長激素 (growth hormone)、糖皮質固醇 (glucocorticoid)。

19. 血清張力素 (serotonin) 可以合成褪黑激素 (melatonin)。

20. 與骨骼之生長發育及維持有關的激素為生長素、副甲狀腺素、抑鈣素。

21. 副甲狀腺素分泌持續增加會使骨質密度降低；抑鈣素分泌持續增加而使骨質密度增加。

22. 下列何者多巴胺 (dopamine) 會抑制催乳素分泌。

23. 腎上腺素 (epinephrine) 與心肌 β1 接受器結合後，形成的主要第二傳訊者 (second messenger) 是環腺苷單磷酸 (cAMP)。

MEMO

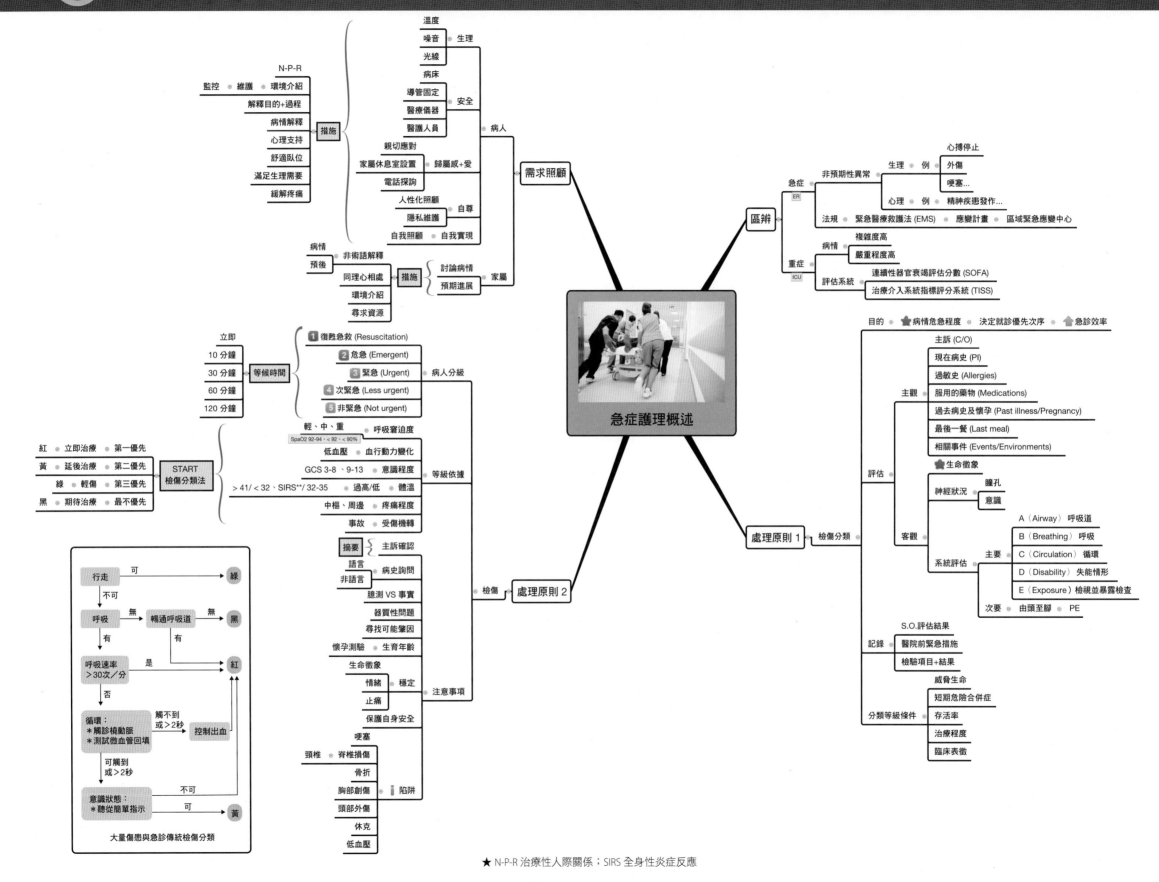

急症護理概述

需求照顧

病人

生理
- 溫度
- 噪音
- 光線

安全
- 病床
- 導管固定
- 醫療儀器
- 醫護人員

歸屬感+愛
- 親切應對
- 家屬休息室設置
- 電話探詢

自尊
- 人性化照顧
- 隱私維護

自我實現
- 自我照顧

措施
- N-P-R
- 監控 ● 維護 ● 環境介紹
- 解釋目的+過程
- 病情解釋
- 心理支持
- 舒適臥位
- 滿足生理需要
- 緩解疼痛

家屬

病情
- 非術語解釋

預後

措施
- 討論病情
- 預期進展
- 同理心相處
- 環境介紹
- 尋求資源

區辨

急症 (ER)
- 非預期性異常
  - 生理　例：心搏停止／外傷／哽塞...
  - 心理　例：精神疾患發作...
- 法規　緊急醫療救護法 (EMS) ● 應變計畫 ● 區域緊急應變中心

重症 (ICU)
- 病情
  - 複雜度高
  - 嚴重程度高
- 評估系統
  - 連續性器官衰竭評估分數 (SOFA)
  - 治療介入系統指標評分系統 (TISS)

處理原則 1

目的 ● 病情危急程度 ● 決定就診優先次序 ● 急診效率

檢傷分類

評估

主觀

主要
- 主訴 (C/O)
- 現在病史 (PI)
- 過敏史 (Allergies)
- 服用的藥物 (Medications)
- 過去病史及懷孕 (Past illness/Pregnancy)
- 最後一餐 (Last meal)
- 相關事件 (Events/Environments)

客觀
- 生命徵象
- 神經狀況
  - 瞳孔
  - 意識

系統評估
- 主要
  - A（Airway）呼吸道
  - B（Breathing）呼吸
  - C（Circulation）循環
  - D（Disability）失能情形
  - E（Exposure）檢視並暴露檢查
- 次要　由頭至腳 ● PE

記錄
- S.O.評估結果
- 醫院前緊急措施
- 檢驗項目+結果

分類等級條件
- 威脅生命
- 短期危險合併症
- 存活率
- 治療程度
- 臨床表徵

處理原則 2

病人分級

等候時間
- 立即
- 10 分鐘
- 30 分鐘
- 60 分鐘
- 120 分鐘

1 復甦急救 (Resuscitation)
2 危急 (Emergent)
3 緊急 (Urgent)
4 次緊急 (Less urgent)
5 非緊急 (Not urgent)

START 檢傷分類法
- 紅 ● 立即治療 ● 第一優先
- 黃 ● 延後治療 ● 第二優先
- 綠 ● 輕傷 ● 第三優先
- 黑 ● 期待治療 ● 最不優先

等級依據
- 呼吸窘迫度　輕、中、重　SpaO2 92-94、< 92、< 90%
- 血行動力變化　低血壓
- 意識程度　GCS 3-8、9-13
- 體溫　> 41/ < 32、SIRS**/ 32-35　過高/低
- 疼痛程度　中樞、周邊
- 受傷機轉　事故

檢傷

摘要
- 主訴確認

語言
- 病史詢問

非語言
- 臆測 VS 事實
- 器質性問題
- 尋找可能肇因

懷孕測驗　生育年齡

注意事項
- 生命徵象
- 情緒　穩定
- 止痛
- 保護自身安全

陷阱
- 哽塞
- 頸椎　脊椎損傷
- 骨折
- 胸部創傷
- 頭部外傷
- 休克
- 低血壓

大量傷患與急診傳統檢傷分類

行走
- 可 → 綠
- 不可 → 呼吸
  - 無 → 暢通呼吸道
    - 無 → 黑
    - 有 → 紅
  - 有 → 呼吸速率 >30次／分
    - 是 → 紅
    - 否 → 循環：
      *觸診橈動脈
      *測試微血管回填
      - 觸不到 或 >2秒 → 控制出血 → 紅
      - 可觸到 或 >2秒 → 意識狀態：
        *聽從簡單指示
        - 不可 → 紅
        - 可 → 黃

★ N-P-R 治療性人際關係；SIRS 全身性炎症反應

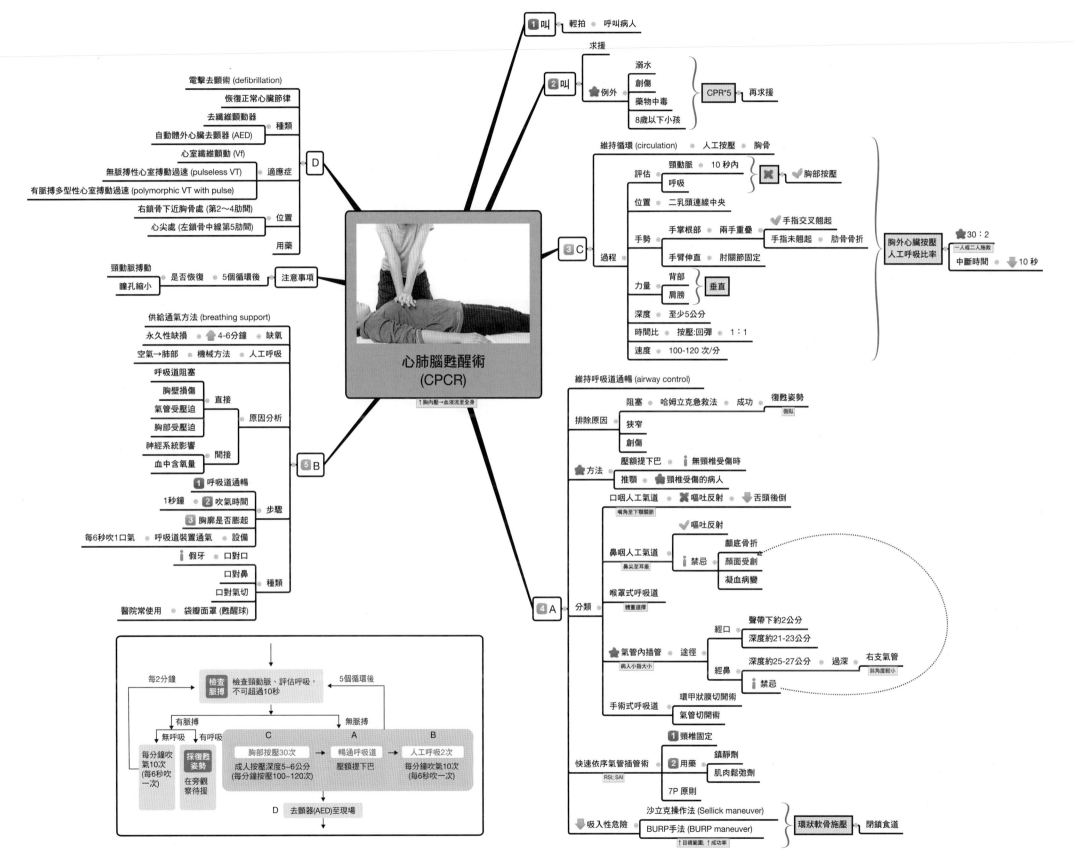

心肺腦甦醒術 (CPCR)
↑胸內壓→血液流至全身

1 叫
- 輕拍 ● 呼叫病人

2 叫
- 求援
- ★ 例外
  - 溺水
  - 創傷
  - 藥物中毒
  - 8歲以下小孩
  - } CPR*5 ● 再求援

3 C
- 維持循環 (circulation) ● 人工按壓 ● 胸骨
- 過程
  - 評估
    - 頸動脈 ● 10秒內 ● ✗ ✔胸部按壓
    - 呼吸
  - 位置 ● 二乳頭連線中央
  - 手勢
    - 手掌根部 ● 兩手重疊 ● ✔手指交叉翹起 / 手指未翹起 ● 肋骨骨折
    - 手臂伸直 ● 肘關節固定
  - 力量
    - 背部
    - 肩膀 } 垂直
  - 深度 ● 至少5公分
  - 時間比 ● 按壓:回彈 ● 1:1
  - 速度 ● 100-120 次/分
- 胸外心臟按壓人工呼吸比率
  - ★30:2 ● 一人或二人施救
  - 中斷時間 ● ↓10秒

D
- 電擊去顫術 (defibrillation)
- 恢復正常心臟節律
- 種類
  - 去纖維顫動器
  - 自動體外心臟去顫器 (AED)
- 適應症
  - 心室纖維顫動 (Vf)
  - 無脈搏性心室搏動過速 (pulseless VT)
  - 有脈搏多型性心室搏動過速 (polymorphic VT with pulse)
- 位置
  - 右鎖骨下近胸骨處 (第2~4肋間)
  - 心尖處 (左鎖骨中線第5肋間)
- 用藥

注意事項
- 是否恢復 ● 5個循環後
  - 頸動脈搏動
  - 瞳孔縮小

5 B
- 供給通氣方法 (breathing support)
- 缺氧
  - 永久性缺損 ● ↑4-6分鐘
  - 空氣→肺部 ● 機械方法 ● 人工呼吸
- 原因分析
  - 直接
    - 呼吸道阻塞
    - 胸壁損傷
    - 氣管受壓迫
    - 胸部受壓迫
  - 間接
    - 神經系統影響
    - 血中含氧量
- 步驟
  - 1 呼吸道通暢
  - 1秒鐘 ● 2 吹氣時間
  - 3 胸廓是否膨起
- 設備 ● 呼吸道裝置通氣 ● 每6秒吹1口氣
- 種類
  - 口對口 ● ⚠假牙
  - 口對鼻
  - 口對氣切
- 袋瓣面罩 (甦醒球) ● 醫院常用

4 A
- 維持呼吸道通暢 (airway control)
- 排除原因
  - 阻塞 ● 哈姆立克急救法 ● 成功 ● 復甦姿勢 ● 側臥
  - 狹窄
  - 創傷
- ★ 方法
  - 壓額提下巴 ● ⚠無頸椎受傷時
  - 推頦 ● ★頸椎受傷的病人
- 分類
  - 口咽人工氣道 ● ✗嘔吐反射 ● ↓舌頭後倒
    - 嘴角至下頷關節
  - 鼻咽人工氣道
    - 鼻尖至耳垂
    - ⚠禁忌
      - ✔嘔吐反射
      - 顱底骨折
      - 顏面受創
      - 凝血病變
  - 喉罩式呼吸道 ● 體重選擇
  - ★ 氣管內插管 ● 病人小指大小
    - 途徑
      - 經口
        - 聲帶下約2公分
        - 深度約21-23公分
      - 經鼻
        - 深度約25-27公分 ● 過深 ● 右支氣管 ● 斜角度較小
        - ⚠禁忌
  - 手術式呼吸道
    - 環甲狀膜切開術
    - 氣管切開術
- 快速依序氣管插管術 ● RSI; SAI
  - 1 頸椎固定
  - 2 用藥
    - 鎮靜劑
    - 肌肉鬆弛劑
  - 7P 原則
- 吸入性危險
  - 沙立克操作法 (Sellick maneuver)
  - BURP手法 (BURP maneuver) ● ↑目標範圍; ↑成功率 ● 環狀軟骨施壓 ● 閉鎖食道

檢查脈搏 ● 檢查頸動脈、評估呼吸，不可超過10秒
- 每2分鐘
- 5個循環後
- 有脈搏
  - 無呼吸 ● 每分鐘吹氣10次 (每6秒吹一次)
  - 有呼吸 ● 採復甦姿勢 ● 在旁觀察待援
- 無脈搏
  - C ● 胸部按壓30次 (成人按壓深度5~6公分) (每分鐘按壓100~120次) → A ● 暢通呼吸道 ● 壓額提下巴 → B ● 人工呼吸2次 ● 每分鐘吹氣10次 (每6秒吹一次)
  - D ● 去顫器(AED)至現場

★ BURP maneuver 喉部施加壓力手法（向後、向上、向右）

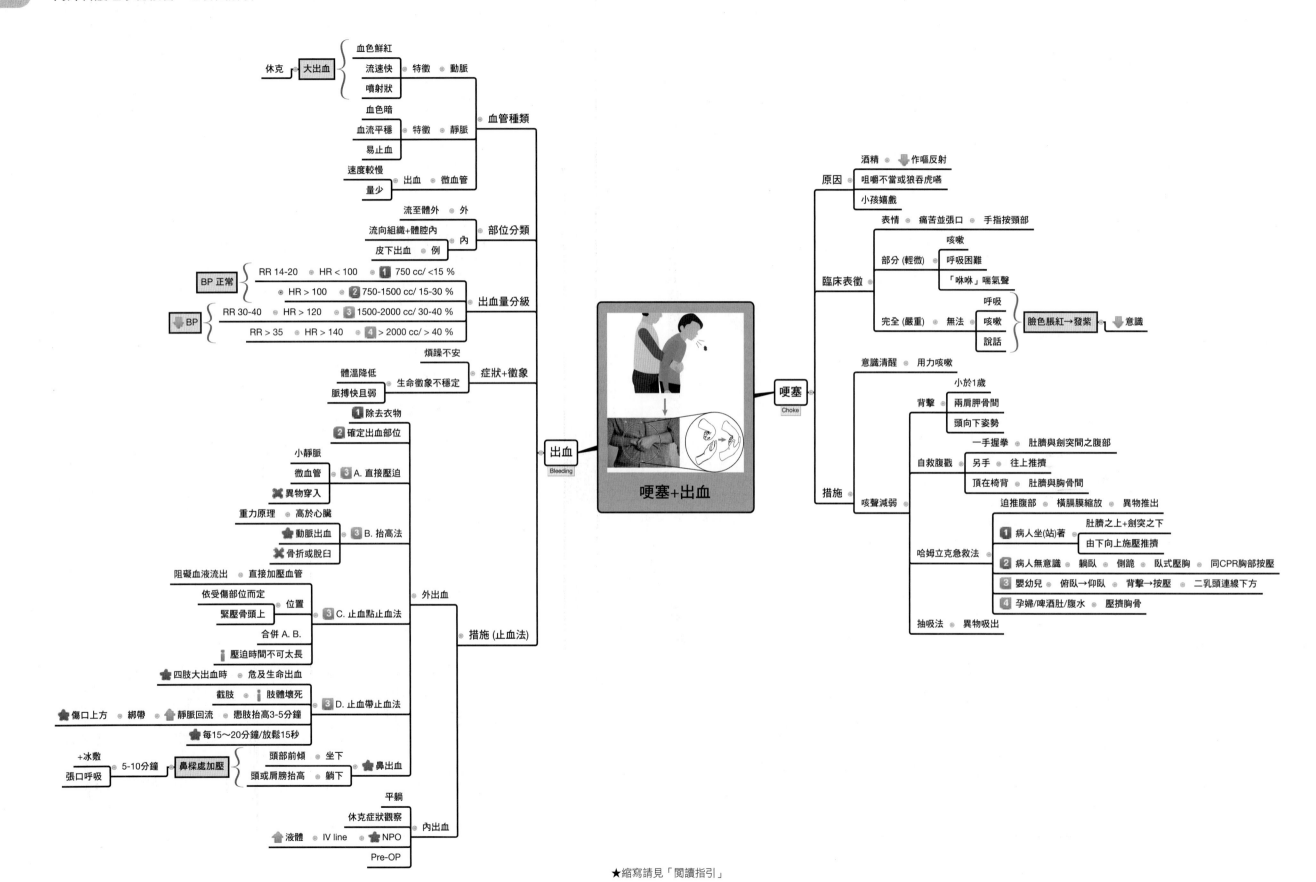

血色鮮紅
流速快 ── 特徵 ● 動脈
噴射狀

休克 ── 大出血

血色暗
血流平穩 ── 特徵 ● 靜脈 ── 血管種類
易止血

速度較慢 ── 出血 ● 微血管
量少

流至體外 ── 外
流向組織+體腔內 ── 內 ── 部位分類
皮下出血 ● 例

BP 正常

RR 14-20 ● HR < 100 ● 1 750 cc/ <15 %
● HR > 100 ● 2 750-1500 cc/ 15-30 % ── 出血量分級
RR 30-40 ● HR > 120 ● 3 1500-2000 cc/ 30-40 %
RR > 35 ● HR > 140 ● 4 > 2000 cc/ > 40 %

BP

煩躁不安
體溫降低 ── 生命徵象不穩定 ── 症狀+徵象
脈搏快且弱

1 除去衣物
2 確定出血部位

小靜脈
微血管 ── 3 A. 直接壓迫
異物穿入

重力原理 ● 高於心臟
動脈出血 ── 3 B. 抬高法
骨折或脫臼

阻礙血液流出 ● 直接加壓血管
依受傷部位而定 ── 位置
緊壓骨頭上
合併 A. B. ── 3 C. 止血點止血法
壓迫時間不可太長

四肢大出血時 ● 危及生命出血
截肢 ● 肢體壞死
傷口上方 ● 綁帶 ● 靜脈回流 ● 患肢抬高3-5分鐘 ── 3 D. 止血帶止血法
每15～20分鐘/放鬆15秒

+冰敷
張口呼吸 ● 5-10分鐘 ● 鼻樑處加壓

頭部前傾 ── 坐下
頭或肩膀抬高 ● 躺下 ── 鼻出血

外出血 ── 措施 (止血法)

平躺
休克症狀觀察
液體 ● IV line ● NPO ── 內出血
Pre-OP

出血
Bleeding

哽塞+出血

哽塞
Choke

酒精 ● ⬇ 作嘔反射
咀嚼不當或狼吞虎嚥 ── 原因
小孩嬉戲

表情 ● 痛苦並張口 ● 手指按頸部

咳嗽
部分 (輕微) ── 呼吸困難
「咻咻」喘氣聲 ── 臨床表徵

呼吸
完全 (嚴重) ── 無法 ── 咳嗽 ── 臉色脹紅→發紫 ● ⬇ 意識
說話

意識清醒 ● 用力咳嗽

小於1歲
背擊 ── 兩肩胛骨間
頭向下姿勢

一手握拳 ● 肚臍與劍突間之腹部
自救腹戳 ── 另手 ● 往上推擠
頂在椅背 ● 肚臍與胸骨間

咳聲減弱

迫推腹部 ● 橫膈膜縮放 ● 異物推出

肚臍之上+劍突之下
1 病人坐(站)著 ── 由下向上壓推擠

哈姆立克急救法 ── 2 病人無意識 ● 躺臥 ● 側跪 ● 臥式壓胸 ● 同CPR胸部按壓

3 嬰幼兒 ● 俯臥→仰臥 ● 背擊→按壓 ● 二乳頭連線下方

4 孕婦/啤酒肚/腹水 ● 壓擠胸骨

抽吸法 ● 異物吸出

措施

★縮寫請見「閱讀指引」

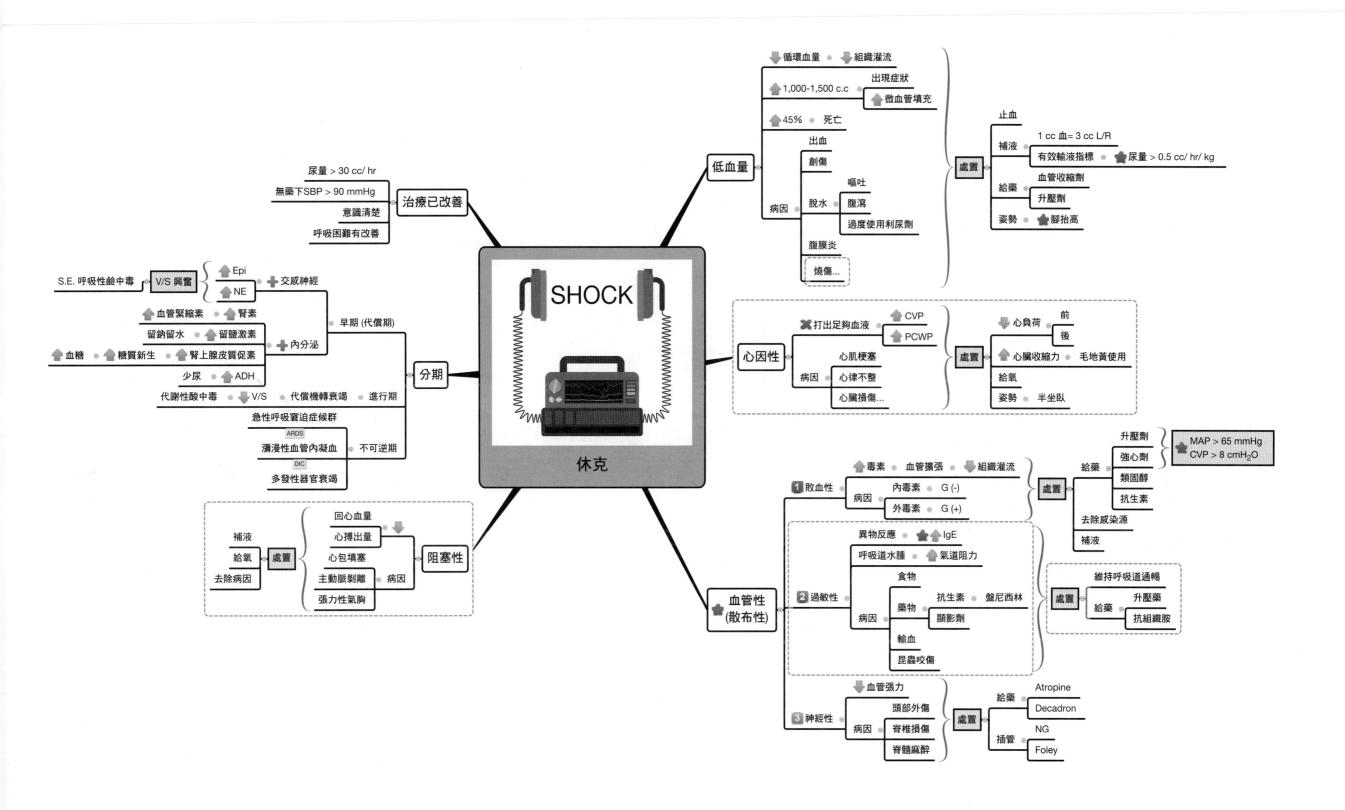

低血量
- ⬇循環血量 · ⬇組織灌流
- ⬆1,000-1,500 c.c → 出現症狀 · ⬆微血管填充
- ⬆45% · 死亡
- 病因
  - 出血
  - 創傷
  - 脫水
    - 嘔吐
    - 腹瀉
    - 過度使用利尿劑
  - 腹膜炎
  - 燒傷...
- 處置
  - 止血
  - 補液 · 有效輸液指標 · 1 cc 血= 3 cc L/R · ★尿量 > 0.5 cc/ hr/ kg
  - 給藥 · 血管收縮劑 · 升壓劑
  - 姿勢 · ★腳抬高

治療已改善
- 尿量 > 30 cc/ hr
- 無藥下SBP > 90 mmHg
- 意識清楚
- 呼吸困難有改善

分期
- 早期 (代償期)
  - 交感神經
    - V/S 興奮 ⬆Epi ⬆NE · S.E. 呼吸性鹼中毒
  - 內分泌
    - ⬆血管緊縮素 · ⬆腎素
    - 留鈉留水 · ⬆留鹽激素
    - ⬆血糖 · ⬆糖質新生 · ⬆腎上腺皮質促素
    - 少尿 · ⬆ADH
- 進行期 · 代償機轉衰竭 · 代謝性酸中毒 ⬇V/S
- 不可逆期
  - 急性呼吸窘迫症候群 ARDS
  - 瀰漫性血管內凝血 DIC
  - 多發性器官衰竭

心因性
- ✖打出足夠血液 ⬆CVP ⬆PCWP
- 病因
  - 心肌梗塞
  - 心律不整
  - 心臟損傷...
- 處置
  - ⬇心負荷 · 前 · 後
  - ⬆心臟收縮力 · 毛地黃使用
  - 給氧
  - 姿勢 · 半坐臥

阻塞性
- 處置
  - 補液
  - 給氧
  - 去除病因
- 回心血量 · 心搏出量 ⬇
- 病因
  - 心包填塞
  - 主動脈剝離
  - 張力性氣胸

血管性 (散布性)
- ❶敗血性
  - ⬆毒素 · 血管擴張 · ⬇組織灌流
  - 病因
    - 內毒素 · G (-)
    - 外毒素 · G (+)
  - 處置
    - 給藥
      - 升壓劑
      - 強心劑 · MAP > 65 mmHg CVP > 8 cmH₂O
      - 類固醇
      - 抗生素
    - 去除感染源
    - 補液
- ❷過敏性 ★
  - 異物反應 · ⬆IgE
  - 呼吸道水腫 · ⬆氣道阻力
  - 病因
    - 食物
    - 藥物 · 抗生素 · 盤尼西林 · 顯影劑
    - 輸血
    - 昆蟲咬傷
  - 處置
    - 維持呼吸道通暢
    - 給藥 · 升壓藥 · 抗組織胺
- ❸神經性
  - ⬇血管張力
  - 病因
    - 頭部外傷
    - 脊椎損傷
    - 脊髓麻醉
  - 處置
    - 給藥 · Atropine · Decadron
    - 插管 · NG · Foley

SHOCK

休克

★縮寫請見「閱讀指引」

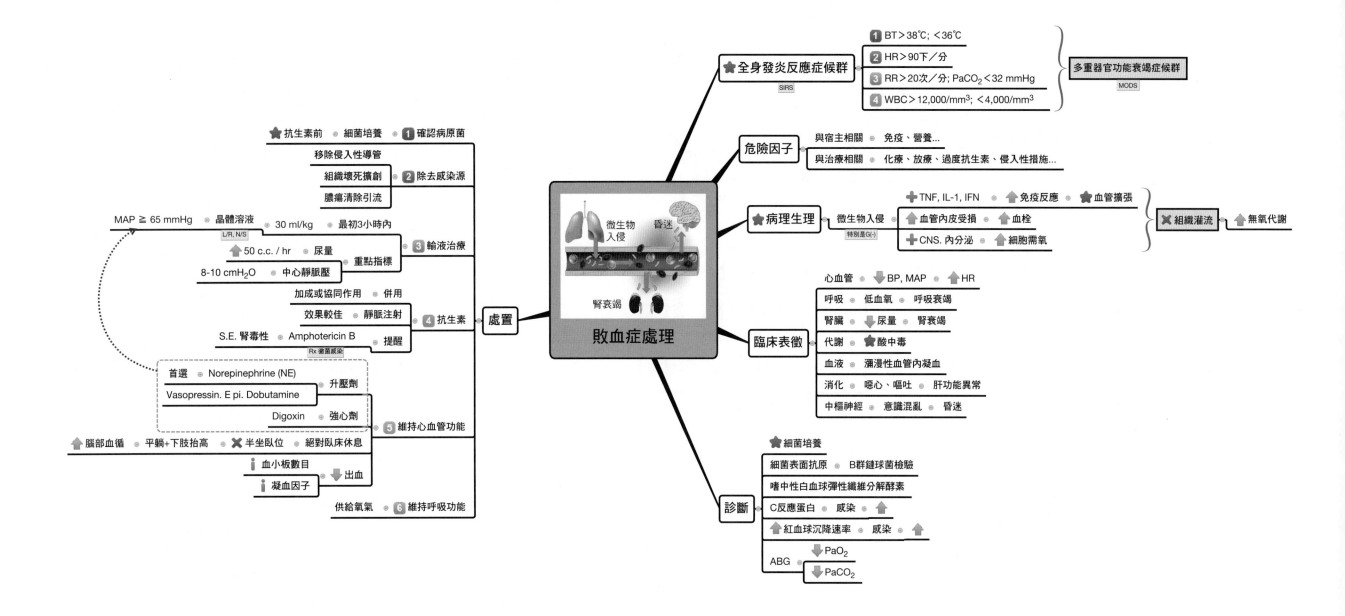

全身發炎反應症候群

1 BT＞38℃；＜36℃
2 HR＞90下／分
3 RR＞20次／分；PaCO₂＜32 mmHg
4 WBC＞12,000/mm³；＜4,000/mm³

SIRS

多重器官功能衰竭症候群
MODS

危險因子
與宿主相關 ● 免疫、營養...
與治療相關 ● 化療、放療、過度抗生素、侵入性措施...

病理生理
微生物入侵 特別是G(-)
＋TNF, IL-1, IFN ● 免疫反應 ● 血管擴張
血管內皮受損 ● 血栓
＋CNS. 內分泌 ● 細胞需氧
組織灌流 ● 無氧代謝

臨床表徵
心血管 ● BP, MAP ● HR
呼吸 ● 低血氧 ● 呼吸衰竭
腎臟 ● 尿量 ● 腎衰竭
代謝 ● 酸中毒
血液 ● 瀰漫性血管內凝血
消化 ● 噁心、嘔吐 ● 肝功能異常
中樞神經 ● 意識混亂 ● 昏迷

診斷
細菌培養
細菌表面抗原 ● B群鏈球菌檢驗
嗜中性白血球彈性纖維分解酵素
C反應蛋白 ● 感染 ●
紅血球沉降速率 ● 感染 ●
ABG ● PaO₂
PaCO₂

處置
1 確認病原菌
抗生素前 ● 細菌培養
2 除去感染源
移除侵入性導管
組織壞死擴創
膿瘍清除引流
3 輸液治療
MAP ≧ 65 mmHg ● 晶體溶液 ● 30 ml/kg ● 最初3小時內
L/R, N/S
50 c.c. / hr ● 尿量 重點指標
8-10 cmH₂O ● 中心靜脈壓
4 抗生素
加成或協同作用 ● 併用
效果較佳 ● 靜脈注射
S.E. 腎毒性 ● Amphotericin B ● 提醒
Rx 黴菌感染
5 維持心血管功能
首選 ● Norepinephrine (NE)
Vasopressin. E pi. Dobutamine ● 升壓劑
Digoxin ● 強心劑
腦部血循 ● 平躺+下肢抬高 ● 半坐臥位 ● 絕對臥床休息
血小板數目 ● 出血
凝血因子
6 維持呼吸功能
供給氧氣

敗血症處理
微生物入侵 昏迷 腎衰竭

★ TNF 腫瘤壞死因子；IL-1 介白素 -1；IFN 干擾素

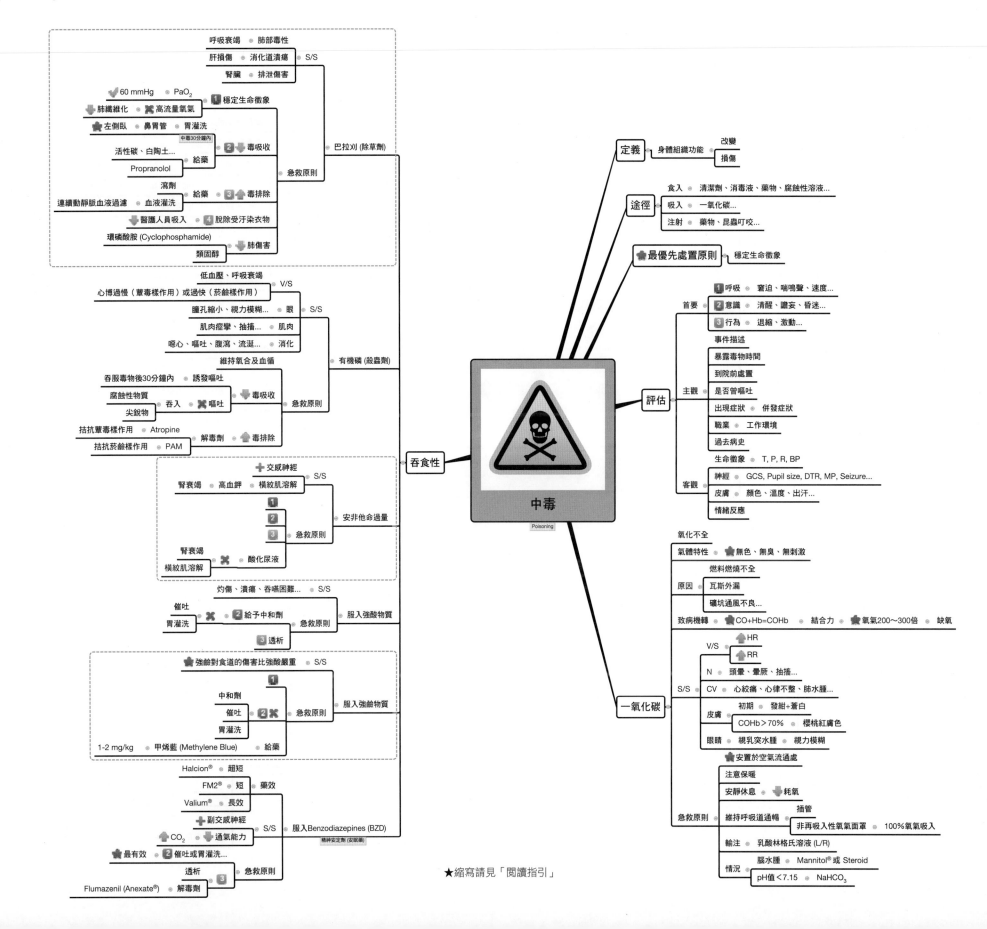

呼吸衰竭　● 肺部毒性
肝損傷　● 消化道潰瘍　● S/S
腎臟　● 排泄傷害

● 60 mmHg　● PaO₂
↓肺纖維化　● ✕高流量氧氣　1 穩定生命徵象
★左側臥　● 鼻胃管　● 胃灌洗
中毒30分鐘內
活性碳、白陶土...
Propranolol　● 給藥　2 ↓毒吸收
瀉劑
連續動靜脈血液過濾　● 血液灌洗　● 給藥　3 ↓毒排除
↓醫護人員吸入　4 脫除受汙染衣物
環磷酸胺 (Cyclophosphamide)
↓肺傷害
類固醇

巴拉刈 (除草劑)

急救原則

低血壓、呼吸衰竭
心博過慢 (蕈毒樣作用) 或過快 (菸鹼樣作用)　● V/S
瞳孔縮小、視力模糊...　● 眼　S/S
肌肉痙攣、抽搐...　● 肌肉
噁心、嘔吐、腹瀉、流涎...　● 消化
維持氧合及血循
吞服毒物後30分鐘內　● 誘發嘔吐
腐蝕性物質
尖銳物　● 吞入　● ✕嘔吐　2 ↓毒吸收
拮抗蕈毒樣作用　● Atropine
拮抗菸鹼樣作用　● PAM　● 解毒劑　● ↓毒排除

有機磷 (殺蟲劑)

急救原則

✚交感神經
腎衰竭　● 高血鉀　● 橫紋肌溶解　● S/S
1
2
3　● 急救原則
腎衰竭
橫紋肌溶解　● ✕　● 酸化尿液

安非他命過量

灼傷、潰瘍、吞嚥困難...　● S/S
催吐
胃灌洗　● ✕　2 給予中和劑　● 急救原則
3 透析

服入強酸物質

★強鹼對食道的傷害比強酸嚴重　● S/S
1
中和劑
催吐　2 ✕
胃灌洗　● 急救原則
1-2 mg/kg　● 甲烯藍 (Methylene Blue)　● 給藥
3

服入強鹼物質

Halcion®　● 超短
FM2®　● 短　● 藥效
Valium®　● 長效
✚副交感神經
↑CO₂　● 通氣能力　● S/S
精神安定劑 (安眠藥)
★最有效　2 催吐或胃灌洗...
透析
Flumazenil (Anexate®)　● 解毒劑　3 急救原則

服入Benzodiazepines (BZD)

吞食性

定義　● 身體組織功能　改變
損傷

途徑
食入　● 清潔劑、消毒液、藥物、腐蝕性溶液...
吸入　● 一氧化碳...
注射　● 藥物、昆蟲叮咬...

★最優先處置原則　● 穩定生命徵象

中毒
Poisoning

評估

1 呼吸　● 窘迫、喘鳴聲、速度...
首要　2 意識　● 清醒、譫妄、昏迷...
3 行為　● 退縮、激動...

事件描述
暴露毒物時間
到院前處置
主觀　是否曾嘔吐
出現症狀　● 併發症狀
職業　● 工作環境
過去病史

生命徵象　● T, P, R, BP
客觀　神經　● GCS, Pupil size, DTR, MP, Seizure...
皮膚　● 顏色、溫度、出汗...
情緒反應

氧化不全
氣體特性　● ★無色、無臭、無刺激
燃料燃燒不全
原因　瓦斯外漏
礦坑通風不良...
致病機轉　● ★CO+Hb=COHb　● 結合力　● ★氧氣200～300倍　● 缺氧

↑HR
V/S　↑RR
N　● 頭暈、嗜睡、抽搐...
S/S　CV　● 心絞痛、心律不整、肺水腫...
初期　● 發紺+蒼白
皮膚　COHb＞70%　● 櫻桃紅膚色
眼睛　● 視乳突水腫　● 視力模糊

★安置於空氣流通處
注意保暖
安靜休息　● ↓耗氧
插管
急救原則　維持呼吸道通暢　非再吸入性氧氣面罩　● 100%氧氣吸入
輸注　● 乳酸林格氏溶液 (L/R)
腦水腫　● Mannitol® 或 Steroid
情況　pH值＜7.15　● NaHCO₃

一氧化碳

★縮寫請見「閱讀指引」

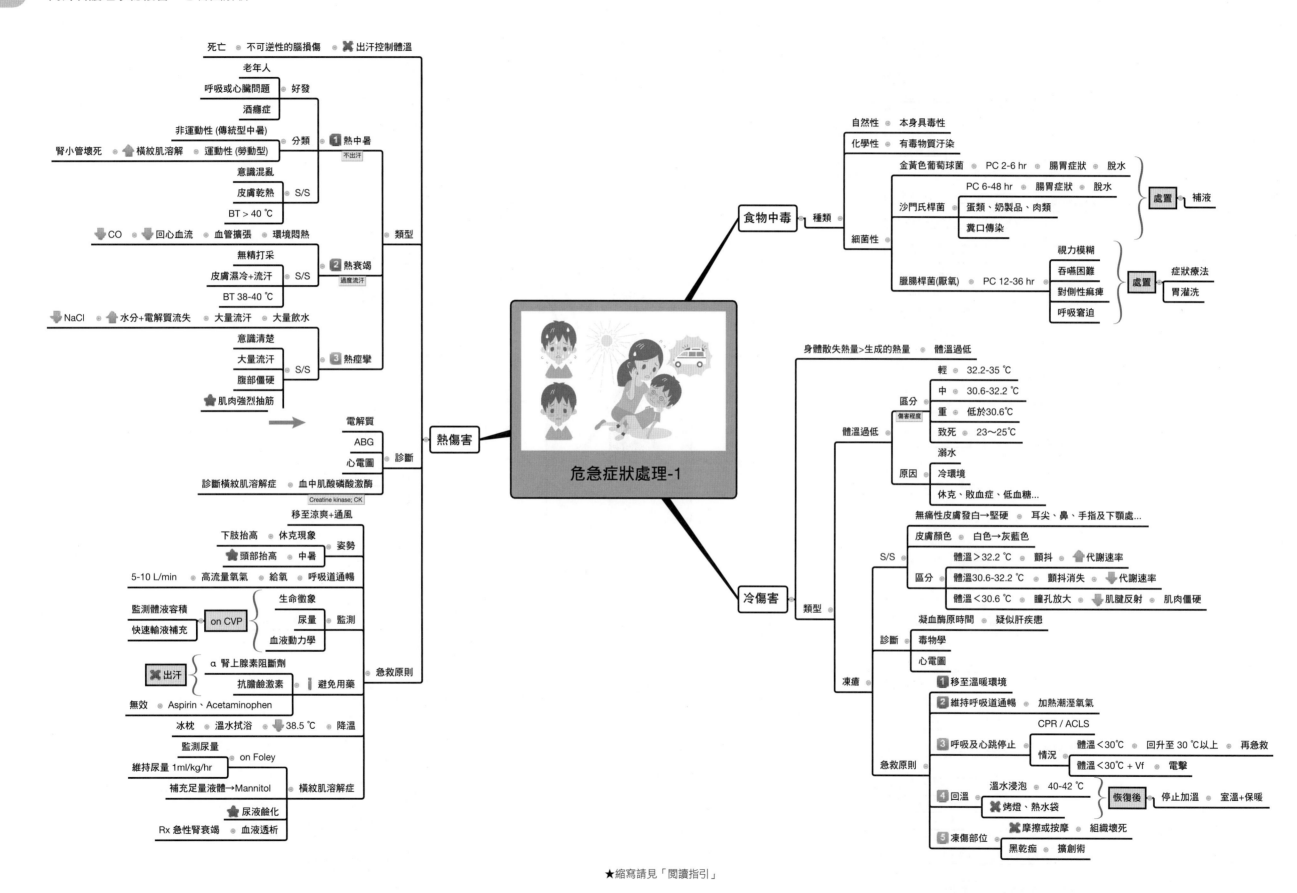

危急症狀處理-1

熱傷害

- 死亡 ● 不可逆性的腦損傷 ● 出汗控制體溫
- 類型
  - **1** 熱中暑　不出汗
    - 好發
      - 老年人
      - 呼吸或心臟問題
      - 酒癮症
    - 分類
      - 非運動性 (傳統型中暑)
      - 運動性 (勞動型) ● 橫紋肌溶解 ● 腎小管壞死
    - S/S
      - 意識混亂
      - 皮膚乾熱
      - BT > 40 ℃
  - **2** 熱衰竭　過度流汗
    - CO ● 回心血流 ● 血管擴張 ● 環境悶熱
    - S/S
      - 無精打采
      - 皮膚濕冷+流汗
      - BT 38-40 ℃
  - **3** 熱痙攣
    - NaCl ● 水分+電解質流失 ● 大量流汗 ● 大量飲水
    - S/S
      - 意識清楚
      - 大量流汗
      - 腹部僵硬
    - 肌肉強烈抽筋
- 診斷
  - 電解質
  - ABG
  - 心電圖
  - 診斷橫紋肌溶解症 ● 血中肌酸磷酸激酶　Creatine kinase; CK
- 急救原則
  - 姿勢
    - 移至涼爽+通風
    - 下肢抬高 ● 休克現象
    - 頭部抬高 ● 中暑
  - 給氧 ● 呼吸道通暢
    - 5-10 L/min ● 高流量氧氣
  - 監測 ● on CVP
    - 監測體液容積
    - 快速輸液補充
    - 生命徵象
    - 尿量
    - 血液動力學
  - 避免用藥
    - 出汗
      - α 腎上腺素阻斷劑
      - 抗膽鹼激素
    - 無效 ● Aspirin、Acetaminophen
  - 降溫
    - 冰枕 ● 溫水拭浴 ● 38.5 ℃
  - 橫紋肌溶解症 ● on Foley
    - 監測尿量
    - 維持尿量 1ml/kg/hr
    - 補充足量液體→Mannitol
    - 尿液鹼化
    - Rx 急性腎衰竭 ● 血液透析

食物中毒

- 種類
  - 自然性 ● 本身具毒性
  - 化學性 ● 有毒物質汙染
  - 細菌性
    - 金黃色葡萄球菌 ● PC 2-6 hr ● 腸胃症狀 ● 脫水
    - 沙門氏桿菌
      - PC 6-48 hr ● 腸胃症狀 ● 脫水
      - 蛋類、奶製品、肉類
      - 糞口傳染
      - 處置 ● 補液
    - 臘腸桿菌(厭氧) ● PC 12-36 hr
      - 視力模糊
      - 吞嚥困難
      - 對側性麻痺
      - 呼吸窘迫
      - 處置 ● 症狀療法、胃灌洗

冷傷害

- 身體散失熱量>生成的熱量 ● 體溫過低
- 類型
  - 體溫過低
    - 區分　傷害程度
      - 輕 ● 32.2-35 ℃
      - 中 ● 30.6-32.2 ℃
      - 重 ● 低於30.6℃
      - 致死 ● 23~25℃
    - 原因
      - 溺水
      - 冷環境
      - 休克、敗血症、低血糖...
  - S/S
    - 無痛性皮膚發白→堅硬 ● 耳尖、鼻、手指及下顎處...
    - 皮膚顏色 ● 白色→灰藍色
    - 區分
      - 體溫>32.2℃ ● 顫抖 ● 代謝速率
      - 體溫30.6-32.2℃ ● 顫抖消失 ● 代謝速率
      - 體溫<30.6℃ ● 瞳孔放大 ● 肌腱反射 ● 肌肉僵硬
  - 診斷
    - 凝血酶原時間 ● 疑似肝疾患
    - 毒物學
    - 心電圖
  - 凍瘡
  - 急救原則
    - **1** 移至溫暖環境
    - **2** 維持呼吸道通暢 ● 加熱潮溼氧氣
    - **3** 呼吸及心跳停止
      - CPR / ACLS
      - 情況
        - 體溫<30℃ ● 回升至 30 ℃以上 ● 再急救
        - 體溫<30℃ + Vf ● 電擊
    - **4** 回溫
      - 溫水浸泡 ● 40-42 ℃
      - 烤燈、熱水袋
      - 恢復後 ● 停止加溫 ● 室溫+保暖
      - 摩擦或按摩 ● 組織壞死
    - **5** 凍傷部位
      - 黑乾痂 ● 擴創術

★縮寫請見「閱讀指引」

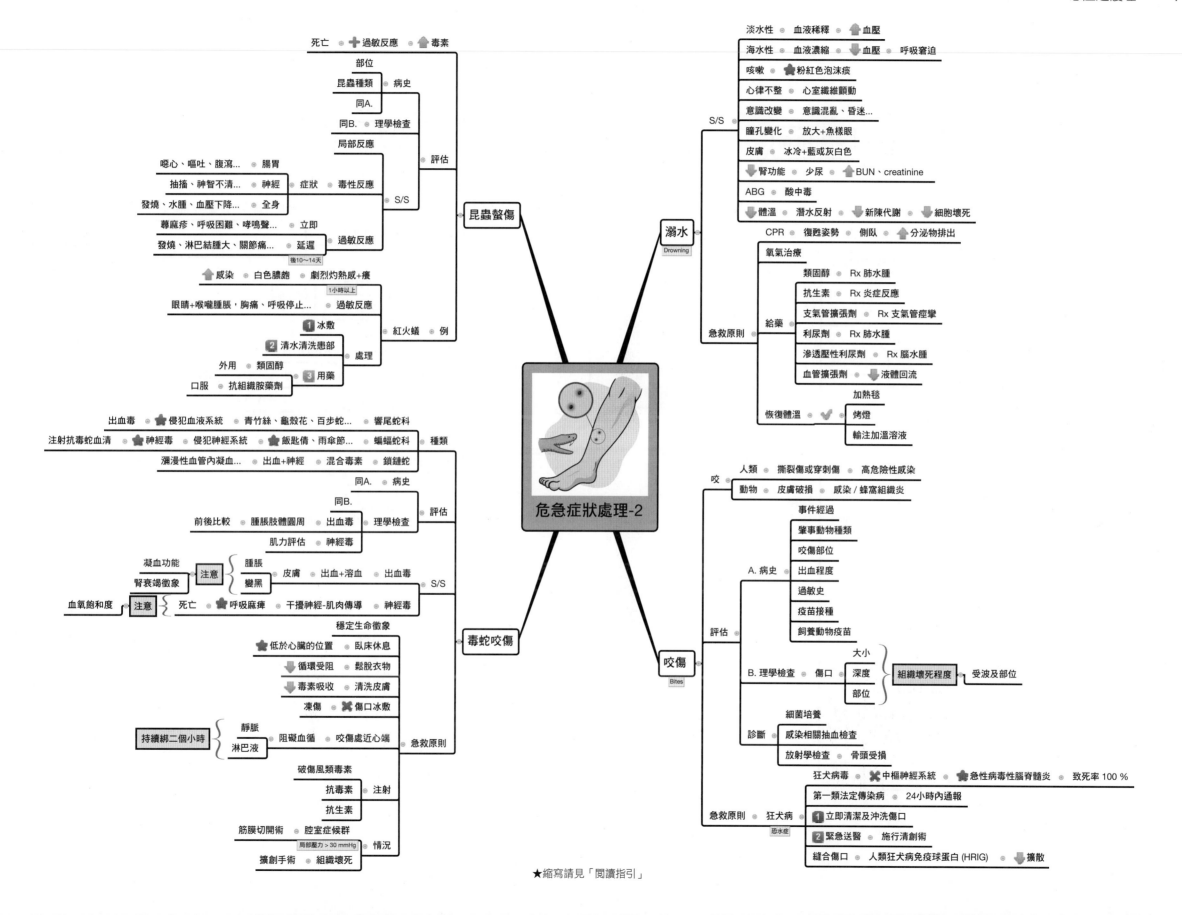

危急症狀處理-2

昆蟲螫傷

- 評估
  - 病史
    - 死亡 ● ✚過敏反應 ● ⬆毒素
    - 部位
    - 昆蟲種類
  - 理學檢查
    - 同A.
    - 同B.
    - 局部反應
- S/S
  - 症狀
    - 毒性反應
      - 腸胃 ● 噁心、嘔吐、腹瀉...
      - 神經 ● 抽搐、神智不清...
      - 全身 ● 發燒、水腫、血壓下降...
    - 過敏反應
      - 立即 ● 蕁麻疹、呼吸困難、哮鳴聲...
      - 延遲 ● 發燒、淋巴結腫大、關節痛... (後10～14天)
- 紅火蟻 ● 例
  - ⬆感染 ● 白色膿皰 ● 劇烈灼熱感+癢 (1小時以上)
  - 過敏反應 ● 眼睛+喉嚨腫脹,胸痛、呼吸停止...
  - 處理
    - ① 冰敷
    - ② 清水清洗患部
    - ③ 用藥
      - 外用 ● 類固醇
      - 口服 ● 抗組織胺藥劑

毒蛇咬傷

- 種類
  - 響尾蛇科 ● 青竹絲、龜殼花、百步蛇... ● ✿侵犯血液系統 ● 出血毒
  - 蝙蝠蛇科 ● 飯匙倩、雨傘節... ● ✿侵犯神經系統 ● ✿神經毒 ● 注射抗毒蛇血清
  - 鎖鏈蛇 ● 混合毒素 ● 出血+神經 ● 瀰漫性血管內凝血...
- 評估
  - 病史 ● 同A.
  - 理學檢查
    - 同B.
    - 出血毒 ● 腫脹肢體圓周 ● 前後比較
    - 神經毒 ● 肌力評估
- S/S
  - 出血毒 ● 出血+溶血 ● 皮膚
    - 注意 { 腫脹 / 變黑 }
      - 凝血功能
      - 腎衰竭徵象
  - 神經毒 ● 干擾神經-肌肉傳導 ● ✿呼吸麻痺 ● 死亡
    - 注意 ● 血氧飽和度
- 急救原則
  - 穩定生命徵象
  - ✿低於心臟的位置 ● 臥床休息
  - ⬇循環受阻 ● 鬆脫衣物
  - ⬇毒素吸收 ● 清洗皮膚
  - 凍傷 ● ✖傷口冰敷
  - 咬傷處近心端 ● 阻礙血循 ● { 靜脈 / 淋巴液 } (持續綁二個小時)
  - 注射
    - 破傷風類毒素
    - 抗毒素
    - 抗生素
  - 情況
    - 筋膜切開術 ● 腔室症候群 (局部壓力 > 30 mmHg)
    - 擴創手術 ● 組織壞死

溺水 (Drowning)

- S/S
  - 淡水性 ● 血液稀釋 ● ⬆血壓
  - 海水性 ● 血液濃縮 ● ⬇血壓 ● 呼吸窘迫
  - 咳嗽 ● ⬆粉紅色泡沫痰
  - 心律不整 ● 心室纖維顫動
  - 意識改變 ● 意識混亂、昏迷...
  - 瞳孔變化 ● 放大+魚樣眼
  - 皮膚 ● 冰冷+藍或灰白色
  - ⬇腎功能 ● 少尿 ● ⬆BUN、creatinine
  - ABG ● 酸中毒
  - ⬇體溫 ● 潛水反射 ● ⬇新陳代謝 ● ⬇細胞壞死
- 急救原則
  - CPR ● 復甦姿勢 ● 側臥 ● ⬆分泌物排出
  - 氧氣治療
  - 給藥
    - 類固醇 ● Rx 肺水腫
    - 抗生素 ● Rx 炎症反應
    - 支氣管擴張劑 ● Rx 支氣管痙攣
    - 利尿劑 ● Rx 肺水腫
    - 滲透壓性利尿劑 ● Rx 腦水腫
    - 血管擴張劑 ● ⬇液體回流
  - 恢復體溫
    - 加熱毯 ✔
    - 烤燈
    - 輸注加溫溶液

咬傷 (Bites)

- 咬
  - 人類 ● 撕裂傷或穿刺傷 ● 高危險性感染
  - 動物 ● 皮膚破損 ● 感染 / 蜂窩組織炎
- 評估
  - A. 病史
    - 事件經過
    - 肇事動物種類
    - 咬傷部位
    - 出血程度
    - 過敏史
    - 疫苗接種
    - 飼養動物疫苗
  - B. 理學檢查 ● 傷口
    - 大小
    - 深度 ● 組織壞死程度 ● 受波及部位
    - 部位
- 診斷
  - 細菌培養
  - 感染相關抽血檢查
  - 放射學檢查 ● 骨頭受損
- 急救原則
  - 狂犬病毒 ● ✖中樞神經系統 ● ✿急性病毒性腦脊髓炎 ● 致死率 100 %
  - 狂犬病 (恐水症)
    - 第一類法定傳染病 ● 24小時內通報
    - ① 立即清潔及沖洗傷口
    - ② 緊急送醫 ● 施行清創術
    - 縫合傷口 ● 人類狂犬病免疫球蛋白 (HRIG) ● ⬇擴散

★縮寫請見「閱讀指引」

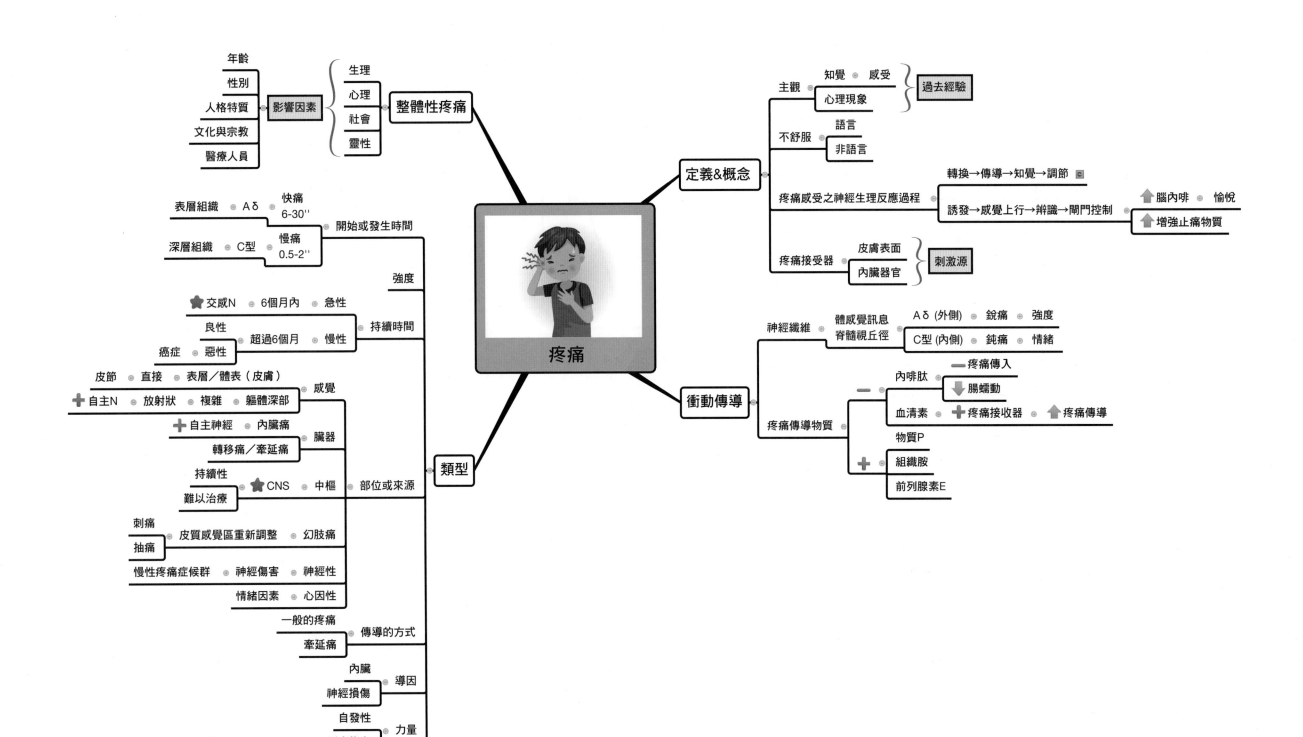

整體性疼痛

影響因素
- 年齡
- 性別
- 人格特質
- 文化與宗教
- 醫療人員

- 生理
- 心理
- 社會
- 靈性

定義&概念

主觀
- 知覺 ● 感受
- 心理現象 } 過去經驗

不舒服
- 語言
- 非語言

疼痛感受之神經生理反應過程
- 轉換→傳導→知覺→調節
- 誘發→感覺上行→辨識→閘門控制
  - ⬆腦內啡 ● 愉悅
  - ⬆增強止痛物質

疼痛接受器
- 皮膚表面
- 內臟器官 } 刺激源

疼痛

類型

開始或發生時間
- 表層組織 ● Aδ ● 快痛 6-30''
- 深層組織 ● C型 ● 慢痛 0.5-2''

強度

持續時間
- ★交感N ● 6個月內 ● 急性
- 良性
- 癌症 ● 惡性 } 超過6個月 ● 慢性

感覺
- 皮節 ● 直接 ● 表層／體表（皮膚）
- ✚自主N ● 放射狀 ● 複雜 ● 軀體深部

臟器
- ✚自主神經 ● 內臟痛
- 轉移痛／牽延痛

部位或來源
- 持續性
- 難以治療 } ★CNS ● 中樞
- 刺痛
- 抽痛 } 皮質感覺區重新調整 ● 幻肢痛
- 慢性疼痛症候群 ● 神經傷害 ● 神經性
- 情緒因素 ● 心因性

傳導的方式
- 一般的疼痛
- 牽延痛

導因
- 內臟
- 神經損傷

力量
- 自發性
- 別人施力

衝動傳導

神經纖維
- 體感覺訊息 脊髓視丘徑
  - Aδ（外側） ● 銳痛 ● 強度
  - C型（內側） ● 鈍痛 ● 情緒

疼痛傳導物質
- ▬ 疼痛傳入
- 內啡肽
  - ⬇腸蠕動
- 血清素 ● ✚疼痛接收器 ● ⬆疼痛傳導
- 物質P
- 組織胺 ✚
- 前列腺素E

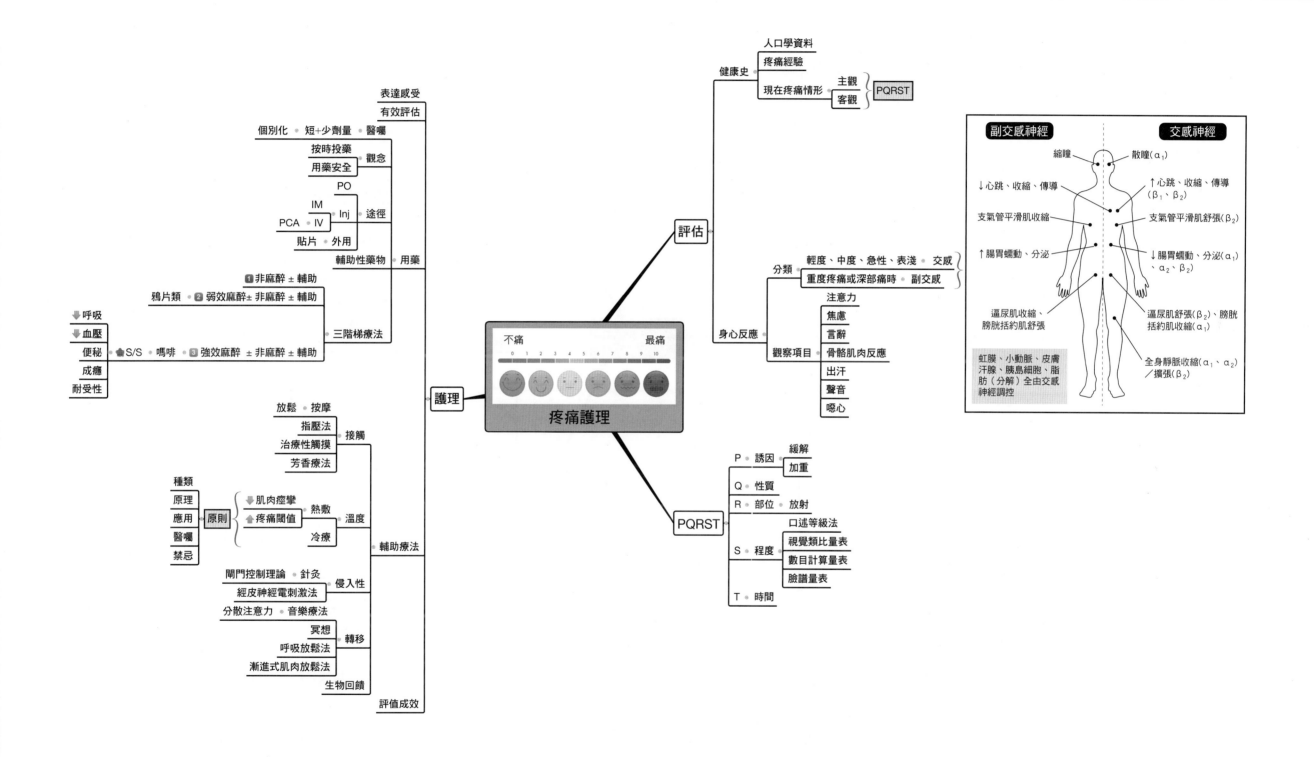

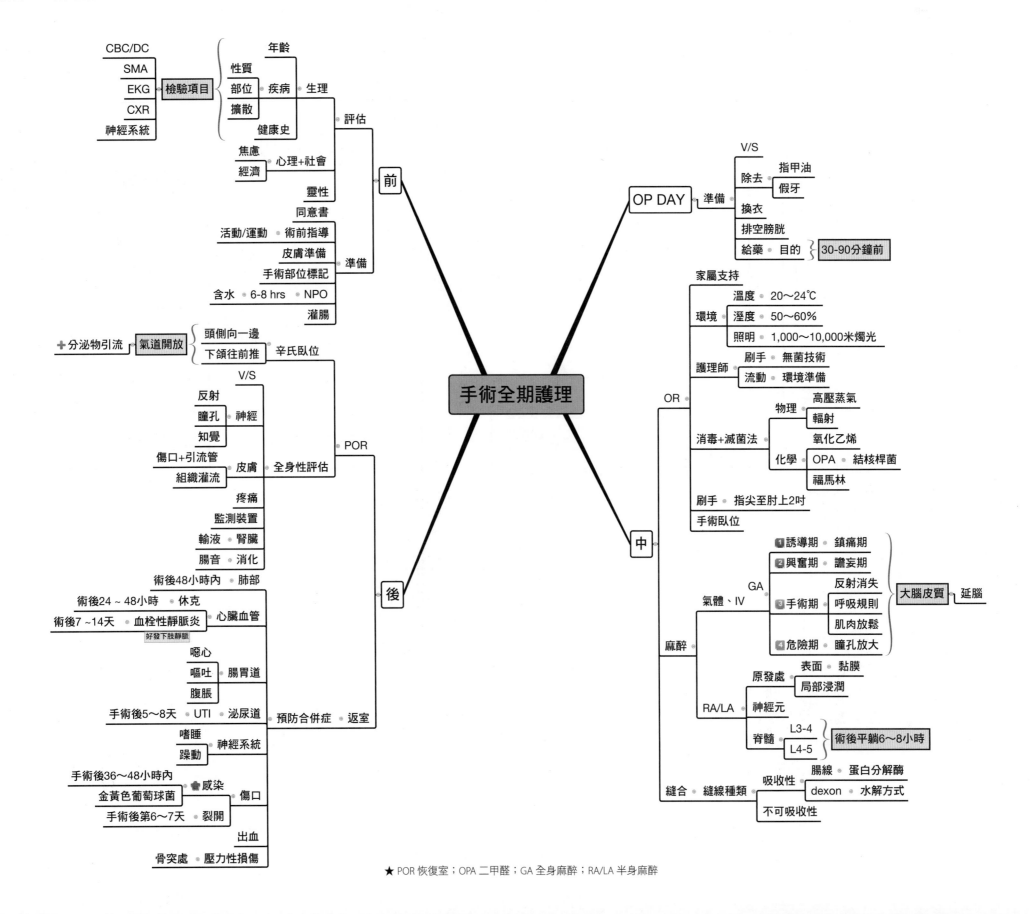

★ POR 恢復室；OPA 二甲醛；GA 全身麻醉；RA/LA 半身麻醉

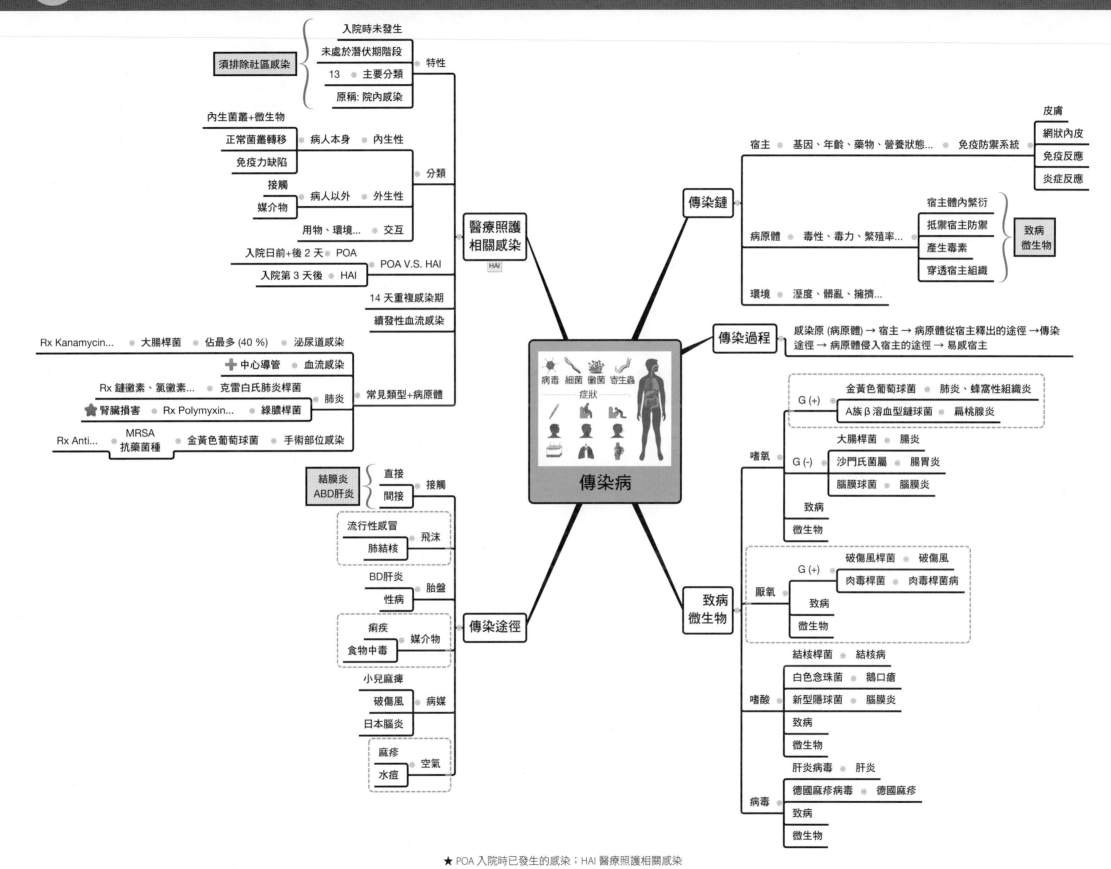

須排除社區感染
- 入院時未發生
- 未處於潛伏期階段
- 13　主要分類
- 原稱: 院內感染　· 特性

內生菌叢+微生物
- 正常菌叢轉移　· 病人本身　· 內生性
- 免疫力缺陷
- 接觸　· 病人以外　· 外生性　· 分類
- 媒介物
- 用物、環境...　· 交互

入院日前+後 2 天　· POA
- 入院第 3 天後　· HAI　· POA V.S. HAI
- 14 天重複感染期
- 續發性血流感染

醫療照護相關感染 HAI

Rx Kanamycin...　· 大腸桿菌　· 佔最多 (40 %)　· 泌尿道感染
- ✚ 中心導管　· 血流感染
Rx 鏈黴素、氯黴素...　· 克雷白氏肺炎桿菌　· 肺炎　· 常見類型+病原體
★ 腎臟損害　· Rx Polymyxin...　· 綠膿桿菌
Rx Anti...　MRSA 抗藥菌種　· 金黃色葡萄球菌　· 手術部位感染

結膜炎 ABD肝炎
- 直接　· 接觸
- 間接

流行性感冒
- 肺結核　· 飛沫
BD肝炎
- 性病　· 胎盤
痢疾
- 食物中毒　· 媒介物
小兒麻痺
- 破傷風　· 病媒
- 日本腦炎
麻疹
- 水痘　· 空氣

傳染途徑

傳染病

傳染鏈
- 宿主　· 基因、年齡、藥物、營養狀態...　· 免疫防禦系統
  - 皮膚
  - 網狀內皮
  - 免疫反應
  - 炎症反應
- 病原體　· 毒性、毒力、繁殖率...
  - 宿主體內繁衍
  - 抵禦宿主防禦
  - 產生毒素
  - 穿透宿主組織　· 致病微生物
- 環境　· 溼度、髒亂、擁擠...

傳染過程　· 感染原 (病原體) → 宿主 → 病原體從宿主釋出的途徑 → 傳染途徑 → 病原體侵入宿主的途徑 → 易感宿主

致病微生物
- 嗜氧
  - G (+)
    - 金黃色葡萄球菌　· 肺炎、蜂窩性組織炎
    - A族 β 溶血型鏈球菌　· 扁桃腺炎
  - G (-)
    - 大腸桿菌　· 腸炎
    - 沙門氏菌屬　· 腸胃炎
    - 腦膜球菌　· 腦膜炎
  - 致病
  - 微生物
- 厭氧
  - G (+)
    - 破傷風桿菌　· 破傷風
    - 肉毒桿菌　· 肉毒桿菌病
  - 致病
  - 微生物
- 嗜酸
  - 結核桿菌　· 結核病
  - 白色念珠菌　· 鵝口瘡
  - 新型隱球菌　· 腦膜炎
  - 致病
  - 微生物
- 病毒
  - 肝炎病毒　· 肝炎
  - 德國麻疹病毒　· 德國麻疹
  - 致病
  - 微生物

★ POA 入院時已發生的感染；HAI 醫療照護相關感染

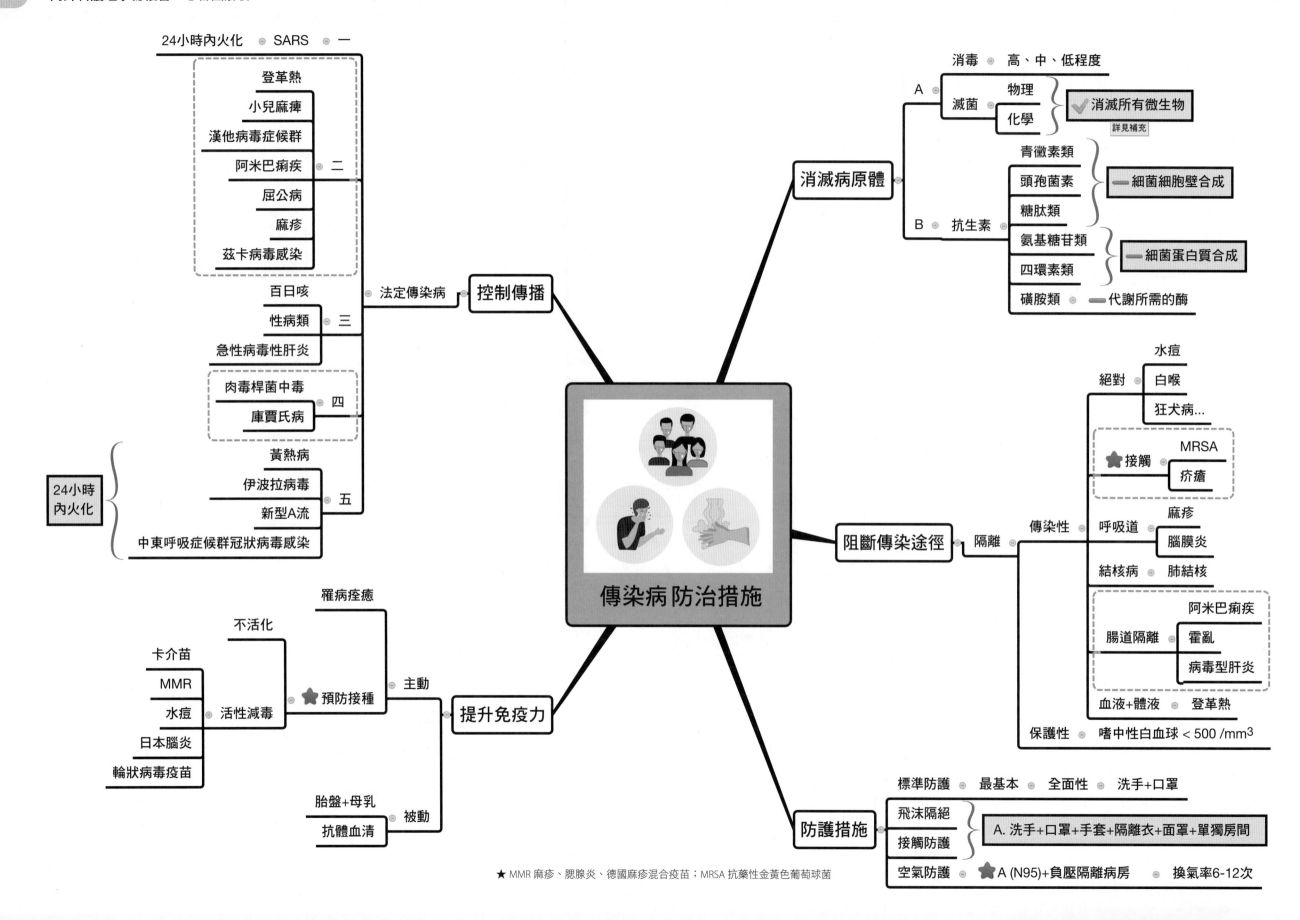

24小時內火化 ◉ SARS ◉ 一

登革熱
小兒麻痺
漢他病毒症候群
阿米巴痢疾 ◉ 二
屈公病
麻疹
茲卡病毒感染

百日咳
性病類 ◉ 三
急性病毒性肝炎

肉毒桿菌中毒
庫賈氏病 ◉ 四

黃熱病
伊波拉病毒
新型A流 ◉ 五
中東呼吸症候群冠狀病毒感染

24小時內火化

◉ 法定傳染病 ── 控制傳播

消滅病原體

消毒 ◉ 高、中、低程度
A ── 滅菌 ── 物理 / 化學 ── ✔ 消滅所有微生物　詳見補充

青黴素類
頭孢菌素 ── 細菌細胞壁合成
糖肽類
B ◉ 抗生素 ── 氨基糖苷類
四環素類 ── 細菌蛋白質合成
磺胺類 ◉ ── 代謝所需的酶

罹病痊癒
不活化
卡介苗
MMR
水痘 ◉ 活性減毒 ── ★ 預防接種 ── 主動
日本腦炎
輪狀病毒疫苗

胎盤+母乳
抗體血清 ── 被動

提升免疫力

傳染病防治措施

阻斷傳染途徑 ── 隔離

水痘
絕對 ── 白喉
狂犬病...

★ 接觸 ── MRSA / 疥瘡

傳染性 ── 呼吸道 ── 麻疹 / 腦膜炎
結核病 ── 肺結核

阿米巴痢疾
腸道隔離 ── 霍亂
病毒型肝炎

血液+體液 ◉ 登革熱

保護性 ── 嗜中性白血球 < 500 /mm³

防護措施

標準防護 ◉ 最基本 ◉ 全面性 ◉ 洗手+口罩

飛沫隔絕
接觸防護 ── A. 洗手+口罩+手套+隔離衣+面罩+單獨房間

空氣防護 ◉ ★ A (N95)+負壓隔離病房 ◉ 換氣率6-12次

★ MMR 麻疹、腮腺炎、德國麻疹混合疫苗；MRSA 抗藥性金黃色葡萄球菌

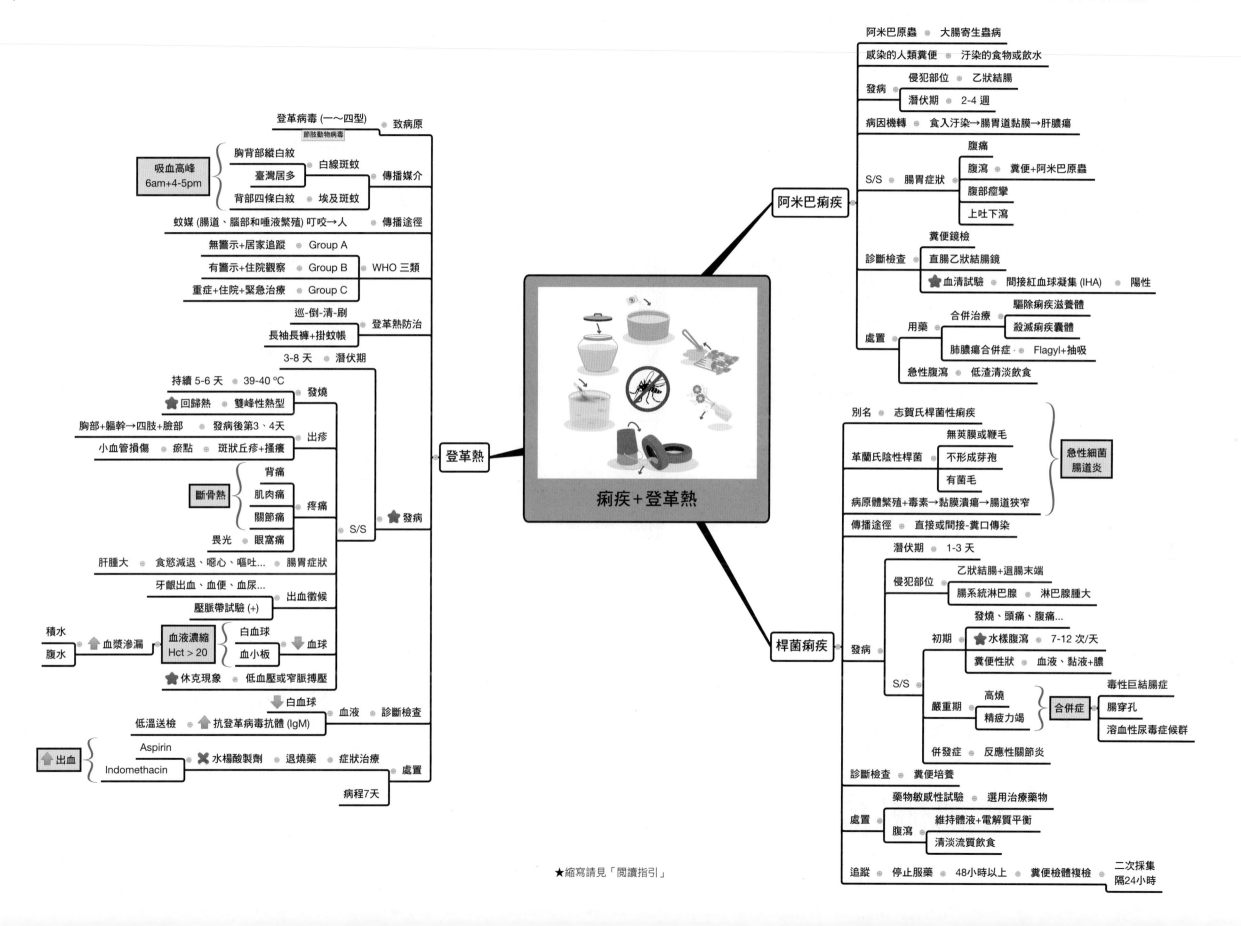

中心：痢疾＋登革熱

登革熱

- 致病原 ● 登革病毒 (一～四型)　[節肢動物病毒]
- 傳播媒介
  - 白線斑蚊 ●
    - 胸背部縱白紋
    - 臺灣居多　[吸血高峰 6am+4-5pm]
  - 埃及斑蚊 ● 背部四條白紋
- 傳播途徑 ● 蚊媒 (腸道、腦部和唾液繁殖) 叮咬→人
- WHO 三類
  - Group A ● 無警示+居家追蹤
  - Group B ● 有警示+住院觀察
  - Group C ● 重症+住院+緊急治療
- 登革熱防治
  - 巡-倒-清-刷
  - 長袖長褲+掛蚊帳
- 潛伏期 ● 3-8 天
- S/S ★ 發病
  - 發燒 ● 持續 5-6 天 ● 39-40 ℃
    - ★ 回歸熱 ● 雙峰性熱型
  - 出疹 ● 發病後第3、4天　胸部+軀幹→四肢+臉部
    - 小血管損傷 ● 瘀點 ● 斑狀丘疹+搔癢
  - 疼痛　[斷骨熱]
    - 背痛
    - 肌肉痛
    - 關節痛
    - 畏光 ● 眼窩痛
  - 腸胃症狀 ● 食慾減退、噁心、嘔吐... ● 肝腫大
  - 出血徵候 ● 牙齦出血、血便、血尿...
    - 壓脈帶試驗 (+)
    - [血液濃縮 Hct > 20] ● 血漿滲漏　積水/腹水
      - ↓ 血球
        - 白血球
        - 血小板
    - ★ 休克現象 ● 低血壓或窄脈搏壓
- 診斷檢查
  - 血液 ● ↓ 白血球
    - ↑ 抗登革病毒抗體 (IgM) ● 低溫送檢
- 處置
  - 症狀治療 ● 退燒藥 ● ✖ 水楊酸製劑
    - [↑ 出血]
      - Aspirin
      - Indomethacin
  - 病程7天

阿米巴痢疾

- 阿米巴原蟲 ● 大腸寄生蟲病
- 感染的人類糞便 ● 汙染的食物或飲水
- 發病
  - 侵犯部位 ● 乙狀結腸
  - 潛伏期 ● 2-4 週
- 病因機轉 ● 食入汙染→腸胃道黏膜→肝膿瘍
- S/S ● 腸胃症狀
  - 腹痛
  - 腹瀉 ● 糞便+阿米巴原蟲
  - 腹部痙攣
  - 上吐下瀉
- 診斷檢查
  - 糞便鏡檢
  - 直腸乙狀結腸鏡
  - ★ 血清試驗 ● 間接紅血球凝集 (IHA) ● 陽性
- 處置
  - 用藥
    - 合併治療
      - 驅除痢疾滋養體
      - 殺滅痢疾囊體
    - 肺膿瘍合併症 · Flagyl+抽吸
  - 急性腹瀉 ● 低渣清淡飲食

桿菌痢疾

- 別名 ● 志賀氏桿菌性痢疾
- 革蘭氏陰性桿菌　[急性細菌腸道炎]
  - 無莢膜或鞭毛
  - 不形成芽孢
  - 有菌毛
- 病原體繁殖+毒素→黏膜潰瘍→腸道狹窄
- 傳播途徑 ● 直接或間接-糞口傳染
- 發病 ● 潛伏期 ● 1-3 天
  - 侵犯部位
    - 乙狀結腸+迴腸末端
    - 腸系統淋巴腺 ● 淋巴腺腫大
- S/S
  - 初期 ● 發燒、頭痛、腹痛...
    - ★ 水樣腹瀉 ● 7-12 次/天
    - 糞便性狀 ● 血液、黏液+膿
  - 嚴重期
    - 高燒
    - 精疲力竭　[合併症]
      - 毒性巨結腸症
      - 腸穿孔
      - 溶血性尿毒症候群
  - 併發症 ● 反應性關節炎
- 診斷檢查 ● 糞便培養
- 處置
  - 藥物敏感性試驗 ● 選用治療藥物
  - 腹瀉
    - 維持體液+電解質平衡
    - 清淡流質飲食
- 追蹤 ● 停止服藥 ● 48小時以上 ● 糞便檢體複檢　二次採集 隔24小時

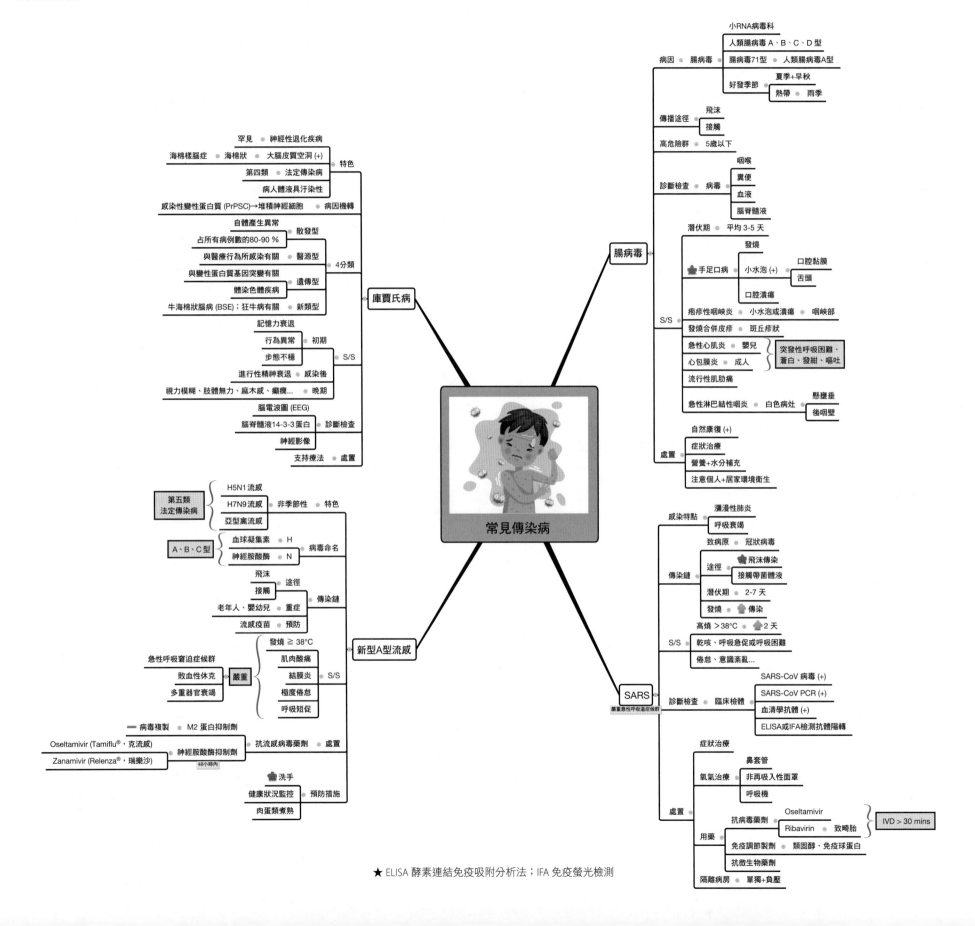

常見傳染病

腸病毒

病因
- 腸病毒
  - 小RNA病毒科
  - 人類腸病毒 A、B、C、D 型
  - 腸病毒71型　人類腸病毒A型
  - 好發季節
    - 夏季+早秋
    - 熱帶　雨季
- 傳播途徑
  - 飛沫
  - 接觸
- 高危險群　5歲以下

診斷檢查　病毒
- 咽喉
- 糞便
- 血液
- 腦脊髓液

S/S
- 潛伏期　平均 3-5 天
- 手足口病
  - 發燒
  - 小水泡 (+)
    - 口腔黏膜
    - 舌頭
  - 口腔潰瘍
- 疱疹性咽峽炎　小水泡或潰瘍　咽峽部
- 發燒合併皮疹　斑丘疹狀
- 急性心肌炎　嬰兒
- 心包膜炎　成人 } 突發性呼吸困難、蒼白、發紺、嘔吐
- 流行性肌肋痛
- 急性淋巴結性咽炎　白色病灶
  - 懸壅垂
  - 後咽壁

處置
- 自然康復 (+)
- 症狀治療
- 營養+水分補充
- 注意個人+居家環境衛生

庫賈氏病

特色
- 罕見　神經性退化疾病
- 海棉樣腦症　海棉狀　大腦皮質空洞 (+)
- 第四類　法定傳染病
- 病人體液具汙染性

病因機轉　威染性變性蛋白質 (PrPSC)→堆積神經細胞

4分類
- 散發型
  - 自體產生異常
  - 占所有病例數的80-90 %
- 醫源型　與醫療行為所感染有關
- 遺傳型　與變性蛋白質基因突變有關
- 新類型
  - 體染色體疾病
  - 牛海棉狀腦病 (BSE)；狂牛病有關

S/S
- 初期
  - 記憶力衰退
  - 行為異常
  - 步態不穩
- 感染後　進行性精神衰退
- 晚期　視力模糊、肢體無力、麻木感、癲癇...

診斷檢查
- 腦電波圖 (EEG)
- 腦脊髓液14-3-3蛋白
- 神經影像

處置　支持療法

新型A型流感

特色　非季節性
- 第五類法定傳染病
  - H5N1 流感
  - H7N9 流感
  - 亞型禽流感

病毒命名　A、B、C型
- 血球凝集素　H
- 神經胺酸酶　N

傳染鏈
- 途徑
  - 飛沫
  - 接觸
- 重症　老年人、嬰幼兒
- 預防　流感疫苗

S/S
- 發燒 ≧ 38℃
- 肌肉酸痛
- 結膜炎
- 極度倦怠
- 呼吸短促

嚴重
- 急性呼吸窘迫症候群
- 敗血性休克
- 多重器官衰竭

處置
- 抗流感病毒藥劑
  - M2 蛋白抑制劑　病毒複製
  - 神經胺酸酶抑制劑
    - Oseltamivir (Tamiflu®，克流感)
    - Zanamivir (Relenza®，瑞樂沙) } 48小時內

預防措施
- 洗手
- 健康狀況監控
- 肉蛋類煮熟

SARS
嚴重急性呼吸道症候群

感染特點
- 瀰漫性肺炎
- 呼吸衰竭

傳染鏈
- 致病原　冠狀病毒
- 途徑
  - 飛沫傳染
  - 接觸帶菌體液
- 潛伏期　2-7 天
- 發燒　傳染

S/S
- 高燒 >38℃　2 天
- 乾咳、呼吸急促或呼吸困難
- 倦怠、意識紊亂...

診斷檢查　臨床檢體
- SARS-CoV 病毒 (+)
- SARS-CoV PCR (+)
- 血清學抗體 (+)
- ELISA或IFA檢測抗體陽轉

處置
- 症狀治療
- 氧氣治療
  - 鼻套管
  - 非再吸入性面罩
  - 呼吸機
- 用藥
  - 抗病毒藥劑
    - Oseltamivir
    - Ribavirin　致畸胎 } IVD > 30 mins
  - 免疫調節製劑　類固醇、免疫球蛋白
  - 抗微生物藥劑
- 隔離病房　單獨+負壓

★ ELISA 酵素連結免疫吸附分析法；IFA 免疫螢光檢測

MEMO

國家圖書館出版品預行編目資料

內外科護理學總複習 ： 心智圖解析/ 林玫君編著.
-- 初版.-- 新北市 ： 新文京開發出版股份有
限公司,2020.11
面 ； 公分

ISBN 978-986-430-677-0（平裝）

1. 內外科護理

419.7   109017066

內外科護理學總複習─心智圖解析 　　（書號：B438）

編 著 者	林玫君
出 版 者	新文京開發出版股份有限公司
地　　址	新北市中和區中山路二段 362 號 9 樓
電　　話	(02) 2244-8188（代表號）
F A X	(02) 2244-8189
郵　　撥	1958730-2
初　　版	西元 2020 年 12 月 01 日
初 版 二 刷	西元 2023 年 09 月 01 日